Die gesunde deutsche Familie

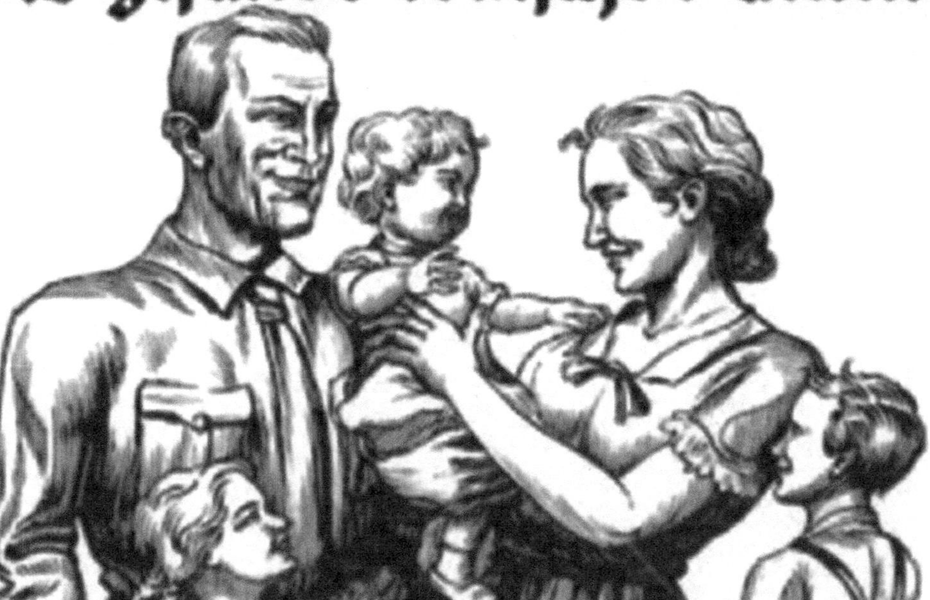

Die Sicherung Deutschlands

Gesundheitsbüchlein

Gemeinverständliche Anleitung zur Gesundheitspflege

Herausgegeben vom

Reichsgesundheitsamt

Achtzehnte völlig neu bearbeitete Ausgabe

Mit 53 Abbildungen

Berlin
Verlag von Julius Springer
1940

ISBN-13: 978-3-642-89126-7 e-ISBN-13: 978-3-642-90982-5
DOI: 10.1007/978-3-642-90982-5

Die kulturelle und wirtschaftliche Größe, sowie die weltpolitische Stärke unseres Vaterlandes ruht auf der Kraft und Gesundheit seiner Menschen.

Es ist daher selbstverständliche Pflicht, von Jugend an durch eine gesundheitsfördernde Lebensweise und Verachtung aller gesundheitsschädigenden Genüsse Körper und Geist zu stählen, um durch höchste Leistungsfähigkeit die Zukunft von Reich und Volk zu sichern.

Reiter.

Vorwort zur achtzehnten Ausgabe.

Das „Gesundheitsbüchlein" ist erstmalig im Juli 1894 vom damaligen Kaiserlichen Gesundheitsamt als eine gemeinfaßliche Anleitung zur Gesundheitspflege herausgegeben worden. Wie in dem Vorwort zur 1. Ausgabe ausgeführt wird, hat das Reichsgesundheitsamt von jeher seine Aufgabe so aufgefaßt, daß es auch der praktischen Verwertung wissenschaftlicher Lehren dienen soll. Dieser Erwägung verdankte das Gesundheitsbüchlein seine Entstehung.

Es hat nicht nur im Inlande hohe Anerkennung und weite Verbreitung gefunden; auch im Auslande wurde der Wunsch nach einer derartigen Aufklärungsschrift rege, so daß in wenigen Jahren eine italienische, englische, russische, spanische, belgische und holländische Ausgabe des „Gesundheitsbüchleins" veröffentlicht wurden. Von der im Jahre 1917 erschienenen 17. Deutschen Auflage wurde im Jahre 1920 ein unveränderter Neudruck in hoher Auflage herausgegeben, um die Nachfrage decken zu können.

Die jetzt erscheinende neue 18. Auflage wurde von den Sachverständigen der einzelnen Abteilungen des Reichsgesundheitsamts völlig umgearbeitet und dem heutigen Stande unseres Wissens angepaßt. Unzeitgemäße Abschnitte kamen in Fortfall, andere bisher unberücksichtigte wurden eingefügt. Der großen Bedeutung der Erb- und Rassenpflege werden mehrere neue Abschnitte gerecht. Neu hinzugekommen ist ferner das Kapitel über die Bevölkerungsbewegung, den Aufbau des öffentlichen Gesundheitswesens, Öffentliche Fürsorge und freie Wohlfahrtspflege.

Der Gesunderhaltung der deutschen Jugend dienen die Abschnitte über die Hitler-Jugend, über Spiel und Sport. Auch die Abschnitte über Nahrung und Ernährung sind den neuen Anforderungen entsprechend umgearbeitet und ergänzt.

Das Buch, das auf 263 Seiten wohl das gesamte Gebiet der Gesundheit und die Wege ihrer Erhaltung in gedrängter, aber gemeinverständlicher Weise darstellt, gibt jedem Volksgenossen eine zuverlässige Antwort auf alle gesundheitlichen Fragen. Sein Inhalt bewegt sich dabei keineswegs an der Oberfläche, sondern vermittelt dem Leser ein gediegenes Wissen. Es eignet sich daher in erster Linie für alle mit der Führung des Volkes und insbesondere seiner Jugend in Gesundheitsfragen betrauten Personen, denen es eine wertvolle Unterlage für jede Anleitung bietet.

Herrn Oberregierungsrat Professor Dr. Möllers, der sich um das Zustandekommen dieses Büchleins besondere Verdienste erworben hat, sei an erster Stelle gedankt, aber auch allen den zahlreichen Mitarbeitern des Reichsgesundheitsamts, die bei der Darstellung ihrer Spezialgebiete mitwirkten, sei meine Anerkennung und mein Dank ausgesprochen!

Möge das „Gesundheitsbüchlein", dessen Preis wegen seiner hohen gesundheitlichen Bedeutung seitens des Verlags in weitsichtiger Weise außerordentlich niedrig gehalten ist, seinen Weg gehen und dem Deutschen Volke die Pflicht einer bewußten Gesundheitspflege vermitteln!

Berlin, den 1. September 1939.

Professor Dr. **Hans Reiter,**
Präsident des Reichsgesundheitsamts.

Inhaltsverzeichnis.

F. Krankheitslehre.

Die Hinweise im Text beziehen sich auf die Nummern der einzelnen Abschnitte.

Der biologische Gedanke in unserer Staatsführung.

Seit Jahrtausenden ringen die Völker um die Sicherung ihrer Existenz und allenthalben zeigt die Geschichte, daß diese Sicherung meist um das Problem der wirtschaftlichen Macht kreist. Wenn sich hierbei zwar das Ausmaß dieser Erscheinungen in früheren Zeiten oft im kaum zu beachtenden Kleinkampf, später und in der Gegenwart aber in ungeheuren Räumen abspielte, so blieb das Wesentliche der Motive dieses Kampfes scheinbar doch meist das gleiche — und sowohl der Aufstieg als auch der Untergang der einzelnen Machtgebiete vollzog sich um das Problem der Wirtschaft!

Ließen sich bei dieser Einstellung zwar Ursache und Wirkung nicht immer erklären, sondern gaben sie oft neue Rätsel über die Ätiologie des Unterganges vieler Völker auf, so lag der Grund hierfür häufig nicht nur in der präjudizierten Einstellung auf das am meisten in Erscheinung Tretende eines Staatswesens, sondern in dem Unwissen über die Auswirkung solcher inneren Zusammenhänge, die sich nicht durch wirtschaftliche Wechselbeziehungen erklären ließen!

So schien es auch verständlich, daß man nach Abschluß des Weltkrieges die Neuorientierung der europäischen Mächte unter Zugrundelegung reiner Wirtschaftsfragen vornahm.

Für alle diejenigen Staaten, die durch den Ausgang des Weltkrieges wirtschaftspolitisch zerbrochen oder geschwächt wurden, war es bei den im Rahmen der Neuordnung angewandten Methoden unmöglich, an einen unmittelbaren inneren Neuaufbau der eigenen Wirtschaftskräfte zu denken, so daß man damals glaubte, diesen Aufbau lediglich unter Einschaltung der eigenen Wirtschaft als Objekt unter möglichst günstigen Bedingungen versuchen zu müssen. Es zeigte sich jedoch bald, daß diese Kalkulation eine verfehlte war, denn je mehr sich diese Staaten mit der Rolle des Objekts begnügten, desto stärker entwickelten sich außerhalb feindliche Kräfte, die auf eine völlige Zertrümmerung ihres Bestandes abzielten.

Diese bitteren Erfahrungen hatten jedoch die erfreuliche Wirkung, daß sie zwangsläufig zu der Überlegung führten, ob eine rein wirtschaftspolitische Betrachtungsweise von Staat und Volk die richtige sei, und man erkannte allmählich, daß diese Auffassung nie zur Neugestaltung eines Staates führen könne, sondern nur eine Idee, die im Staat kein bloßes Wirtschaftsunternehmen, sondern eine große lebendige Volksgemeinschaft erblickt, deren Existenz gegenüber anderen Staaten mit allen Mitteln der Volkskraft und Volksleistung zu sichern sei. Gerade in dieser unerhört schweren Leidenszeit offenbarten sich die biologischen Werte eines Volkes und bewiesen in einem großen historischen Erleben endlich die Bedeutung aller biologisch bedingten geistigen und ethischen Kräfte des Menschen auch für die wirtschaftliche Leistung und den wirtschaftlichen Aufstieg.

So gelangte man auch zu einer andersartigen Betrachtung der Bedeutung von Sachwerten und von Menschenwerten und erkannte, daß die ersteren allein abhängig sind von der Arbeitsleistung der lebenden Menschen.

Man erkannte weiter, daß nur ein gesundes Volk die Voraussetzung für eine höhere Arbeitsleistung und damit eine Steigerung des Staatsvermögens bedingen konnte. Aus der früher allgemein üblichen Verwaltung von Sachwerten erwuchs so langsam der Gedanke nach einer notwendigen Forderung auf Führung der Menschen, um sie zu einer höheren Leistung zu bringen. Damit war neben dem Begriff der Sachbilanz des Staates eine Betrachtungsweise entstanden, die auch die Sache nur über die Menschenarbeit schaute und letztere für die Wertsteigerung verantwortlich machte. Neben die reine Sachbilanz des Volksvermögens trat die biologische Bilanz der diesem Volk angehörenden Menschenwerte, die sogar als primäre Ursache für Wertminderung oder Wertsteigerung des Staatsreichtums und damit der Staatsmacht gelten konnte.

Es entstand weiter die Überzeugung, daß allein die Gesamtleistung der Menschen für den Wiederaufstieg eines Volkes die Ursache abgeben könnte. Diese Leistung in ihrer Gesamtheit mußte sich gliedern in eine wirtschaftliche, kulturelle, ethische und biologische. Die Leistung des einzelnen bedingt aber die Leistung des Volksganzen. Sie allein ist die Voraussetzung zur Steigerung von Reichtum und Macht des Staates!

So gesehen, fordert sowohl das Verständnis der vergangenen Geschichte wie das Verstehen der Gegenwart und die Folgerung für die Zukunft völlig neuartige Staatsführungen. Sie sieht das Versinken wie das Neuerstehen der Staaten in enger Verbindung zwischen Gesundheit ihrer Menschen und der hierdurch sekundär bedingten Leistungen auf dem Gebiete der Wirtschaft, der Kultur und der Ethik.

Die praktischen Folgerungen liegen in erster Linie in der Notwendigkeit einer Pflege aller erbbiologisch wertvollen Anlagen und in einer möglichst breiten Vernichtung alles erbbiologisch bedingten Krankhaften, weil letzteres nicht nur die Leistungsfähigkeit des einzelnen einengt, sondern auch die Leistungsfähigkeit der Gesamtheit des Volkes bedroht. So bietet das Menschengut eines Staates sein wertvollstes Vermögen, denn nur über dieses lebendige Vermögen ist er in der Lage, aus den toten Dingen Reichtümer und Macht zu entwickeln.

Aber nicht nur die Leistungsfähigkeit des einzelnen ist es, die diese Sicherung abgibt, sondern wir haben den einzelnen sowohl in der Verbindung mit seiner Familie als auch in seiner Verbindung mit den vergangenen Geschlechtern, aber auch in Verbindung mit noch kommenden ungeborenen Generationen zu beurteilen. Der einzelne gibt nur den zeitlich kleinen Ausschnitt einer langen Geschlechterkette ab, deren biologischer Inhalt, aufgebaut auf längst verklungenen Generationen, über die Möglichkeit einer Leistung für den Staat entscheidet. Bei dieser Beurteilung erscheint uns auch der Begriff der „Volksgemeinschaft" nicht als ein politisches Schlagwort oder ein Phantom, sondern als eine biologische Gegebenheit, die für die Leistung des Staates als das maßgebendste Moment gelten muß.

Eine gesunde erbbiologische Veranlagung vorausgesetzt, wird es der Sinn jeder Lebensführung sein, dieses Wertvolle zu erhalten und vor den Einflüssen von Umweltschädigungen nach Möglichkeit zu bewahren. Die hohe Entwicklung der Seuchenlehre hat es mit sich gebracht, daß ein Kulturstaat durch den Ausbau seiner Gesundheitsverwaltung heute kaum mehr in die Gefahr einer weitgehenden Erschütterung seitens dieser vernichtenden Kräfte gelangen kann, die in früheren Jahrhunderten Staaten und Völker in ihrer Existenz auf das schwerste gefährdeten. Anders dagegen mit den immer neu auftauchenden Problemen der Arbeitsform und des Arbeitsinhalts, die für jeden einzelnen Menschen bezüglich seiner Anforderungen, aber auch der für diese Anforderungen ausgelösten Reaktionsmöglichkeiten sehr verschiedene sind. Hier gilt es, darüber zu wachen, daß die Arbeit eines jeden in qualitativer und quantitativer Beziehung auf das Optimum der Leistung eingestellt wird. Ähnlich liegen die Verhältnisse in den Fragen der Ernährung, wo auch nicht das Maximum, sondern das Optimum für den einzelnen seine Leistungshöhe sichert. Auch die übrige allgemeine Lebensführung wird für jeden einzelnen eine bestimmte optimale Form haben müssen, wenn sie als Ergebnis eine möglichst hohe Leistung sichern will.

Alle diese Fragen umschließen die Sorge um die Gesundheitsführung des lebenden Volkes, das nur dann, wenn diese Sorge in der richtigen Form durchgeführt wird, auch mit einer hohen Leistung und daher mit einer großen Macht heute und in späteren Zeiten rechnen kann.

Das Spiel zwischen den Anlagen des einzelnen und den auf diese Anlagen einwirkenden Umwelteinflüssen bestimmt die Höhe der Leistung. Ein Zuviel des Reizes führt unter Umständen zu einer frühzeitigen Einschränkung der Leistungsfähigkeit, wie wir es beispielsweise bei der Frühinvalidität sehen oder auch beim Frühtod. Erscheinungen, die wirtschaftlich, kulturell, ethisch und biologisch gewertet werden müssen. Es gilt dies vom einzelnen — es gilt dies aber auch von der Volksgemeinschaft im ganzen. Diese auf den verschiedensten einzelnen Individuen beruhende biologische Volksgemeinschaft wird in ihrer Ganzheit aber immer nach bestimmten völkisch-erbbiologisch bedingten Eigenheiten gegenüber den Anforderungen, die das Leben an sie stellt, reagieren müssen, sei es auf dem Gebiete der Wirtschaft, der Kultur, der Ethik oder der Politik!

Das Begreifen, daß das Volksganze eine biologische, wirtschaftliche, kulturelle und ethische Einheit bedeutet, ist erst im langsamen Wachsen begriffen. Es zeigt aber, besonders unter der historischen Rückschau, daß die Innen- und Außenpolitik eines Volkes nur dann richtig ist, wenn sie diese komplexen Verbindungen zwischen biologisch Gegebenem und allen Umwelteinflüssen unter gemeinschaftlichen Gesichtspunkten der Hochleistung beurteilt!

So geschaut, stehen sich auch die Begriffe von „Volk" und „Staat" nicht mehr gegenüber, sondern werden zu einer Einheit. Der Staat tritt in unmittelbare Verbindung sowohl mit der Diagnose der Gesundheit als auch mit der Prognose der Leistung.

Nur der Staat wird seine Existenz sichern können, der durch eine verstandesmäßig gesteuerte quantitative und qualitative Menschenökonomie die größtmögliche Entfaltung seiner Macht und damit seiner Existenzsicherung gewährleistet.

Das biologische Denken muß allmählich die großen Gebiete der Kultur, der Wirtschaft, der Erziehung, der Rechtspflege und der Verwaltung durchdringen, denn nur diese Durchdringung sichert alle Teile des Staatslebens für alle Zukunft vor Erschütterungen. Eine getrennte Betrachtung dieser Probleme ist völlig unzulässig, weil nur allein die Synthese der Wechselwirkungen aller dieser Erscheinungen innerhalb eines Staates die große Sicht über das Ganze und damit ein Urteil über alle zweckmäßigen Planungen der Zukunft sicherstellt.

Hierin unterscheidet sich unsere Auffassung grundsätzlich von allen bisher gewesenen.

Jede weitsichtige Staatspolitik ist daher eine Gesundheitspolitik, weil sie weiß, daß nur durch die Pflege der Gesundheit auch eine hohe Leistung gegeben ist, die allein zu einer Macht des Staates führen kann. Dem Arzt ist hierbei eine besondere Mitwirkung zugewiesen:

Aus dem Arzt der Vergangenheit, der einst seine Lebensaufgabe darin erblickte, sich um die kleinen und großen Anbrüchigkeiten der seinen Rat heischenden Menschen bemühen zu müssen, wird sich einst der Arzt entwickeln, der über diese Aufgabe hinaus den Sinn seiner Lebensarbeit in der Beratung und Betreuung auch der weit zahlreicheren gesunden Menschen übernimmt, die seiner ständigen Sorge anvertraut sein müssen und die er in gesunden Tagen so zu führen hat, daß sie nicht durch falsche Lebensweise oder durch falsche und übergroße Arbeitsbelastung vorzeitig Anbrüchigkeiten erfahren und damit auch ihrem Volk und Staat weniger erfolgreich dienen können.

Die erste Pflicht jedes einzelnen dieses Staates ist daher die Pflege seiner Gesundheit und damit die Sicherung seiner Leistung. Nur so wird der einzelne durch seine eigene Person, aber auch über sein Geschlecht seinem Volk das geben können, was er als Angehöriger des Staates und damit als Teil dieses Volkes der Gemeinschaft zu geben verpflichtet ist!

Die Gesundheitslehre wird heute vom Volke mit mehr Leidenschaft und Ernst als in früheren Zeiten verstanden; sie kann nur dadurch zu umfassender Wirkung gelangen, daß ihre Erkenntnisse jedem einzelnen zur persönlichen verantwortlichen Mitarbeit an die Hand gegeben wurden; das Volk soll als der beste Helfer der Ärzte an seiner Gesundheit mitschaffen!

In diesem Dienste steht die nunmehr vorliegende 18. Auflage dieses Gesundheitsbüchleins. Sie ist in der Absicht geschrieben, der deutschen Bevölkerung die Verantwortung für die Erhaltung und Pflege seiner Gesundheit zu schärfen und hiermit gleichzeitig eine Hilfe zur Entfaltung seiner wirtschaftlichen, kulturellen und politischen Kräfte zu bieten.

Prof. Dr. **Hans Reiter,**
Präsident des Reichsgesundheitsamtes.

A. Kurze Übersicht über die Lehre vom menschlichen Körper.

1. Die Aufgaben des Körpers und seiner Organe. Der Körper hat beim Menschen wie bei jedem Lebewesen den Zweck, das Leben, dessen Träger er ist, zu erhalten und weiterzugeben. Er besteht aus verschiedenartigen Formbestandteilen, die den verschiedenen Aufgaben zur Erhaltung des Lebens entsprechen. Diese nach Form und Aufgabe verschiedenen Teile des Körpers sind die Organe und Organgruppen.

Die Hauptaufgaben des Körpers sind folgende:

a) Die Bewegung. Eine Lebensäußerung des Menschen sehen wir darin, daß er sich aufrecht halten und sich bewegen kann. Die dem Menschen eigentümliche Gestalt kommt dadurch zustande, daß die einzelnen Organe im Körper durch ein Gewebe feinster Fasern festgelegt sind und daß sie durch das Knochengerüst (das Skelett) ihren Halt haben. Bewegungen entstehen meist dadurch, daß zwei Knochen, die durch Gelenke miteinander beweglich verbunden sind, gegeneinander gezogen werden; dies erfolgt durch Muskeln, die sich von Knochen zu Knochen spannen.

b) Der Stoffwechsel. Wenn man das Leben des Körpers chemisch untersucht, so findet man, daß es in einer dauernden, einem Verbrennungsvorgang ähnlichen Veränderung der Körperstoffe besteht. Dieses Brennen wird durch die Nahrung und die eingeatmete Luft immer wieder gespeist. Die Organgruppen, denen die Hauptaufgabe bei diesem Vorgang zufällt, sind die Ernährungs- und Verdauungsorgane, die Atmungsorgane und der Kreislauf der Körpersäfte, der die Verteilung der brennbaren Stoffe und die Entfernung der verbrannten Stoffe besorgt.

c) Die zweckmäßige Steuerung aller Körpervorgänge. Der Körper kann sein Leben nur dadurch erhalten, daß er sich fortwährend an seine Umwelt anpaßt; er muß vor Gefahren ausweichen und muß nach Nahrung, Luft und seinen sonstigen Erfordernissen hinstreben. Zu diesem Zweck hat er die Sinnesorgane, die dauernd aufnehmen, was um ihn her geschieht, und das Nervensystem, das diese Wahrnehmungen in Antriebe umsetzt. Jede Bewegung beruht auf einem solchen Antrieb.

d) Die Fortpflanzung. Die Fortpflanzung ist die über das Einzelleben hinausgehende Aufgabe, mit der die Natur den Körper ausgestattet hat. Alle Bemühungen, das Leben des einzelnen zu erhalten, können nur für eine bemessene Frist Erfolg haben — bis nämlich das Alter und der Tod nach dem Naturgesetz eintreten müssen. Eine viel weitgehendere Macht ist den Lebewesen dadurch gegeben, daß sie ihren Stamm und ihre Art erhalten können. Im Dienst dieser Aufgabe steht der ganze Körper. Er besitzt aber in den Geschlechtsorganen eine eigene Organgruppe für die Vorgänge der Fortpflanzung.

Die Wissenschaft der Anatomie lehrt uns, wie das Innere des Körpers beschaffen ist. Dies soll in den folgenden Kapiteln dargestellt werden, denn diese Kenntnisse geben sichere Anhaltspunkte für die Gesundheitspflege. Doch sei vorausgeschickt, daß auch das gründlichste Wissen über diese einzelnen Teile noch nicht die Hauptsache von dem wäre, was über den Körper und seine Gesundheit zu sagen ist. Der Körper ist nicht ein zusammengesetztes Ding wie eine Maschine. Nur das Ganze kann lebendig sein, und niemals läßt sich aus den Teilen (den einzelnen Organen) ein lebendiges Ganzes zusammensetzen.

Das lernen wir verstehen, wenn beispielsweise eine Lunge erkrankt ist; wir können keine neue Lunge einsetzen, ja nicht das kleinste zerstörte Lungenteilchen wieder herstellen, aber wir können dem kranken Menschen durch Nahrung, Sonne und Ruhe in seinen allgemeinen Lebenskräften oft so weit fördern, daß er mit diesen Lebenskräften seine Lunge zur Ausheilung oder Vernarbung bringen kann. Aber die richtige Behandlung von Lungenerkrankungen war erst möglich, nachdem die Beschaffenheit der Lunge und ihre Rolle beim Umsatz der Körperstoffe geklärt worden waren, ihre feinsten krankhaften Veränderungen beobachtet und deren Bedingungen und Auswirkungen am kranken Menschen studiert waren und schließlich der Parasit, der die Tuberkulose hervorruft, entdeckt wurde. Eine gründliche Gesundheitslehre kann daher auf das Studium der körperlichen Einzelheiten nicht verzichten.

2. Der Bau des Körpers. a) Der Kopf. Wenn wir die einzelnen Teile der menschlichen Gestalt aufzählen wollen, so beginnen wir mit dem Kopf; er ist der ausdrucksvollste, feinst gegliederte Teil des Körpers, er trägt die Eingänge für die Speisen und den Atem, die Organe für das Sehen, Hören, Riechen und Schmecken; diese fein angelegten Sinnesorgane dienen dazu, die Verbindung mit der Außenwelt herzustellen. Im oberen und rückwärtigen Teil des Kopfes ruht das Gehirn in dem festen Knochengehäuse des sog. Hirnschädels. Auch das Gesicht hat ein knöchernes Gerüst; dies ist der Gesichtsschädel, der zusammen mit dem Hirnschädel jenes abgerundete, einheitliche Knochengebilde ausmacht, das wir den Schädel nennen.

Welche Organe der Gesichtsteil des Kopfes beherbergt, ist schon äußerlich durch Augen und Ohren, Nase und Mund gekennzeichnet: das Sehorgan, das Gehörorgan, die Nasenhöhle, durch die die Atemluft strömt und an der das Riechorgan seinen Sitz hat, und die Mundhöhle, die zur Aufnahme und Zerkleinerung der Speisen dient und das Geschmacksorgan enthält.

b) Der Rumpf. Die einzelnen Knochen sind im Körper nicht voneinander losgelöst verteilt, sondern sie sitzen in teils beweglicher, teils starrer Verbindung aneinander und bilden dadurch einen in sich gefestigten Stützapparat, das Skelett. Das Mittelstück dieses Stützapparates ist eine Kette von Knochen, die unter der Mittellinie des Rückens verborgen liegt. Man nennt sie das Rückgrat, besser aber die Wirbelsäule; denn diese Knochen sind die Wirbel, und sie sind wie eine bewegliche Säule übereinandergesetzt. Die Wirbelsäule durchzieht denjenigen breiten Hauptteil des Körpers, der die verschiedenartigsten Organe enthält, den Rumpf.

Der oberste Wirbel trägt den Schädel. Die darauffolgenden Wirbel durchziehen den Hals, die weiteren die Brust, den Bauch und das Becken. Von jedem der an der Rückseite der Brust sitzenden Wirbel geht links und rechts eine Rippe aus, die im Bogen um die Brusteingeweide nach vorn verläuft; die Rippen bilden den Brustkorb, der für Herz, Lungen und Leber Schutz und Stütze bietet.

Über der Brust ist der Rumpf von einigen Knochen umzogen, die als Schultergürtel bezeichnet werden; an ihnen sind die Arme angesetzt. Ein zweiter Knochengürtel umschließt den Rumpf von unten, der Beckengürtel, an dem die Beine angesetzt sind.

Der Hals hat seine besondere Bedeutung dadurch, daß er die Verbindungen zwischen den wichtigen Organen des Kopfes und des Rumpfes enthält und die Beweglichkeit des Kopfes ermöglicht; er wird von der Luftröhre und der Speiseröhre und von großen Blutgefäßen und Nervensträngen durchzogen. Im Halse sitzt der Kehlkopf, der ein

Teil der Luftröhre ist und die Stimme bildet; direkt unter dem Kehlkopf sitzt vor de Luftröhre die Schilddrüse, deren Säfte für das Wachstum Bedeutung haben.

Der Rumpf enthält zwei große, mit Organen dicht ausgefüllte Höhlen: die Brust höhle, die von den Rippen umschlossen wird, und die Bauchhöhle, deren vorder Bedeckung aus platten Muskelschichten und einem straffen Gewebe besteht. Diese beide Höhlen sind voneinander durch das Zwerchfell getrennt. Dieses ist eine beweglich Muskel- und Sehnenplatte, die am unteren Rand des Brustkorbes ringsum angesetzt is

Die Brusthöhle ist durch eine mittlere Scheidewand in eine rechte und eine link Höhle geteilt, in denen die rechte und die linke Lunge liegt. In der mittleren Scheide wand, dem „Mittelfell", liegt in einer dritten Höhle das Herz. Das Mittelfell ist vo den größten Gefäßen durchzogen, die ihr Blut dem Herz zuführen oder vom Her in den Körper bringen; im Mittelfell verläuft auch die Luftröhre nach rechts und link zu den beiden Lungen und die Speiseröhre nach unten, um durch das Zwerchfell zur Magen zu führen.

Der oberste Teil der Bauchhöhle wölbt sich mit dem Zwerchfell unter dem Brust korb wie eine Kuppel empor; an diesem geschützten Platz liegt rechts die Leber, link der Magen und die Milz. Der vom Magen ausgehende Darm füllt mit seinen vie gestaltigen Windungen die Bauchhöhle zum größten Teil aus. Diese Höhle enthä sonst nur noch einige für die Verdauungsvorgänge wichtige Gebilde, nämlich die Gallen blase, die unter der Leber sitzt, und die hinter dem Magen gelegene Bauchspeiche drüse und ein Organ, das zur Umwandlung des Blutes dient, die Milz; diese lieg links vom Magen den untersten Rippen an.

In der rückwärtigen und unteren Wandung der Bauchhöhle liegen die Harnorgane ihnen benachbart und zum Teil mit ihnen verbunden sind die Fortpflanzungsorgane Die beiden Nieren bilden aus verbrauchten Stoffen, die ihnen im Blut zugefüh werden, den Harn; sie haben ihren Platz links und rechts von der Wirbelsäule hinte der Leber und dem Magen. Aus den Nieren fließt in zwei Röhren, den Harnleitern der Harn in die Harnblase, die unterhalb der Bauchhöhle, hinter dem vordere Zusammenschluß des knöchernen Beckengürtels, liegt. Aus der Blase wird der Har durch die Harnröhre entleert.

Nahe den unteren Harnwegen, in der Tiefe des Beckens und unter diesem, liege die Fortpflanzungsorgane. Hinter diesen Organen tritt der Endabschnitt des Darme durch das Becken an die Körperoberfläche; seinen Abschluß bildet der After.

Während also am Gesicht der Eingang für die Nahrung und der Ein- und Ausgan des Atems seinen Platz hat, finden wir an der untersten Begrenzung des Rumpfes dem „Damm", den zweifachen Ausgang für die verbrauchten Nährstoffe — Harn un Kot — und hier treten auch die Wege der Geschlechtsorgane nach außen.

Die Organe im Innern des Rumpfes, die wir hier kurz zusammengestellt haben nennt man die Eingeweide. Sie liegen, wie wir gesehen haben, vielfach in den Hohl räumen des Rumpfes, aber sie haben alle ihren festen Sitz; denn, da jedes Organ sein besondere Aufgabe für den Körper hat, ist jedes auf seine Art mit ihm verbunden z. B. die Lungen durch die Luftröhre, der Magen durch die Speiseröhre und anderer seits durch den Darm und schließlich jedes Organ durch starke Blutgefäße und Nerven denn jedes ist in den Kreislauf der Stoffe (durch das Blut) und in das Wechselspie der Kräfte und Wirkungen (durch die Nerven) eingeschlossen. Darüber hinaus haben alle Organe des Körpers ihr Gerüst, von dem sie durchdrungen und umhüllt sind un das aus feinen Fasern besteht.

Die genaue Lage der Eingeweide ist bei der Betrachtung des Rumpfes nich zu erkennen. Wir sehen nur das Gehäuse, in dem sie verborgen liegen. Der Rump hat seinen Halt durch die schon erwähnten Knochen — Wirbelsäule, Brustkorb, Schulter und Beckengürtel — und es wird durch die vielfältigen Muskeln, durch die dies Knochen verbunden sind, gebildet. Den Zusammenhalt bildet auch hier ein bald dichtes bald lockeres Gewebe von feinen Fasern. Die Gestalt des Rumpfes hängt davon ab wie Knochen und Muskeln gebildet sind und wieviel Fett zwischen den Gewebsfasern sitzt.

c) Die Gliedmaßen. Die Gliedmaßen dienen der Bewegung und sind daher im wesentlichen aus Knochen und Muskeln gebildet. Arme und Beine haben grundsätzlich dieselbe Gliederung. Der Oberarm enthält nur einen einzigen langen, röhrenförmigen Knochen, der von mächtigen Muskeln umgeben ist, ebenso der Oberschenkel. Die Muskeln, die den Oberarm in seinem Ansatz am Rumpf, dem Schultergelenk, bewegen, umgeben Schultergürtel, Brust und Rücken und verleihen dem kräftigen Manne das breite, mächtige Aussehen seiner Brust- und Nackengestaltung. In ähnlicher Weise wird der Oberschenkel im Hüftgelenk, in dem er dem Rumpfe ansitzt, durch Muskeln bewegt, die vom Beckengürtel und der Wirbelsäule zum Oberschenkelknochen ziehen.

Die Muskelmasse des Oberarms bewegt den Unterarm im Ellbogengelenk, die Muskelmasse des Oberschenkels bewegt den Unterschenkel im Kniegelenk. Unterarm und Unterschenkel bestehen aus je zwei nebeneinanderliegenden röhrenförmigen Knochen. Durch die Muskelgruppen des Unterarmes werden Hand und Finger bewegt, durch die Muskelgruppen des Unterschenkels der Fuß und die Zehen. Hand und Fuß enthalten ein vielgliedriges Knochengerüst, zwischen dem kleine Muskeln ihren Sitz haben.

3. Grundstoffe und Grundformen des Körpers. Wie jedes Organ, so ist auch die Gesamtheit der Körperorgane von feinen Fasern umwoben und zu der einheitlichen Form der Gestalt zusammengefügt. Nach der Oberfläche des Körpers hin ist dieses Gewebe zu einem dichten, komplizierten Gebilde entfaltet, das wir die Haut nennen. Diese ist also nicht ein einfacher Überzug über den Körper, sondern selbst ein mit zahlreichen Lebensfunktionen erfülltes Organ. Sie ist auch nicht ein dichter Abschluß des Körperinnern gegen die Außenwelt, sondern die Stätte eines regen, meist unsichtbaren Wechsels von äußeren und inneren Stoffen, und ihre Beschaffenheit wird durch die unter ihr geborgenen Organe mitbestimmt. Sie enthält auch die Aufnahmeorgane des Tastsinnes.

Das feuchte Innere des Körpers wird durch die Dichtheit der äußeren Hautschicht geschützt; wo wir die Haut durchdringen, treffen wir auf Blut oder sonstige Gewebssäfte. Denn fast die ganze Körpermasse ist von Flüssigkeit durchtränkt und durchströmt. Diese Flüssigkeit ist eine wichtige Bedingung der Lebensvorgänge; einerseits wird durch sie die dauernde chemische Verbindung und Scheidung von Stoffen, die wir mit einem Verbrennungsvorgang verglichen haben, hervorgerufen, andererseits bildet die allgemeine Körperflüssigkeit ein Organ der Körpereinheit; durch ihre dauernde Bewegung betreibt sie den Umlauf der Stoffe, und hierdurch wird sie zum verteilenden und ausgleichenden Träger aller Vorgänge des Stoffumsatzes.

Von allen Grundstoffen hat das Wasser am Körper den größten Anteil. Nächst ihm sind es drei verbrennbare chemische Verbindungen, aus denen die lebenden Substanzen in der Hauptsache geformt sind; das Eiweiß, das Fett und der Zucker, wobei durch jede dieser drei Benennungen eine große Gruppe verwandter chemischer Bildungen gekennzeichnet werden soll. Als eine weitere Hauptgruppe von Stoffen haben das Salz und viele andere mineralische Verbindungen am Aufbau und Stoffwechsel des Körpers entscheidenden Anteil; aus solchen Mineralstoffen besteht die Asche, die bei der Verbrennung eines Körpers übrigbleibt, während Eiweiß, Fett und Zucker bei einer vollständigen Verbrennung verschwinden, indem sie sich hauptsächlich in Kohlensäure und Wasser umwandeln.

Aus den genannten Hauptgruppen von Körperstoffen entwickeln sich auch Säfte und Stoffe von außerordentlich feinem chemischen Bau in geringer Menge, deren Wirkung für die vielseitigsten Lebensvorgänge entscheidend ist; zu ihnen gehören die Enzyme (Fermente), durch die die chemischen Vorgänge angetrieben werden, die Hormone, die den Ausgleich zwischen der Tätigkeit der Organe steuern, und die verschiedenen Nahrungsmitteln entstammenden Vitamine, von denen Wachstum und Erhaltung der Gewebe abhängt. Zwar sehen wir nach der bisherigen Auffassung die Hormone als Steuerungsstoffe an, die unser Körper selber bildet, während die Vitamine unserem Körper erst zugeführt werden müssen; doch läßt sich diese scharfe Trennung nicht mehr aufrechterhalten, denn wir wissen, daß zwischen Hormonen und Vitaminen und auch Fermenten fließende Übergänge bestehen.

Allen diesen Stoffen ist ihr Platz und ihr Weg im Körper zugewiesen; denn der Körper ist aufs feinste durchgeformt. Seit man gelernt hat, für starke Vergrößerungen Mikroskope zu bauen und zu gebrauchen, hat man immer bestimmter die kleinsten Bausteine kennengelernt, aus denen jedes Organ zusammengefügt ist. Man hat erkannt, daß jedes Bausteinchen ein in mancher Hinsicht selbständiges Teilchen mit besonderer Gestalt und Aufgabe ist und Lebensvorgänge zeigt. Diese Bausteinchen, die Grundformen aller lebenden Körper, sind die Zellen.

Obwohl alle Zellen des Körpers aus nur zwei Zellen, der männlichen und weiblichen Keimzelle, entsprossen sind, ist ihr Aussehen und ihr Wirken doch verschiedenartig. Jede Organgruppe ist je nach ihrer Leistung und Zweckbestimmung aus besonderen Zellgattungen aufgebaut, so daß z. B. Muskelzellen ohne weiteres von Nervenzellen oder Drüsenzellen zu unterscheiden sind. Jede Zelle hat einen Stoffwechsel; sie nimmt Stoffe auf, setzt sie um und bringt andere Stoffe hervor. Zu den Produkten der Zellen gehören auch die unterschiedlichen Faserzüge und Kittsubstanzen, die den Zellverband zusammenhalten. Das eigenartige, fein gemusterte Gefüge aus Zellen und Zellprodukten, das die kennzeichnende innere Bildung jedes Organs darstellt, nennen wir das Gewebe.

Es ist eine besondere Errungenschaft der Medizin der letzten hundert Jahre, daß sie gelernt hat, die Zellen als Träger der Lebensäußerungen — der Bewegung, des Stoffumsatzes, der Leitung von Reizen und Antrieben und des Wachstums — zu erkennen. Hierauf aufbauend hat sie auch die Krankheitsvorgänge im mikroskopischen Bild der Gewebe studiert und dadurch einen Quell reichster Aufklärungen erschlossen. Die eindrucksvollen Bilder, wie sich die Gewebe im Kampf zwischen den eindringenden Schädigungen und den Lebenskräften der Zellen (z. B. beim Entzündungsvorgang) verwandeln, gehören heute zu den Grundlagen der ärztlichen Anschauung vom Krankheitsgeschehen.

B. Körpergefüge und Körpervorgänge im einzelnen.

I. Körperhaltung und -bewegung.

4. Der Bau der Knochen und Gelenke. Mit der allmählichen Entwicklung des Menschen aus dem Keim bilden sich in jenem Gewebe, das den ganzen Körper zu binden und zu stützen hat, feste Träger und Streben, nämlich die Knochen. Ein großer Teil der Knochen ist während der ersten Entwicklung der Frucht im Mutterleibe als Knorpel entstanden, der erst während des Wachstums mehr und mehr durch das Knochengewebe ersetzt wurde. Der Knorpel bleibt aber während des ganzen Lebens an vielen Stellen, wo zwei Knochen zu einem Gelenk aneinandergefügt sind, bestehen. Vom Knochen unterscheidet er sich durch größere Biegsamkeit und durch die Glätte seiner Oberfläche.

Man zählt im menschlichen Körper mehr als 200 Knochen. Sie sitzen teils durch fest verbundene Fugen, teils mit beweglicher Verbindung in Gelenken aneinander und ergeben dadurch das Gefüge, das wir Skelett nennen. Knorpel finden sich zum Teil als Verbindungsstücke zwischen den Knochen, zum Teil auch ohne Zusammenhang mit dem Skelett, letztere namentlich als Knorpelgerüst des Kehlkopfes und der Luftröhre.

Jeder Knochen ist mit einer Faserschicht, der Knochenhaut, überzogen. Von dieser Schicht her dringen Gefäße und Nerven in das Innere des Knochens. Der Knochen ist nicht etwa eine gleichmäßige, harte Masse wie ein Stein, sondern er ist von feinsten

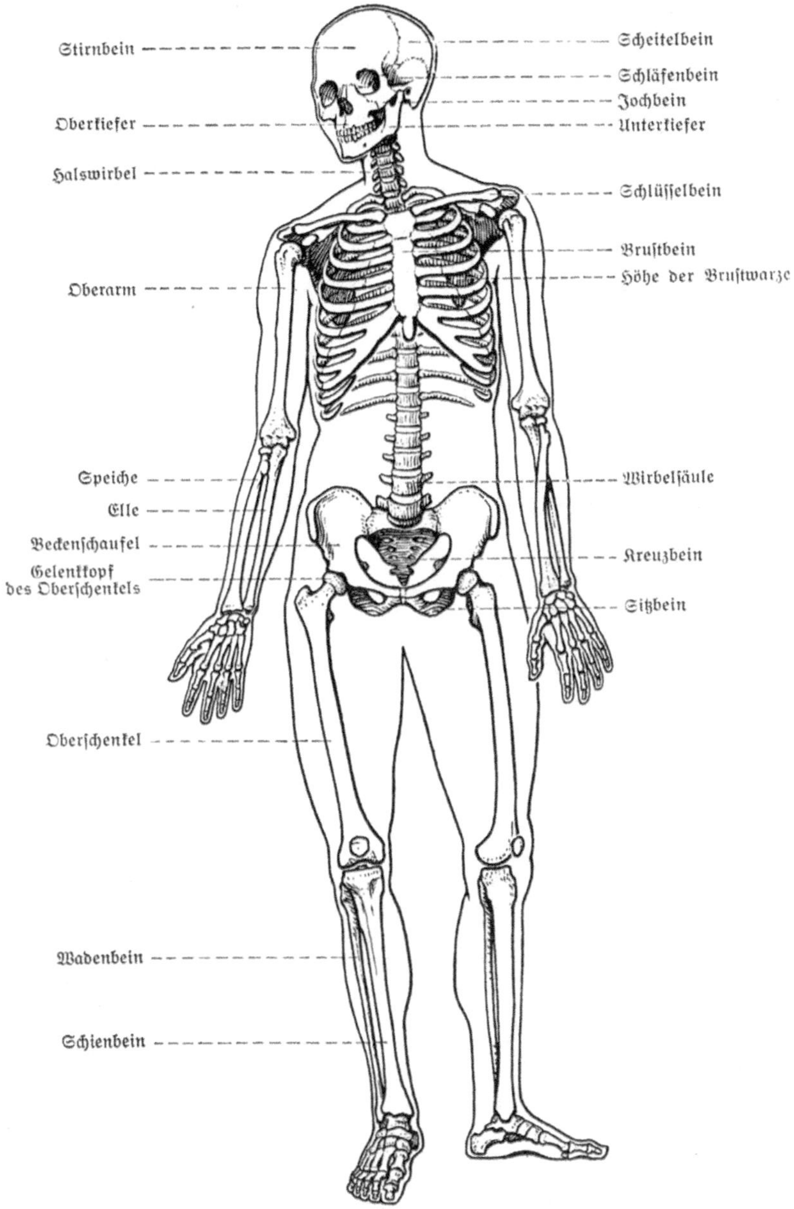

Abb. 1. Skelett von vorn.

Kanälchen — den Bahnen für Gefäße und Nerven — durchzogen, und in ihm liegen in winzigen Lücken verstreut die Zellen, deren Produkt die Knochenmasse ist.

Im Inneren des Knochens erweitert sich vielfach das Lücken- und Kanalsystem, so daß vom harten Knochen nur ein Flechtwerk nach Art eines versteinerten Schwammes übrig bleibt, und das Innerste des Knochens ist oft nur ein Hohlraum, in dem weiches Gewebe, das Knochenmark, liegt.

Auch die harte Masse des Knochens ist nicht ausschließlich ein mineralischer Stoff, sondern mit organischen Stoffen untermischt; deshalb zerfällt sie bei der Verbrennung, die den organischen Anteil zerstört, zu Asche. Aus dieser lebendigen Natur des Knochens erklärt es sich, daß er bei Verletzungen (Knochenbrüchen) sich wieder herzustellen vermag.

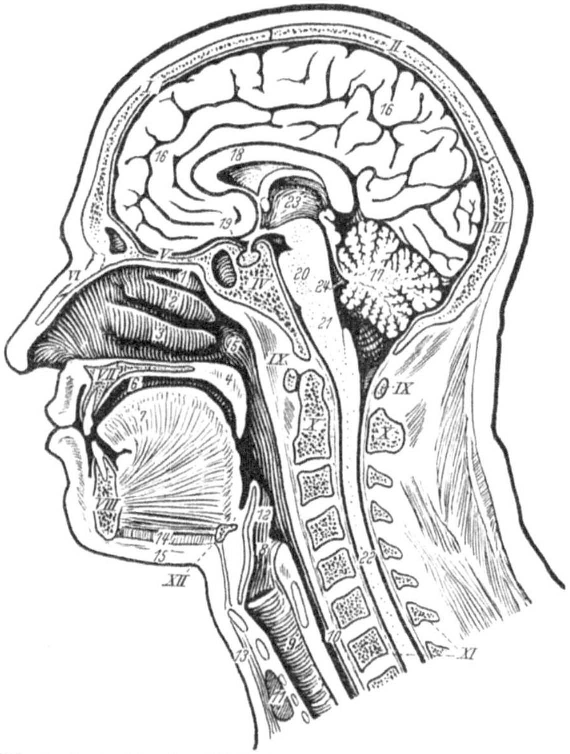

Abb. 2. Senkrechter Durchschnitt in der Mittelebene durch Kopf und Hals, insbesondere Nasen-Mundhöhle, Rachen, Schlund, Kehlkopf und oberer Teil von Luft- und Speiseröhre. I—V Schädelknochen (I Stirnbein II Scheitelbein III Hinterhauptbein IV Keilbein V Siebbein) VI Nasenbein VII Oberkiefer VIII Unterkiefer IX—XI Wirbel XII Zungenbein. 1—3 Nasenmuskeln 4 Weicher Gaumen mit Zäpfchen 5 Mündung der Ohrtrompete 6 Mundhöhle 7 Zunge 8 Kehlkopf 9 Luftröhre 10 Speiseröhre 11 Schilddrüse 12 Kehldeckel 13, 14 Halsmuskeln 15 Haut 16 Großhirnwindungen 17 Kleinhirn 18 Balken 19 Hirnanhang 20 Brücke 21 Verlängertes Mark 22 Rückenmark 23 3. Hirnkammer 24 4. Hirnkammer.

Da die Knochen ein starrer Halt der umgebenden Körpergewebe sind, müssen die Bewegungen des Körpers sich im allgemeinen zwischen den einzelnen Knochen abspielen. Die Stellen, an denen sich zwei gegeneinander bewegbare Knochen berühren, sind in der besonderen Form der Gelenke herausgebildet.

Die aneinanderliegenden Flächen zweier benachbarter Knochen werden dadurch zu einem Gelenk verbunden, daß eine Kapsel diese beiden Knochenendigungen zusammenschließt. Die Flächen, mit denen zwei Knochen einander anliegen, müssen sich bei der Bewegung gegeneinander verschieben; sie sind in der Regel von einer dünnen Knorpelschicht überzogen. Von der Umrandung einer solchen Gelenkfläche zu der Umrandung der anliegenden Gelenkfläche des nächsten Knochens zieht sich die Kapsel, die aus dicht geschlossenem, derbem Fasergewebe besteht. Die Gelenkhöhle, also jener spaltförmige Raum, dessen Wandungen durch die beiden Gelenkflächen und die Kapsel gebildet werden, ist von einer geringen Menge schleimiger Flüssigkeit, der Gelenkschmiere, erfüllt. Die Gelenkkapsel ist großenteils, namentlich an den Stellen besonderer Beanspruchung, mit starken Fasersträngen, den Bändern, durchzogen. Durch die Formung der Gelenkflächen und die Anordnung der Bänder wird die Bewegungsmöglichkeit des Gelenkes bestimmt.

5. Die einzelnen Knochen des Skeletts. Der Kopf ist aus den von Weichteilen bekleideten Schädelknochen und Gesichtsknochen zusammengesetzt, die fast alle unverrückbar fest ineinandergefügt sind. Eine gelenkige Beweglichkeit besitzt nur der zu den Gesichtsknochen gehörige *Unterkiefer*, dessen Gelenkenden sich vor den Ohren befinden und in ihren Bewegungen, z. B. beim Kauen, mit dem auf jene Stelle gelegten Finger gefühlt werden können. Andere *Gesichtsknochen* sind die beiden zum knöchernen Nasenrücken vereinigten *Nasenbeine*, die *Jochbeine* oder *Backenknochen* und die beiden *Oberkieferbeine*.

Die Gesichtsknochen bilden teils miteinander, teils mit den Schädelknochen sowie mit Knorpeln und Weichteilen die beiden *Augenhöhlen*, die *Nasenhöhle* und die *Mundhöhle*.

Die nur von Knochen gebildeten *Augenhöhlen* sind nach vorn weit geöffnet, erstrecken sich bis tief in den Kopf hinein und verengen sich nach hinten und innen. Von ihrem hintersten Teile führt eine kleine, runde Öffnung, durch die der Sehnerv zum Gehirn verläuft, in die Schädelhöhle. Am vorderen, inneren Winkel ist die Augenhöhle durch den feinen *Tränennasengang* mit der Nasenhöhle verbunden.

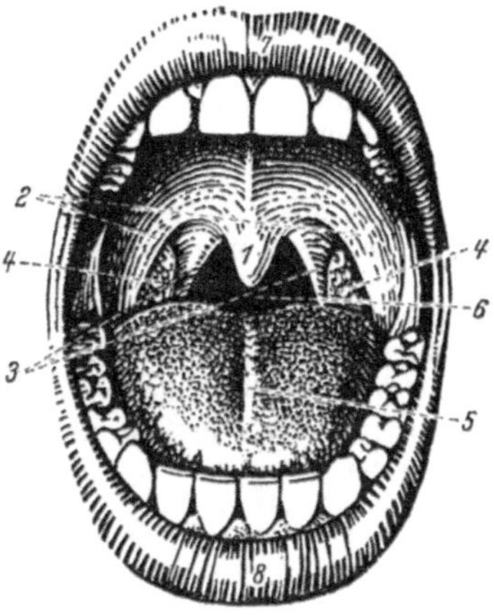

Abb. 3. Bild der Mundhöhle. 1 Zäpfchen 2 vordere 3 hintere Gaumenbögen 4 Gaumenmandeln 5 Zunge 6 Rachen 7 Oberlippe 8 Unterlippe.

Die *Nasenhöhle* wird durch eine teils knöcherne, teils knorpelige Scheidewand in eine rechte und eine linke Hälfte getrennt; beide Hälften sind nach vorn und nach hinten offen. Die Nasenhöhle wird jederseits durch drei seitliche Knochenvorsprünge, die Muscheln, in einzelne Gänge geteilt. An den hinteren Teil der Nasenhöhle schließt sich als Fortsetzung der *Nasenrachenraum* an, der in die Mundhöhle übergeht.

Die *Mundhöhle* ist nach oben von der Nasenhöhle durch den *Gaumen* getrennt, an dem man den vorderen knöchernen Teil, den *harten Gaumen*, von dem hinteren beweglichen Abschnitt, dem *weichen Gaumen*, unterscheidet. In dem Ober- und Unterkiefer stecken die *Zähne*, deren der erwachsene Mensch oben und unten je 16, zusammen 32 hat (das erste Gebiß, Milchgebiß, zählt 20 Zähne). Man unterscheidet in jedem Kiefer vorn 4 Schneidezähne, seitlich davon je einen Eckzahn und je 5 Backenzähne. Die hintersten Backenzähne, die erst nach dem 16. Lebensjahre hervorzubrechen pflegen, heißen Weisheitszähne. Jeder Zahn besteht aus der sichtbaren *Zahnkrone*, deren wichtigster Bestandteil der harte Zahnschmelz ist, und aus der im Kieferknochen steckenden *Zahnwurzel*; den Übergang der Wurzel zur Krone nennt man Zahnhals. Im Innern enthält der Zahn eine Höhle, in der das weiche, von Blutgefäßen und Empfindungsnerven durchzogene Zahnmark eingebettet ist.

Der Rumpf hat seine Hauptstütze in der *Wirbelsäule*; sie verläuft vom Kopfe zum Becken und ist aus 24 einzelnen Wirbeln, nämlich 7 *Halswirbeln*, 12 *Brustwirbeln* und 5 *Lendenwirbeln* zusammengesetzt. Nach unten setzt sich die Wirbelsäule als Kreuzbein (welches aus 5 zusammengewachsenen Wirbeln besteht) fort und bildet damit die hintere Wand des knöchernen Beckens. An das Kreuzbein schließt sich das Steißbein, gewissermaßen ein verkümmertes Schwanzende der Wirbelsäule. Jeder *Wirbel* besteht vorn aus dem Wirbelkörper, dahinter aus dem Wirbelbogen, der das Wirbelloch umschließt, und aus mehreren Knochenvorsprüngen, von denen die rückwärts gerichteten (Dornfortsätze) in der Mittellinie des Nackens und Rückens äußerlich fühlbar sind. Die Wirbellöcher der Wirbel liegen genau übereinander und bilden zusammen mit dem Hohlraum des Kreuzbeins den röhrenförmigen *Wirbelkanal*, der das Rückenmark einschließt und mit der Schädelhöhle durch das Hinterhauptsloch in Verbindung steht.

Von den 12 Brustwirbeln zweigen sich jederseits 12, im ganzen 24 bogenförmig gekrümmte Rippen ab; sie verlaufen mehr oder minder von hinten nach vorn geneigt. Die 7 oberen Rippen jeder Seite stehen vorn durch knorpelige Fortsätze, die Rippenknorpel, mit dem Brustbein in Verbindung. Sie heißen die wahren, die 5 unteren die falschen Rippen. Die Knorpel der 7. bis 10. Rippe sind untereinander verbunden, die der 11. und 12. Rippe endigen frei zwischen den Muskeln. Das Brustbein ist ein platter Knochen, der in der vorderen Mittellinie des Körpers vom Halsende abwärts verläuft. In sein oberes Ende sind beiderseits die zu den Schultern gehenden Schlüsselbeine eingefügt.

Der von den 24 Rippen im Vereine mit der Wirbelsäule und dem Brustbein gebildete Brustkorb (Thorax) umschließt die Brusthöhle, abwärts von ihr liegt die Bauchhöhle, die unten vom Becken, hinten von den Lendenwirbeln begrenzt ist. Das Becken wird vom Kreuzbein und den beiden Hüftbeinen gebildet; diese sind vorn durch eine Knorpelverbindung miteinander vereinigt. An der Außenseite der Hüftbeine nimmt eine halbkugelförmige Vertiefung, die sog. Gelenkpfanne, das obere Ende des Oberschenkelknochens auf; den abwärts von dieser Vertiefung gelegenen Teil des Hüftbeins nennt man Sitzbein. Der von dem Becken eingeschlossene unterste Teil der Bauchhöhle wird als Beckenhöhle bezeichnet.

Die oberen Gliedmaßen, die Arme, setzen sich aus Oberarm, Unterarm (oder Vorderarm) und Hand zusammen. Sie sind durch die Schulter mit dem Rumpfe verbunden.

Das knöcherne Gerüst jeder Schulter bildet hinten das Schulterblatt, ein platter Knochen von dreieckiger Form, der der Rückenfläche des Brustkorbes anliegt, vorn das Schlüsselbein, ein wie ein liegendes S (~) gewundener, röhrenförmiger Knochen, der an der unteren Grenze des Halses fast waagerecht zum Brustbein verläuft, und seitlich das obere Ende des Oberarmbeins. Letzteres wird Oberarmkopf genannt und besitzt eine halbkugelartig gewölbte Gelenkfläche, die mit einer an der Außenseite des Schulterblattes gelegenen Gelenkpfanne das Schultergelenk bildet.

Der knöcherne Teil des Oberarms ist das Oberarmbein, ein starker Röhrenknochen, dessen unteres Ende äußerlich durch zwei scharf hervortretende, seitliche Höcker gekennzeichnet ist und mit den Knochen des Unterarms das Ellbogengelenk bildet. Das Knochengerüst des Unterarms stellt die an der Daumenseite gelegene Speiche und die an der Kleinfingerseite befindliche Elle dar; das hakenartige obere Ende der Elle tritt unter der Haut der Rückseite des Ellbogengelenkes sichtbar hervor. Die Speiche kann um die Elle bewegt werden und ermöglicht dadurch die Drehungen der ihren Bewegungen folgenden Hand; hält man den Unterarm so, daß die „Hohlhand" nach oben gekehrt ist, dann laufen die beiden Knochen parallel.

Die Hand setzt sich zusammen aus der Handwurzel, der Mittelhand und den Fingern. Den knöchernen Teil der Handwurzel bilden zwei Reihen kleiner Knochen, die 8 Handwurzelknochen, deren obere Reihe mit den unteren Enden der Speiche und der Elle das Handgelenk bildet.

Die unteren Gliedmaßen oder Beine beginnen an der Hüfte und bestehen aus Oberschenkel, Unterschenkel und Fuß. Der knöcherne Teil jedes Oberschenkels ist der Oberschenkelknochen, der stärkste und längste Knochen des menschlichen Körpers. Sein am oberen Ende befindliches kugelförmiges Gelenkende ist mit der Gelenkpfanne des Hüftbeins zum Hüftgelenk vereinigt. Der Unterschenkel besitzt 2 Knochen, und zwar an der Innenseite das Schienbein, an der Außenseite das dünnere Wadenbein. Das obere Ende des Schienbeins trifft mit dem unteren Teile des Oberschenkels im Kniegelenke zusammen, an dessen Bildung auch die vor beiden Knochen liegende und durch starke Bandmassen mit ihnen verbundene platte Kniescheibe beteiligt ist.

Die beiden Unterschenkelknochen verdicken sich am unteren Ende zu dem inneren und äußeren Knöchel (das Schienbein zum inneren, das Wadenbein zum äußeren) und bilden mit dem Sprungbein das Fuß- oder Sprunggelenk. Das Sprungbein gehört zu den 7 Knochen der Fußwurzel, von denen das Fersenbein der bedeutendste ist.

Aus Fußwurzel, Mittelfuß und Zehen setzt sich der Fuß zusammen. Beim Stehen ruht der Fuß auf der durch das Fersenbein gebildeten Hacke und den Ballen der großen und kleinen Zehe, so daß der äußere Fußrand den Boden berührt. Der zwischen Ballen und Hacke gelegene mittlere Teil der Sohle ist leicht aufwärts gewölbt und heißt das Fußgewölbe. Bei manchen Personen ist dieses so weit eingesunken, daß der stehende Fuß mit der ganzen Sohle und dem inneren Fußrand den Boden berührt. Einen in dieser Weise verbildeten Fuß nennt man Plattfuß.

6. Der Bau der Muskeln. Im allgemeinen kann man den menschlichen Körper nach Schichten einteilen, da die Eingeweide die innerste Organgruppe bilden, das Skelett die Eingeweide umgibt, die Muskeln sich über das Skelett spannen und schließlich die Haut den ganzen Körper umschließt. An den Gliedmaßen fehlen die Eingeweide, so daß die stützenden Knochen die innerste Schicht bilden.

Die meisten Muskeln nehmen von Knochen ihren Ursprung, spannen sich zu weiteren Knochen hinüber und bewegen sie gegeneinander. Dabei ist für jede Bewegungsrichtung ein eigener Muskel nötig, für Bewegungen mit wechselnder Richtung mehrere Muskeln. Ein Muskel kann nichts als sich zusammenziehen; um ihn wieder auseinanderzuziehen, ist eine andere Kraft, zumeist die Zusammenziehung eines gegenüberliegenden Muskels, erforderlich. In solcher Arbeitsteilung werden die Bewegungen von 300 verschiedenen Muskeln ausgeführt. Man nennt sie Skelettmuskeln und unterscheidet sie damit von einem zweiten Muskelsystem, das gleichfalls über den ganzen Körper verbreitet ist, aber mit dem Skelett nicht in Zusammenhang steht.

Dieses zweite Muskelsystem versorgt alles übrige, was sich im Körper bewegt, also namentlich die Eingeweide, aber auch jedes Härchen der Haut, das seine Stellung beispielsweise bei Kältereizen verändern kann, eine unter der Bezeichnung „Gänsehaut" bekannte Erscheinung. Das zweite System führt in der Hauptsache jene Bewegungen aus, die unwillkürlich, ohne die Leitung des Bewußtseins, vor sich gehen. Nach dem mikroskopischen Bild wird diese Muskulatur die glatte genannt, die Skelettmuskulatur die quergestreifte. Eine Sonderstellung unter allen Muskeln hat nach Bau und Aufgabe der Herzmuskel.

Alle Muskulatur besteht aus fadenförmig verlängerten Zellen oder Zellgebilden, den Muskelfasern. Während die glatte Muskulatur meist als verstreute oder geschichtete Ausbreitung feiner Fasern die Organe durchzieht, bestehen die eigentlichen Muskeln im wesentlichen aus den Fasern der quergestreiften Muskulatur, die sich zu spindelförmigen oder abgeplatteten Gebilden zusammenschließen; meist laufen diese Muskeln an jedem Ende in eine Sehne aus und sitzen mit der Sehne an einem Knochen fest. Nur wenige von ihnen, wie die der Gesichtshaut, des Auges und des Schlundes, endigen in Weichteilen, die sie bewegen sollen.

Das Bindegewebe, jenes Geflecht feinster Fasern, das den ganzen Körper durchzieht, umgibt locker die einzelnen Bündel von Muskelzellen, bildet um die ganze Gestalt jedes Muskels eine kräftigere Hülle und scheidet oft ganze Muskelgruppen voneinander, indem es sich wie eine Lage festen Stoffes dazwischenschiebt. Wenn der Muskel sich zusammenzieht und infolgedessen dick wird, strafft sich sein Gewebe, so daß er beim Betasten oft hart wie Holz erscheint; besonders deutlich wird dies am sportlich geübten Muskel.

7. Die Verteilung der Muskeln im Körper. Der Gesichtsteil des Schädels enthält zahlreiche Muskeln, während die Muskulatur am Hirnschädel gering ist. Über das Schädeldach zieht sich eine Sehnenplatte, in die an der Stirn und am Hinterhaupt ein Muskel ausläuft. Die Muskeln des Gesichts versorgen das Auge, das Ohr, die Nase und den Mund und rufen die Ausdrucksbewegungen der Gesichtshaut hervor. Zunge und weicher Gaumen, Wandungen und Boden der Mundhöhle bestehen ebenso wie der Schlund großenteils aus Muskeln. Die Zusammenwirkung dieser Muskeln dient der Zerkleinerung und Beförderung der Nahrung. Durch diese Muskeln wird auch das Sprechen ermöglicht. Ober- und Unterkiefer sind durch kräftige Kaumuskulatur, die sich über das Kiefergelenk spannt, verbunden. Der Hals ist allseitig von Muskeln umgeben, die die große Beweglichkeit des Kopfes und die Bewegungen von Zungengrund und Kehlkopf bedingen.

Am Brustkorb sind sämtliche Rippenzwischenräume von Muskeln überspannt, die bei den Atembewegungen mitwirken. Der größte Teil der Brust ist von den mächtigen Muskeln, die den Oberarm im Schultergelenk bewegen, überlagert. Ebenso ziehen vom Rücken her starke Muskeln zum Schultergürtel und Oberarm. Tiefer liegende Rückenmuskeln heben den Brustkorb, während entlang der Wirbelsäule Muskelreihen verlaufen, die die aufrechte Haltung und die seitliche Bewegung und Drehung des Rumpfes ermöglichen. Die vorderen und die seitlichen Bauchdecken und die Lenden zwischen Brustkorb, Wirbelsäule und Becken bestehen aus breiten Muskelplatten. Da diese Muskeln auch zum Schutz und zur Festigung der Eingeweide dienen, sind kräftigende Übungen bei ihnen von besonderer gesundheitlicher Bedeutung. Auch Innenseite und Boden des Beckens sind mit Muskeln ausgekleidet.

An den Bewegungen des Oberarms sind auch kürzere, das Schultergelenk umgebende Muskeln beteiligt, worunter der Deltamuskel, der die Schulter seitlich bedeckt, sich äußerlich deutlich abhebt. Die Beugung des Ellbogengelenkes besorgt die Muskelgruppe an der Vorderseite des Oberarms; hierunter hebt sich, zumal bei kraftvoller Beugung, gleichfalls ein wichtiger Muskel auffällig hervor, der zweiköpfige Armmuskel (Bizeps). Die Muskeln an der Rückseite des Oberarms strecken den Arm im Ellbogengelenk. Die zahlreichen Muskeln des Vorderarms betätigen die Bewegung im Handgelenk, aber auch in den Fingergelenken. Wieder liegen hier vorn (an der Hohlhandseite) die Beugemuskeln, hinten die Streckmuskeln. Bei den Streckbewegungen der Finger werden am Handrücken die Sehnen solcher Vorderarmmuskeln, die die Finger bewegen, sichtbar. Die Hand selbst besitzt noch im Daumen- und Kleinfingerballen und zwischen den fünf durch die Mittelhand verlaufenden Knochen kleine Muskeln, die die Beweglichkeit der Finger ergänzen.

Die Bewegung im Hüftgelenk wird durch zahlreiche Muskeln betätigt, die von der Innen- und Außenseite des Beckens und Kreuzbeins zum Oberschenkel ziehen. Zu ihrer äußeren Schicht gehört die Gesäßmuskulatur. Ein Muskel von größtem Ausmaß liegt auf der Vorderseite des Oberschenkels; seine Sehne zieht, die Kniescheibe in sich schließend, zum Schienbein und verursacht die Streckung im Kniegelenk. Die Beugung des Knies erfolgt durch die hinteren Oberschenkelmuskeln, deren Sehnen wir zu beiden Seiten der Kniekehle erkennen. Am Unterschenkel liegt die Muskulatur, die den Fuß und die Zehen bewegt, rückwärts und seitlich, während das Schienbein nach vorne nicht von Muskeln bedeckt ist. Die äußerlich (besonders beim Manne) hervortretenden Wadenmuskeln beugen den Fuß nach abwärts, indem sie mit ihrer kräftigen Sehne (der Achillessehne) das Fersenbein heben. Ähnlich wie die Hand besitzt auch der Fuß noch kleine Muskulatur; sie liegt im Großzehenballen, im Kleinzehenballen und um den Mittelfuß.

Die Verteilung der glatten Muskulatur läßt sich nicht ebenso gliedern. Da sie den Säftestrom bewegt, ist sie an den Gefäßen im ganzen Körper verbreitet. Auch in den Luftwegen bis in ihre feinen Verästelungen in der Lunge ist sie zu finden. Namentlich aber bestehen Speiseröhre, Magen und Darmkanal im wesentlichen aus ihr, ebenso die Blase und die Wege der Harnableitung, die Gebärmutter und die Wandungen der Fortpflanzungsorgane. An den Ein- und Ausgängen des Verdauungskanals, der Atmungsorgane und der Fortpflanzungsorgane tritt glatte Muskulatur mit quergestreifter in Verbindung, wie dies den Übergängen zwischen bewußtem und unbewußtem Wirken entspricht.

II. Stoff- und Kraftumsatz.

8. Der Stoffwechsel. Alle Lebensvorgänge beruhen auf einem ständigen chemischen Umsatz und Verbrauch der Körpersäfte und Gewebe; dabei müssen für die verbrauchten Stoffe stets neue herangeschafft werden, die verbrauchten Stoffe aber abgeführt werden. Die Aufnahme von Stoffen und ihre Umwandlung in den Geweben als auch die Abgabe der verbrauchten Elemente sind zwei innig miteinander verbundene Vorgänge, die den Stoffwechsel unterhalten. Vermittler des Stoffwechsels ist das Blut; denn das Blut ist der Träger aller für den Aufbau der Gewebe erforderlichen Stoffe, so daß die Gewebe alle notwendigen Stoffe dem Blute entnehmen, dagegen alle Abbaustoffe an das Blut zurückgeben. Der Stoffwechsel ist demnach eine Summe von Oxydations- und Spaltungsvorgängen. Gleich wie in der anorganischen Natur, so entstehen auch im Körper des Menschen durch die Vorgänge der Oxydation und Spaltung lebendige Kräfte, die uns besonders in Form von Wärme und Bewegung entgegentreten. Durch den Stoffwechsel wird auch der Muskel, der den Knochen bewegt, zu seinen Leistungen befähigt; durch seine Zusammenziehung leistet er Arbeit; ein Teil der Arbeitsleistung setzt sich in Wärme um. Die wesentlichsten Spannkräfte für die Erzeugung von Bewegung und Wärme sind die in den Körper aufgenommenen zersetzbaren Ernährungsstoffe und der eingeatmete Sauerstoff. In dem Maße, als beide sich miteinander verbinden, wird der in ihnen vorhandene Vorrat von Spannkräften frei und wandelt sich in lebendige Kraft um, die je nach den beteiligten Geweben bald in Form von Wärme, bald verbunden mit Bewegung auftritt. Die Leistungen des Körpers sind also einzig und allein bedingt durch die bei den Oxydations- und Spaltungsvorgängen im Körper frei werdenden lebendigen Kräfte.

Die an gebundener Kraft reichen Stoffe, von denen wir uns ernähren, sind verschiedenartigster tierischer und pflanzlicher und mineralischer Herkunft; sie stammen aber letzten Endes alle aus der Pflanzenwelt, wenn sie auch inzwischen von tierischen Organismen umgebaut sein mögen. Der chemische Aufbauvorgang der Nahrungsstoffe erfolgt durch das Grün der Pflanzen, und dieses bezieht die Kraft, die es in den Stoffen speichert, aus der Strahlung der Sonne, aus Wasser, Boden und Luft! Der ursächliche Zusammenhang zwischen Sonnenlicht, Pflanzen und unserem Körper ergibt, daß alle Leistungen unseres Körpers, die durch die chemischen Umsetzungen der in den Pflanzen aufgebauten Stoffe bedingt sind, letzten Endes auf die verbrauchte Kraft des Sonnenlichtes zurückzuführen sind und damit nichts anderes als umgewandeltes Sonnenlicht sind.

Die Entstehung der Kraft in Gestalt von Bewegung und Wärme ist das letzte Ergebnis des Stoffwechsels. Zwischen der Aufnahme von Stoffen und der Freigabe von Kraft liegen aber vielgestaltige Vorgänge, die auch dem Aufbau des organischen, körpereigenen Stoffes dienen. Auch die Bildung und Aussonderung der schon erwähnten wirkungsreichen Säfte, der Vitamine und Hormone, die wiederum den Zellstoffwechsel steuern, gehört hierzu. Ihren bedeutungsvollsten Ausdruck finden aber diese Vorgänge im Wachstum und der Fortpflanzung, die später behandelt werden sollen.

9. Die Drüsen. Die Bezeichnung Drüsen tragen drei verschiedenartige Gruppen von Organen. Gemeinsam ist allen Drüsen nur, daß sie der Absonderung von Stoffen dienen.

a) Die offenen Drüsen sondern aus ihrem Gewebe, bzw. aus dem sie durchfließenden Blute Flüssigkeiten ab, die entweder bei den Verrichtungen des Körpers Verwendung finden, wie z. B. der Magensaft bei der Verdauung, oder den Körper verlassen und dabei nicht weiter verwertbare Stoffe entfernen, wie der in den Nieren abgesonderte Harn. Sie besitzen gewöhnlich einen oder mehrere Ausführungsgänge, in denen die abgesonderte Flüssigkeit abfließt. Neben den großen Drüsen, zu denen z. B. die Leber gehört, gibt es winzig kleine, in Haut und Schleimhäuten eingebettete Drüsen, wie die Schweißdrüsen.

b) Die Drüsen mit innerer Saftabsonderung geben die in ihnen bereiteten Stoffe direkt, ohne Ausführungsgang, an den Blutstrom ab. Diese Stoffe — die

Hormone — haben großen Einfluß auf die Gesamtbeschaffenheit des Körpers und auf die Ordnung im Ablauf der Körpervorgänge. Durch sie wird die Gestalt, das Wachstum, der Kreislauf, alle unbewußten Bewegungsvorgänge und Ansatz und Abbau von Stoffen bestimmt. Zu diesen Drüsen zählen unter anderem Schilddrüse, Hirnanhang und Nebennieren. Von besonderer Bedeutung ist der Hirnanhang, die Hypophyse, deren vorderer Lappen allen Drüsen mit innerer Absonderung übergeordnet ist. Eine Erkrankung dieses Vorderlappens führt zu einem Versagen aller abhängigen Hormonorgane und auch der Regulationsstellen im benachbarten Zwischenhirn; es kommt zu Störungen der Kreislauf-, der Wärmeregulation, der Magen-Darmfunktionen und des rhythmischen Wechsels der Schlaf-Wachfunktion. Einige Drüsen sind aus offenen und geschlossenen Drüsengeweben zusammengesetzt und haben demnach eine zweifache Aufgabe. So die Bauchspeicheldrüse, die als offene Drüse Verdauungssäfte (Fermente) in den Darm abgibt, während ihre geschlossenen Drüsenteile ein Hormon, das den Zuckerumsatz regelt, dem Blute liefert. Auch die Geschlechtsdrüsen (Hoden und Eierstock) haben eine zweifache Aufgabe; sie liefern als offene Drüsen die Keimzellen (Samen- und Eizelle), als Blutdrüsen das Hormon, das die geschlechtliche Eigenart der ganzen Person bedingt.

10. Die Verdauungsorgane. Die Verdauungsorgane gruppieren sich um den Weg, den die Nahrung durch den Körper nimmt; dieser Weg ist durch den Verdauungskanal bestimmt, der im ganzen schlauchförmige Gestalt hat und im Inneren mit einer Schleimhaut ausgekleidet ist.

Die Schleimhaut überzieht die Oberfläche der mit den natürlichen Körperöffnungen in Verbindung stehenden Hohlräume des Körpers (Nasenhöhle, Kehlkopf, Mundhöhle, Speiseröhre, Magen, Darm usw.); sie ist von zarterer Beschaffenheit als die äußere Haut und hat ein rötliches Aussehen, weil sie die mit Blut gefüllten, feinen Blutgefäße durchschimmern läßt. Durch einen von mikroskopisch feinen Drüsen abgesonderten Schleim erhält die Oberfläche der Schleimhäute ihre schlüpfrig-feuchte Beschaffenheit.

Die Verdauungsorgane beginnen mit der Mundhöhle, deren knöchernes Gerüst schon besprochen worden ist. Weichteile der Mundhöhle sind außer Lippen und Wangen der rückwärtige Teil des Gaumens (der weiche Gaumen) und der Boden der Mundhöhle, der von Muskeln, die das knöcherne Zungenbein einschließen, gebildet wird. Der am weitesten zurückgelegene Teil der Zunge umgrenzt mit dem weichen Gaumen die engste Stelle der Mundhöhle. Man bemerkt im hinteren Teile der Mundhöhle, sobald man die Zunge herabdrückt, das von der Mitte des weichen Gaumens herabhängende Zäpfchen, zu beiden Seiten die vorderen und hinteren Gaumenbögen und jederseits zwischen den Gaumenbögen die Mandeln (Gaumenmandeln). Unter der Zunge sieht man zwei bläulich durchschimmernde Speicheldrüsen; je zwei weitere Speicheldrüsen sind beiderseits am unteren Rande des Unterkiefers und in der Nähe des Ohres vorhanden. Der von diesen sechs Drüsen abgesonderte klare Speichel mischt sich dem auf der Schleimhaut der Mundhöhle vorhandenen Schleime bei.

Aus der Mundhöhle gelangen die gekauten Speisen und die Getränke durch die Schluckbewegungen in die Speiseröhre. Diese ist die Verbindung zwischen Mundhöhle und Magen, verläuft als ein ungefähr fingerdicker Schlauch mit elastischer Wandung vor der Wirbelsäule, am Halse hinter der Luftröhre, in der Brusthöhle zwischen den großen Blutgefäßen, bis zum Zwerchfell hinab und mündet nach dessen Durchbohrung in den Magen. Der Magen ist je nach dem Füllungszustande schlauch- oder sackförmig und hat die Gestalt eines Hornes; er besitzt häutige, muskelstarke Wände, liegt unmittelbar unter dem Zwerchfell in der Mitte der Bauchhöhle und berührt deren vordere Wand in der Gegend der Herz- oder Magengrube.

In seinem nach rechts gelegenen Teile verengert sich der Magen ähnlich wie ein Trichter, bis er sich nach hinten in den Darm fortsetzt. Die Übergangsstelle, die durch einen sie ringförmig umgebenden Muskel zeitweise so fest zusammengeschnürt wird, daß der Hohlraum des Magens gegen das Innere des Darmes völlig abgeschlossen ist, wird **Pförtner** genannt.

Der **Darmkanal** stellt einen von häutigen Wänden gebildeten Schlauch dar, dessen Länge etwa das Sechsfache der Körperlänge beträgt. Man unterscheidet an ihm den engeren **Dünndarm** und den weiteren **Dickdarm**. Der Dünndarm, dessen oberstes, an den Magen grenzendes, etwa zwölffingerbreit langes Stück **Zwölffingerdarm** heißt, füllt mit vielen Windungen den größten Teil der Bauchhöhle aus. In der rechten Unterbauchgegend, dicht oberhalb des Hüftbeins, mündet er in den Dickdarm, dessen unmittelbar unter den weichen Bauchdecken gelegener Anfangsteil eine sackartige Ausstülpung nach unten, den **Blinddarm**, bildet. An diesem hängt der **Wurmfortsatz**, ein ungefähr fingerlanges, die Dicke eines großen Regenwurms etwas übertreffendes Darmstück. Von dem Blinddarm aus steigt der Dickdarm zunächst aufwärts; dann wendet er sich vor der vorderen Magenwand zur linken Seite der Bauchhöhle, steigt hier in das Becken hinab und durchzieht dieses, auf dem Kreuzbein liegend, als **Mastdarm**, um schließlich in der **Afteröffnung** nach außen zu münden.

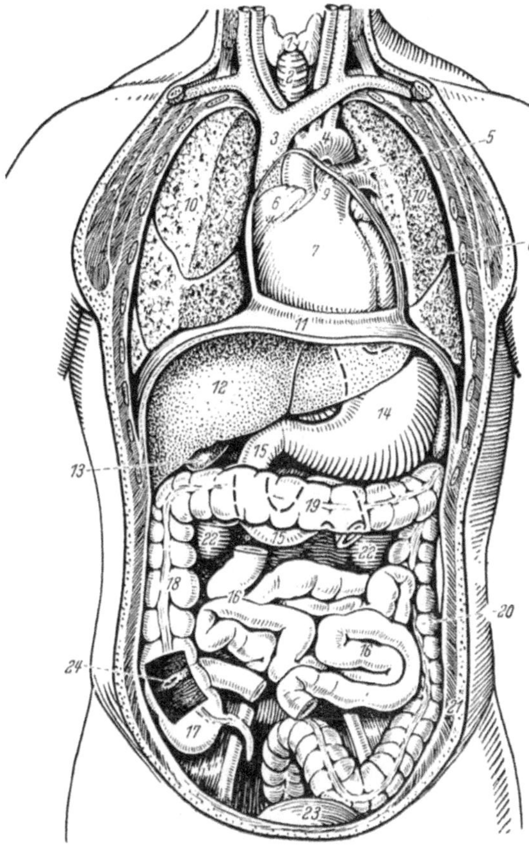

Abb. 4. Lage der Brust- und Baucheingeweide des Menschen. (Nach Rauber-Kopsch.) 1 Schilddrüse 2 Luftröhre 3 obere Hohlvene 4 Aorta 5 Herzbeutel (aufgeschnitten) 6 rechter Vorhof 7 rechte Herzkammer 8 linke Herzkammer 9 Lungenarterie 10 Lungen (beide Lungen seitlich weggeklappt) 11 Zwerchfell 12 Leber 13 Gallenblase 14 Magen 15 Zwölffingerdarm 16 Dünndarm 17 Blinddarm mit Wurmfortsatz 18 aufsteigender Dickdarm 19 Querdarm 20 absteigender Dickdarm 21 Bauchbecken 22 Nieren 23 Harnblase 24 Eintrittsstelle des Dünndarmes in den Dickdarm. Schlagadern gestrichelt, Blutadern punktiert.

Die häutigen Wände des Magens und des Darms bestehen aus einer Schleimhautschicht und einer Muskelschicht und werden zum größten Teil, wie die meisten Baucheingeweide, an der Außenfläche von einer feinen Haut, dem **Bauchfell** (Peritoneum), überzogen, das auch die Innenfläche der Bauchhöhle auskleidet. In der Schleimhaut münden die Verdauungsdrüsen, die bestimmte Säfte in den Verdauungskanal absondern. Zwischen dem Bauchfellüberzug der Eingeweide und der hinteren Wand der Bauchhöhle bestehen viele Verbindungen in Form von flachen Bändern oder faltigen Häuten, die die zu- und abführenden Blut- und Lymphgefäße sowie Nerven enthalten; man nennt diese Verbindungen das **Gekröse**.

Im vorderen Teile der Bauchhöhle, unmittelbar hinter der Bauchwand, befindet sich das Netz, ein am Dickdarm befestigtes, vor den Dünndarmschlingen wie eine Schürze lose herabhängendes, häutiges Gebilde, das bei beleibten Personen stark von Fettgewebe durchsetzt ist.

Die Leber füllt den rechts vom Magen unter dem Zwerchfell gelegenen oberen Teil der Bauchhöhle aus. Sie ist ein großes, braunrotes, aus mehreren Lappen zusammengesetztes Organ von ziemlich fester Beschaffenheit, besitzt eine gewölbte obere und eine mehr ebene untere Fläche und verjüngt sich nach der linken Körperseite zu. Von der Leber wird die Galle, eine bittere, gelbbraune Flüssigkeit, ausgeschieden, die sich an der Luft grün färbt. Die Galle sammelt sich zunächst in der mit der Unterfläche der Leber verwachsenen, birnenförmigen Gallenblase und wird dann durch einen feinen Ausführungsgang in den Zwölffingerdarm geleitet; krankhafterweise können sich in der Gallenblase Gallensteine bilden. Außer der Galle tritt an der gleichen Stelle des Darmes in das Darminnere der dem Speichel ähnliche Saft der Bauchspeicheldrüse ein, eines länglichen, platten, dicht unter dem Magen horizontal gelegenen Organs. Galle und Bauchspeichel sind wichtige Säfte zur Verdauung der Nahrung.

Die der Nahrungsaufnahme und -verarbeitung dienenden Verdauungswerkzeuge bestehen also einerseits aus dem Verdauungskanal, der mit der Mundöffnung beginnt, die beiden Körperhöhlen des Rumpfes durchzieht und mit der Afteröffnung endigt, andererseits aus einigen größeren und zahlreichen kleinen Drüsen, deren Absonderungen sich in das Innere des Verdauungskanals ergießen. Die genossenen Speisen und Getränke werden auf ihrem Wege durch jenen Kanal verdaut, d. h. es werden die in ihnen befindlichen, zum Wachstum und zur Erhaltung des Körpers und seiner Leistungsfähigkeit notwendigen Nahrungsstoffe aus der Nahrung herausgezogen, während die unbrauchbaren und unverbrauchten Stoffe als Kot (Stuhlgang) den Körper durch die Afteröffnung verlassen. Hierbei werden die als Nährstoffe bezeichneten Nahrungsstoffe, die Kohlehydrate (Zucker und Stärke), Eiweißstoffe und Fette, soweit sie nicht schon im Speisebrei in aufnahmefähiger Form gelöst oder in feinste Teilchen zerteilt (emulgiert) sind, durch die schon in sehr kleinen Mengen wirksamen Enzyme (Fermente) der Drüsensäfte in einfachere Stoffe abgebaut, für die nunmehr die Darmwand aufnahmefähig ist. Die unlöslichen Kohlehydrate (Stärke) werden vornehmlich durch den Mundspeichel und durch den Saft der Bauchspeicheldrüse, die Eiweißstoffe durch den von kleinen Drüsen der Magenschleimhaut abgesonderten, sauren Magensaft, der das Enzym Pepsin enthält, ferner durch das eiweißspaltende Ferment im Bauchspeichel, das Trypsin, und durch den schwach alkalischen (laugenartigen) Darmsaft zu löslichen Stoffen abgebaut. Die Überführung der Fette in eine Emulsion als Vorbedingung für die Spaltung durch Fermente der Bauchspeicheldrüse und für die Aufsaugung vollzieht sich unter der Einwirkung der Galle. Die Nährstoffe werden teils durch die Darmwand, teils direkt durch Vermittlung der Lymphgefäße in die Blutflüssigkeit aufgesaugt (resorbiert) und durch weitere Fermente zum Teil zu art- und organeigenen Stoffen, und zwar zu Zelleiweiß der verschiedenen Organe, zu Glykogen und Fett, aufgebaut. Diese Vorgänge des Aufbaues bezeichnet man als Stoffaufbau oder Assimilation.

Die Auflösung und der Abbau der Nährstoffe wird durch eine Zerkleinerung der Speisen befördert; diese beginnt bereits in der Mundhöhle, wo die Zähne den aufgenommenen Bissen zerkauen. Hierauf werden die Speisen durch die Bewegungen der Zunge, des weichen Gaumens und der in der Wandung des Nasenrachenraums befindlichen Schlundmuskeln in die Speiseröhre und den Magen hinabbefördert, während sich gleichzeitig der mit dem Grunde der Zunge verwachsene Kehldeckel auf die Kehlkopföffnung legt und den Eintritt der Nahrung in den Kehlkopf und die Luftröhre (das „Verschlucken") verhindert. Schon beim Anblick und Geruch appetitanregender Speisen pflegt der Speichel „im Munde zusammenzulaufen" und beginnt der Magen seinen Saft abzusondern; zugleich schließt sich der Pförtner, so daß ein Übertritt der festen Nahrung in den Darm zunächst nicht möglich wird. Allmählich im Verlaufe der Magenverdauung, die je nach Beschaffenheit der Speisen 1—6 Stunden dauert, läßt der Pförtner die nun zu einem dünnen Brei gewordene Nahrung in den Darm übertreten. Hier bewirkt der Zutritt der Galle, des Bauchspeichels und des von kleinen Drüsen der Darmschleimhaut abgesonderten Darmsafts eine nahezu vollkommene Verflüssigung des Speisebreies. Die so entstandene, durch die Galle gelb gefärbte Flüssigkeit wird mit Hilfe der den Krümmungen eines Wurmes ähnlichen Darmbewegungen (Peristaltik) allmählich durch den langen Dünndarm befördert, erhält dabei nach und nach eine breiige, dann eine immer zähere Beschaffenheit und wandelt sich schließlich innerhalb des Dickdarms in den noch festeren Kot um.

Die allmähliche Eindickung des Darminhalts ist die Folge des Übertritts seiner flüssigen Bestandteile in die Lymph- und Blutbahn. Mit dem Blute werden die Nährstoffe oder ihre Abbaustoffe zu den Gewebszellen geführt und von ihnen aufgenommen, um teils zur Bildung neuer Zellen, teils zur Erhaltung der alten Zellen und vor allem zur Unterhaltung ihrer Tätigkeit Verwendung zu finden, wobei die organischen Stoffe unter Einwirkung des den Zellen vom Blute zugeführten Sauerstoffes hauptsächlich in Kohlensäure und Wasser, die Eiweißstoffe außerdem vorwiegend zu Harnstoff abgebaut werden.

Der dabei stattfindende Übergang der chemischen Energie der Nährstoffe in innere und äußere Bewegung (Atmung, Herz- und Verdauungstätigkeit einerseits, Arbeit andererseits) und in Wärme wird als Energie- oder Kraftwechsel bezeichnet. Die dabei entstehende und die dem Körper zugute kommende Energiemenge wird in Wärmeeinheiten (Kalorien) zum Ausdruck gebracht. Denn jede Kraft läßt sich in jede andersgeartete Kraft überführen, so auch Bewegung in Wärme, ohne daß etwas von ihrer Menge verloren geht. Man kann daher für jede Art von Kräften die Menge dadurch ausdrücken, daß man die entsprechende Wärmemenge in Kalorien angibt.

11. Blut und Blutkreislauf. Alle Organe und Gewebe werden vom Blute mit Nährstoffen versorgt.

Das Blut ist rot und klebrig; es besteht aus der farblosen Blutflüssigkeit (Plasma) und zahllosen winzig kleinen, nur mit dem Mikroskop wahrnehmbaren Blutkörperchen (Abb. 5). Der weitaus größte Teil derselben hat eine münzenähnliche Gestalt und gelbrote Färbung (rote Blutkörperchen); eine geringere Zahl ist kugelförmig und farblos (weiße Blutkörperchen). Außerhalb des Körpers gerinnt das Blut in der Regel, indem sich der Blutkuchen (geronnenes Eiweiß mit eingeschlossenen Blutkörperchen) und das Blutwasser (Blutserum) daraus abscheiden. Die Blutmenge beträgt $^1/_{13}$—$^1/_{20}$ des Körpergewichts, bei einem Erwachsenen von 70 kg etwa 5 kg. Das Blut ist Trägerin der Blutgruppeneigenschaften, die zu den Erbanlagen gehören (vgl. 30). Das Blut dient aber nicht nur der Zuführung der Nährstoffe, sondern auch der Abfuhr von Abbaustoffen aus den Geweben. Diese Aufgabe des Blutes als des Vermittlers des Stoffwechsels erfüllt das Blut dadurch, daß es, eingeschlossen in ein durch den ganzen Körper verzweigtes Röhrensystem, in beständigem Umlauf erhalten wird.

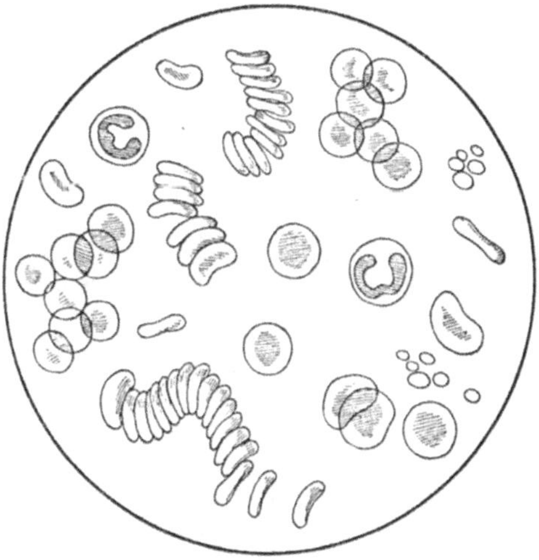

Abb. 5. Blutkörperchen.

Durch den regelmäßigen Umlauf des Blutes wird der Zusammenhang aller Teile des Körpers vermittelt; denn erst der Umlauf ermöglicht sowohl die Versorgung der Organe mit den aus der Atmung und den aus den Verdauungsorganen aufgenommenen Nährstoffen, als auch die Fortschaffung der aus den Geweben zu entfernenden Abfallstoffe.

Das Röhrensystem dieses Blutumlaufs nimmt vom Herzen als dem Zentrum der Blutbewegung seinen Ausgang und kehrt dorthin wieder zurück. Der Umlauf geschieht in der Weise, daß das Blut aus der linken Herzkammer als arterieller Strom durch die etwa daumendicke „Große Körperschlagader" (Aorta) mit ihren Körperarterien in immer kleiner werdendem Kaliber, dann durch haardünne und schließlich mikroskopisch feine Blutgefäße, die Kapillaren, zu den zu versorgenden Organen getrieben wird.

Hier in den Kapillaren erleidet das arterielle hellrote Blut eine Veränderung dadurch, daß es den Sauerstoff an die Zellen abgibt und Kohlensäure dafür aufnimmt, das Blut wird venös, sieht dunkelrot bis blaurot aus und bildet nun den abführenden, den venösen Blutstrom, der aus den arteriellen Kapillaren hervorgeht. Durch die Aufnahme vieler anderer Blutadern bilden sich immer weiterwerdende Venen, bis der ganze venöse Strom in Gestalt zweier etwa daumendicker Hohlvenen zum Herzen zurückgekehrt.

Die Wand der Arterien enthält Muskelgewebe und elastische Fasern, während die Venen eine schwächere Wand mit wenig Muskelfasern besitzen; vielfach haben die Venen, besonders in den Armen und Beinen Klappen, die dem Blute nur in der Richtung zum Herzen zu strömen gestatten. Die Kapillaren werden nur von hauchdünnen platten Zellen gebildet.

Von dem soeben beschriebenen Blutkreislauf, den man wegen seiner großen Ausdehnung den großen Kreislauf nennt, unterscheidet sich der kleine oder der Lungenkreislauf, der das Blut aus der rechten Herzkammer durch die sich allmählich zu feinsten Haargefäßen verzweigenden Lungenschlagaderäste treibt. Hier in den Lungenkapillaren wird das mit den Verbrauchsstoffen beladene dunkelrote venöse Blut wieder hellrot dadurch, daß es aus der Einatmungsluft Sauerstoff aufnimmt und dafür Kohlensäure und Wasserdampf an die Ausatmungsluft abgibt. Nach diesem Reinigungsvorgang kehrt das nunmehr arterialisierte hellrote Blut zum Herzen, und zwar zur linken Kammer zurück.

Der große Kreislauf und der Lungenkreislauf ergänzen einander in der Weise, daß das von der linken Herzkammer durch den ganzen Körper getriebene und in die rechte Herzkammer zurückkehrende verbrauchte Blut von hier aus erst durch den Lungenkreislauf aufgefrischt in das linke Herz zurückkehren kann, um von dort wieder durch den großen Kreislauf getrieben zu werden. Auf diese Weise werden die im Herzen offenen Teile der beiden Blutumläufe zu einem Ring geschlossen, so daß jedes Blutteilchen, das aus dem Kreislauf zum Herzen zurückkehrt, erst die Lungengefäße durchlaufen muß, bevor es von neuem in den großen Körperkreislauf gelangt.

Hierzu kommt noch als dritter Kreislauf der **Pfortaderkreislauf**. Er ist ein venöser Kreislauf und in der Weise in den großen Kreislauf eingeschaltet, daß das Blut der Eingeweide erst, nachdem es die Leber durchlaufen hat, in das rechte Herz zurückkehrt. Dieser Pfortaderkreislauf geht aus den Venen des Magen-Darmkanals und der Milz hervor, die also nicht direkt in die untere Hohlvene einmünden, sondern sich erst zu einem großen Venenstamm, der sog. Pfortader, vereinigen, der sich in der Leber in Kapillaren auflöst; aus den Kapillaren gehen die Lebervenen hervor, die sich nun erst in die untere Hohlvene und damit in den allgemeinen Kreislauf ergießen.

12. Gewebsflüssigkeit, Lymphe und Lymphgefäße. Ebenso wie das Blut innerhalb eines Gefäßsystems im Körper zirkuliert, befindet sich auch die Lymphe, eine fast farblose Flüssigkeit, in ein Röhrensystem eingeschlossen. Das Quellgebiet der Lymphe ist die Gewebsflüssigkeit, die aus den Blutkapillaren stammt; denn die Ernährung aller Gewebe erfolgt von den Blutkapillaren aus, durch deren feine

Wandungen hindurch nur die Flüssigkeit des Blutes ohne die Blutkörperchen als farblose Flüssigkeit hindurchfiltriert, die als Gewebsflüssigkeit alle Gewebe durchtränkt. Die Gewebsflüssigkeit liefert den Zellen und Geweben die benötigten Ernährungsstoffe und nimmt dafür die verbrauchten Produkte des Gewebsstoffwechsels auf. Diese Gewebsflüssigkeit ist der Ursprung des Lymphstroms, der zunächst in Spalten und Lücken sich sammelt und sich zu feinen vielfach miteinander verbundenen Lymphgefäßen vereinigt; diese gehen allmählich in immer größere Lymphgefäße über.

Die Lymphgefäße stellen Abzugskanäle dar, die den Überschuß der Gewebsflüssigkeit aus den Geweben ableiten und weiterhin dem Blute wieder zuführen. Die Lymphgefäße aus dem Unterkörper und den unteren Gliedmaßen vereinigen sich mit den Lymphgefäßen der Baucheingeweide. Die Eingeweidelymphe, die nicht bloß die Gewebsflüssigkeit, sondern auch Bestandteile aus der aufgenommenen Nahrung, besonders Fette in feinster Verteilung, fortleitet, hat wegen ihres Fettgehaltes ein trübes, milchiges Aussehen, das dem aufsteigenden großen Sammelgefäß in Bauch und Brust die Bezeichnung Milchgang gegeben hat. Die Lymphgefäße des Kopfes und der oberen Körperhälfte sowie die Lymphgefäße des Unterkörpers und der Eingeweide sammeln sich in besonderen Lymphstämmen; sie ergießen sich nahe dem Halse in Venen, die durch die obere Hohlvene in das Blutgefäßsystem eintreten. In den Verlauf aller Lymphgefäße sind zahlreiche kleinste, bis bohnengroße Knoten, die Lymphdrüsen, eingeschaltet; sie sind so angeordnet, daß die von jedem Körpergebiet stammende Lymphflüssigkeit vor ihrem Eintritt in die Blutbahn unbedingt die Lymphdrüsen zu durchströmen hat. Die Lymphdrüsen haben die Aufgabe, Gifte, Bakterien und andere Fremdstoffe, die ihnen mit der Lymphe zugeführt werden, in ihren Maschen zurückzuhalten.

Das Zentralorgan für den gesamten Kreislauf ist das Herz. Das **Herz**, ein Hohlmuskel, liegt, von einem häutigen Gebilde, dem **Herzbeutel**, wie von einem Sacke umgeben, im vorderen Raume der linken Hälfte der Brusthöhle. Es hat etwa die Größe der rechten Faust des Menschen, dem es angehört, und ungefähr die Gestalt eines Kegels, dessen Grundfläche hinter dem mittleren Teile des Brustbeins liegt und dessen Spitze (Herzspitze) in dem Raume zwischen der 5. und 6. Rippe links die vordere Brustwand berührt. Während die vordere Wand des Herzens zum größten Teile der Brustwand anliegt, ist die hintere Wand und ein Teil des oberen und äußeren Randes von der linken Lunge bedeckt. Das Herz besteht aus Muskelmassen und umschließt einen Hohlraum, der durch eine in der Längsrichtung und eine in der Querrichtung verlaufende Scheidewand in 4 Abteilungen getrennt ist. Man nennt die beiden oberen, an der Grundfläche gelegenen Abteilungen die rechte und die linke **Vorkammer**, die beiden unteren, die der Spitze näher liegen, die rechte und die linke **Kammer**. Jede Vorkammer steht mit der zugehörigen Kammer durch eine Öffnung der queren Scheidewand in Verbindung.

Aus der linken Herzkammer kommt die große **Körperschlagader** oder **Aorta**; sie steigt zunächst etwas aufwärts, gelangt dann in einem Bogen nach hinten zur Wirbelsäule und verläuft vor dieser nach abwärts in den Beckenraum, wo sie sich in 2 Stämme für die beiden unteren Gliedmaßen teilt. Aus ihrem Anfangsteil entspringen die den Herzmuskel ernährenden **Kranzgefäße**, aus ihrem Bogen die Schlagadern für Kopf, Hals und obere Gliedmaßen, aus dem abwärts verlaufenden Teile die Schlagadern für die Brust- und Baucheingeweide. Durch die Wiedervereinigung der Haargefäße entstehen die kleinen, aus diesen die größeren **Blutadern**. Letztere vereinigen sich schließlich zu den beiden großen **Hohladern**, deren obere das Blut aus Kopf, Hals und oberen Gliedmaßen und deren untere das Blut aus dem übrigen Körper in die rechte Herzvorkammer zurückführt. Diesen Teil des Kreislaufs zwischen der linken Herzkammer und der rechten Herzvorkammer nennt man den **großen Kreislauf** oder **Körperkreislauf**.

Der Kreislauf des Blutes wird durch die Zusammenziehungen des Herzens bewirkt; diese finden beim erwachsenen Menschen etwa 72mal in der Minute, im höheren Alter seltener, beim Kinde häufiger statt und betreffen in regelmäßiger Abwechslung Kammern und Vorkammern. Sobald sich die Kammern zusammenziehen, strömt das Blut aus ihnen wie aus einem zusammengedrückten Gummiball in die Schlagadern; gleichzeitig erweitern sich die Vorkammern, indem sie das Blut aus den Blutadern gewissermaßen einsaugen. Sobald sich hierauf die Vorkammern zusammenziehen, strömt das von ihnen aufgenommene Blut in die Kammern und erweitert diese.

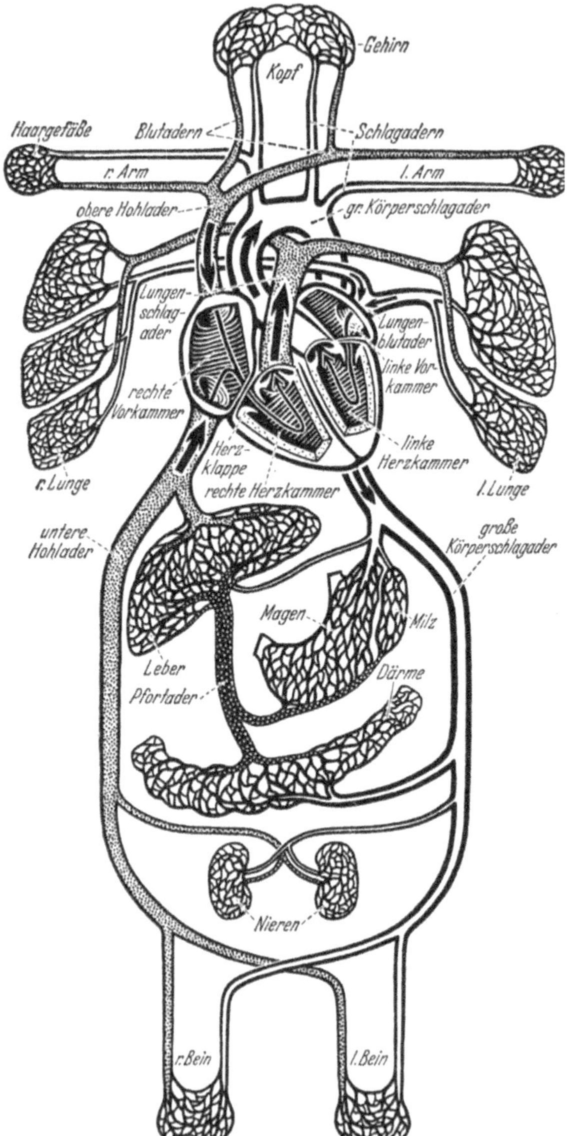

Abb. 6. Kreislauf. Schlagadern = weiß Blutadern = schwarz punktiert Pfortader = weiß punktiert Haargefäße = schwarz.

Während der Zusammenziehung der Kammern werden die zwischen ihnen und den Vorkammern befindlichen Öffnungen der queren Scheidewand durch ventilartige Vorrichtungen (Klappen) geschlossen, so daß das bereits in die Kammern gelangte Blut nicht zurückströmen kann und in die Schlagadern abfließen muß. Andere Klappen verhindern ein Zurückfließen des Blutes aus der Körperschlagader und Lungenschlagader in die Herzkammern, wenn diese erschlaffen, bzw. von den Vorkammern aus gefüllt werden. Durch manche Krankheiten werden die Klappen in ihrer Gestalt derart verändert, daß sie nicht mehr schlußfähig sind; solche Herzklappenfehler können zu Störungen im Kreislauf führen, indem das Blut bei der Erweiterung der Kammern oder Vorkammern zum Teil in diese zurückströmt, sie übermäßig ausdehnt und sich in den Blutadern staut.

Jede Zusammenziehung des Herzens bewirkt eine leichte Bewegung der Brustwand, die besonders an der Herzspitze, d. h. zwischen der 5. und 6. Rippe links, etwas einwärts von der Brustwarzenlinie bei vielen Menschen als

Herzstoß sichtbar und fühlbar wird. Der Puls (-Schlag) entsteht dadurch, daß die durch den Herzschlag angetriebene Blutwelle die Schlagadern erweitert. An den oberflächlichen Schlagadern, z. B. an der Speichenschlagader einwärts der Speiche und dicht oberhalb der Handwurzel, kann der Puls bei sanftem Auflegen der Fingerspitzen gefühlt werden. Die Stärke und Häufigkeit des Pulses ändert sich bei geistigen Erregungen und bei vielen Erkrankungen, namentlich wird im Fieber gewöhnlich eine Vermehrung der Pulszahl beobachtet.

Die hier kurz dargestellte Lehre vom Blut und seinem Kreislauf ist in ihren Grundlagen das große Verdienst Harveys, der im Jahre 1628 den Blutkreislauf entdeckt hat.

13. Harn, Nieren, Harnwege. Bei dem mit der Zellentätigkeit verbundenen Abbau der Zellbestandteile und bei der Verwertung der Nahrungsstoffe bleiben gewisse unverwertete Stoffe zurück, die zunächst in das Blut übergehen, nämlich die Kohlensäure, das Wasser, die sog. Mineralbestandteile sowie die bei dem Eiweißumsatz anfallenden stickstoffhaltigen Endprodukte, insbesondere der Harnstoff. Ein Teil des Wassers entweicht mit der Kohlensäure in der Atmungsluft als Dampf, das übrige im Körper entbehrliche Wasser verläßt den Organismus in Gestalt des Schweißes und des Harnes zugleich mit Harnstoff und gewissen festen Bestandteilen, denen es als Auflösungsmittel dient.

Der Harn eines gesunden Menschen ist eine klare, je nach seinem Wassergehalte bald heller, bald dunkler gelblich oder rötlichgelb gefärbte Flüssigkeit. Der entleerte Harn geht nach einiger Zeit unter Entwicklung von Ammoniak, indem er sich zugleich trübt, in Zersetzung über. Da bei gestörter Gesundheit nicht selten zellige und andere geformte Bestandteile, auch Zucker oder gelöstes Eiweiß im Harne enthalten sind, gibt seine mikroskopische oder chemische Untersuchung dem Arzte oft Aufschluß über die Natur der vorliegenden Krankheit; auch kann die chemische Harnuntersuchung bei anscheinend Gesunden Krankheiten aufdecken.

Der Harn wird in den beiden Nieren ausgeschieden. Diese sind grau- bis braunrote, bohnenförmige, etwa 10—15 cm lange drüsige Organe, die in reichlichem Fettgewebe eingebettet liegen. Aus dem Hohlraum jeder Niere, dem Nierenbecken, führt je ein einem dünnen Gummischlauche vergleichbarer Harnleiter zu der Harnblase. Aus der Harnblase wird der Harn in einer täglichen Menge von 1—$1^1/_2$ Litern von Zeit zu Zeit durch die Harnröhre nach außen entleert. Die wichtigsten in ihm in größeren Mengen enthaltenen chemischen Stoffe sind Kochsalz, Phosphorsäure und Harnstoff, der der Hauptträger des Stickstoffs ist. Dieser Stickstoff entstammt dem abgebauten Eiweiß. Bei der Zersetzung geht Harnstoff in Kohlensäure und Ammoniak über.

14. Lungen und Atmung. Die Lungen, von denen die rechte 3, die linke 2 übereinanderliegende Lappen besitzt, enthalten, ähnlich wie ein Schwamm, zahllose sehr kleine Hohlräume, die man Lungenbläschen nennt. Von den Lungenbläschen gehen feine, elastische, immer weiter werdende, ineinander mündende Röhren aus. Die Luftröhrenzweige der einzelnen Lappen (drei rechts — zwei links) münden schließlich in die zwei großen Äste der Luftröhre ein, deren je einer aus der linken und der rechten Lunge heraustritt. Die Luftröhre verläuft in der Mittellinie des Halses und geht in ihrem oberen Ende in den Kehlkopf über, der sich in den Nasenrachenraum öffnet und so durch die Nasen- und Mundöffnung mit der Außenluft in Verbindung steht. Die Brusthöhle wird von einer glatten, glänzenden Haut, dem Brustfell, ausgekleidet, das auch die Lungen überzieht. Diese Haut heißt an der Brustwand Rippenfell, an den Lungen Lungenfell.

Durch die ununterbrochene Tätigkeit der Lungen, die man die Atmung nennt, wird die Luftmenge, deren der Mensch zum Leben bedarf, dem Körper zugeführt. Bei der Einatmung gelangt durch die Luftröhre und ihre Verästelungen von außen Luft in die sich ausdehnenden Lungenbläschen, wobei die Lungen ähnlich wie Blasebälge aufgebläht werden. Während hierauf bei der Ausatmung die ausgenutzte Luft aus den Lungenbläschen hinausgetrieben wird, sinken die ausgedehnten Lungen wieder zusammen. Einatmung und Ausatmung werden durch regelmäßige Atembewegungen des Brustkorbes und Zwerchfells hervorgerufen, die als Erweiterung und Zusammenziehung sowie als Hebung und Senkung wahrnehmbar sind.

Die Luft, die uns umgibt, ist ein Gasgemenge aus Stickstoff und Sauerstoff, wobei auf vier Raumteile Stickstoff ein Raumteil Sauerstoff entfällt. Andere Stoffe, wie Kohlensäure und Wasserdampf, sind nur in geringen Mengen in ihr enthalten. Wenn diese Luft ein- und ausgeatmet wird, kehrt der Stickstoff ebenso, wie er in die Lungen

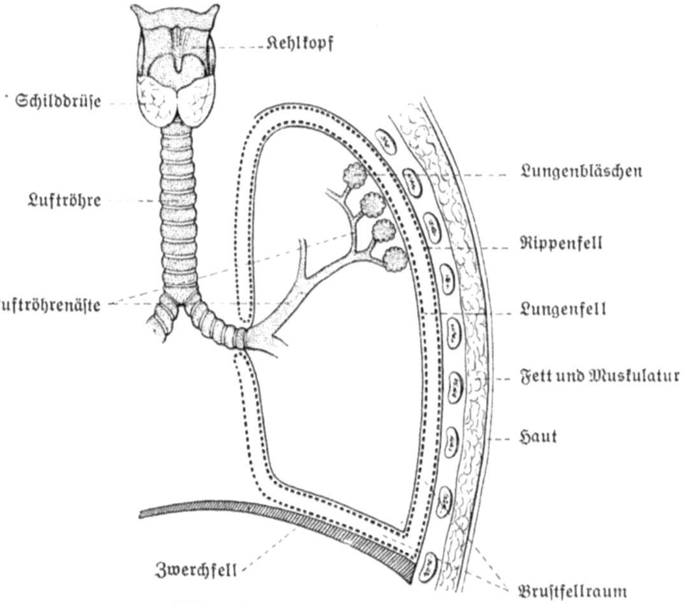

Abb. 7. Schema der Atmungsorgane.

eintrat, wieder in die Außenwelt zurück, während von der Sauerstoffmenge ein Teil an das Blut abgegeben worden ist und nur ein Rest durch die Ausatmungsluft nach außen zurückkehrt. Statt des fehlenden Teiles Sauerstoff wird eine etwa entsprechende Menge Kohlensäure ausgeatmet, die aus dem Blute stammt. Außer der Kohlensäure wird bei der Ausatmung noch Wasserdampf aus den Luftwegen abgegeben, und noch ein drittes Ergebnis des Stoffwechsels, nämlich Wärme, ist in der Ausatmungsluft enthalten. Wärme tritt auch bei allen übrigen Ausscheidungen — Kot, Harn und Schweiß — nach außen. Der Wassergehalt der ausgeatmeten Luft gibt sich dadurch zu erkennen, daß kalte Gegenstände, z. B. Spiegel, mit der Ausatmungsluft beschlagen, wie auch dadurch, daß der dem Munde entströmende „Hauch" in der Kälte zu sichtbarem Dampfe sich verdichtet. Die Zahl der Atemzüge beträgt beim Erwachsenen 16—18 in der Minute, ist aber bei körperlicher Anstrengung und bei manchen Krankheiten vermehrt. Kinder atmen auch in der Ruhe und bei guter Gesundheit häufiger.

15. Die Körperwärme. Die Wärme, die durch die Umsetzungen in den Geweben bei der Zellentätigkeit entsteht, müßte eine dauernde Vermehrung erfahren, wenn sie nicht mit den verschiedenen Ausscheidungen, vor allem aber direkt von der Haut an die Außenwelt abgegeben, zum Teil auch zur Erwärmung der aufgenommenen

Stoffe verbraucht würde. Entstehung und Abgabe von Wärme regelt sich so, daß dem Körper eine Eigenwärme verbleibt, die beim gesunden Menschen im Laufe des Tages nur um einige Zehntel Grade schwankt und, in der Achselhöhle gemessen, im Durchschnitt etwa 37° beträgt; im Darm (Mastdarm) beträgt die Temperatur etwa 0,5° mehr. An der Bildung der Wärme sind einzelne Organe, wie die Skelettmuskeln und die Leber, besonders stark beteiligt, doch verteilt sich durch Vermittlung des Blutes die Wärme ziemlich gleichmäßig über den ganzen Körper. Die Temperatur ist auch in den verschiedenen Lebensaltern und bei verschiedenen Menschen nur wenig unterschieden.

Die Wärmeabgabe wird zeitweise durch die Schweißabsonderung erhöht, da die an der Hautoberfläche stattfindende Verdunstung des Schweißes infolge der Verdunstungskälte wärmeentziehend wirkt. Im Sommer, wenn die Luft so warm ist, daß der Körper durch Wärmeabgabe seiner Oberfläche sich nicht genügend abkühlen kann, scheiden daher die Hautdrüsen mehr Schweiß ab als in den übrigen Jahreszeiten. Einer übermäßigen Abkühlung des Körpers beugt man durch die Kleidung vor, die in unserem Klima die Hautoberfläche vor der Einwirkung der kälteren Luft schützt.

Bei gewissen Krankheiten kann die Körperwärme beträchtlich gesteigert sein, vorübergehend in geringem Maße auch durch angestrengte Muskeltätigkeit; ihre Erhöhung auf 41,5° und mehr bedeutet eine Bedrohung des Lebens. Bei schwerer Erschöpfung und ähnlichen Zuständen sinkt die Körperwärme bis unter 36°; nach dem Tode verursacht das Aufhören der Zellentätigkeit ein rasches Erkalten des Körpers.

III. Steuerung der Körpervorgänge.

16. Das Nervensystem. Alle Lebensvorgänge unterliegen einem ständigen, vielfach auch rhythmischen Wechsel: die Atemzüge und die Herzschläge erfolgen rhythmisch; die vermehrte Zufuhr von Nährstoffen nach den jeweils besonders beanspruchten Organen, z. B. die Blutzufuhr nach dem Darm während der Verdauung, regelt sich entsprechend dem Anlaß; alle bewußten Bewegungen sind nach ihrem Zweck gerichtet; überall greift eine höhere Leitung ordnend in die Verteilung der Stoffwechselvorgänge ein. Diese Leitung besorgt das Nervensystem.

Das Nervensystem ist ähnlich wie das Blutgefäßsystem im ganzen Körper in allen Organen verästelt. Seine wichtigsten Zentren hat es im Gehirn und Rückenmark; doch sind auch an vielen anderen Stellen des Körpers kleinere Knotenpunkte verteilt. Die Grundformen, aus denen es zusammengesetzt ist, sind die Nervenzellen; eine Nervenzelle hat im allgemeinen zahlreiche kleine Verästelungen und einen langen Ausläufer. Diese Ausläufer, die zu Nervenfasern und -bündeln zusammengeschlossen sind, bilden die Nerven.

Die Aufgabe der Nervenzellen besteht darin, mit ihren Verästelungen einen Reiz, eine Erregung aufzunehmen und diese durch ihren Zellenleib, der als Ganglienzelle bezeichnet wird, und durch den langen Ausläufer in das Organ fortzuleiten, in das sich der lange Ausläufer aufsplittert. Jede Nervenfaser leitet normalerweise nur in einer Richtung; danach teilt man die Nerven in zwei große Gruppen.

1. Die zentripetal, d. h. zum Gehirn leitenden oder Empfindungsnerven (sensible Nerven).

Sie leiten vom Endorgan zu einer Nervenzelle; ihre Erregung ruft im Zentralorgan, im Gehirn, einen Vorgang hervor, den wir Empfindung nennen.

2. Die zentrifugal, d. h. vom Zentrum fort zur Peripherie leitenden oder Bewegungsnerven (motorische und sekretorische Nerven).

Sie leiten den Reiz von einer Nervenzelle zu einem Endorgan und rufen im Muskel Zusammenziehungen, Bewegungen oder in den Drüsen Absonderungen (Sekretion) hervor.

Die Nervenfasern unterscheiden sich also im wesentlichen durch ihre Wirkungen und diese sind abhängig von der Natur des Erfolgsorgans; so ruft jeder wirksame Reiz bei Bewegungsnerven nur Zusammenziehungen des zugehörigen Muskels, also nur Bewegungen, bei sekretorischen Nerven in den drüsigen Organen nur Absonderung von Stoffen und bei den sensiblen Nerven nur Empfindungen hervor.

Wir empfinden aber nicht die Vorgänge der Außenwelt so, wie sie auf einen Teil des Körpers einwirken, sondern nur wie sie den empfindenden Nervenzellen in unserem Gehirn erscheinen. Dabei werden die verschiedenen Sinnesnerven nur durch ganz bestimmte Reize erregt. Zur Aufnahme dieser Reize befinden sich an den peripherischen Enden der Empfindungsnerven gewisse Sinnesorgane, die nur durch eine bestimmte Einwirkung erregt werden. So stellt die gesamte Haut nebst Schleimhäuten ein peripherisches Sinnesorgan dar, das mit Nervenendapparaten ausgestattet ist, die die Verbindung der sensiblen Nerven mit ihrem Zentrum im Gehirn herstellen. So geben Riechstoffe den Reiz für die Endausbreitungen des Riechnerven, Licht für die Endausbreitungen des Sehnerven, Schall für die Endorgane des Hörnerven ab. Im Gehirn, insbesondere im Großhirn spielen sich also diejenigen Nervenerregungsvorgänge ab, die mit Bewußtsein verbunden sind. Aus alledem ergibt sich der Schluß, daß das Großhirn als das Organ der höheren bewußten Sinnesempfindungen wie Hören, Sehen, Fühlen, Riechen, Schmecken, sowie des Wollens und des Denkens anzusehen ist.

Demgegenüber hat das Kleinhirn Beziehungen zu den Reflexzentren für die Erhaltung des Gleichgewichts.

Reflexe, Reflexbewegungen.

Die Bewegungen z. B. unserer Gliedmaßen sind von dem Willen abhängig. So wird ein Nadelstich in den Finger als Reiz eines sensiblen Nerven durch die Hinterstränge des Rückenmarks in das Gehirn geleitet, wo der Nadelstich als Schmerz zum Bewußtsein kommt; von dieser Stelle aus wird der Reiz auf das Bewegungszentrum und auf die Muskeln der Hand und Finger weitergeleitet: der Finger wird weggezogen. Diese Bewegungsreaktion geschieht sehr schnell, obwohl ein langer Weg des Reizes von dem gestochenen Finger zum Gehirn, hier zum Bewegungszentrum und schließlich zu den Hand- und Fingermuskeln zurückgelegt werden muß.

Bei den Vorgängen, die wir Reflexe nennen, wird aber ein kürzerer Weg durchlaufen, denn bei den Reflexen verläuft die Erregung in den gereizten sensiblen Fasern aufwärts, tritt durch die hinteren Wurzelfasern ins Rückenmark, und hier erfolgt die Übertragung auf die motorischen Fasern, so daß die Erregung nunmehr durch die vorderen Wurzelfasern des Rückenmarks zu den Muskeln hinabläuft. Eine solche, ohne Zutun des Willens zustande kommende Übertragung der Erregung von sensiblen auf motorische Nervenfasern heißt Reflexbewegung. Bekannt ist der Kniesehnenreflex, durch welchen auf Beklopfen der Sehne unterhalb der Kniescheibe der Unterschenkel emporgeschnellt wird. Hier findet also die Übertragung der Empfindungserregung nicht erst im Gehirn, sondern schon im Rückenmark auf die motorischen Nervenfasern statt.

Das Gehirn wird von mehreren teils derben, teils zarten Häuten (Meningen) umgeben und besteht aus einer weichen Gewebsmasse, die von vielen, meist engen und zartwandigen Blutgefäßen durchzogen wird. Man unterscheidet an der Gehirnmasse die oberflächliche graue Rinde und die umfangreichere weiße Markmasse; letztere enthält in ihrem Innern mehrere graue Stellen und einige untereinander in Verbindung stehende Hohlräume, in denen sich eine spärliche wäßrige Flüssigkeit (Hirnwasser) befindet. In der Tiefe des Gehirns, über und hinter dem knöchernen Dach des Rachens, liegen diejenigen Zentren, die dem Ablauf der einfachsten, grundlegenden Lebensvorgänge dienen. Von diesem „Hirnstamm" entspringt nach rückwärts das Kleinhirn, das den untersten Teil des Hinterhauptes ausfüllt. Durch eine horizontale Furche von diesem getrennt, liegt nach oben und vorne das Großhirn in der Schädelhöhle. Eine Längsfurche teilt das Großhirn und das Kleinhirn in rechte und linke Hälften. Die Oberfläche des Gehirns ist zu einem Gefüge von unregelmäßig gekrümmten Wülsten, den „Windungen", entwickelt, zwischen denen schwächere oder tiefere Furchen liegen. Durch tiefere Furchen teilt sich das Großhirn in einige Hauptgebiete, die Lappen, die je nach ihrer Lage Stirn-, Mittel-, Schläfen-, Hinterhauptlappen genannt werden. An der Unterseite des Gehirns befindet sich eine kleine, wichtige Blutdrüse, der Hirnanhang (Hypophyse).

Das Rückenmark verläuft im Wirbelkanal; es wird wie das Gehirn von Häuten umhüllt und von einer wäßrigen Flüssigkeit umgeben, besitzt eine zylindrische Gestalt und ist aus einer weichen, an der Oberfläche weißen, im Innern grauen Gewebsmasse gebildet. Mit seinem oberen Ende, dem sog. verlängerten Marke, tritt es in die Schädelhöhle ein, um hier unmittelbar in den Hirnstamm des Gehirns überzugehen; die Hohlräume des Gehirns setzen sich in den feinen Rückenmarkskanal fort, der das ganze Rückenmark von oben nach unten durchzieht.

In der grauen Masse des Gehirns und des Rückenmarks befinden sich zahllose Ganglienzellen. Aus zackigen Fortsätzen dieser Zellen gehen zarte Nervenfasern hervor, die sich bald zu weißen Bündeln, den Nervenbahnen, vereinigen. Die Nervenbahnen setzen die weiße Masse des Gehirns und Rückenmarks zusammen, sie durchkreuzen sich im Gehirne vielfach, verlaufen dagegen im Rückenmark als bündelförmige Stränge nebeneinander in der Längsrichtung des Organs. Aus den Nervenbahnen bilden sich die Nerven, die als weiße, derbe, etwa stricknadel- bis federkieldicke Stränge das Gehirn und Rückenmark verlassen, sich durch vielfache Teilung und Verästelung wieder in ihre Einzelbündel und Fasern zerlegen und schließlich in Gestalt feiner, nur unter dem Mikroskope sichtbarer Gebilde an den verschiedensten Stellen des Körpers endigen und diese mit dem Zentralnervensystem verbinden.

Die Zerstörung einzelner Gehirnteile, die infolge äußerer Verletzungen oder infolge von Blutungen aus krankhaft veränderten Gehirngefäßen (Gehirnschlag) eintreten kann, verursacht durch Unterbrechung von Nervenbahnen oder Vernichtung von Ganglienzellen den Verlust bestimmter, je nach dem Orte der Schädigung verschiedener Fähigkeiten der Vorstellung oder willkürlichen Bewegung. So büßt der Mensch nach Zerstörung einer bestimmten Windung des linken Stirnlappens des Großhirns die Fähigkeit, Worte zu bilden, ein; Schädigungen anderer benachbarter Hirngegenden haben Lähmungen der Gliedmaßen (infolge Kreuzung der Nervenbahnen meist auf der dem Krankheitsherd gegenüberliegenden Körperseite) zur Folge; auch kann das Seh- oder Hörvermögen nach Verletzung gewisser Gehirnteile verlorengehen. In ähnlicher Weise werden die Verrichtungen einzelner Körpergebiete durch eine Durchtrennung des sie mit dem Gehirne verbindenden Nerven unmöglich gemacht; so hat die Durchschneidung eines Sehnerven die sofortige Erblindung des betreffenden Auges zur Folge.

Von einzelnen Nerven sind zunächst die 12 Hirnnervenpaare hervorzuheben, die, meist im Hirnstamm entspringend, die Schädelhöhle durch bestimmte Löcher der knöchernen Wand verlassen. Einige von ihnen, wie die Riech-, Seh-, Hör- und Geschmacksnerven, übermitteln dem Gehirne Sinneswahrnehmungen; andere sind Bewegungsnerven, wie die Augenmuskelnerven, die beiden Gesichtsmuskelnerven und die beiden Zungennerven.

Aus dem Rückenmark gehen 30 Paar Rückenmarksnerven hervor; jeder derselben hat eine vordere und eine hintere Wurzel. Durch die hintere Wurzel verlaufen diejenigen Nervenfasern, die die Empfindungen von der Oberfläche und den verschiedenen Organen des Körpers zum Rückenmark und Gehirn leiten; die vordere Wurzel setzt sich aus den vom Gehirn und Rückenmarke zu den Bewegungsorganen hinziehenden Nervenfasern zusammen. Bei Erkrankung oder Zerstörung der hinteren Wurzel eines Rückenmarksnerven verlieren daher bestimmte Gebiete ihre Empfindlichkeit, während ähnliche Störungen im Bereiche der Vorderwurzel die Lähmung bestimmter Muskeln zur Folge haben.

Neben dem vorstehend beschriebenen Gehirn-Rückenmarks- (zerebrospinalen) Nervensystem, dessen Fasern ausschließlich in diesen Organen ihren Ursprung haben, besteht noch ein in seinem Aufbau und seinen Verrichtungen weitgehend selbständiges Nervensystem, das deshalb auch als autonomes (unabhängiges) oder, weil es namentlich die niederen Lebensfunktionen in den verschiedenen Organen regelt und ordnend verknüpft, als vegetatives oder auch sympathisches Nervensystem bezeichnet wird. Die Ursprungszellen seiner Fasern sind, wie beim Gehirn-Rückenmarkssystem, Anhäufungen von Ganglienzellen, die aber, als Nervenknoten (Ganglien) zum Teil durch Faserverbindungen zu Geflechten vereint, in den großen Eingeweidehöhlen vor der Wirbelsäule und dem Schädelgrund zerstreut liegen. Ein Teil dieser Nervenknoten ist in zwei symmetrisch vor der Wirbelsäule liegenden Strängen (den sog. Grenzsträngen) vereinigt, in die Verbindungsfasern aus den vorderen Wurzeln des Rückenmarks eintreten. Ein anderer Teil dieser Nervenknoten empfängt Verbindungsfasern vom Gehirn hauptsächlich durch den großen Eingeweidehirnnerven, der wegen seines großen Ausbreitungsgebiets auch als „herumschweifender Nerv" bezeichnet wird. Die aus den Nervenknoten dieses Systems hervorgehenden Nervenfasern verbreiten sich im gesamten Blutgefäßsystem einschließlich des Herzens, in den Lungen, den Verdauungsorganen, allen Drüsen des Körpers sowie in der Haut.

Während das Gehirn-Rückenmarks-Nervensystem in der Hauptsache Sitz der im Bereich des Bewußten sich abspielenden Vorgänge der Empfindung und der willkürlichen oder wenigstens der Willkür unterworfenen Bewegungshandlungen ist, also die vom Willen abhängigen Körperverrichtungen beherrscht, werden vom vegetativen Nervensystem die der Willkür und dem Bewußtsein gänzlich entzogenen Organtätigkeiten — Blutkreislauf Verdauung, Drüsenabsonderungen und Stoffwechselvorgänge sowie die Bewegungsvorgänge in der glatten Muskulatur der Kreislaufs- und sonstigen Organe — in Gang gesetzt und geregelt, wobei vielfache Wechselwirkungen mit den Drüsen der inneren Sekretion bestehen. Jedoch ist diese Unabhängigkeit des vegetativen Nervensystems und der von ihm beherrschten Organverrichtungen vom Zentral- (Gehirn-Rückenmarks-) Nervensystem und den Vorgängen des Bewußtseins keine vollständige; zwar vollzieht sich die Tätigkeit der vom vegetativen Nervensystem versorgten Organe selbsttätig und ohne daß sie uns normalerweise durch Empfindungen bewußt wird, aber auf dem Wege der Verbindungsfasern mit Gehirn und Rückenmark empfängt das vegetative Nervensystem ständig Reize, die dann besonders deutlich in den bekannten Begleiterscheinungen seelischer Erregungen, wie Herzklopfen, Erröten, Erbleichen, Schweißausbruch sich äußern und auch auf dem Gebiet des Krankhaften in den vielfachen Wechselwirkungen seelischer und körperlicher Störungen in die Erscheinung treten.

17. Ermüdung und Schlaf. Nach einer gewissen Zeit der Arbeit ermüden Muskeln und Nervensystem. Die tieferen Ursachen für die Ermüdung liegen noch nicht in allen Punkten klar zutage. Ganz allgemein ausgedrückt, hat die Ermüdung ihre Ursache in einem Mißverhältnis zwischen Erzeugung und Beseitigung von Ermüdungsstoffen in den Organen. Die Beseitigung dieser Stoffe kann sowohl mechanisch (durch Fortspülen mit Hilfe der Körperflüssigkeiten) wie chemisch erfolgen. Hierzu sind Erholungspausen notwendig, in denen die tätig gewesenen Organe ruhen. Innerhalb enger Grenzen kann körperliche Ermüdung durch ersatzmäßige Einschaltung einer Tätigkeit auf geistigem Gebiete ausgeglichen werden und umgekehrt, im allgemeinen summieren sich aber körperliche und geistige Ermüdung.

Die gründlichste Erholung bringt der Schlaf. Bei übermäßiger Entziehung des Schlafes können sich die Ermüdungsstoffe in so schädlicher Weise im Körper anhäufen, daß ernste Gesundheitsstörungen entstehen. Das Schlafbedürfnis ist je nach Art der Beschäftigung und nach dem Alter verschieden groß. Der Säugling schläft täglich bis zu 20 Stunden, mit dem Heranwachsen verringert sich das Schlafbedürfnis, so daß es im 7. Lebensjahre etwa 10 Stunden, beim Erwachsenen etwa 8 Stunden beträgt. Hieraus ergibt sich, daß die Entziehung des Schlafes durch eine ungeregelte und unvernünftige Lebensweise besonders jugendliche Individuen in ihrer Gesundheit schädigen muß.

Im Schlafe ist das Bewußtsein und die willkürliche Muskeltätigkeit mehr oder minder ausgeschaltet, die übrigen Funktionen des Körpers gehen aber, wenn auch meist in etwas abgeschwächtem Grade, weiter. Der rhythmische Wechsel zwischen Schlafen und Wachen ist abhängig von der Funktion des Hirnanhangs und des benachbarten Zwischenhirns.

Es gibt zwei Typen des natürlichen Schlafes. Bei dem einen erreicht die Schlafkurve nach der ersten Schlafstunde ihre größte Tiefe, um sich dann, den Morgenstunden entgegen, wieder abzuflachen. Die Schlaftiefe ist dann, also etwa von der dritten Schlafstunde an, nur gering. Das ist die Schlafart von Menschen, die leicht einschlafen, morgens mit dem Gefühl des Ausgeschlafenseins erwachen und in der ersten Hälfte des Tages die größte Arbeitskraft entwickeln. Bei dem anderen Typus tritt ein mitteltiefer Schlaf langsam ein. Die Schlaftiefe hält sich dafür aber längere Zeit und pflegt sogar in den Morgenstunden noch eine weitere Vertiefung zu erfahren. Menschen mit dieser Schlafart sind gewöhnlich in der zweiten Hälfte des Tages arbeitskräftiger als in den Morgenstunden. Der erste Typus kann als der normale gelten. Die günstigsten Schlafbedingungen werden in der Regel geschaffen durch Ausschaltung möglichst aller die Sinnesorgane treffenden Reize. Daher sind ruhige und abgedunkelte Räume als Schlafgemach zu empfehlen. Die Temperatur in den Schlafzimmern soll nicht zu hoch sein und sich beim Gesunden im allgemeinen tunlichst nicht über 15° erheben, vorausgesetzt, daß für genügende, aber nicht übermäßige Warmhaltung des Schlafenden durch Decken usw. gesorgt ist. Die Schlafräume sollten zu jeder Jahreszeit vor dem Schlafengehen gelüftet werden.

Die sich im Schlaf abspielenden seelischen Vorgänge bezeichnen wir als Träume. Den Anstoß zur Entstehung von Träumen geben sowohl äußere, wie innere Reize. Im Stadium der größten Schlaftiefe sind Träume selten.

Die Beseitigung von Schlafstörungen, die bisweilen auch in Änderungen klimatischer Umweltsfaktoren ihre Ursache haben können (veränderte Höhenlage des Aufenthaltortes, Föhnwind usw.) sollte beim Gesunden in erster Linie durch zweckmäßige Abänderung der störenden Bedingungen, nicht durch Einnahme von Schlafmitteln versucht werden. Für die Verordnung von Schlafmitteln ist lediglich der Arzt zuständig.

18. Das Auge. Die Aufnahmeorgane des Gesichtssinns sind die Augen, an denen man den Augapfel und dessen Hilfs- und Schutzeinrichtungen unterscheidet.

Die Augäpfel liegen, in weiches Fettgewebe eingebettet, in den Augenhöhlen und haben ungefähr den Umfang und die Gestalt großer Kirschen. Sie sind mit dem Gehirn durch die beiden Sehnerven verbunden, von denen jeder aus dem Schädel durch eine Öffnung in die Augenhöhle gelangt und in die Hinterwand des Augapfels eintritt, um sich hier in die Nervenfasern der Netzhaut aufzulösen. Man unterscheidet an jedem Augapfel eine derbe, der Schale einer Frucht vergleichbare Hülle und einen gallertartigen, durchsichtigen Inhalt, den Glaskörper. Die Hülle besteht, abgesehen von der Vorderfläche des Auges, aus drei Schichten: Die äußere Schicht wird durch die porzellanweiße und festgefügte harte Haut gebildet und ist eine Schutzdecke für die inneren Teile des Augapfels. Einen Teil ihrer Vorderfläche erkennt man in dem „Weißen des Auges". Die mittlere Schicht ist die Aderhaut, ein zartes, an der Innenfläche schwarz gefärbtes Gewebe, in dem sich die zum Augapfel verlaufenden Blutgefäße verästeln. Die innere Schicht ist die Netzhaut, die aus einem sehr zarten Geflecht der Fasern des Sehnerven sowie den eigentlichen Sehzellen besteht und die Licht- und Farbenempfindungen vermittelt. An der Vorderfläche der harten Haut befindet sich ein kreisrunder, etwas vorgewölbter, glasheller Abschnitt, die Hornhaut, durch die das Licht wie durch ein Fenster in das Innere des Auges fällt. Der dahinter gelegene Abschnitt der Aderhaut legt sich der Hornhaut nicht an, sondern ist zwischen dem durch ihre Wölbung bedingten Raume, der vorderen Kammer, und dem Inneren des Auges wie ein Vorhang ausgespannt. Man nennt diesen Teil der Aderhaut die Regenbogenhaut (Iris), weil er bei den einzelnen Menschen verschieden gefärbt ist. Nach seiner Farbe spricht man von grauen, blauen, braunen oder schwarzen Augen. Die Regenbogenhaut besitzt in ihrer Mitte ein rundes Loch, das Sehloch oder die Pupille, die als das „Schwarze im Auge" erscheint. Indem sich die Pupille erweitert und verengt, läßt sie bald mehr, bald weniger Licht in das Innere des Auges fallen; die Regenbogenhaut stellt daher eine Vorrichtung dar, die durch Verengerung des Sehlochs zu starkes Licht abzublenden imstande ist. Hinter der Pupille liegt unmittelbar vor dem Glaskörper die Kristallinse, ein aus glashellem, derbem Gewebe gebildeter Körper, der ähnlich einem Vergrößerungsglase nach vorn und hinten gewölbt ist. Die Kristallinse vereinigt die durch die Hornhaut und die Pupille einfallenden Lichtstrahlen auf dem Augenhintergrunde wie bei einem photographischen Apparat zu einem Bilde.

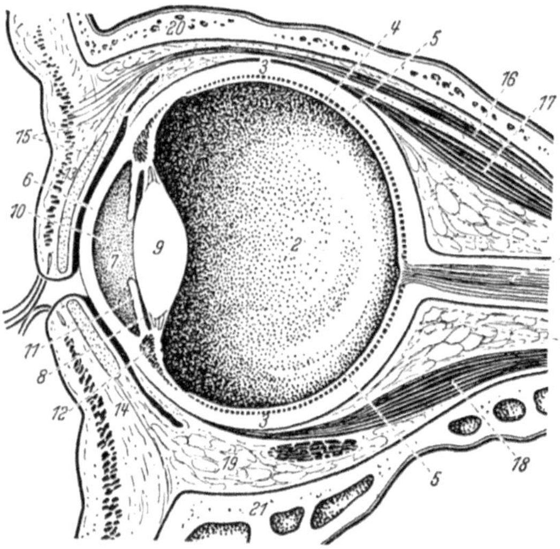

Abb. 8. Auge. Senkrechter Durchschnitt. 1 Sehnerv 2 Glaskörper 3 Lederhaut 4 Aderhaut (gestrichelt) 5 Netzhaut 6 Hornhaut 7 vordere 8 hintere Augenkammer 9 Linse 10 Pupille 11 Regenbogenhaut 12 Strahlenkörper 13 Oberlid 14 Unterlid 15 Bindehaut 16 Hebemuskel des Oberlides 17 oberer 18 unterer Geradmuskel.

In Räumen, die nicht vom Licht erfüllt sind, kann das Auge nicht sehen; denn es vermag nur die Lichtstrahlen, die von den Gegenständen ausgehen, aufzunehmen und in eine Erregung des Sehnerven umzusetzen. Wenn andererseits die Strahlen eines lichterfüllten Raumes von den Gegenständen unmittelbar, ohne Zwischenschaltung der Hornhaut und der Linse, zur Netzhaut gelangen würden, so würde das Auge zwar das Licht wahrnehmen, aber die Abgrenzungen der Gegenstände nicht unterscheiden. Ebenso gibt ja das auf eine Fläche fallende Licht kein Bild, sondern nur gestaltlose Helligkeit, da auf jeden Punkt der Fläche Strahlen von überallher fallen; ein Bild entsteht, wenn wir durch eine Linse die einfallenden Lichtstrahlen in die Ordnung zurückbringen, in der sie von den Dingen ausgegangen sind. Daß eine Linse dies vermag, hat folgenden Grund.

Lichtstrahlen verlaufen stets in gerader Linie. Wenn sie aber aus der Luft in Glas oder ins Wasser dringen, überhaupt wenn sie von einem durchsichtigen Stoff in einen anderen übertreten, erfahren sie an der Übergangsstelle eine Knickung ihres Verlaufs. Dies können wir beispielsweise an einem Stab, der aus einem klaren Gewässer herausragt, beobachten; er erscheint an der Stelle der Wasseroberfläche geknickt. Diese Brechung des Lichts erfolgt nach bestimmten Naturgesetzen und ihre Stärke ist insbesondere davon abhängig, wie schräg die Übergangsfläche zu den auffallenden Strahlen steht. Wird diese Fläche entsprechend gewölbt, so können durch sie die einfallenden Strahlen in der Richtung auf einen bestimmten Punkt vereinigt werden. Wir kennen diese Erscheinung vom Brennglas her; es sammelt die Sonnenstrahlen in einem solchen Punkt, dem Brennpunkt. Dieser Brennpunkt ist aber zugleich ein Bildpunkt, denn in ihm treffen nur die Strahlen, die von einem Punkt des Gegenstandes ausgegangen sind, wieder zusammen; auf eine Fläche, die durch den Brennpunkt geht, wirft daher die Linse ein Bild der Gegenstände.

Durch die gewöhnliche Wölbung der Linse (beim ruhenden Auge) werden nur Strahlen, die aus sehr weiter Ferne kommen, auf dem Augenhintergrund vereinigt, während sich die Strahlen von nahegelegenen Punkten erst hinter dem Augenhintergrund treffen. Denn da die Lichtbrechung von der Schrägheit der Strahlen zu der Übergangsfläche (hier der Linsenoberfläche) abhängt, muß das schmale Bündel fast paralleler Strahlen, das von einem fernen Punkt in die Pupille gelangt, in anderer Weise gebrochen werden als das Bündel auseinanderstrebender (divergierender) Strahlen das von einem nahen Punkt durch die Pupille ins Auge tritt. Bei ruhendem Auge können wir nur ferne Gegenstände klar sehen. Die Dinge in unserer Nähe sehen wir nur deshalb ebenso deutlich, weil die Linse die Fähigkeit besitzt, durch die Wirkung der Akkommodationsmuskeln ihre Wölbung zu vermehren, um auch die divergierenden Strahlen aus der Nähe im Augenhintergrunde vereinigen zu können. Es gibt indessen Augen, die einen so geringen Längsdurchmesser haben, daß die Linse auch zur Vereinigung der parallelen Strahlen in der Netzhaut ihre Wölbung vermehren muß, divergierende Strahlen aber auf dem Augenhintergrunde nicht zu vereinigen vermag, so daß das auf der Netzhaut entstehende Bild verschwommen erscheint. Man nennt solche Augen übersichtig (hypermetropisch). Ihre Sehkraft kann mittels einer die Wirkung der Kristallinse erhöhenden künstlichen Linse in Gestalt eines vor das Auge gesetzten doppelt gewölbten (konvexen) Brillenglases verbessert werden. Andere Augen, die so lang gebaut sind, daß die Vereinigung der parallelen Strahlen schon vor dem Augenhintergrunde stattfindet, vermögen nur die Bilder naher Gegenstände klar aufzunehmen, da die aus der Nähe kommenden Lichtstrahlen das Auge divergierend treffen und daher in weiterem Abstand von der Linse als die parallelen Strahlen vereinigt werden. Man nennt diese Augen kurzsichtig (myopisch) und verbessert ihre Sehfähigkeit durch Anwendung von Brillengläsern, die auf beiden Seiten hohl geschliffen (konkav) sind und daher die Lichtstrahlen zerstreuen, ehe sie zum Auge gelangen.

Mit der Zunahme des Lebensalters pflegt die Fähigkeit der Linse, sich für die aus der Nähe kommenden Strahlen einzustellen (zu akkommodieren), allmählich abzunehmen. Der Nahpunkt, d. h. die geringste Entfernung, in der das Auge einen Gegenstand deutlich zu sehen vermag, rückt immer mehr hinaus, das Auge kann nur noch verhältnismäßig weit entfernte Dinge gut sehen; es wird weitsichtig (alterssichtig). Im Volksmund wird diese Bezeichnung, nicht ganz zutreffend, auch auf die übersichtigen Augen angewendet.

Eine graue Trübung der Linse, wie sie nach Verletzungen des Auges oder sonst durch Krankheit, namentlich im höheren Lebensalter, entsteht und die Sehkraft des Auges herabsetzt oder aufhebt, nennt man den grauen Star. Durch operative Entfernung der undurchsichtig gewordenen Linse (Stechen des Stares) können die vom Star betroffenen Personen ihre Sehfähigkeit wiedererlangen; nur müssen sie dann zum Ersatze für die beseitigte Linse dauernd stark gewölbte Brillengläser tragen.

Die Augäpfel lassen sich durch die mit ihnen in den Augenhöhlen liegenden Muskeln nach mehreren Richtungen bewegen und können daher rasch hintereinander verschiedenen Gegenständen zugewendet werden. Ein weiterer Umblick der Augen wird durch die Drehung des Kopfes ermöglicht. Sobald beide Augen sich auf einen nahen Gegenstand richten, erblicken sie ihn von verschiedenen Seiten, wodurch seine Körperform und Entfernung leichter zur Vorstellung gelangt (plastisches oder stereoskopisches Sehen). Schon bei geradeaus gerichtetem Blick befinden sich die Augenmuskeln im Zustand einer Gegenwirkung, insofern z. B. die Wirkung der Muskeln, die an der inneren Seite des Augapfels ansetzen, durch die der von außen angreifenden im Gleichgewichte gehalten wird. Eine aus mancherlei Ursachen eintretende Störung dieses Verhältnisses bedingt das Schielen. Befindet sich z. B. der äußere Augenmuskel in einem Schwächezustand, oder ist der innere verkürzt, so wird die Richtung des betreffenden Auges nach innen abgelenkt, es tritt Schielen nach innen ein.

Durch gewisse Schutzvorrichtungen werden die Augen von äußeren Schädigungen bewahrt. Die Augenlider insbesondere schützen den Augapfel vor dem Eindringen von Fremdkörpern (Insekten) und verhindern mittels der an ihren Rändern befindlichen feinen Haare (Augenwimpern), daß Staub oder andere Fremdkörper „in das Auge" gelangen. Die dem Auge zugewandte Fläche der Lider ist von einer Schleimhaut, der Bindehaut, bekleidet, die sich unmittelbar auf die vordere Fläche des Augapfels fortsetzt. Zur Entfernung von Staubteilchen, die trotz des Schutzes der Lider und Wimpern in den Raum zwischen Lider und Augapfel, den sog. oberen und unteren Bindehautsack, gelangt sind, dient die Tränenflüssigkeit. Sie wird von den ebenfalls in den Augenhöhlen, hinter dem oberen Augenlide außen oben, in der Augenhöhle liegenden Tränendrüsen abgesondert und gelangt in den Bindehautsack, von wo sie durch den Tränennasenkanal gewöhnlich in die Nasenhöhle abfließt; hierdurch — unterstützt durch den regelmäßigen Lidschlag — wird die Hornhaut stetig von Staubteilchen gereinigt. Beim Weinen tritt eine vermehrte Absonderung der Tränenflüssigkeit ein. Auch wenn bei Entzündungen des Auges die Bindehaut sich rötet, anschwillt und reichlich Schleim oder Eiter absondert, erfolgt ein „Tränen" der Augen, da die zum Tränennasenkanale führenden feinen Öffnungen dann mehr oder weniger unwegsam werden und der Abfluß der Tränenflüssigkeit zur Nase dadurch behindert wird.

19. Das Ohr. Die Organe des Gehörsinns sind die Ohren. Durch ihre Vermittlung werden die Schallwellen zur Wahrnehmung gebracht. Man unterscheidet an jedem Ohre einen schallaufnehmenden Teil, das äußere Ohr, einen schalleitenden Teil, das mittlere Ohr, und einen die Schallempfindungen vermittelnden Teil, das innere Ohr.

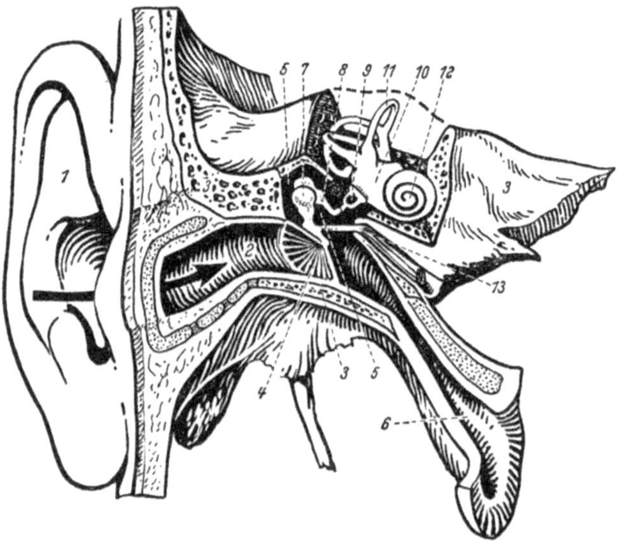

Abb. 9. Senkrechter Durchschnitt durch das Gehörorgan. 1 Ohrmuschel 2 äußerer Gehörgang 3 Schläfenbein 4 Trommelfell 5 Paukenhöhle 6 Ohrtrompete 7 Hammer 8 Amboß 9 Steigbügel 10 Vorhof 11 Bogengänge 12 Schnecke 13 Trommelfellspanner

Das äußere Ohr besteht aus der von Knorpel gebildeten Ohrmuschel und dem äußeren Gehörgang, der in den Schädel hineinführt. Von feinen, auf die Oberfläche des äußeren Gehörganges mündenden Drüsen wird das Ohrenschmalz abgesondert. An der Grenze zwischen äußerem Gehörgang und mittlerem Ohre ist eine zarte elastische Haut, das Trommelfell, so ausgespannt, daß es den Gehörgang gegen das mittlere Ohr abschließt. Das mittlere Ohr besteht aus der Paukenhöhle, der Ohrtrompete und den Gehörknöchelchen. Die Paukenhöhle ist ein kleiner, mit Luft gefüllter Hohlraum, der mit einer zarten Schleimhaut überzogen ist. Er steht durch eine feine, ebenfalls mit einer Schleimhaut ausgekleideten Röhre, die Ohrtrompete (Eustachische Röhre), mit dem Nasenrachenraum in Verbindung. Die Gehörknöchelchen, die man nach ihrer Gestalt Hammer, Amboß und Steigbügel nennt, sind durch zarte Gelenke miteinander vereinigt. Das innere Ohr oder Labyrinth setzt sich aus den 3 Bogengängen, dem Vorhof und der Schnecke zusammen und stellt einen mit Flüssigkeit gefüllten Hohlraum dar. Die Bogengänge vermitteln die Empfindungen der Lage des Körpers und der Bewegungen des Kopfes. In der Schnecke teilt sich das Ende des Hörnerven, der durch einen Kanal des knöchernen Schädels vom Gehirn aus zum Ohre tritt, in viele kleine, nach Art der Tasten eines Klaviers nebeneinander liegende, von Flüssigkeit umspülte Fasern.

Von der Ohrmuschel und dem äußeren Gehörgang werden die Schallwellen aufgenommen und auf das Trommelfell übertragen, das dadurch in Schwingungen gerät. Die Schwingungen pflanzen sich durch Vermittlung der Gehörknöchelchen fort und setzen die Flüssigkeit des inneren Ohres in Bewegung, wodurch die Nervenfasern erregt und die Schallempfindungen zum Gehirn geleitet werden.

Durch übermäßig lauten Schall, namentlich bei oft wiederholter oder anhaltender Einwirkung, werden besonders die empfindlichen Endausbreitungen des Hörnerven im inneren Ohre gefährdet (bei Artilleristen, Kesselschmieden u. a.). Wer sich starken Schalleinwirkungen aussetzen muß, tut gut, sich zu ihrer Abschwächung beide Gehörgänge mit Watte zu verschließen.

Schädigungen des Gehörs werden nicht selten auch durch Schlag auf das Ohr herbeigeführt; hierdurch können sogar wie durch Fremdkörper, die in den äußeren Gehörgang eindringen, Verletzungen des Trommelfells hervorgerufen werden. Entzündungen der Paukenhöhlenschleimhaut mit schleimiger oder eitriger Absonderung kommen ziemlich häufig im Verlaufe von Grippe-, Masern- und Scharlacherkrankungen, bisweilen selbst beim gewöhnlichen Schnupfen vor; auch sie können zur Durchlöcherung des Trommelfells führen, so daß dann die abgesonderte Flüssigkeit aus der Paukenhöhle in den äußeren Gehörgang und durch diesen nach außen gelangt (Ohrenfluß). Tritt nicht frühzeitig eine sachgemäße ärztliche Behandlung ein, so kann der Ohrenfluß jahrelang anhalten und zu erheblicher Schwerhörigkeit oder sogar Taubheit auf dem erkrankten Ohre, mitunter auch zu lebensgefährlichen Folgekrankheiten Veranlassung geben. Bei gewissen Erkrankungen des inneren Ohres ist der hinter der Ohrmuschel fühlbare Teil des Hirnschädels (Warzenfortsatz) mitbeteiligt.

20. Geschmack und Geruch. Die Geschmacksempfindungen werden durch in der Mundflüssigkeit lösliche Stoffe hervorgerufen, wenn sie an die Schmeckstellen gelangen, die durch die Geschmacksnerven mit dem Gehirn verbunden sind; es sind dies hauptsächlich die auf dem Grunde, an der Spitze und den Rändern der Zunge sichtbaren Wärzchen (Geschmackswärzchen).

Die Geruchsempfindungen werden durch die beiden Geruchsnerven vermittelt, die vom Gehirn aus zu den Wandungen der Nasenhöhle treten, sich in der Nasenschleimhaut verästeln und in deren obersten Teilen in sog. Riechzellen enden. Zur Wahrnehmung durch den Geruch gelangen nur flüchtige Stoffe, die mit der Luft an der feuchten Nasenschleimhaut vorbeigeführt werden.

21. Die Haut und das Gefühl. Die Haut besteht aus drei Schichten: der Oberhaut, der Lederhaut und dem Unterhautbinde- oder Unterhautzellgewebe. Die Oberhaut ist mit feinen Haaren besetzt, die an einigen Körperstellen, namentlich am Kopfe, eine beträchtliche Länge und Dicke erreichen. Die Streckseite der Endglieder der Finger und Zehen ist mit hornartigen, unempfindlichen Gebilden, den Nägeln, bedeckt. In der Lederhaut befinden sich die Hautdrüsen, kleine schlauchartige Gebilde, deren nach der Oberfläche sich öffnende Ausgänge man als Poren der Haut bezeichnet. Einige Hautdrüsen sondern eine fettige Masse, den Hauttalg, ab, der der Haut Geschmeidigkeit und Glanz verleiht; von anderen Hautdrüsen wird der Schweiß ausgeschieden.

Von der Haut werden vorwiegend Kohlensäure und Wasserdampf abgegeben, daneben auch ganz geringe Mengen von Sauerstoff aus der Luft aufgenommen, so daß man von einer Hautatmung sprechen kann. Neben ihrer Aufgabe als äußere Hülle des Körpers und im Dienste der Wärmeregulierung und Ausscheidung hat die Haut als Aufnahmeorgan des Gefühlssinnes besondere Bedeutung. Die Gefühlswahrnehmungen werden durch die Empfindungsnerven vermittelt, die vornehmlich in der Lederhaut endigen (Hautsinne). Eine Reizung der Enden der Empfindungsnerven ruft je nach der Art des Reizes bald Schmerz, bald Kälte- oder Hitzegefühl hervor, auch vermögen wir durch ihre Vermittlung jede Berührung der Haut wahrzunehmen und jeden Druck nach seiner Stärke abzuschätzen. Man spricht daher von Schmerz-, Temperatur-, Tast- und Druckempfindungen. Das Gewicht eines Gegenstandes schätzen wir einerseits nach der Anstrengung, welche die Muskeln beim Heben der Last machen, andererseits nach der Druckempfindung, die er verursacht.

Die in der Haut verteilten Endapparate der Gefühlsnerven sind nicht etwa für alle Arten der Empfindung dieselben, sondern schon Kälte- und Wärmeempfindung werden von verschiedenen Nervenendigungen vermittelt. Von anderen derartigen Endapparaten werden die mannigfaltigen Unterschiede des Druckgefühls aufgenommen; wir erkennen, ob ein Stoff glatt oder rauh, spitz oder stumpf, hart oder weich, fest oder flüssig ist. Weiterhin wird außer dem Schmerz auch die Empfindung des Juckens oder Kitzelns von der Haut ausgelöst, und schließlich enthält sie noch den Ortssinn, nämlich die Fähigkeit, die Empfindung an die Stelle zu verlegen, die tatsächlich von dem Reiz getroffen worden ist. In der Haut hat also der vielgestaltigste aller Sinne seinen Sitz. Auch innere Organe vermögen bestimmte Gefühlsreize aufzunehmen, doch ist in ihnen dieser Sinn nur in geringem Grade entwickelt.

22. Stimme und Sprache. Bei der Ausatmung können im Kehlkopf nach Willkür Töne erzeugt werden, die die Stimme bilden. Der Kehlkopf, dessen aus Knorpeln gebildete Wände man in der Mitte des Halses fühlen kann, enthält in seinem Innern die nebeneinander von vorn nach hinten verlaufenden beiden Stimmbänder. Sie sind in der Ruhe erschlafft und so weit auseinander gerückt, daß zwischen ihnen eine weite Öffnung der Atmungsluft freien Durchtritt gestattet. Durch die Wirkung kleiner im Kehlkopf befindlicher Muskeln können die Stimmbänder angespannt und einander genähert werden; die an ihnen vorbeiströmende Ausatmungsluft versetzt sie dann in Schwingungen und erzeugt auf diese Weise, je nach dem Spannungszustande der Bänder, höhere oder tiefere Töne, die man beim Sprechen und Schreien, am reinsten beim Singen wahrnimmt. Mit Hilfe der Zunge, des Gaumens, der Zähne und der Lippen bildet der Mensch die Stimme zur Sprache.

Außer der Fähigkeit, diese Hilfsorgane im Dienst des Sprechens zu beherrschen und jeden gesprochenen Laut selbst zu hören und zu kontrollieren, sind zum Zustandekommen der Sprache verschiedene Vorbedingungen nötig. Die Wahrnehmung von Gegenständen muß durch die Sinne vermittelt sein, durch das Erinnerungsvermögen müssen gleichartige frühere Wahrnehmungen zusammengeordnet sein, so daß Begriffe entstehen, schließlich müssen die von anderen Menschen gesprochenen Worte, die diese Gegenstände und Begriffe bezeichnen, gehört und in der Erinnerung festgehalten werden. Die Festigung der Begriffe durch ihre sprachliche Benennung bildet das Gerüst für den weiteren Ausbau der Gedankenwelt, die sich auf nicht sinnlich vorstellbare, abstrakte Gebiete erstreckt. So ist die Sprache ein wesentlicher Bestandteil unseres geistigen Lebens und der Hauptweg, auf dem dieses geistige Leben vermittelt wird.

C. Entwicklung und Geschlechterfolge.

23. Männliche Fortpflanzungsorgane. Ein Teil dieser Organe ist im Innern des männlichen Körpers gelegen und wird demgemäß als innere Geschlechtsorgane den äußeren gegenübergestellt. Außer den Aufgaben, die den Geschlechtsorganen im Dienst der Fortpflanzung gestellt sind, ist das Hauptorgan, die männliche Keimdrüse, noch eine Bildungsstätte von sog. Wirkstoffen (Hormonen), die den normalen Ablauf von verschiedenen Lebensvorgängen gewährleisten. In der männlichen Keimdrüse, Hoden genannt, findet die — überaus komplizierte — Bildung der Keimzellen statt, die in außerordentlich großer Zahl als sog. Samenfäden gebildet werden. Diese Samenfäden sind mit bloßem Auge nicht sichtbar, ihre Länge beträgt nur etwa $^1/_{20}$ mm. Von den Keimdrüsen aus, die beiderseits in den Hodensäcken liegen, gelangen die Samenfäden in die Nebenhoden, welche den Hoden angelagert sind und den Samenfäden als Sammelbecken dienen. An die Nebenhoden schließen sich die Samenleiter an, welche von Blutgefäßen und Nerven umgeben werden und mit ihnen zusammen den rechten bzw. linken Samenstrang bilden. Jeder Samenstrang zieht durch den gleichseitigen Leistenkanal; am hinteren und unteren Pol der Harnblase nähern sich die beiden Samenleiter einander. In dieser Gegend finden sich Drüsen, deren Absonderungen die Samenfäden mit Flüssigkeit umgeben; es sind dies die paarig angelegten Samenbläschen und die Vorsteherdrüse. Letztere wird von dem beiden Samenleitern durchquert. Unmittelbar danach münden die beiden Samenleiter in den Anfangsteil der Harnröhre, die inmitten des männlichen Gliedes nach außen verläuft.

24. Weibliche Fortpflanzungsorgane, Menstruation und Befruchtung. Auch bei der Frau unterscheidet man zwischen inneren und äußeren Geschlechtsorganen. Zu den inneren Geschlechtsorganen gehören: die beiden Eierstöcke, die Eileiter, die Gebärmutter und die Scheide; zu den äußeren: der Scheidenvorhof, die großen und kleinen Schamlippen sowie die Schwellkörper. Die Eierstöcke stellen die weiblichen Keimdrüsen dar; sie liegen tief im Becken. In unmittelbarer Nähe eines jeden Eierstockes liegt das Ende eines Eileiters. Letztere sind röhrenförmige Gebilde, die die Gebärmutter mit den Eierstöcken verbinden. Gegenüber diesen paarig angelegten Organen gibt es nur eine Gebärmutter, die in der Mitte des kleinen Beckens gelegen ist, etwa birnförmige Gestalt hat und mit einem zapfenförmigen Hals in die Scheide hineinragt. Die Scheide stellt einen mit Schleimhaut ausgekleideten Kanal dar. Die beiden Schamlippenpaare schließen die Geschlechtsorgane nach außen hin ab.

Für die *Fortpflanzung* sind vor allem Keimdrüse und Gebärmutter von besonderer Bedeutung; erstere, weil dort die Keimzellen heranreifen und die Bildung von Hormonen stattfindet, letztere, weil sie mit Geweben ausgestattet ist, die sowohl für die Ansiedlung einer befruchteten Eizelle als auch für den Mechanismus der Geburt besonders ausgebildet sind.

Die weiblichen Geschlechtszellen, welche *Eier* genannt werden, entwickeln sich ebenfalls nach sehr komplizierten Gesetzen; zu völliger Reife wird im allgemeinen jeweils nur ein einziges Ei herangebildet, das von der Keimdrüse in den Eileiter abgestoßen wird. Findet eine Befruchtung statt, so wandert das Ei bis in die Gebärmutter und nistet sich dort ein; bleibt das Ei jedoch unbefruchtet, so wird es nach außen abgegeben.

Mit der Abstoßung eines Eies aus dem Eierstock steht nun eine andere Erscheinung in engem Zusammenhang: die *Menstruation*. Als solche wird die in regelmäßigen Abständen von 28 Tagen stattfindende Blutung aus den Geschlechtsorganen bezeichnet, die während der geschlechtsreifen Periode im Leben der Frau (etwa vom 15. bis zum 50. Lebensjahre) stattfindet. Diese Blutung kommt auf folgende Weise zustande: Die Wand der Gebärmutterhöhle ist mit einer Schleimhaut ausgekleidet, die eine periodische Umwandlung durchmacht. Bevor ein Ei vom Eierstock abgestoßen wird, erfährt diese Schleimhaut durch hormonale Beeinflussung eine Schwellung und Auflockerung; dies geschieht, um dem Ei, falls es befruchtet wurde, eine günstige Ansiedlungsgelegenheit zu bieten. In der Mehrzahl der Fälle wird aber das Ei nicht befruchtet, die Schwellung und Durchblutung der Gebärmutterschleimhaut ist also nicht mehr nötig, weshalb die ganze aufgelockerte Schleimhaut sich bis auf geringe Reste ablöst und unter begleitender Blutung nach außen abgestoßen wird. Aus den Resten der in der Gebärmutter verbliebenen Schleimhaut bildet sich diese nun wieder neu, bis ein weiteres inzwischen herangereiftes Ei und seine bevorstehende Abstoßung zu den gleichen Vorgängen Anlaß gibt. Auf diese Weise wiederholt sich der Gesamtvorgang: Eireifung, Abstoßung des Eies, Umwandlung der Gebärmutterschleimhaut immer wieder. Seine Regelmäßigkeit wird dadurch gewährleistet, daß die Eireifung in den Eierstöcken nicht planlos geschieht, sondern bestimmten Gesetzen im Zusammenspiel der Drüsen mit innerer Sekretion unterworfen ist. Die Menstruation dauert für gewöhnlich 4—5 Tage; die Frau verliert dabei 50—200 g Blut, welches nicht gerinnt und mit Schleim aus den zahlreichen Drüsen der Schleimhaut untermischt ist.

Im Falle der Befruchtung treffen die beim Geschlechtsakt in die Scheide abgegebenen männlichen Keimzellen nach einer Wanderung durch die Gebärmutterhöhle das Ei im allgemeinen im Eileiter an. Jedes Ei kann nur von einer einzigen männlichen Keimzelle befruchtet werden; unter der Vielzahl der zur Verfügung stehenden Samenzellen ist also nur eine einzige ausersehen, mit der Eizelle zu verschmelzen. Diese Verschmelzung findet zwischen der größten (Ei) und der kleinsten (Samenzelle) Zellart des menschlichen Körpers statt; zu diesem Zweck haben beide sich aus ihrem Zellverband gelöst und ihre Lebensfähigkeit auch außerhalb desselben tagelang aufrechterhalten; nach der Verschmelzung legt die befruchtete Eizelle noch den Weg vom Eileiter bis in die Gebärmutter zurück, wo sie sich einbettet. Die Gebärmutterschleimhaut wird in diesem Falle nicht abgestoßen, sondern dient dem werdenden Menschen als Nährorgan; darüber wird im Kapitel Schwangerschaft berichtet. Die Eierstöcke treten mit dem Eintritt der Befruchtung in eine Art Ruhezustand; sie lassen neue Eizellen erst wieder heranreifen, wenn die durch Schwangerschaft und Geburt im mütterlichen Körper hervorgerufenen Veränderungen sich rückgebildet haben.

25. Entwicklung bis zur Geburt. Die Vereinigung von Samenzelle und Eizelle wird als Befruchtung bezeichnet. Dieser Vorgang findet normalerweise im Eileiter statt, wohin die Eizelle vom Eierstock und die Samenzelle von der Scheide aus gelangt sind. Die befruchtete Eizelle setzt nun die Wanderung in Richtung auf die Gebärmutter fort. Dort nistet sie sich in die Schleimhaut ein. Vom Augenblick der Befruchtung an spielen sich im Keim lebhafte Entwicklungsvorgänge ab. Zur Zeit der Einbettung in die Gebärmutterschleimhaut ist der Keim daher bereits mit einem Hüllorgan ausgestattet, das die Einbettung und Verankerung in die Schleimhaut fördert. Die Schleimhaut trägt ihrerseits durch lebhaftes Wachstum dazu bei, daß der junge Keim allseitig von ihr umhüllt wird. Aus der Verbindung zwischen dem Hüllorgan des Keimes und Anteilen der mütterlichen Schleimhaut entstehen besondere Eihüllen, die dem Schutz und der Ernährung des Keimes dienen; so bildet sich auch der Mutterkuchen, der die Aufgabe hat, dem Keimling, auch Embryo genannt, aus dem mütterlichen Blute Stoffe zuzuleiten, die er zum Aufbau benötigt. Der Leitungsweg hierfür geht durch die Nabelschnur, welche vom Mutterkuchen kommend in den Nabel des Embryos einmündet. Die Nabelschnur umschließt eine Blutader, die dem Embryo an Ernährungsstoffen reiches Blut zuführt, und zwei Schlagadern, die das verbrauchte Blut vom Embryo wieder zum Mutterkuchen zurückleiten. Der junge Menschenkeim selbst ist während seines Wachstums von Fruchtwasser umgeben, das sich zwischen ihm und den Eihüllen ausgebildet hat; Hüllen und Fruchtwasser werden nach Beendigung ihrer Aufgaben bei der Geburt mit ausgestoßen.

Am Ende des ersten Schwangerschaftsmonats hat der Embryo eine Länge von 7½—9 mm erreicht. Am Ende des dritten Monats hat er bereits die zehnfache Länge, also 7—9 cm, aufzuweisen; er wiegt um diese Zeit etwa 20 g und zeigt in der Ausbildung seiner Körperformen bereits deutlich menschliche Gestalt. Mit dem Wachstum geht die Ausgestaltung der einzelnen Organe Hand in Hand, und im Verlauf der weiteren Schwangerschaftsmonate reift das Menschlein so weit heran, daß es nach der 40. Woche seiner Entwicklung den bis dahin genossenen Schutz im Mutterleibe entbehren und mit der Geburt ein selbständigeres Leben außerhalb des mütterlichen Körpers beginnen kann. Ein solches ausgereiftes Kind ist etwa 48—52 cm lang und 3000—3600 g schwer; es trägt unter seiner rosigen Haut ein Fettpolster, Augenbrauen und Wimpern sind entwickelt, die Kopfhaare haben eine Länge von einigen Zentimetern, die Nägel überragen die Fingerkuppen; man kann die harten Knochen des Schädels sowie die festen Ohr- und Nasenknorpel abtasten. Atmung und Schreien zeigen, daß das Neugeborene nun die Lungen in Betrieb genommen hat, die Bewegungen der Gliedmaßen sind kräftig, am dargebotenen Finger wird sogleich zu saugen begonnen, und im wachen Zustand blickt das Kind lebhaft um sich. Die weitere Entwicklung des Kindes wird in Abschnitt 29 beschrieben.

Im allgemeinen wird beim Menschen nur ein Embryo entwickelt. Es kommen jedoch auch Mehrlinge vor, unter denen die Zwillinge am häufigsten sind. Unter allen Geburten machen Zwillingsgeburten etwa 1 vH aus, während Drillinge viel seltener sind und Vierlinge oder Fünflinge ganz besonders seltene Ereignisse darstellen. Die Entstehung von Zwillingen kann auf zweierlei Weise vor sich gehen: Entweder entwickeln sich aus einer einzigen befruchteten Eizelle durch eine vollständige Teilung des jungen Keims statt eines Embryos deren zwei; dann entstehen „eineiige Zwillinge". Oder aber es werden zur gleichen Zeit zwei verschiedene Eizellen von zwei verschiedenen Samenzellen befruchtet, dann entstehen die „zweieiigen Zwillinge". Den eineiigen Zwillingen ist, weil sie aus der gleichen Ei- und der gleichen Samenzelle entstanden sind, ein gemeinsames Erbgut eigen; sie sind immer gleichen Geschlechts und stimmen in ihren körperlichen Eigenschaften und in ihrer seelischen Wesensart weitgehend überein. Die zweieiigen Zwillinge haben dagegen verschiedenes Erbgut mitbekommen; sie können gleichen oder verschiedenen Geschlechts sein und stehen sich in ihren Erbeigenschaften nicht näher als sonst Geschwister. Unter den Zwillingen finden sich die zweieiigen ungleich häufiger als die eineiigen; von 100 Paaren sind etwa 85 zweieiig und 15 eineiig.

26. Schwangerschaft. Als Schwangerschaft wird der Zustand bezeichnet, in dem sich die Frau von der Ansiedlung eines befruchteten Eies in ihrem Körper bis zur Geburt des Kindes befindet. Da im Einzelfalle nicht genau bekannt ist, wann sich der Befruchtungsvorgang abgespielt hat, ist auch eine ganz genaue Zeitangabe über die Dauer der Schwangerschaft im Einzelfalle nicht möglich. In der Praxis rechnet man, daß vom 1. Tag der letzten regelmäßigen Monatsblutung bis zur Geburt 280 Tage vergehen. Diese Zeit ist also geschätzt; außer der Unkenntnis des Befruchtungszeitpunktes ist noch zu berücksichtigen, daß die Schwangerschaft selbst auch von verschiedener Zeitdauer sein kann. In rechtlicher Beziehung gilt daher als Empfängniszeit die Spanne vom 181.—302. Tag vor dem Tag der Geburt des Kindes (§ 1592 BGB.). Die genannten rechnerischen Bestimmungen dienen im wesentlichen zur Feststellung des Geburtstermins, oder in anderen Fällen für die Bestimmung der Empfängniszeit. Der Zeitpunkt der Geburt kann jedoch während der Schwangerschaft durch körperliche Untersuchung vom Arzt annähernd festgestellt werden.

Der Organismus der Frau macht während der Schwangerschaft eine Reihe von Umwandlungen durch, von denen das Ausbleiben der monatlichen Regel das erste Anzeichen des bestehenden Zustandes ist. Gegen Ende des 4. Monats ist die Auftreibung des Leibes durch die Größenzunahme der Gebärmutter, die nicht nur durch den wachsenden Embryo, sondern auch durch Vermehrung und Kräftigung der Muskulatur dieses Organs bedingt ist, ein sinnfälliges Zeichen. Mit zunehmender Auftreibung wird auch die dunklere Verfärbung in der Mittellinie des Leibes zwischen Nabel und Schoßfuge sichtbar; zuweilen bilden sich auch an den seitlichen Bauchwänden Dehnungsstreifen, die bläulich-rote Verfärbung zeigen. Schon verhältnismäßig frühzeitig, bereits vom 2. Schwangerschaftsmonat ab, ist auch an den äußeren Geschlechtsteilen eine dunklere

Verfärbung und leichte Schwellung wahrnehmbar, die auf eine vermehrte Durchblutung dieser Organe zurückzuführen ist. Die Brustdrüsen nehmen erheblich an Größe zu. Die Brustwarzen zeigen ausgeprägtere Färbung und sind empfindlicher geworden; beim Ausstreichen der Brustdrüse gegen die Warzen hin lassen sich vom 3. Schwangerschaftsmonat ab einige Tropfen einer milchigen Flüssigkeit nachweisen. Die Bewegungen des Kindes werden in der 20. Woche wahrnehmbar. Gegen Ende der Schwangerschaft übt die vergrößerte Gebärmutter einen gewissen Druck auf die Harnblase aus, deren Fassungsvermögen dadurch geringer wird; das Ergebnis ist ein vermehrter Harndrang bei hochschwangeren Frauen.

Die Beeinflussung, die der weibliche Gesamtorganismus durch die Schwangerschaft erfährt, stellt eine Funktionssteigerung seiner Organe dar, die deren normale Leistungsfähigkeit voll ausnützt. Gesunde Frauen mit gesunden Organen sind diesen Anforderungen vollauf gewachsen; darüber hinaus entfalten sich die äußeren Körperformen in der ersten Schwangerschaftshälfte zu höchster Blüte. Die gesunde Frau wird — abgesehen von den letzten Wochen — im allgemeinen während der ganzen Schwangerschaft ihr gewohntes Leben weiterführen können. Sie wird allerdings hinsichtlich Kleidung, Ernährung und Körperpflege sich an ihren Zustand anpassen. Vom 4. Monat an darf auf die wachsende Gebärmutter kein Druck durch beengende Kleidung ausgeübt werden; statt dessen ist ein regelrechtes Schwangerschaftskorsett zu tragen. Das Schuhwerk soll mit flachen Absätzen versehen sein. Für die Ernährung ist gemischte gemüse- und obstreiche Kost mit reichlich Kohlehydraten am besten. Besondere Gelüste nach süßen oder sauren Speisen können erfüllt werden. In mäßiger Menge sind auch Tee und Kaffee erlaubt; dagegen ist Alkohol möglichst völlig zu vermeiden. Für regelmäßige Darmentleerung ist zu sorgen. Bezüglich der Körperpflege sind lauwarme Wannenbäder bis auf die letzten 4 Wochen erlaubt; die Brustpflege besteht in kaltem Abwaschen mit einem weichen Lappen, am besten zweimal täglich. Von allen anderen Bädern (einschl. Schwimmen) ist während der Schwangerschaft abzusehen; ebenso soll kein anstrengender Sport getrieben werden; dagegen sind Spaziergänge und alle Arten leichter Hausarbeit während der ganzen Schwangerschaft empfehlenswert.

27. Geburt. Sobald das Kind „reif" ist, tritt die Geburt ein; der Vorgang ist beendet, wenn das Kind und seine Fruchthüllen vom mütterlichen Organismus völlig getrennt sind. Die Dauer einer normalen Geburt ist bei Erst- und Mehrgebärenden verschieden, immerhin ist sie auch bei Erstgebärenden in der Regel nach 20 Stunden beendet. Alle Vorgänge, die im Laufe einer normalen Geburt zu beobachten sind, dienen dem Ziel, ein lebendes Kind auf den natürlichen Geburtswegen aus dem Mutterleib auszustoßen. Man unterscheidet bei jeder Geburt 3 natürliche Abschnitte: die Eröffnungszeit, die Austreibungszeit und die Nachgeburtszeit.

Die treibenden Kräfte beim Gebärakt werden von der Muskulatur der Gebärmutter und von den Muskeln der Bauchwand geliefert. Durch regelmäßiges Zusammenziehen über dem kindlichen Körper wird dieser auf den Geburtswegen jeweils um ein Stückchen vorgeschoben. Da diese Zusammenziehungen der Muskeln schmerzhaft sind, werden sie als „Wehen" bezeichnet. Jede Wehe dauert etwa 1 Minute; bis zur nächsten vergeht eine Pause, die sog. „Wehenpause", die im Anfang der Geburt etwa 10—15 Minuten dauert, allmählich kürzer wird, bis schließlich gegen Ende der Austreibungszeit die einzelnen Zusammenziehungen in Abständen von nur einer oder einer halben Minute folgen. Während durch die treibenden Kräfte das Kind langsam nach dem Ausgang der Geburtswege vorgeschoben wird, erfahren diese Geburtswege eine Entfaltung und Dehnung, die dem möglichst glatten Durchtritt des kindlichen Körpers dient. Im Laufe der Eröffnungszeit haben die Wehen das Kind mit seinen Hüllen so weit vorgetrieben, daß schließlich die Hüllen dem wachsenden Druck nicht mehr standhalten und an der Stelle des geringsten Widerstandes, mithin also an den eröffneten Geburtswegen, einreißen; dies geschieht auf dem Höhepunkt einer Wehe, es entleert sich das Fruchtwasser. Damit ist die Eröffnungszeit beendet, es schließt sich nun die Austreibungszeit an.

In gemeinsamer Arbeit wird von den Muskeln der Gebärmutter und des Bauches das Kind immer weiter ausgetrieben. Es liegt während der Geburt eiförmig zusammengekrümmt, der Kopf ist nach vorn gesenkt, die Arme sind vor der Brust übereinandergeschlagen, die Beine angezogen. Der kindliche Kopf steht dem Ausgang der Geburtswege am nächsten, er ist der vorangehende und in seinem Umfang auch größte Teil; sobald er die engste Stelle der Geburtswege passiert hat, streckt sich der kindliche Körper und schiebt nun erst eine, dann die andere Schulter vor, Arme, Rumpf und Beine folgen nun rasch und schmerzlos nach. In 2 vH der Geburten ist nicht wie oben beschrieben der Kopf, sondern der Steiß der vorangehende Teil; in diesen Fällen erscheinen zuerst die Hüften mit den unteren Gliedmaßen, dann folgt der Rumpf und nach dem Durchtritt der Schultern und Arme kommt schließlich der Kopf zum Vorschein.

Sobald das Kind geboren ist, wird seine Nabelschnur abgebunden und dann durchtrennt. Nunmehr ist auch die Austreibungszeit beendet; ihr folgt die Nachgeburtszeit, während welcher die Eihäute mit dem Mutterkuchen ebenfalls durch Wehen nach außen befördert werden. Dies tritt etwa 15—45 Minuten nach der Geburt des Kindes ein.

Jede Geburt muß durch sachkundige Geburtshilfe geleitet sein. Wenn keine besonderen Gefährdungen vorliegen, soll die Geburt in der Wohnung unter Leitung einer Hebamme stattfinden. Die Beiziehung eines Arztes wird erforderlich, wenn zu befürchten ist, daß irgendwelche Eingriffe zur Förderung der Geburt notwendig werden. Den Stadtbewohnern — in weit geringerem Maße dem Landvolk — stehen auch vielfach Entbindungsanstalten zur Verfügung. Diese Anstalten, denen ein großes Verdienst an der Verbreitung kunstgerechter Geburtshilfe zukommt, sind in früherer Zeit hauptsächlich von solchen Schwangeren aufgesucht worden, bei denen die Entbindung in der eigenen Wohnung gefährdet oder unmöglich war. In den letzten Jahrzehnten hat in den Städten ein erheblicher Teil der Frauen die Anstalt als Geburtsstätte gewählt. Nach Möglichkeit soll aber die häusliche Entbindung wieder Brauch werden.

28. Wochenbett. Als Wochenbett wird die Zeit nach der Geburt bezeichnet, die der Körper braucht, um die durch die Schwangerschaft und Geburt hervorgerufenen Veränderungen wieder zurückzubilden. Das Wochenbett dauert etwa 6—8 Wochen. Die Rückbildungsvorgänge spielen sich im wesentlichen an den Gebärorganen ab. So nimmt vor allem die Gebärmutter rasch an Umfang ab, am Ende der 6. Woche hat sie die normale Größe wieder erreicht und die bei der Geburt entstandenen Wundflächen sind ausgeheilt. Die Ausheilungsprozesse werden durch reichliche Absonderung von Wundsäften, dem sog. „Wochenfluß", eingeleitet, der in den ersten Tagen rein blutig ist, später schleimig wird und 3 Wochen nach der Geburt versiegt.

Die Wöchnerin soll in den ersten 4—6 Tagen nach der Geburt Bettruhe einhalten, dann für kurze Zeit täglich aufstehen, um im Sessel zu sitzen. Erst von der 2. Woche ab soll sie herumgehen; körperliche Arbeit ist aber noch zu vermeiden. Mit ganztägigem Aufstehen soll erst nach der 2. Woche begonnen werden. In den ersten Tagen des Wochenbettes soll die Temperatur täglich gemessen werden; sie ist normalerweise nicht erhöht. Die Pflege der sich zurückbildenden Gebär- und der äußeren Geschlechtsorgane beschränkt sich auf Vorlegen von Watte, die mehrmals am Tag erneuert wird. Nach jeder Harn- und Stuhlentleerung läßt man eine lauwarme desinfizierende Lösung über die äußeren Geschlechtsorgane rieseln. Um den Bauchdecken ihre Straffheit wiederzugeben, ist es notwendig, in den ersten 4 Wochen nach der Geburt den Leib mit einer breiten elastischen Binde fest zu umwickeln.

Im Gegensatz zu der Rückbildung der Gebärorgane steht die volle Entfaltung der Brustdrüse, die unmittelbar nach der Geburt die Vormilch, nach 2 Tagen die richtige Milch abgibt; dieses erste „Einschießen" der Milch geht im Verlauf weniger Stunden vor sich und ist von Spannungsgefühl und ziehenden Schmerzen begleitet. Sobald das Kind regelmäßig angelegt wird, verlieren sich diese Erscheinungen. Die Tätigkeit der Brustdrüsen wird durch das Saugen des Kindes angeregt und unterhalten. Das Stillen erfolgt mindestens 4—5mal täglich in regelmäßigen mehrstündigen Abständen,

Zeittafel über Schwangerschaft, Geburt und Wochenbett.

	Schwangerschafts- tag	Schwangerschafts- woche	Schwangerschafts- monat (zu 28 Tagen)	Länge der Frucht cm	Entwicklungsabschnitte	Gesundheitsregeln
	1.	1., 2., 3., 4.	1.		Erster Tag der letzten Regel Empfängnis	
Schwangerschaft	29.	5., 6., 7., 8.	2.	1	Die Regel bleibt aus	Arzt oder Hebamme aufsuchen
Schwangerschaft	57.	9., 10., 11., 12.	3.	4		In den ersten Monaten Fehlgeburtsgefahr; Schonung der Geschlechtsorgane
Schwangerschaft	85.	13., 14., 15., 16.	4.	9		
Schwangerschaft	113.	17., 18., 19., 20.	5.	16	Erste Kindesbewegungen	
Schwangerschaft	141.	21., 22., 23., 24.	6.	25	Herztöne des Kindes werden hörbar	Bei Hebamme oder Schwangerenberatungsstelle Untersuchung vornehmen lassen
Schwangerschaft	169.	25., 26., 27., 28.	7.	30	Eine leblos entbundene Frucht nennt man bis 35 cm Länge „Fehlgeburt", — Beginn der Lebensfähigkeit	
Schwangerschaft	197.	29., 30., 31., 32.	8.	35	← von hier ab „totgeborenes Kind"	
Schwangerschaft	225.	33., 34., 35., 36.	9.	40	Entbindung in diesem Zeitraum ist Frühgeburt	In den letzten Schwangerschaftsmonaten hohe Ansteckungsempfänglichkeit der Geburtswege
Schwangerschaft	253.	37., 38., 39., 40.	10.	45		
Geburt				50	← Normaler Geburtszeitpunkt	
Wochenbett	281.	41., 42., 43., 44.	11.		Stillperiode	Bettruhe Ansteckungs- und Erkältungsgefahr; Ruhe und Schonung! Vorsicht im Freien; Brustpflege
Wochenbett	309.	45.			Rückbildung der Gebärorgane vollendet.	In den drei ersten Monaten keine schwere Arbeit

Möglicher Geburtszeitpunkt: Nach dem Bürgerlichen Gesetzbuch gilt als Empfängniszeit die Zeit von dem 181. bis zu dem 302. Tag vor dem Tage der Geburt des Kindes jedoch muß für Mutter und Kind eine ungestörte Nachtruhe von mindestens 8 Stunden unbedingt eingehalten werden. Die Leistungsfähigkeit der Brust hängt ganz von ihrer Beanspruchung ab, je mehr von ihr verlangt wird, desto mehr leistet sie. Bei jedem Anlegen ist nur eine Brust zu reichen und diese völlig zu entleeren. Die Erhaltung der Leistungsfähigkeit der Brust muß durch reichliche Nahrungsaufnahme unterstützt werden; die Wöchnerin soll eine kräftige gemischte Kost zu sich nehmen. Die Frauenmilch enthält 1,5 vH Eiweißstoffe, 7 vH Zucker, 4 vH Fett und 0,2 vH an Salzen; sie hat einen Energiewert von durchschnittlich 700 Kal. pro Liter. Mit der Muttermilch nimmt das Kind nicht nur eine seiner Entwicklungsstufe gemäße hochwertige Nahrung zu sich, es wird auch darüber hinaus mit Schutzstoffen (Immunstoffen) versehen, die aus dem mütterlichen Blut in die Milch übergehen. Die oberste Pflicht der Mutter ist das Selbststillen ihres Kindes; dazu sind alle gesunden Mütter befähigt. Sobald sich Schwierigkeiten beim Stillen — sei es von seiten der Mutter oder des Kindes — einstellen, ist sogleich sachgemäßer Rat einzuholen!

Über das Gedeihen des Säuglings überzeugt man sich durch regelmäßiges Wiegen; das Kind trinkt in den ersten Tagen etwa 60 g, in der 2. Woche etwa 100 g, später 150 bis 200 g auf einmal. Das Stillen wird auch nach dem Wochenbett, im allgemeinen mindestens 1/2 Jahr lang fortgesetzt; das Abstillen erfolgt allmählich, indem dem Säugling ein Teil der Nahrung, die dann auch aus Schleim, Gemüse- und Obstsäften besteht, in der Flasche gereicht wird. Mitten im Hochsommer soll nicht abgestillt werden.

29. Das Wachstum. Ein neugeborenes Kind ist in der Regel 48—52 cm lang und 3000—3600 g schwer. Um aus der kaum sichtbaren Keimzelle (das menschliche Ei hat einen Durchmesser von 1/4 mm) im Lauf von 9 Monaten so weit heranzuwachsen, muß der entstehende Organismus eine weit größere Wachstumsleistung aufbringen als für sein weiteres, über zwei Jahrzehnte ausgedehntes Wachstum. Im allgemeinen wird die Geschwindigkeit des Wachsens von Entwicklungsbeginn des Lebens bis zur Erreichung der körperlichen Reife immer geringer. Das Doppelte seines Geburtsgewichts erreicht das Kind etwa im 5. Lebensmonat, und am Ende des 1. Lebensjahres hat es sein Gewicht seit der Geburt verdreifacht. Die Länge des Kindes hat sich am Ende des 1. Lebensjahres meist auf 75 cm erhöht.

Über die Größe und das Gewicht, die von gesunden Kindern in jedem Altersabschnitt im allgemeinen erreicht werden, gibt es zahlreiche Zusammenstellungen von Durchschnittszahlen, doch ergeben sich an verschiedenen Orten und zu verschiedenen Zeiten ungleiche Werte. Abweichungen vom Durchschnitt darf man schon deshalb nicht ohne weiteres als „nicht normal“ ansehen, weil es verschiedene Körperbauformen gibt, die gleicherweise normal sind, nämlich die schlank-hohe, die kräftig-muskuläre und die gedrungene Gestalt.

Mit 5 Jahren hat der Organismus 60 vH, mit 10 Jahren 75 vH, mit 15 Jahren 90 vH, mit 20 Jahren 99 vH und mit 30 Jahren 100 vH seiner endgültigen Körpergröße erlangt; das Längenwachstum ist also erst mit dem 30. Lebensjahr abgeschlossen. Am Ende des Wachstums hat im Durchschnitt (bei uns) der Mann eine Länge von 170 cm und ein Gewicht von 65 kg erreicht, die Frau eine um 10 cm geringere Länge und ein um 10 kg geringeres Gewicht.

Der Anfang, die Mitte und das Ende der Wachstumszeit sind durch starke Gewichtszunahmen bei geringerer Längenzunahme des Körpers ausgezeichnet; dazwischen liegen zwei Abschnitte mit starkem Längenwachstum und geringerem Gewichtsanstieg, so daß sich im ganzen 5 Perioden — 3 Perioden der Fülle, 2 Perioden der Streckung — unterscheiden lassen.

Das Säuglingsalter mit seinem äußerst raschen Gewichtsanstieg führt zu den Lebensjahren der ersten Fülle; das 5. bis 7. Lebensjahr bringt ein verstärktes Längenwachstum, die erste Streckung. Die hierauf folgende Steigerung der Gewichtszunahme bei verlangsamtem Wachstum — die zweite Fülle — dehnt sich bei Knaben bis in das

12. Lebensjahr aus, während sie bei Mädchen schon nach dem 10. Jahre von der zweiten Streckung abgelöst wird.

Hier beginnen sich die beiden Geschlechter in ihrer Entwicklung deutlich zu unterscheiden. Nach Abschluß der zweiten Streckungsperiode ist die Geschlechtsreife erreicht; sie tritt bei Knaben um das 16., bei Mädchen um das 14. Jahr ein. Die Mädchen sind wegen ihrer schnelleren Entwicklung im 11. bis 14. Jahre größer und im 13. bis 16. Jahre schwerer als gleichalterige Knaben. Schließlich folgt bei beiden Geschlechtern eine Zeit verlangsamten Wachstums und zunehmender Reife, die man als die dritte Fülle bezeichnet. In der beigegebenen Zeichnung wird dieser Entwicklungsablauf übersichtlich dargestellt.

Die allmähliche Abnahme der Wachstumsgeschwindigkeit von der ersten Teilung der befruchteten Eizelle bis zur vollendeten Reife der Person vollzieht sich nicht gleichmäßig. Grundsätzlich ist das Wachstum als eine Aufeinanderfolge und ein Nebeneinander unterschiedlicher Vorgänge zu bewerten. Wir finden daher diesen Vorgang mit Änderungen der stofflichen Zusammensetzung des Körpers, mit Änderungen in der Entwicklung und Leistung der Organe und mit Änderungen in den Formbeziehungen der Gestalt verbunden.

Ein Beispiel der stofflichen Wandlung, die im Körper vorgeht, gibt sein Wassergehalt: er beträgt in der 6. Schwangerschaftswoche $97^1/_2$%, bei der Geburt rund 70%, beim Erwachsenen 60 bis 65% der Körpermasse.

Auch die Größenverhältnisse der Organe machen eine Wandlung durch. Gehirn und Herz, die sich in der ersten Lebenszeit der Frucht besonders rasch entwickeln, wachsen nicht so schnell weiter wie der gesamte Körper, auf sie entfällt daher beim Erwachsenen ein geringerer Anteil des Körpergewichts als beim Kind; dagegen nimmt der Gewichtsanteil von Skelett und Muskulatur im zweiten Lebensjahrzehnt erheblich zu.

Ausdruck der unterschiedlichen Wachstumsvorgänge sind die Wandlungen in den Maßverhältnissen des Körpers. In keinem Abschnitt der Wachstumszeit vergrößern sich alle Körperteile gleich rasch. Von der Geburt bis zur vollendeten Reife wächst der Kopf auf das Doppelte, der Rumpf auf das Dreifache, wachsen die Arme auf das Vierfache und die Beine auf das Fünffache ihrer Geburtslänge.

Vom regelmäßigen Wachstumsverlauf gibt es zahlreiche Abweichungen. So ist die Eigenart des Wachstums von der Rasse abhängig, auch von der geographischen Zone (die in den Tropen lebenden Völker sind eher reif als die Völker der gemäßigten Zone) und von den äußeren Lebensbedingungen. Das Wachstum wechselt auch mit der Jahreszeit; die stärkste Längenzunahme tritt in der ersten Jahreshälfte ein, die stärkste Gewichtszunahme in der zweiten Jahreshälfte.

Untersucht man das Wachstum an den kleinsten Bausteinen des Körpers, den Zellen, so findet man, daß es sich aus drei Vorgängen zusammensetzt: Vermehrung der Zellen, Vergrößerung jeder einzelnen Zelle und Ausscheidung von Stoffen, die zwischen den Zellen eingelagert werden. Die Zellvermehrung geht von einer einzelnen Zelle, der befruchteten Eizelle, aus; diese teilt sich, und ihre Teile, die selbst vollständige Zellen sind, teilen sich immerfort weiter, wobei sie sich je nach ihren Aufgaben im entstehenden „Zellenstaat" mehr und mehr unterscheiden. So bilden sie die den Organen eigentümlichen Zellformen und Gewebe.

Allerdings müssen wir uns darauf beschränken, das Wachstum an seinen sichtbaren Äußerungen zu betrachten. Über das innere Wesen dieses Lebensvorganges wissen wir nichts; die naturwissenschaftliche Forschung hat zwar zeigen können, daß der Wachstumsvorgang von hormonalen und anderen Einflüssen gesteuert wird; über die letzte Ursache ist jedoch damit nichts ausgesagt. Das Wachstum gehört zu den Grunderscheinungen des Lebens, die wir zwar zu beschreiben, nicht aber zu begreifen vermögen!

Die Stufen des Wachstums.

Lebensjahr	Knaben	Mädchen	Lebensjahr
1.	Säuglingsalter	Säuglingsalter	1.
2.			2.
3.	Erste Fülle	Erste Fülle	3.
4.			4.
5.			5.
6.	Erste Streckung	Erste Streckung	6.
7.			7.
8.		Zweite Fülle (Rundung der Hüften und Beine)	8.
9.			9.
10.	Zweite Fülle		10.
11.			11.
12.		Zweite Streckung (Höhenantrieb — Knospenbrust — Gewichtsantrieb — monatliche Regelblutung)	12.
13.			13.
14.	Zweite Streckung (Höhenantrieb — Stimmwechsel — Gewichtsantrieb)		14.
15.		Dritte (reife) Fülle	15.
16.		Zunehmende Reife	16.
17.	Dritte (reife) Fülle		17.
18.			18.
19.		Reife	19.
20.			20.
21.	Zunehmende Reife		21.
22.			22.
23.			23.
24.			24.
25.	Reife		25.

30. Vererbung. Die körperliche und geistig-seelische Gesamtpersönlichkeit eines Menschen wird, wie die neuere Forschung mit Sicherheit erwiesen hat, in grundlegender Weise durch die Erbanlagen bestimmt, die der einzelne als Glied in der Generationenfolge von seinen Eltern überkommen hat. In welcher Weise die überaus zahlreichen Erbanlagen, die am Aufbau jedes einzelnen Menschen mitarbeiten müssen, zusammenwirken, und wie sich aus diesem Zusammenwirken das geschlossene Bild der Persönlichkeit ergibt, das der erbgesunde Mensch darbietet, darüber wissen wir nur wenig. Dagegen sind wir über die Vererbung zahlreicher, teils normaler, teils vom Normalen abweichender körperlicher oder geistig-seelischer Einzelmerkmale innerhalb des Gesamtbildes der Persönlichkeit vielseitig unterrichtet.

Bei einer Reihe solcher Einzelmerkmale, vor allem auch bei solchen krankhaften Charakters, hat sich sogar die Gültigkeit bestimmter grundlegender Vererbungsgesetze, die durch überaus umfangreiche Zuchtversuche an vielen Tier- und Pflanzenarten durch die Erbforscher klargelegt worden sind, unmittelbar nachweisen lassen.

Man kann, wenn man von weniger häufigen und von komplizierteren Fällen absieht, zunächst drei Hauptformen des Erbganges beim Menschen unterscheiden:

1. den sog. dominanten („vorherrschenden"),
2. den rezessiven („überdeckbaren"),
3. den geschlechtsgebundenen rezessiven Erbgang.

Diese drei Hauptgruppen von Vererbungsarten umfassen, um es zu wiederholen, keineswegs alles, was an Erbvorgängen und Erbgesetzlichkeiten beim Menschen bekannt ist, wohl aber zahlreiche beim Menschen beobachtbare Vererbungserscheinungen.

Betrachten wir zuerst den dominanten und den rezessiven Erbgang, so unterscheiden sich diese beiden Erbgangsformen folgendermaßen: Beim dominanten Erbgang genügt zur Ausbildung des betreffenden Erbmerkmals der Besitz nur einer entsprechenden Erbanlage, die der betreffende Mensch also entweder von seinem Vater oder von seiner Mutter erhalten hat, beim rezessiven Erbgang dagegen bedarf es zur Ausbildung des betreffenden Erbmerkmales zweier entsprechender Erbanlagen, so daß der betreffende Mensch sowohl vom Vater als auch von der Mutter je eine Anlage für dieses Merkmal erhalten haben muß.

Beim dominanten Erbgang beispielsweise einer Erbkrankheit tritt also diese Krankheit bereits auf, wenn ein Mensch nur von einer Seite her, sei es der väterlichen oder der mütterlichen, belastet wird. Beim rezessiven Erbgang dagegen muß der betreffende Mensch vom Vater und von der Mutter her, also doppelt, mit der krankhaften Erbanlage behaftet sein, damit er der Erbkrankheit verfällt.

Demgemäß können dominante Erbanlagen immer nur in direkter Linie von Merkmalsträger zu Merkmalsträger weitergegeben werden, während beim rezessiven Erbgang ein Überspringen einer oder mehrerer Generationen möglich ist, solange nämlich, bis wieder zwei dieser rezessiven Anlagen in der gleichen Person zusammentreffen.

Beispielsweise stammen Personen, die an dem dominant erblichen Veitstanz erkranken, stets aus Ehen ab, in denen einer der beiden Gatten ebenfalls früher oder später an Veitstanz erkrankte. Dagegen sind Personen, die auf erblicher Grundlage taubstumm sind, häufig Kinder aus Ehen normal hörender und sprechender Eltern. Diese Taubstummen vereinigen eben in sich zwei Taubstummheitsanlagen, während ihre hörenden Eltern nur eine solche Taubstummheitsanlage besitzen, die sich — eben als rezessive Anlage — für sich allein noch nicht durchzusetzen vermag, sondern von der normalen Höranlage „überdeckt" wird.

Eine Verehelichung solcher äußerlich normaler Personen, die aber eine und die gleiche rezessive Krankheitserbanlage — wie in unserem Beispiel die Taubstummheitsanlage — besitzen, wird nun naturgemäß besonders häufig dort eintreten können, wo Menschen der gleichen Sippschaft, d. h. also Blutsverwandte, die Ehe miteinander eingehen. In dieser Möglichkeit des Zusammentreffens sonst unbemerkt bleibender krankhafter rezessiver Erbanlagen liegt die Hauptgefahr einer Verwandtenehe.

Da die Gesetzmäßigkeiten des dominanten und rezessiven Erbganges, zuerst auf Grund außerordentlich umfangreicher Züchtungsversuche an Tier und Pflanze, später auf Grund nicht minder umfangreicher Familienforschungen beim Menschen genau bekannt sind, so ist es möglich, in zahlreichen Fällen ehelicher Verbindung von Trägern oder Nichtträgern eines bestimmten Merkmals — vor allem bei Merkmalen krankhaften Charakters — eine Vorhersage darüber zu machen, ob und wie viele Kinder das betreffende Merkmal zeigen werden oder nicht. Zwar kann nur in einem Teil dieser Fälle der Arzt Menschen, die eine Ehe miteinander eingehen wollen, die Zusicherung geben, daß sie beispielsweise bestimmte Erbkrankheiten bei ihren Kindern nicht zu fürchten hätten, daß sie also im Hinblick auf diese Krankheiten mit ihrer Ehe *keinerlei* Risiko für ihre Kinder auf sich nähmen. In der Mehrzahl der Fälle läßt sich aber wenigstens die Wahrscheinlichkeit angeben, die für das Auftreten oder Nichtauftreten eines bestimmten Erbmerkmals besteht, sozusagen die *Höhe des Risikos* der betreffenden ehelichen Verbindung für die künftigen Kinder. Dieses Risiko einer geplanten Ehe zu kennen, ist selbstverständlich von größter praktischer Wichtigkeit.

Die umstehende Tabelle stellt übersichtlich zusammen, wie sich in bestimmten Eheverbindungen das Risiko der Nachkommen in bezug auf das betreffende Erbmerkmal darstellt. Dabei wird, wie in den vorhergehenden Ausführungen, der größtmöglichen Kürze halber immer nur von „gesund" und „krank" gesprochen, während die Tabelle sich auch auf nichtkrankhafte Erbmerkmale anwenden läßt, wobei statt „krank" dann „Merkmalsträger", statt „gesund" „Nicht-Merkmalsträger" gesetzt werden müßte. Wir erläutern den Gebrauch der Tabelle sogleich noch an einem Beispiel, erwähnen vorher aber noch die vorhin genannte dritte Erbgangsform beim Menschen.

Der *geschlechtsgebunden-rezessive Erbgang* ist dem einfachen rezessiven Erbgang gegenüber in doppelter Weise kompliziert.

Erstens treten nämlich die betreffenden so vererbbaren Merkmale mit sehr viel größerer Häufigkeit beim männlichen als beim weiblichen Geschlecht auf, ja in manchen Fällen ausschließlich beim männlichen Geschlecht. So findet sich die sog. Farbenblindheit (genauer „Rotgrünblindheit"), die ihre Träger für gewisse berufliche Tätigkeiten, beispielsweise Verkehrsdienst, untauglich macht, und die ihr verwandte geringere Störung, die sog. Farbenschwäche, verhältnismäßig häufig bei Personen männlichen Geschlechts, während sie bei weiblichen Personen noch nicht einmal bei $^1/_2$% der Bevölkerung sich findet. Die sog. Bluterkrankheit, eine schwere Störung der Gerinnungsfähigkeit des Blutes, wird sogar ausschließlich bei Männern beobachtet. Gerade Farbenschwäche, Farbenblindheit und Bluterkrankheit sind besonders gut bekannte Beispiele eines geschlechtsgebundenen rezessiven Erbganges.

Zweitens erben diese männlichen Merkmalsträger, also beispielsweise farbenblinde Männer, ihre Anlage hierzu nie von ihrem Vater, sondern stets von ihrer Mutter und geben sie ihrerseits nie an ihre Söhne, sondern nur an ihre Töchter weiter. Mutter und Töchter zeigen dabei aber meist das Merkmal nicht. Die Mutter eines farbenblinden Mannes ist also selbst meist farbtüchtig, und auch seine Töchter pflegen farbtüchtig zu sein. Die Töchter haben aber die Farbenblindheitsanlage ihres Vaters mitbekommen und können daher nun wiederum farbenblinde Söhne haben, auch wenn eine solche „Überträgerin" einen farbtüchtigen Mann heiratet. Nur wenn eine solche Farbenblindheitsüberträgerin einen selbst farbenblinden Mann heiraten sollte, kann sie unter ihren Töchtern auch solche haben, die selbst farbenblind sind.

Die besprochenen wie auch alle denkbaren weiteren Möglichkeiten von Ehekombinationen und das Erbrisiko der aus diesen Ehen zu erwartenden Kinder lassen sich aus der umstehenden Tabelle ablesen. Man ersieht aus ihr zugleich, wie wechselvoll das Vererbungsgeschehen im Einzelfall sein kann.

Die im Vorstehenden kurz geschilderten und aus der Tabelle ablesbaren Erbgesetzlichkeiten lassen sich nun aber nicht in sämtlichen Fällen von Erbvorgängen beim Menschen in dieser Klarheit aufzeigen. Vor allem sind es die äußerst mannigfaltigen Einflüsse

Die Hauptmöglichkeiten des Erbgangs krankhafter Erbanlagen.

Erbgang		Dominant		Rezessiv		Geschlechtsgebunden rezessiv	
Erbformeln		DR = krank RR = gesund		DD = gesund DR = gesund RR = krank		DD = gesunde Frau, RR = kranke Frau DR = gesunde Frau (Überträgerin) D— = gesunder Mann, R— = kranker Mann	
Ehegruppen		Erbformel der Eltern	Erscheinungsbild der Kinder	Erbformel der Eltern	Erscheinungsbild der Kinder	Erbformel der Eltern	Erscheinungsbild der Kinder
Gesund × gesund		RR × RR	Sämtlich gesund	DD × DD DD × DR DR × DR	Sämtlich gesund Sämtlich gesund 75% gesund + 25% krank	DD × D— DR × D—	Sämtlich gesund Söhne: 50% gesund, 50% krank Töchter: alle gesund
Krank × krank		DR × DR	75% krank +25% gesund	RR × RR	Sämtlich krank	RR × R—	Sämtlich krank
Gesund × krank	Vater krank Mutter gesund	RR × DR	50% krank +50% gesund	DD × RR	Sämtlich gesund	DD × R— DR × R—	Sämtlich gesund 50% gesund + 50% krank
	Vater gesund Mutter krank			DR × RR	50% gesund +50% krank	RR × D—	Alle Söhne krank, alle Töchter gesund

dessen, was man mit einem groben Sammelbegriff als „Umwelt“-Einflüsse bezeichnet, die das in anderen Fällen so klare Vererbungsbild gleichsam verschleiern.

Erbanlagen, die sich in immer den gleichen Erbeigenschaften äußern, so wechselvoll auch die Entwicklungsbedingungen und die Lebensverhältnisse des betreffenden Menschen sein mögen, sind nicht allzu häufig. Zu diesen von der Umwelt sozusagen unabhängigen, also „umweltfesten“ Erbanlagen gehören vor allem die sogenannten Blutgruppen-Eigenschaften, die sich entsprechend der jeweiligen Blutgruppenveranlagung eines Menschen unter allen Umständen mit Sicherheit in dem betreffenden Blutgruppenmerkmal ausprägen (vgl. S. 48).

Wesentlich häufiger sind solche Erbanlagen, auf deren Ausprägung auch die Entwicklungsbedingungen einen bald geringeren bald stärkeren Einfluß zu nehmen vermögen, seien es diejenigen, die der junge Keim im Mutterleibe findet, oder diejenigen, in denen das Kind nach seiner Geburt heranwächst, oder schließlich auch Lebensumstände in noch späteren Jahren. Derartige Erbanlagen legen also nicht ein bestimmtes Erbmerkmal von vornherein fest, sondern sie bestimmen die Entwicklungsrichtung im ganzen, bestimmen die diesem Menschen innewohnenden Entwicklungsmöglichkeiten und ihre Grenzen. Innerhalb dieser Richtung und innerhalb dieser Grenzen modeln dann aber auch alle die vielfältigen Einflüsse, die insgesamt eben die „Umwelt“ darstellen, an der Ausprägung der betreffenden Eigenschaften mit. In diesen Fällen, in denen wir keine umweltfesten Erbmerkmale vor uns haben, sondern umweltwandelbare, bestimmt also die Veranlagung, was werden kann, aber erst Veranlagung und Umwelt zusammen, was tatsächlich wird. Durch die Erbanlage wird hier also nicht ein fest umrissenes Merkmal, sondern eine bestimmte „Spanne" von Ausprägungsmöglichkeiten festgelegt.

Beispielsweise gibt es erbliche Anfälligkeiten gegenüber bestimmten Infektionskrankheiten. Wer eine solche Anfälligkeit ererbt hat, trägt in sich ein erhöhtes Risiko, der betreffenden Ansteckung zum Opfer zu fallen, er erkrankt also leichter als ein nicht ausgesprochen Anfälliger, der erst bei einem stürmischeren Angriff der betreffenden Krankheitserreger ihnen unterliegen würde. Der Erbanfällige kann also wegen seiner Veranlagung besonders leicht erkranken; er muß aber nicht erkranken, und könnte er jede Ansteckungsgefahr vermeiden, so würde er überhaupt nicht erkranken.

In manchen wichtigen Lebensgebieten tritt der Einfluß der Umwelt sogar so stark hervor, daß unter dem Eindruck dieses unmittelbar erkennbaren Umwelteinflusses die Bedeutung der Erblichkeit von vielen vergessen, ja geradezu geleugnet werden konnte. Dies gilt besonders auf dem Gebiete des geistigen und seelischen Lebens. Gerade hier aber handelt es sich nicht einfach um eine Formung des Menschen durch die Einflüsse der Erziehung, der Schulung, der Berufsarbeit usw., also um Einflüsse, die von anderen Menschen oder ihren geistigen Leistungen ausgehen, sondern gerade hier ist von entscheidender Bedeutung die „Empfänglichkeit", die der Einzelne auf Grund seiner Veranlagung den an ihn herantretenden geistigen und seelischen Einflüssen entgegenbringt. Die Ansprechbarkeit des Einzelnen auf diese Einflüsse, die Aufgeschlossenheit, die er dem Erwerb von Kenntnissen, dem Aufbau innerer Ideale, der Aufrichtung willensmäßiger Ziele usw. entgegenbringt, bestimmen als erbgebundene Kräfte das geistige und seelische Erlebnis von Natur und Menschen und das geistige und seelische Verhalten ihnen gegenüber entscheidend mit. Diejenigen Erbanlagen, die der geistigen und seelischen Entwicklung zugrunde liegen, können also in ihrer Auswirkung zwar durch fördernde oder hemmende Umweltkräfte, vielleicht sogar in hohem Grade, beeinflußt werden, sie nehmen ihrerseits aber auch entscheidenden Einfluß darauf, in welcher Weise und in welchem Ausmaße zwischen dem sich entwickelnden Menschen und seiner geistig-seelischen Umwelt Beziehungen hergestellt werden können.

Das Wechselspiel zwischen Veranlagung und Umwelt stellt sich also folgendermaßen dar: Die Veranlagung vermag sich nur insoweit auszuwirken, als die Umwelt es zuläßt. Die Umwelt wiederum vermag nur insoweit einzuwirken, als die Veranlagung ihr entgegenkommt. Mit diesen beiden Sätzen können die in Wahrheit so außerordentlich verwickelten Beziehungen zwischen Erbkräften und Umwelteinflüssen in einer kurzen, das Verständnis erleichternden Form ausgedrückt werden.

Auch innerhalb des Bereiches krankhafter Erbanlagen gibt es zahlreiche in ihrer Ausprägung umweltbeeinflußbare Anlagen. So genügt bei einer der schwersten Erbkrankheiten, der Schizophrenie (Spaltungsirresein), die Veranlagung allein noch nicht völlig, um das furchtbare Leiden ausbrechen zu lassen. Vielmehr müssen noch Umwelteinflüsse hinzukommen, deren Art wir heute zwar noch nicht genau kennen. Wir wissen aber, daß etwa $^1/_3$ derjenigen Personen, die die gleiche Veranlagung wie die ausgesprochen Schizophrenen besitzen, nicht eigentlich geisteskrank werden, obwohl sie die betreffenden Krankheitsanlagen ungeschwächt ihren Nachkommen weiterzugeben imstande sind.

Eine weitere Möglichkeit komplizierterer Erbverhältnisse ist dann gegeben, wenn zur Entstehung des betreffenden Erbmerkmals nicht nur ein einziges Anlagenpaar genügt, wie beispielsweise also eine vom Vater und eine von der Mutter her ererbte Taubstummheitsanlage eine Taubstummheit zustande kommen läßt, sondern wenn zwei oder mehr verschiedenartige Anlagepaare zur Bildung des betreffenden Erbmerkmals zusammenwirken müssen.

Dies gilt vor allem für eine große Reihe normaler Erbeigenschaften. So wird die Form des Haares oder die Farbe des Auges oder die Haarfarbe beim Einzelnen nicht nur durch das Zusammenwirken je einer väterlichen und mütterlichen Erbanlage bestimmt, sondern durch das Zusammenwirken zahlreicher derartiger Anlagen. Hieraus ergibt sich das bisweilen wechselvolle Bild, das sich innerhalb einer Familie in bezug auf diese und ähnliche Eigenschaften findet.

So können bei der Vererbung der *Haarform* zwei dominante Erbanlagen beteiligt sein, von denen die eine (S) zu einer spiraligen Aufdrehung des Haares führt, während die andere (C) eine wellige Biegung des Haarschaftes bedingt. Wenn diese beiden Anlagen rein vorhanden sind (SSCC), so bildet sich jenes enge Kraushaar, wie es der Hottentotte besitzt. Sind statt ihrer dagegen die entsprechenden rezessiven Anlagen rein vorhanden (sscc), so haben wir das schlichte Haar des Europäers. Zwischen diesen beiden Extremen liegen allerlei Übergänge sowohl der Anlagenkombinationen wie entsprechend der Haarbildung, die über lockere Kraushaarigkeit und mehr oder weniger ausgeprägte Welligkeit bis zu nur leichter Lockung führen. In bezug auf diese beiden Anlagepaare für die Haarform gibt es also bereits die folgenden Möglichkeiten erblicher Veranlagung:

SSCC stärkste Spiraldrehung, engstes Kraushaar,
SSCc }
SScc } lockerer kraus in den verschiedenen Übergängen,
Sscc }
ssCC engwellig,
ssCc flachwellig,
SsCC wellig mit Übergang in spiraler Drehung: lockig,
SsCc geringe Wellung und Drehung: leichteste Lockung,
sscc schlicht.

Um noch ein weiteres Beispiel zu nennen, so wird ein so bedeutungslos erscheinendes Merkmal, wie die Anzahl der feinen Leisten, von denen die merkwürdigen Linienmuster auf den Fingerkuppen gebildet werden, von nicht weniger als drei Erbanlagenpaaren bestimmt. Es sei übrigens zur Vermeidung von Mißverständnissen hinzugefügt, daß trotz der Beteiligung dieser und weiterer Erbanlagen die Fingerbeerenmuster stets noch viele minutiöse Sonderzüge nichterblichen Charakters aufweisen, so daß in bezug auf seine zehn Fingerbeerenmuster kein einziger Mensch auf der Erde einem zweiten völlig gleicht.

Auf weitere Komplikationen der zuerst besprochenen Erberscheinungen, wie z. B. auf das Vorliegen sogenannter Erbanlagenserien, kann hier nicht eingegangen werden.

Wenigstens in Kürze sei aber gesagt, daß die Erbanlagen, die den sogenannten *Blutgruppen* zugrunde liegen, eine solche Erbanlagenserie bilden. Es gibt drei solcher Erbanlagen, die A, B und O heißen. Die Erbanlage O tritt nur dann in Erscheinung, wenn noch eine zweite gleiche Erbanlage bei dem betreffenden Menschen gegeben ist, der dann also mit der Veranlagung OO der Blutgruppe O angehört. Menschen von der Veranlagung AA oder AO gehören zur Blutgruppe A, Menschen von der Veranlagung BB oder BO zur Blutgruppe B, und Menschen mit den Erbanlagen A und B zur Blutgruppe AB.

Hieraus ergeben sich wiederum bestimmte Aussagemöglichkeiten darüber, welche Blutgruppen bei bestimmter Blutgruppenzugehörigkeit der *Eltern* bei den einzelnen *Kindern* auftreten können. Diese Möglichkeiten sind in beistehender Tabelle aufgezeichnet.

Vererbung der Blutgruppen.

Blutgruppen der Eltern	Mögliche Blutgruppen der Kinder			
AB × AB	AB	A	B	—
AB × A	AB	A	B	—
AB × B	AB	A	B	—
AB × O	—	A	B	—
A × A	—	A	—	O
A × B	AB	A	B	O
A × O	—	A	—	O
B × B	—	—	B	O
B × O	—	—	B	O
O × O	—	—	—	O

Auf Grund dieser so genauen Kenntnis der Blutgruppenvererbung und ähnlicher Tatsachen kann sogar in zahlreichen Fällen fraglicher Vaterschaft eine Festlegung oder Ausschließung einer Verwandtschaft zwischen einem in Frage kommenden Mann und dem betreffenden Kind erfolgen.

In bezug auf andere kompliziertere Erblichkeitsverhältnisse kann hier nur kurz bemerkt werden, daß in vielen solchen Fällen zwar der genauere Erbgang noch ungenügend erforscht ist, während über die Tatsache der Erblichkeit als solcher bei dem betreffenden Merkmal kein Zweifel besteht.

Auch in Fällen unbekannten Erbganges einer Erbkrankheit kann es aber doch möglich sein, über das Erkrankungsrisiko der Verwandten eines solchen Erbkranken Auskunft zu geben, so wie dies in beistehender Tabelle für Geschwister, Kinder usw. von Schizophrenen mitgeteilt ist. Man erkennt beispielsweise, daß rund $^1/_3$ der Geschwister von Schizophrenen für die Erbgesundheit des Volkskörpers als bedenklich bezeichnet werden muß, wenn auch nur ein Teil davon geisteskrank wird oder schwer psychopathisch ist. Diese Erkrankungswahrscheinlichkeiten wurden auf Grund umfangreicher Erhebungen in Sippschaften, aus denen derartige Erbkranke stammen, ermittelt.

Erkrankungsrisiko von Verwandten Schizophrener.
(Vereinfacht nach H. Luxenburger.)

	Erkrankungswahrscheinlichkeit an Schizophrenie in %	Häufigkeit schizophrenieähnlicher Psychopathen in %	Gefährdung durch andere abnorme Typen in %	Für den Volkskörper	
				bedenklich in %	unbedenklich in %
Geschwister	7,5	9,7	16,3	32,8	67,2
Kinder	9,1	17,6	22,6	44,0	56,0
Enkel	2,4	4,7	27,0	33,3	66,7
Vettern und Basen .	1,8	9,8	16,3	25,9	74,1
Neffen und Nichten .	1,7	3,6	9,5	14,5	85,5

Zum Schluß sei zu einer immer noch weit verbreiteten irrtümlichen Ansicht Stellung genommen, der Ansicht nämlich, daß Eigenschaften, die jemand durch körperliche oder geistige Anstrengung und Übung erlangt, von ihm auch auf seine Nachkommen weitergegeben werden könnten. Eine solche Vererbung einer erworbenen Eigenschaft, etwa einer durch fortgesetztes Training gewonnenen Muskelstärke oder einer durch ständigen Fleiß erzielten musikalischen Leistungsfähigkeit, gibt es nicht. Wo sie vorzuliegen scheint, handelt es sich in Wirklichkeit um eine Weitergabe der Anlagen, die es bereits dem betreffenden Menschen selber möglich gemacht haben, sich — eben innerhalb der ihm erblich gewiesenen Entwicklungsrichtung und der ihm erblich gesetzten Entwicklungsgrenzen — zu besonders hoher Leistungsfähigkeit emporzuarbeiten. Diese Anlagen gibt der Betreffende so, wie er sie selbst von seinen Eltern erhalten hat, auch auf seine Kinder weiter. Machen auch die Kinder eine entsprechende Ausbildung und Übung durch, so können sie zu den gleichen Leistungen gebracht werden, wie ihr Vater bzw. ihre Mutter; und erhalten sie unter deren erzieherischem Einfluß noch eine bessere Ausbildung als einst ihre Eltern, so können sie die elterliche Leistung noch übertreffen. Dieses Ergebnis einer erhöhten Umweltförderung wird leicht als Ergebnis unmittelbarer Vererbung mißverstanden.

Zugleich geht aber aus diesen Ausführungen erneut hervor, wie wesentlich für die Entfaltung der Erbkräfte die Schaffung entsprechender Umweltbedingungen ist. Man kann die Erziehung geradezu auffassen als eine ständige Darbietung förderlicher

Umwelteinflüsse zur Weckung und Steigerung erwünschter Anlagen und eine bewußte Setzung von Hemmungen zwecks Unterdrückung der Entfaltung unerwünschter Anlagen.

Vererbung ist also nur zu einem gewissen Teil Erbschicksal, zu einem sehr viel erheblicheren Teil ist sie nicht Schicksal, sondern Aufgabe.

Zu diesen Aufgaben gehört auch die, das gesunde Erbgut vor Schädigungen zu bewahren.

D. Rassenkunde.

31. Entstehung und Entwicklung der menschlichen Rassen. Zur Zeit leben auf der Erde nach ziemlich sicheren Schätzungen und Zählungen rund 2116 Millionen Menschen, und zwar in Europa 526 Millionen, in Asien 1162 Millionen, in Afrika 151 Millionen, in Amerika 266 Millionen, in Australien einschließlich der Südseeinseln 11 Millionen. Allein diese Feststellung wirft die Frage auf, welche Beziehungen bestehen zwischen diesen Millionenmassen und welche Stellung nimmt der „Einzelne" zu der Gesamtmenschheit ein? Die Beantwortung dieser Frage kann in der vielfältigsten und verschiedensten Weise erfolgen. Wird sie nach politischen, wirtschaftlichen, künstlerischen oder auch sprachlichen Gesichtspunkten vorgenommen, so wird ihr Endergebnis eine Kulturgeschichte der Menschheit sein. Derartige Betrachtungen gehen aber zumeist an der Tatsache vorüber, daß der Mensch als ein „Teil der Natur" genau so als „Lebewesen" angesehen werden muß wie jede Pflanze und jedes Tier und sich aus ihr wie jedes andere Lebewesen „lebend" entwickelt hat. Dies zu leugnen, hieße die Natur und sich selbst verneinen. Es mag uns heute deshalb schon fremd und sonderbar anmuten, wenn man lange geglaubt hat, auf dem gegenteiligen Standpunkte verharren zu müssen, indem man dem Menschen eine Sonderstellung bestimmter Art zuwies, wenn man ihn nicht ganz außerhalb der Natur stellte. Dieser Irrtum, der zugleich für unser Wissen eine erhebliche Bildungslücke darstellte, wurde erst im vergangenen Jahrhundert beseitigt. Männer wie Darwin und Haeckel waren es, die im Gegensatz zu den damaligen Auffassungen die Lehre von der „natürlichen" Entstehung und Entwicklung nicht nur des Lebens sondern auch des Menschen aufstellten. Damit war zugleich der Grund zur „Naturgeschichte" des Menschen gelegt, deren wesentlichster Inhalt die Rassenkunde ist. Nicht, daß etwa damit die Frage nach dem „warum" des Lebens beantwortet werden sollte, sondern im Mittelpunkt des Interesses stand und steht noch heute vielmehr die Frage nach dem „wann" und „wie".

So stellt die Rassenkunde oder Rassengeschichte zunächst die Frage, aus welchen „Lebensformen" sich der Mensch entwickelte, und wann er zum ersten Mal über diese Erde wandelte. Hierbei sind wir in erster Linie auf vorgeschichtliche Funde angewiesen, vornehmlich auf Reste von Skeletten und Skeletteilen, die uns die Erde als Zeugen menschlicher Entwicklung überlieferte. Als ältester Fund in dieser Richtung hat der sog. „Affenmensch" (Pithecanthropus) oder auch Javamensch von Trinil zu gelten. Er nimmt eine mögliche Zwischenstellung zwischen Menschenaffen und Mensch ein und könnte als erster Versuch zu einer „menschlichen" Entwicklungsstufe angesehen werden. Zusammen mit ihm — wenn nicht schon eine Entwicklungsstufe höher — ist der Fund von Peking zu erwähnen, als Sina thropus pekinensis oder Pekingmensch bekannt. In ihre Nähe, jedoch in vieler Beziehung eine Sonderstellung einnehmend, gehört ferner der „Heidelberg-Mensch" (Homo he delbergens s) als zugleich ältester Fund Europas, von dem leider nur ein Unterkiefer gefunden wurde. Zeitlich gesehen dürften diese Funde ein Alter von mehr als 300000 Jahren haben und geologisch zu Anfang des Diluviums einzuordnen sein. Stammesgeschichtlich beweisen sie die enge Verwandtschaft mit den Menschenaffen. Nicht aber in der Weise, daß der Mensch vom Affen abstammt, sondern daß beide, Mensch und Menschenaffe, auf eine gemeinsame „Wurzelform" zurückgehen, aus der sich einerseits der Mensch und andererseits der Menschenaffe entwickelte.

Im weiteren Verlauf der stammesgeschichtlichen Entwicklung des Menschen, nachdem er als solcher in Erscheinung getreten war, tritt eine Menschenform auf, die nach den zahlreich vorhandenen Funden von Asien bis Westeuropa und Südafrika verbreitet gewesen sein muß. Der erste dieser Funde, ein Schädeldach, wurde 1856 in einer Höhle im Neandertal zwischen Düsseldorf und Elberfeld ausgegraben. Er gab der ganzen Gruppe den Namen: Neandertalmensch (Homo neandertalensis). Sein Alter ist auf mehr als 100000 Jahre zu schätzen. In Europa hat dieser Mensch während der letzten Zwischeneiszeit gelebt und dürfte in der folgenden großen Vereisung ausgestorben sein. Denn nach der Vereisung Europas tritt eine Menschenform auf, die große und überraschende Ähnlichkeiten mit der heutigen Menschheit aufweist und den Artnamen „Vernunftmensch" oder „Homo sapiens" erhalten hat. Sie war Trägerin der steinzeitlichen Kulturen. Reste dieser Menschheitsform leben heute noch in entlegenen Erdgegenden in sog. „Rückzugsgebieten" wie dem australischen Busch, auf Polynesien und in Indien (Wedda). Ob der europäische Homo sapiens unmittelbar vom Neandertaler abstammt, muß dahingestellt bleiben, da sein Auftreten viel zu unvermittelt erfolgt. In dieser Hinsicht dürfte der erst 1933 bei Steinheim a. d. Murr gemachte Fund Bedeutung erlangen, der trotz seiner Urtümlichkeit Anklänge an den Homo sapiens aufweist, aber zeitlich vor dem Neandertaler anzusetzen ist, so daß er gegebenenfalls vermittelnd zwischen Pithecanthropus-Formen und Homo sapiens steht. Dagegen ist anzunehmen, daß der heutige mongolide und negride Rassenkreis unmittelbar auf neandertalähnliche Urformen zurückgeht.

Kennzeichnend für die Entwicklung des Homo sapiens ist seine äußerst reiche Formenentfaltung, die sich bei der Neandertalmenschheit und bei den Pithecanthropus- und Sinanthropus-Formen nicht nachweisen läßt. Trotz der dadurch und durch Wanderungen und Vermischungen äußerst komplizierten Verhältnisse, lassen sich die europäischen Urrassen des Homo sapiens noch recht gut übersehen. Auch ihre Verbreitung ist in großen Zügen feststellbar. Zu erwähnen ist in erster Linie die sog. Brünn-Rasse aus dem Aurignacien, die kleinwüchsig und langköpfig war, und aus der möglicherweise die heutige mediterrane oder westische Rasse hervorgegangen ist. Neben ihr ist ein kurzköpfiger und gleichfalls kleiner Menschenschlag, vermutlich die spätere alpine oder ostische Rasse festzustellen, der in Deutschland durch Funde aus der Ofnethöhle bei Ulm belegt ist. Zu erwähnen wäre noch eine kurz- und hochköpfige Rasse, deren erstes Auftreten jüngeren Datums ist und mit der sog. Glockenbecherkultur in Verbindung zu bringen ist. Sie kann als Ausgangsform für die heutige dinarische Rasse gelten. Bestimmend für die europäische Rassenentwicklung jedoch wurde der sog. Cro-Magnon-Mensch, so benannt nach dem ersten in dieselbe Gruppe gehörenden Fund von Cro-Magnon im Vérèretal in Frankreich. In Deutschland ist sein Vorkommen durch die Funde von Oberkassel belegt. Es ist anzunehmen, daß diese Rasse beim Zurückweichen des Eises auch weiter nach Norden gezogen ist und hier die Umbildung zur heutigen fälischen Rasse durchmachte, zugleich aber auch einen neuen Menschenschlag bildete, den wir heute als nordische Rasse bezeichnen, und aus der späterhin die germanischen Stämme hervorgehen sollten. Damit ist in großen Zügen die europäische Rassengeschichte umrissen.

Auf eine nähere rassengeschichtliche Darstellung der beiden anderen großen Rassenkreise, des der asiatisch-mongoliden und der afrikanisch-negriden Menschheit soll hier verzichtet werden, da sie für die europäische Entwicklung von untergeordneter Bedeutung ist, zumal für sie auch keine derartig zahlreichen Funde und Bearbeitungen vorliegen. Wie schon weiter oben erwähnt, ist ihre Abspaltung frühzeitig und zwar schon vom Neandertalstadium erfolgt, so daß sie außerdem mitbedingt durch ihre räumliche Trennung eine für sich selbständige Entwicklung durchgemacht haben. Einen allgemeinen Überblick vermitteln die Abb. 10—12.

32. Schilderung der heutigen Rassen Europas. Ehe zu einer Schilderung der zur Zeit lebenden europäischen Rassen übergegangen wird, soll zunächst auf die wesentlichsten Methoden zur Rassenbestimmung hingewiesen werden.

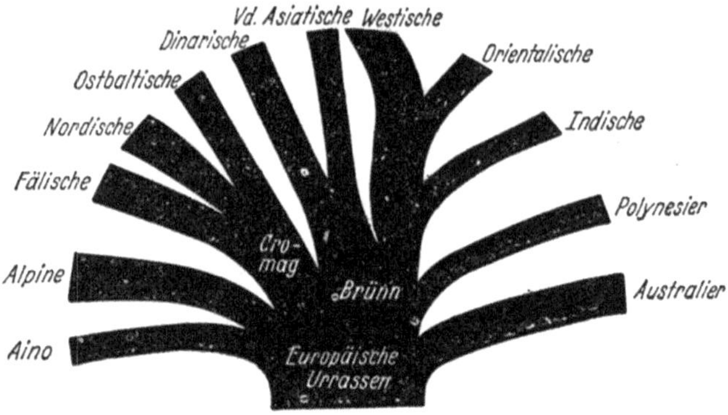

Abb. 10. Stammbaum der europäischen Rassen.

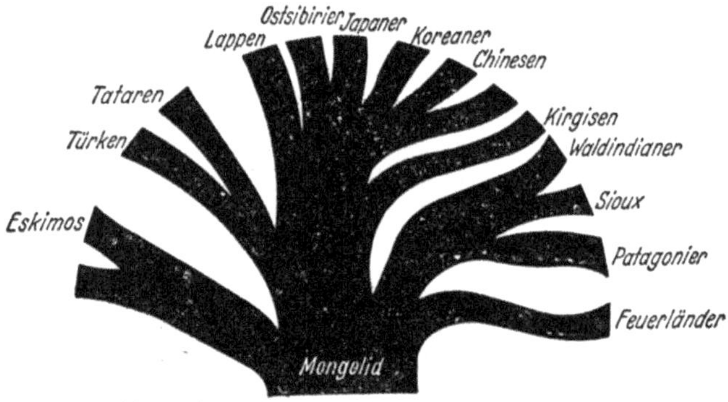

Abb. 11. Stammbaum der Rassen Asiens und Amerikas.

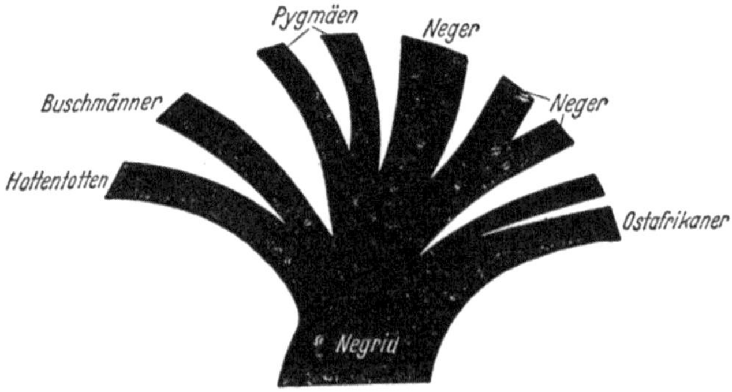

Abb. 12. Stammbaum der afrikanischen Rassen.

Abb. 10—12. In Anlehnung an Eugen Fischer.

Den ersten Anhaltspunkt für eine Rassenbeurteilung bildet zumeist die Bestimmung der Farbverhältnisse, und zwar in erster Linie die der Augen und Haare und dann der Haut. Bei den verschiedenen vorkommenden Abstufungen ist man aber immer dem subjektiven Fehler ausgesetzt, die einzelnen Farbtöne nicht streng voneinander scheiden zu können. Es ist deshalb zweckmäßig, sich besonderer für diese Zwecke aufgestellter Farbtafeln zu bedienen. Für die Augenfarben ist die Tafel nach Martin-Schultz zu empfehlen, die in der Form einer Anzahl Glasaugen die natürlichen Augenfarben am besten wiedergibt. Für die Haarfarbenbestimmung eignet sich die von Fischer-Saller aufgestellte Haarfarbentafel am besten.

Ebenso wichtig wie die Feststellung der Farbverhältnisse ist die Beurteilung der Kopfform. (Das einfachste Maß zur Feststellung der Kopfform ist der Kopfindex, der die größte Kopfbreite in Prozenten der größten Kopflänge ausdrückt). Sie hat zweckmäßig nach folgenden Graden zu erfolgen: lang und schmal (Langkopf), rund und breit (Rundkopf), kurz und breit (Kurzkopf). Auf die Form des Hinterkopfes, ob er mäßig oder äußerst stark hervorspringt, ob er steil abfällt, ist besonders zu achten.

Weitere wichtige Merkmale zur Rassenbestimmung sind Körperhöhe, Gesichtsform, Nasen- und Augenform, Haarform u. a. m.

Außer auf die rein körperlichen Merkmale ist auch auf die seelische Eigenschaften zu achten. Eine Rassenforschung auf nur körperlicher Grundlage würde ihren Zweck verfehlen. Leider bestehen hier keine solchen allgemeinen Richtlinien wie für die Bestimmung der körperlichen Merkmale. Eine kurze Charakterisierung soll in der folgenden rassentypologischen Beschreibung gegeben werden.

Nordische Rasse (vgl. Abb. 13). Der Mensch nordischer Rasse stellt sich uns in einem schlanken, sehnigen Körperbau dar. Der Kopf ist schmal und lang und das Hinterhaupt stark nach hinten vorgewölbt. Unter der klaren und hohen Stirn liegt ein schmales Gesicht mit stark betontem Kinn und zurückliegenden Jochbögen. Die gerade, manchmal leicht nach außen gebogene Nase ist verhältnismäßig lang und schmal. H. F. K. Günther hebt das dreimalige Anspringen des Gesichtsprofils hervor: „Erst in der flächig zurückgeneigten Stirne, dann in der mit hoher Nasenwurzel entspringenden geraden oder nach außen gebogenen Nase und in dem betonten scharf gezeichneten Kinn". Unter den leicht hervortretenden Überaugenbögen liegen zwei klare, blaue Augen. Die Augenbrauen sind schmal und leichtbogig, die Lidspalte waagerecht. Die Haut ist rosig und besonders empfindlich gegen allzu starke Sonneneinwirkung. Das Haar ist im Gespinst fein und schlicht bis flachwellig, von goldblonder Farbe. Die seelische Haltung des nordischen Menschen kennzeichnet sich durch Selbstbeherrschung, betontes Ehrgefühl, Kühnheit und Willensstetigkeit. Seine Begabungen liegen besonders auf organisatorischem und staatspolitischem Gebiete. Die vordenkende Sinnesart befähigt ihn zu tatkräftigem Handeln. In anderer Hinsicht ist seine Zurückhaltung, die sich bis zur Verschlossenheit steigern kann, hervorzugeben. Claus bezeichnet ihn als den „Leistungstypus".

Mit der nordischen Rasse eng verwandt ist die fälische. Sie ist in Deutschland in kleineren Gebieten anzutreffen, besonders in Westfalen und Hessen, in Schweden in der Landschaft Dalarne, deshalb auch oft als Dal-Rasse oder dalische Rasse bezeichnet. Im Gegensatz zum nordischen ist der fälische Mensch von wuchtigem, gedrungenem Körperbau. Der lange und breite, gewaltige Kopf trägt ein vierkantiges und breites Gesicht mit betontem Kinn. Die Stirn ist steiler und kürzer, die Mundspalte breit und schmal. Ebenso wie der nordische Mensch ist der fälische blauäugig und blond. Gleich seinem Äußeren ist er in seiner seelischen Haltung schwer und wuchtig. Besonders wird sein „Treuebedürfnis" gerühmt, seine Tiefe und Standhaftigkeit. Ihm verdankt die deutsche Volksseele ein gut Teil ihrer Innerlichkeit. Er ist verschlossen, nimmt das Leben nicht selten schwer. Ein Zug zur Starrköpfigkeit und zum Eigensinn fehlt nicht. Heimatliebend hängt er an seiner Scholle und ist von tiefer Gläubigkeit beseelt. Kern bezeichnet ihn — mehr standhaft als beweglich, mehr gediegen als vielseitig, mehr nüchtern als kühn, mehr freiheitsliebend als herrschsüchtig, mehr gewichtig als schöpferisch. In den Gestalten eines Luther, Bismarck und Hindenburg finden wir seine körperlichen und seelischen Eigenschaften wieder.

Ostische Rasse (vgl. Abb. 14). Der ostische (alpine) Mensch ist in seinen körperlichen und seelischen Eigenschaften der Gegenpol zur nordischen Rasse. Sein Körperbau ist kurz und gedrungen, die Kopfform rund und verhältnismäßig breit. Der Hinterkopf ist gleichmäßig abgerundet. In dem rundlichen Gesicht mit der steil ansteigenden und gewölbten Stirn, dem unausgesprochenen, gerundeten, manchmal spitzen Kinn und der kurzen, breiten, meist stumpfen Nase, die oft nach innen gebogen ist, liegen die flach eingebetteten braunen bis dunkelbraunen Augen. Die Haarfarbe braun bis dunkelbraun. Die Haut dunkelt bei Einwirkung des Sonnenlichts leicht

Rassenübersicht

Die 5 europäischen Hauptrassen	Nordische Rasse	Ostische (alpine) Rasse
Gestalt	Schlank und hochgewachsen, kräftiger Körperbau, hohe Beine, Mittlere Körpergröße beim Mann 174 cm	Kurz und gedrungen, untersetzt und breit, kurze gedrungene Beine. Mittlere Körpergröße beim Mann 163 cm
Kopfform	Langer schmaler Kopf, Hinterhaupt weit ausladend. Kopfindex im Mittel etwa 75	kurzer runder Kopf, rundes Hinterhaupt. Kopfindex im Mittel 88
Gesicht	Schmales langes Gesicht, flächige zurückgeneigte Stirn; besonders betontes Kinn, Jochbogen zurückliegend. Gesichtsindex über 90	Im ganzen breites, rundes Gesicht. Steilansteigende, rund zurückgewölbte Stirn; unausgesprochenes rundes Kinn. Gesichtsindex unter 83
Nase	Hohe Nasenwurzel, gerade oder nach außen gebogene Nase mit schmalem Nasenrücken	Flache liegende Nasenwurzel, kurze kleine Nase, Nasenspitze stumpf; Nasenrücken öfter konkav
Haarfarbe	Hellblond und blond mit einem Goldton; Nachdunkeln bis zum Dunkelblond	Braun bis schwarzbraun
Haarform	Schlicht und glatt, teils wellig; das einzelne Haar dünn und weich	Hartes, manchmal fast straffes Haar; das einzelne Haar dick; Bartwuchs spärlich
Augen	Augenbrauen schmal, leichtbogig; Lidspalten waagerecht; Irisfarbe blau bis graublau	Flach eingebettete Augen; Lidspalte niedrig-kurz; Augenfarbe braun bis schwarzbraun, stumpfer Ton
Haut	Rosig-hell, Durchschimmern des Blutes; empfindlich gegen Sonneneinwirkung	Gelblich-bräunlich; wirkt eigentümlich unbelebt
Vorwiegendes Siedlungsgebiet	Im Norden und Nordwesten Europas, Schottland, Norddeutschland, Niedersachsen, Westfalen	Alpenländer, Ardennen, Mittel-Frankreich und Ostfrankreich, wallonischer Teil von Belgien, Süd- und Südwestdeutschland

nach. Bartwuchs und übrige Körperbehaarung sind geringer als bei der nordisch-fälischen Rasse.

Über die seelische Haltung des ostischen (alpinen) Menschen bestehen keine solchen klaren Ansichten wie über die nordische Rasse. Er wird als zäh und ausdauernd geschildert. Sein gut entwickeltes Gemeinschaftsgefühl befähigt ihn zu einem geschlossenen Familienleben. Claus sieht in ihm den „Enthebungstyp". Seine Erfolge erkämpft er nicht durch kühnen Wagemut, sondern mit zäher Energie und Geduld. Sein Sinn ist nach H. F. K. Günther mehr auf das Nahe und Nüchterne gerichtet.

von Europa

Westische Rasse	Dinarische Rasse	Ostbaltische Rasse
Kleingewachsen, zierlich, schlank, graziler Körperbau. Mittlere Körpergröße beim Mann 160 cm	Hochgewachsen; derbschlanker Körperbau. Mittlere Körpergröße beim Mann 173 cm	Gedrungener, breiter Wuchs, grobknochig. Mittlere Körpergröße beim Mann um 165 cm
Langer schmaler Kopf, ausladendes Hinterhaupt. Kopfindex im Mittel um 77	Kurzer Kopf mit ausgesprochenem steilen hohen Hinterhaupt. „Hochkopf". Kopfindex 85—87	Im ganzen runder Kopf, breit-grobknochiger Schädel; Hinterhaupt etwas ausladend. Kopfindex um 82
Schmales Gesicht, Jochbogen nicht betont; Stirn weniger hoch und mehr abgerundet, Kinn wenig betont, eher rundlich. Gesichtsindex mehr als 90	Schmales Gesicht; Stirn breit, wenig zurückgeneigt; derbe Gesichtszüge. Kinn hoch, gebaut, aber etwas zurückliegend. Gesichtsindex mehr als 90	Breites grobes Gesicht; massiger schwerer Unterkiefer mit unausgesprochenem Kinn
Schmale zierliche Nase, kürzer als die nordische und selten scharf gezeichnet	Hohe Nasenwurzel stark herausspringende Nase, lang, nach unten zu fleischig. „Adlernase"	Nasenwurzel flach; Nasenrücken stark konkav; breite Nasenflügel, Nasenspitze aufgestülpt
Braun bis schwarzbraun, kein goldener Unterton	Braun bis schwarzbraun	Hell, aschblond, mit grauem Unterton, im Gegensatz zu dem goldblonden der nordischen Rasse
Schlicht-glatt; häufig lockig; das einzelne Haar dünn und weich	Meist lockig, selten schlicht, dünnhaarig	Hart und straff; das einzelne Haar dick
Dunkle Augenbrauen, dicht; Augenfarbe braun bis schwarzbraun, mit lebhaftem warmen Ton	Augenfarbe braun bis schwarzbraun; trotziger, selbstbewußter Ausdruck	Augenfarbe grau bis graublau, selten blau
Bräunlich, Blut scheint kaum durch; weniger empfindlich gegen Sonnenstrahlen	Bräunlich	Hell, aber nicht rosig, mit grauem Unterton, nicht selten „olivengrün"
Südwestküste von Frankreich, Spanien, Portugal, Süditalien, Sizilien, Sardinien	Dinarische Alpen, Süddeutschland, im wesentlichen Jugoslawien bis in die Balkanhalbinsel	Nordosten Europas, Nordpolen, Weißrußland

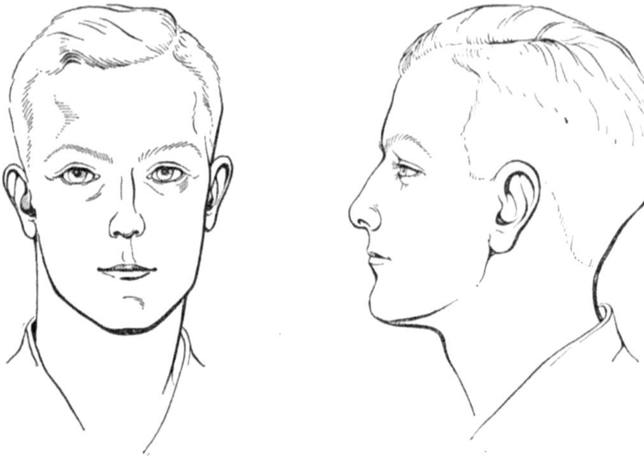

Abb. 13. Nordische Rasse.

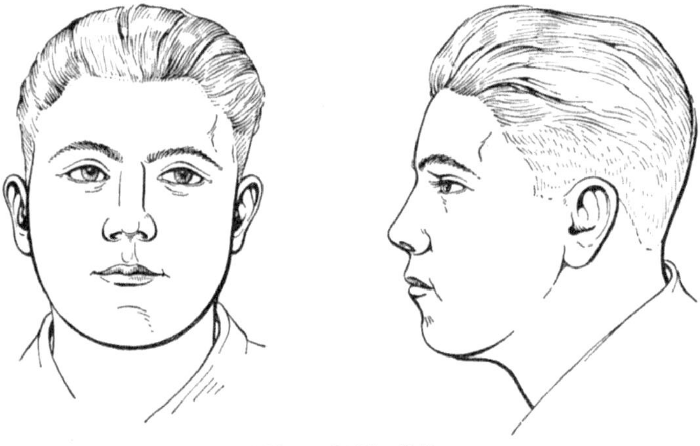

Abb. 14. Ostische Rasse.

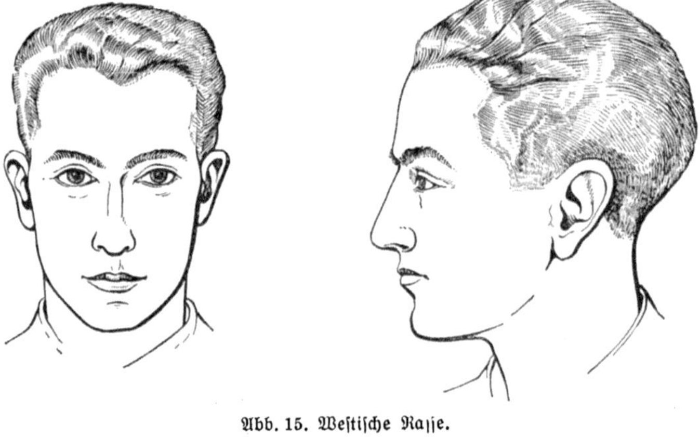

Abb. 15. Westische Rasse.

Seine Beobachtungsgabe ist gut ausgebildet. Als praktischer Mensch ist er sparsam und nicht selten geizig.

Westische Rasse (vgl. Abb. 15). Nur gering ist für Deutschland der Einschlag westischer (mediterraner) Rasse. Ausgesprochene westische Menschen sind in der Moselgegend und im Rheinland unter Weinbauern vereinzelt anzutreffen. Die westische Rasse könnte man in bezug auf ihr Äußeres als eine „verkleinerte" dunkle nordische Rasse bezeichnen.

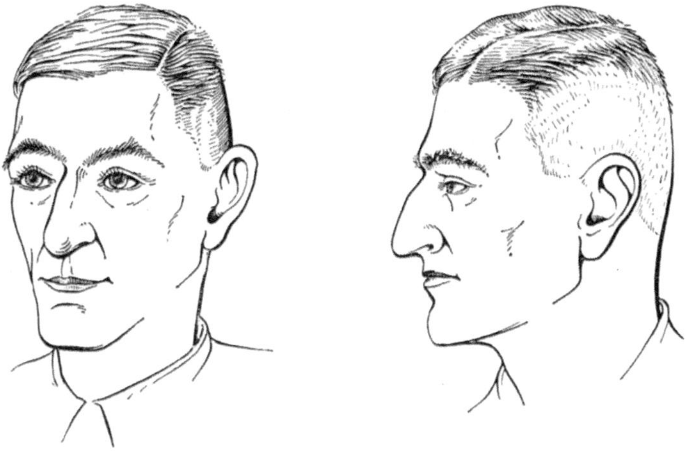

Abb. 16. Dinarische Rasse.

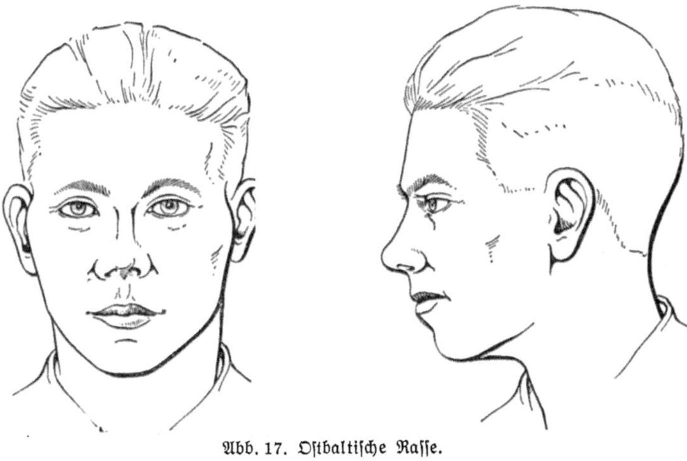

Abb. 17. Ostbaltische Rasse.

Von mittlerem, schlankem und zierlichem Körperwuchs, ist sie fast als grazil anzusehen. Ihr langer, schmaler Schädel trägt ein nach hinten nicht unbeträchtlich ausladendes Hinterhaupt. Das schmale Gesicht wirkt mit den unbetonten Jochbögen, der schmalen aber kurzen Nase, dem mehr rundlichen Kinn anmutiger und weniger scharf als das der nordischen Rasse. Die geschmeidige, bräunliche Haut läßt kaum das Blut durchscheinen. Das lockige bis glatte Haar ist dünn und weich, von brauner und schwarzbrauner Farbe. Die Augen sind von einem warmen braunen bis dunkelbraunen Ton, der eine muntere, heitere Lebhaftigkeit erkennen läßt.

Im allgemeinen wird der westische Mensch als leidenschaftlich und beweglich geschildert. Er ist empfindsam, aber leicht auf Grund seines Temperaments wieder zu versöhnen. Sein ganzes Wesen drängt nach außen, deshalb seine Freude an der Geste und der rednerischen Leistung. Mit besonderer Gewandtheit und Klugheit versteht er sich den jeweiligen Verhältnissen anzupassen, was nicht zuletzt auf eine gewisse Unstetigkeit zurückzuführen ist. Claus bezeichnet den westischen Menschen als den „Darstellungstyp" unter den Rassen Europas.

Dinarische Rasse (vgl. Abb. 16). Die dinarische Rasse ist in ihrem Äußeren von derbem und zum Teil grobem Körperbau; besonders charakteristisch ist das steil fast in der Verlängerung der Nackenlinie aufsteigende Hinterhaupt. Die gesamte Kopfform strebt deshalb in die Höhe. Aus dem derbknochigen, schmalen Gesicht, mit dem hochgebauten, etwas zurückliegenden Kinn und der mehr breiten und steilen Stirn springt kühn die dinarische Adlernase hervor. Die Augen sind braun bis dunkelbraun, ebenfalls braun bis dunkelbraun das meist lockige, selten schlichte Haar. Die Hautfarbe ist bräunlich, dunkler als die der nordischen Rasse.

In seiner seelischen Haltung ist der dinarische Mensch gekennzeichnet durch Geradheit, Ehrsinn, Tapferkeit und Selbstbewußtsein. Die enge Verbundenheit mit der Natur ließ in ihm ein tiefes Heimatgefühl zur Ausbildung kommen. Leicht reizbar neigt er zum Jähzorn. Hervorzuheben ist seine Begabung für Musik und Gesang, insbesondere für das Volkslied. Günther betont: Die Entfaltungsweite dinarischen Wesens ist nach allen Seiten entschieden geringer als die des nordischen. Es fehlen Züge größerer seelischer Feinheit, wie solche harter Entschlossenheit. Der geistige Ausdruck ist enger bei gleich tüchtigem Willen. Am meisten stellt die dinarische Rasse einen nicht selten etwas ungeschlachten, derbheiteren, ja derbwitzigen, leicht begeisterungsfähigen und zu einem gewissen „Schwung" des Auftretens und der Empfindung und zu einer anschaulichen Schilderung neigenden Menschenschlag dar. Ausgesprochene Menschenkenntnis ebenso wie schauspielerische Fähigkeiten sind ihm eigen. In Südbayern und den österreichischen Alpengebieten sind diese Gestalten zu finden. Körperlich hat diese Rasse sehr viel gemeinsam mit der noch zu besprechenden vorderasiatischen Rasse, während sie in ihrer seelischen Haltung dem nordischen Wesen ähnelt.

Ostbaltische Rasse (vgl. Abb. 17). Als letzte europäische Rasse ist die ostbaltische oder nach v. Eickstedt die osteuropide Rasse zu nennen. Der polnische Rassenforscher Czekanowski will sie als subnordische Rasse bezeichnet wissen. Obwohl sie auch zu den hellpigmentierten Rassen zu rechnen ist, unterscheidet sie sich von der nordisch-fälischen Rasse durch ihr mehr aschblondes Haar und die ins Graue hinübergehende blaue Augenfarbe. Die Haut ist hell, mit einem grauen Unterton, nicht selten sogar „olivgrün". Bezeichnend ist das grobknochige, mit stark hervorstehenden Backenknochen und massiven Kiefern ausgestattete Gesicht. Auffallend die ostbaltische Nase mit ihren nach vorn sichtbaren Nasenlöchern. Die Kopfform ist rund, das Hinterhaupt leicht nach außen gewölbt. Der gesamten Gestalt haftet etwas Gedrungenes und Derbes an. Einschläge solcher Rassenelemente finden sich zumeist in Ostpreußen. Ihr Hauptausbreitungsgebiet ist das europäische Rußland, zum Teil Polen, das aber auch nordische und ostische Einschläge aufweist.

Im ostbaltischen Menschen scheint sich eine ungebändigte und unausgerichtete Kraft zusammengeballt zu haben, die sich im Grüblertum wie in stumpfer Ergebenheit, in Träumerei, in ziellosser Unruhe, in übertriebener Zärtlichkeit oder in unpersönlichem Haß äußern kann. In der Dichtung finden sich diese Züge in den Werken russischer Schriftsteller wieder. Besondere Begabung weist der ostbaltische Mensch für die Tonkunst auf, in der auch hier das schwermütige, oft quälende oder auch leidenschaftliche dumpfe Ringen seiner Seele zum Ausdruck kommt.

Außer diesen Hauptrassen wird bisweilen als weitere selbständige Rasse die sudetische erwähnt, die in den Sudetenländern ihr Wohnsitze haben soll. Wahrscheinlich handelt es sich bei ihr um einen Gautypus wesentlich ostisch-nordischen Rassengemisches. Allenfalls lassen sich in ihr noch vereinzelte dinarische und ostbaltische Züge nachweisen.

Für Gesamteuropa stellen sich die rassischen Verhältnisse folgendermaßen dar: Im Norden und nördlichen Mitteleuropa liegen die Wohngebiete der langköpfigen, blonden und blauäugigen nordischen Rasse. Der mitteleuropäische Waldgürtel mit den Alpengebieten und den Sudeten wird von den kurzköpfigen Rassen der Dinarier und Ostischen (Alpinen) eingenommen. Das südliche Europa mit Südfrankreich, Süditalien, Spanien, Portugal und zum Teil Griechenland ist von der langköpfigen dunklen westischen Rasse bewohnt. Osteuropa wird vorwiegend von der hellen ostbaltischen Rasse eingenommen.

Vorderasiatische Rasse. Es bliebe jetzt nur noch übrig, die zwei morgenländischen Rassen Vorderasiens zu besprechen. Die vorderasiatische Rasse weist ähnliche Züge wie die dinarische auf, ist aber kleiner und untersetzt gebaut. Es sind Gestalten, wie sie auf alten assyrischen Bildwerken zu finden sind. Das Hinterhaupt ist steil. Besonders kennzeichnend wieder die große starke Nase, die sich zur typischen Hakennase ausgebildet hat. Der untere Teil ist fleischiger und leicht nach unten gezogen. Nasenrücken und Stirn bilden fast eine Linie. Die öfter zusammengewachsenen Augenbrauen sind bauchig und dicht; Haar und Augen sind von brauner bis schwarzbrauner Farbe. In abgelegenen Gebieten des armenischen Hochlandes ist diese Rasse noch heute ziemlich rein erhalten.

In ihren seelischen Eigenschaften zeichnet sich die vorderasiatische Rasse durch ihr großes Einfühlungsvermögen in die Denkungsart anderer Menschen aus, was bei ihr zur Ausbildung einer besonderen Geschäftstüchtigkeit geführt hat. Mehr Schlauheit als Klugheit, mehr Verschlagenheit und List als Kühnheit und Tapferkeit sind dem Vorderasiaten eigen. Seine besondere Begabung für Musik ist hervorzuheben. So unterscheidet sich diese Rasse von der dinarischen, mit der sie manche körperliche Ähnlichkeit aufweist, sehr scharf.

Orientalische Rasse. Die orientalische Rasse, als die zweite morgenländische Grundrasse, ist langköpfig und von kleinem, zierlichen Wuchs. Ihr Gesicht ist schmal und oval. Sie steht der westischen Rasse besonders nahe. Die dünne, nicht zu große und feine Nase ist leicht nach außen gebogen, nach unten, wieder ähnlich der dinarischen, etwas fleischiger. Kennzeichnend ist die „mandelförmige" Lidspalte. Haar- und Augenfarbe sind schwarzbraun. Die Hautfarbe ist fast heller als die der westischen Rasse. Am reinsten tritt uns die orientalische Rasse in dem Nomadenvolk der arabischen Beduinen entgegen.

Der Mensch orientalischer Rasse ist stolz und edel gesinnt, kühn und leidenschaftlich zugleich, von einem düster ernsten Fanatismus beseelt, der ihn zum Träger des Islams werden ließ. In den Phöniziern finden wir diese Rasse als kühne Seefahrer wieder. Ihr schreibt man auch die Erfindung der arabischen Ziffern zu. In ihren Glaubenskämpfen drang sie über Nordafrika bis nach Spanien vor und schuf hier die maurische Kultur.

Beide Rassen, vorderasiatische und orientalische, nehmen innerhalb der europäischen Rassen eine Sonderstellung ein. Ihre Lebensräume, in denen sie geformt und gezüchtet wurden, sind grundsätzlich verschieden von denen Europas. Auch die rassengeschichtliche Lage ist eine völlig andere. Vorderasien, seit je ein Unruhrezentrum und Durchgangsland für Rassenwanderungen, weist unmittelbare Beziehungen zu den innerasiatischen und innerafrikanischen Rassenelementen auf.

Für unser Volk sind diese beiden morgenländischen Rassen insofern von Bedeutung, weil sie die Grundrassen des jüdischen Rassengemisches darstellen. Durch weitgehende völkische Inzucht hat sich der „jüdische Typus" nach vorausgegangener Bastardierung vorderasiatischer und orientalischer Rassenteile zu einem einheitlichen Rassengemisch ausgebildet. Man unterscheidet deshalb bei den Juden einen vorderasiatisch bestimmten Aschkenasimtyp von einem orientalischen Sephardimtyp.

Nach Aufgabe ihrer Wohnsitze stießen die Juden einmal auf dem Wege über den Osten, Rußland, Polen und den Balkan nach Europa vor. Es war in erster Linie der Aschkenasimtyp, der diesen Weg wählte und durch die Aufnahme innerasiatischen und ostbaltischen Erbgutes sich zum Ostjuden wandelte. Der Sephardimtyp dagegen drang über Nordafrika und die südlichen europäischen Länder vor. Westische (mediterrane) Rassenelemente modelten ihn zu dem heutigen Westjuden.

Ihre Eigenart zeigt sich mehr in der Ausnutzung anderer Menschen und Völker als in der Schaffung einer bodenständigen Kultur. Deshalb sind sie von ihren Wirtsvölkern nie gern gesehen, vor allen Dingen dann nicht, wenn sie sich als fremdrassig Zugewanderte anmaßen, die kulturelle und politische Führung der Wirtsvölker an sich zu reißen.

An weiteren fremdrassischen Beständen in deutschem Volk sind nur noch die Zigeuner zu erwähnen, deren Abstammung recht unklar ist, aber auf Vorderasien und Indien hinweist. Ihre Zahl ist für Deutschland einschließlich der Mischlinge auf rund 20000 zu schätzen.

Was nun die rassische Zusammensetzung des deutschen Volkes betrifft, so sind nur schätzungsweise Angaben zu machen. Auf Grund einzelner rassenbiologischer Bevölkerungsaufnahmen ist anzunehmen, daß der Anteil der nordisch-fälischen Rasse an der Gesamtbevölkerung Deutschlands sich auf über 50 vH beläuft. Die dinarische Rasse dürfte etwa 15 vH, die ostische (alpine) Rasse mit 20 vH, die ostbaltische Rasse mit 8 vH und einschließlich die westische Rasse mit nur 2 vH beteiligt sein. Bestimmend für den deutschen Volkscharakter jedoch ist die nordische Rasse. Sie zu stärken ist Inhalt der deutschen Rassenpflege im besonderen.

33. Rassenbiologie. Nach Schilderung der Entstehung und Entwicklung der menschlichen Rassen taucht nunmehr die Frage auf, nach welchen Lebensgesetzen sich dieses vielfältige Geschehen vollzogen hat. In dieser Hinsicht bieten uns die Erkenntnisse der Vererbungslehre aus den letzten Jahren nnd Jahrzehnten die reichsten Aufschlüsse. So haben wir zu verstehen gelernt, daß alles rassische Geschehen ein Erbgeschehen ist, und wir bezeichnen als Rassen Gruppen von Menschen mit einem gemeinsamen Besitz bestimmter Erbanlagen (Genen), die anderen ähnlichen Gruppen fehlen. Rasseneigenschaften sind deshalb immer Erbeigenschaften und Rassenunterschiede sind Erbunterschiede. Bei einer Rasseneinteilung oder auch Rassenbestimmung wird es also zunächst darauf ankommen festzustellen, welche wahrnehmbaren Merkmale als erblich anzusprechen sind. Wie schon bei der Rassenschilderung erwähnt, gehören hierzu Merkmale wie die Augenfarbe, Haarfarbe, Gesichts- und Schädelform usw. In gleicher Weise aber auch geistige und seelische Eigenschaften. Fernerhin ist zu beachten, daß diese erblichen Eigenschaften im reinerbigen (homozygoten) Zustande vorhanden sein müssen. Wieviel Merkmale nun erforderlich sind, eine Rasse von einer anderen abzugrenzen, ist nicht allgemein zu unterscheiden. Darauf ist es auch zurückzuführen, daß der Begriff der Rasse oft unklar angewandt wird. Man spricht gelegentlich von einer weißen, gelben und schwarzen Rasse ebenso wie von einer nordischen, westischen oder alpinen Rasse, obwohl die letzteren nur bestimmte Erbformen der weißen Rasse darstellen. Es zeigt sich hierbei, je weniger Merkmale zu einer Rasseneinteilung herangezogen werden, desto ungenauer fällt die Rassenbestimmung aus. Es ist deshalb geboten, als Rassen nur solche Gruppen zu bezeichnen, die eine möglichst große Anzahl von gleichen Merkmalen bzw. Erbanlagen aufweisen. Sie stellen zugleich die eindeutigste und letzte biologische Realität dar, die einer klaren Wesensbestimmung zugänglich ist. Handelt es sich um größere Gruppen mit nur wenigen oder auch nur einem übereinstimmenden Merkmal, so wird zweckmäßig von Hauptrassen oder Rassenkreisen gesprochen.

Wenn im Erbgut oder in den Erbanlagen eine der Grundlagen des rassischen Geschehens erblickt werden muß, so ist die zweite ebenso bedeutsame in der Auseinandersetzung mit der Umwelt, im „Kampfe ums Dasein", zu suchen. Die Natur verfährt hier nach dem Grundsatz: Der Stärkere siegt. Alles Unangepaßte und den Anforderungen des Daseins und der Umwelt Erliegende wird ausgemerzt. Das Umweltgeschehen besitzt also eine starke und unerbittlich züchtende Kraft, die kurz als Auslese zu bezeichnen ist. So wurde z. B. den Negerrassen Afrikas die dunkle Hautfarbe zum Schutze vor zu intensiver und allzu schädlicher Sonnenbestrahlung von der Natur „aufgezüchtet". Individuen, die die Erbanlage zur Bildung dieses Farbschutzes in nicht ausreichendem oder nur geringem Maße besaßen, wurden ausgemerzt. In ähnlicher Weise ging die Züchtung der für uns bedeutsamsten Rasse, der nordischen, vor sich. In ihrer nördlichen Urheimat wurde sie besonders schweren Lebensbedingungen unterworfen, die nur von einem harten und starken Geschlecht gemeistert werden konnten. Wir müssen annehmen, daß die Herauszüchtung der europäischen Rassen mindestens Jahrtausende, wenn nicht Jahrzehntausende beansprucht haben.

Ein weiteres ist bei diesen Betrachtungen noch zu bedenken. Gezüchtet oder „herausgezüchtet" kann nur etwas werden, was bereits an Erbanlagen vorhanden ist. Neubildungen müssen deshalb von der Erbmasse selbst ausgehen. In der Tat besitzt auch die Erbmasse eine gewisse Bereitschaft sich zu ändern. Diese Erbänderungen oder Mutationen genannt, vollziehen sich jedoch in den von den jeweiligen Erbgefügen gesetzten Grenzen. Sie sind zumeist nur geringfügiger Art und wahrscheinlich häufiger, wie bisher angenommen wurde. Durch Bereitstellung derartiger Neubildungen, die oft rezessiven Charakters sein können, ist bei gleichzeitiger Wirksamkeit auslesender und züchtender Vorgänge die Möglichkeit zu weiterer Formenentfaltung gegeben. Wir haben deshalb allen Grund, die Rassenentstehung eng mit den Mutationsvorgängen in Verbindung zu bringen. Wenn wir stammesgeschichtlich annehmen, daß die nordische Rasse von der alteuropäischen Cro-Magnon-Rasse abstammt, so ist biologisch damit gesagt, daß sie eine Cro-Magnon-Mutation darstellt. Über die Ursachen derartiger natürlicher Mutationen ist wenig bekannt, schon allein deswegen, weil sie sich über weite Zeiträume erstrecken und deshalb der unmittelbaren Beobachtung entzogen werden. Nur rückschauend ist ihre Wirkungsweise festzustellen. Sie dürften in den meisten Fällen spontan, d. h. aus sich heraus entstehen und in ihrer Art durch das gesamte Erbgefüge begrenzt sein.

Bei Darstellung derartiger Vorgänge über Neubildung und Entstehung von Rassen wird häufig fälschlicherweise von einem Zerfall gesprochen. Ein Rassenzerfall tritt vielmehr dann ein, wenn sich artfremde oder stammesgeschichtlich fernstehende Rassen miteinander kreuzen. Das Ergebnis besteht in einem Aufspalten der elterlichen Eigenschaften und in einer Auflösung der vormals gleicherbigen (homozygoten) Rassenerbsätze. Die Mischlinge nehmen dann meist eine in körperlicher und seelischer Hinsicht zwischenelterliche Stellung ein. Erweisen sich jedoch bestimmte Rassenmerkmale als dominant, so tritt im Mischling die mit den dominanten Eigenschaften versehene Grundrasse stärker hervor. Falsch wäre es also deshalb, von einer „Präpotenz" der einen gegenüber der anderen Rasse zu sprechen. Eine „Präpotenz" oder „Durchschlagskraft" kann nur in dem Maße angenommen, wie dominante Anlagen bei der einen oder anderen Grundrasse vorhanden sind. Auf dieser Tatsache beruht die noch gelegentlich irrtümlicherweise vertretene Auffassung, daß sog. „Naturrassen" sich gegenüber den europäischen „Kulturrassen" durchsetzen. Leider liegen über diese auch in rassenpolitischer Hinsicht wichtigen Fragen der Rassenkreuzung noch zu wenig Ergebnisse vor. Als wichtigstes und umfangreichstes Material, das eine systematische erbbiologische Bearbeitung erfahren hat, ist das der „Rehoboter-Bastards" durch Eugen Fischer zu erwähnen. Die Untersuchungen wurden bereits vor dem Kriege durchgeführt und beziehen sich auf die Europäer-Hottentottenmischlinge Südwestafrikas. An ihnen konnte erstmals nachgewiesen werden, daß aus Rassenkreuzungen niemals neue Rassen entstehen. In gleicher Weise sind ferner die von Rodenwaldt vorgenommenen Untersuchungen über Kreuzungen von Europäern und Malaien hervorzuheben.

Über den Umfang tatsächlich eingetretener Rassenkreuzungen sind wir dagegen weit besser unterrichtet. Sie finden zumeist dort statt, wo starke Rassenwanderungen oder Völkerverschiebungen festzustellen sind. So entstanden seit der Negereinfuhr in Amerika tausende von Mischlingen aller Grade. Die Mischung hat sich bisweilen so kompliziert gestaltet, daß man für die einzelnen Stufen der Vermischung verschiedene Namen eingeführt hat. Mischlinge zwischen Weißen und Negern heißen Mulatten, zwischen Weißen und Mulatten Terzeronen, zwischen Weißen und Terzeronen Quarteronen. In gleicher Weise sind Vermischungen zwischen Weißen und Indianern (Mestizen oder Cholo) und zwischen Negern und Indianern (Sambo oder Zambo) erfolgt. Ältere Kreuzungsgebiete größten Umfangs sind Nord- und Ostafrika (Europäer, Neger, Pygmänen), Vorderasien, ferner der gesamte malaische Archipel einschließlich Vorder- und Hinterindien (Mongolide, Europide mit weddaisch-negritischer-melanider Urschicht), weiterhin der gesammte Raum des heutigen Rußlands (Europäer, Mongolen). Dagegen verhältnismäßig frei von Kreuzungen einander fernstehender Rassen sind Zentral- und Ostasien, Zentral- und Westafrika sowie Nord- und Westeuropa geblieben. In diesen Gebieten hat jedoch eine zum Teil recht intensive Vermischung sich nahestehender Rassen stattgefunden. Das häufige Nebeneinander von blond und dunkel, von blauen und braunen Augen von schmaler und breiten Nasen, von Klein- und Großwüchsigen ist Beweis genug, ohne dabei an die geschichtlich belegten Völkerverschiebungen zu denken, wie sie zur Zeit der Völkerwanderung, der Regermanisierung des Ostens usw. vor sich gegangen sind. Noch heut vollzieht sich, begünstigt durch die kulturellen Verhältnisse, eine nicht zu unterschätzende Durchmischung zwischen Nord und Süd, West und Ost. Man denke allein nur an die in den letzten 6 Jahrzehnten sich durch weitgehende Verstädterung vollzogene völkische Umschichtung im deutschen Lebensraum. Wenn auch diese Vorgänge den rassischen Bestand des deutschen Volkes in seiner Eigenart nicht ernstlich zu gefährden vermögen, so verdienen sie jedoch nicht nur in wissenschaftlicher sondern in ihrer Bedeutung für das gesamte Kultur- und Geistesleben auch in kulturpolitischer Hinsicht größte Beachtung. Von unmittelbar ernsterer Natur dagegen ist die „Unterwanderung“ Fremdrassiger, wie sie seit reichlich 100 Jahren durch die Juden (Judenemanzipation 1823) ungehemmt erfolgen konnte.

Wie weit diese jetzt unterbundenen Bastardierungsvorgänge in den letzten Jahrzehnten fortgeschritten waren, zeigen uns die durch die Konfessionsstatistik nachgewiesnen Mischehen. Von 1901—1933 wurden im Deutschen Reich allein 43000 jüdische Mischehen geschlossen. Ihnen gegenüber stehen rund 118000 reinjüdische Ehen. Welchen bedeutenden Umfang die Schließung von Mischehen in den einzelnen Jahren angenommen hatte, wird erst deutlich, wenn die Zahl der Mischehen auf die der rein jüdischen Ehen bezogen wird. Auf 100 rein jüdische Ehen kamen Mischehen im Deutschen Reich:

Jahr	mit jüdischem Mann	mit jüdischer Frau	insgesamt
1901	8,8	8,1	16,9
1905	11,8	9,2	21,0
1910	14,6	11,3	25,9
1915	67,8	36,4	104,2
1920	17,5	11,9	29,4
1925	31,2	17,4	48,6
1930	36,2	24,8	61,0
1933	55,0	23,0	78,0

Angaben über die aus diesen Ehen stammenden Kinder sind nicht vorhanden. Ebenso fehlen noch Zahlen über die in Deutschland lebenden „Rassejuden“ und deren Mischlinge. Die in Zukunft vorgesehenen Zählungen dürften Klarheit bringen. Schätzungsweise sind mehr als eine Million Juden und Judenmischlinge anzunehmen.

Abschließend zu den Fragen der Rassenbiologie noch einige Worte über Rassendiagnosen. Als selbstverständliche Forderung muß angesehen werden, daß jede Rassenbeurteilung des einzelnen nur nach erbbiologischen Gesichtspunkten vorgenommen wird. Damit ist gesagt, daß nicht nur allein die jeweiligen Eigenschaften des zur Beurteilung stehenden, sondern auch die seiner engeren Sippe (Eltern, Großeltern, deren Geschwister und seine eigenen Kinder) zugrunde gelegt werden müssen, denn jedes erbbiologische somit auch rassenbiologische Urteil ist ein Sippenurteil. Wenn beispielsweise zwei braunäugige Eltern blauäugige Kinder zeugen, so ist dies ein Hinweis, daß in ihren Erbanlagen die nordische Rasseneigenschaft „blaue Augen“ rezessiv vorhanden sein kann. Bei einer rein phänotypisch-morphologischen Betrachtung würde man oft zu falschen und ungerechten Urteilen gelangen. In ähnlicher Weise ist jedes Rassenmerkmal zu prüfen, ehe man ein endgültiges Urteil fällt.

Rasse und Volk. Nach all dem Gesagten sind die Begriffe Rasse und Volk streng voneinander zu trennen. Rassen sind wie schon definiert, Fortpflanzungsgemeinschaften von Menschen mit gleichen Erbanlagen, Völker dagegen Kulturgemeinschaften gleicher Sprache, gleicher Sitte und gleichen Brauchtums. Die Kulturzugehörigkeit wird erworben, die Rassenzugehörigkeit besitzt man als etwas von der Natur unabänderlich gegebenes. So begrifflich scharf sich Rasse und Volk trennen lassen, so eng und unlösbar hängen sie jedoch in Wirklichkeit zusammen. Gewiß gibt es kaum ein Volk, das als reinrassig angesehen werden kann, denn im Laufe der Geschichte und auch in vorgeschichtlicher Zeit haben Rassenkreuzungen stattgefunden, die oft erst zur Bildung von Völkern und Kulturen Anlaß gaben. So ist es die nordische Rasse gewesen, die die europäische Kultur nicht nur geschaffen, sondern auch in die Welt hinausgetragen hat. Ihr verdankt Griechenland seine Blüte, Rom seine Größe und Indien seine Hochkultur. Auf sie ist letzten Endes auch die Kulturleistung Deutschlands zurückzuführen.

Nicht nur die Entstehung und Bildung artverwandter Rassengemeinschaften völkischen Charakters, auch ihr Abstieg und Zerfall ist rassengeschichtlich und rassenbiologisch bedingt. Er äußert sich einerseits durch Selbstausmerze der wertvollen und führenden Rassenteile (Geburtenbeschränkung) und andererseits durch Zunahme der Minderwertigen und Erbkranken. Zu diesem Vorgang der inneren Entartung tritt zumeist noch der der äußeren durch Einkreuzung fremdstämmiger Rassen. Dies waren auch die tieferen Ursachen des Unterganges der griechischen Kultur und des alten römischen Imperiums. Mit welchen Mitteln und durch welche Maßnahmen diesen Entartungsvorgängen Einhalt geboten werden kann und muß, wird in den Abschnitten über Erb- und Rassenpflege erörtert werden.

34. Maßnahmen und Gesetzgebung zur Rassenpflege. Es ist eine wissenschaftlich gesicherte Tatsache, daß eine Vermischung artfremder Rassen zur Entartung der Nachkommenschaft führt. In einer Reihe von Staaten hat man die Gefahr, die dem Volksganzen durch Rassenmischlinge erwächst, bereits seit langem erkannt und Gegenmaßnahmen ergriffen. So existieren z. B. in einer Reihe amerikanischer Staaten bereits seit Jahren Verbote von Mischehen zwischen Negern und Weißen.

Für Deutschland steht im Vordergrunde die Judenfrage und erst in weiterem Abstande folgt die Zigeuner- und die Negerfrage. Diese drei sind rassenmäßig ganz anders geartet als die Deutschen. Dabei ist unter Rasse eine Menschengruppe zu verstehen, die sich durch die ihr eignende Vereinigung körperlicher Merkmale und seelischer Eigenschaften von jeder anderen in ebensolcher Weise zusammengefaßten Menschengruppe unterscheidet und immer wieder nur ihresgleichen zeugt (H. F. K. Günther).

Das Judentum hat einen dem unseren fast völlig entgegengesetzten Züchtungsprozeß durchgemacht. Eine Vermischung dieser fremden seelischen Eigenschaften muß zu Verzerrungen und Disharmonien führen. Bei der Gegensätzlichkeit ist eine Zwischenstellung und ein seelischer Ausgleich nicht möglich. Von allen Bastarden sind die Mischlinge deutschen oder artverwandten und jüdischen Blutes die bedauernswertesten.

Um die Reinhaltung und die Bestandserhaltung der Rasse zu ermöglichen, die dem Volke seine Eigenart verleiht und eine Entartung durch Mischlinge verhindert, ist die „Rassenpflege" eine Notwendigkeit, die sich aus den Forschungsergebnissen und Erfahrungen der Rassenkunde ergibt.

Rassenpflege ist dabei keine Überheblichkeit, „artfremd" bedeutet keine Herabsetzung, sondern nur den Ausdruck für die naturgewollte Notwendigkeit, daß nur Art mit gleicher Art zusammen hinreichende Gewähr für vollwertigen Nachwuchs bietet. Kein Gedanke ist auf die Dauer mehr geeignet, nach menschlichen Ermessen den Frieden der Völker zu sichern als gerade der Rassengedanke, der die Förderung und Erhaltung der eigenen Rasse und des eigenen Volkes in den Mittelpunkt stellt und das gleiche Recht auch anderen Völkern in der gleichen Weise zubilligt.

In Deutschland hatte die Überfremdung — namentlich durch Juden — in den letzten Jahren vor 1933 untragbare Formen angenommen. Der Jude drang in zunehmendem Maße in die führenden Stellen der Politik, der Kunst, der Wirtschaft usw. ein. Hierzu nur einige wenige Zahlen: In Berlin z. B. waren 1925 32,2 vH jüdische Apotheker, 47,9 vH jüdische Ärzte, 50,2 vH jüdische Rechtsanwälte, 14,2 vH jüdische Regisseure und Spielleiter. An der Universität Berlin waren 1932—33 allein in der juristischen Fakultät 12,5 vH, in der medizinischen 21,9 vH und in der philosophischen 9,0 vH jüdische Studenten. Die medizinische Fakultät Berlin hatte über 50 vH jüdische Hochschullehrer, die philosophische Fakultät 25 vH. Ähnliche Verhältnisse wiesen die Universitäten Göttingen, Breslau und Frankfurt a. M. auf. An der Börse waren unter den Vorstands- bzw. Ausschußmitgliedern nahezu 80 vH Juden, von Theaterleitern waren 50,4 vH Juden. Diese wenigen Zahlen reden eine überzeugende Sprache und wenn berücksichtigt wird, daß von diesen führenden Stellen eine Geistesrichtung in das Volksganze hineingetragen wurde, die diesem artfremd war, daß ferner ein großer Teil der rassisch Artfremden sich mit der deutschen Bevölkerung vermischte und diese Vermischung wiederum zu einer Entartung der Nachkommenschaft führte, so besteht kein Zweifel an der Notwendigkeit gesetzgeberischer Maßnahmen zum Schutze und zur Pflege des deutschen und artverwandten Blutes.

Aus dieser Notwendigkeit heraus wurde durch ein verfassungsmäßiges Gesetz das Berufsbeamtentum wiederhergestellt, es wurde das **Gesetz zum Schutze des deutschen Blutes und der deutschen Ehre** vom 15. September 1935 und das **Reichsbürgergesetz** vom 15. September 1935 erlassen.

Diese Gesetze wollen keinesfalls rassisch Artfremde — also in Deutschland namentlich Juden — unterdrücken. Das Judentum „soll nur auf den Kreis von Menschen beschränkt werden, die sich auch rassisch zu ihm bekennen und die, wie es uns die Geschichte lehrt, ja gerade durch ihr rassisches Selbstbewußtsein, ihre Eigenart unter den fremden Völkern bewahrt haben" (Kommentar von Gütt-Linden-Maßfeller).

Das Gesetz zum Schutze des deutschen Blutes und der deutschen Ehre **(Blutschutzgesetz)** besagt in dem § 1, daß Eheschließungen zwischen Juden und Staatsangehörigen deutschen oder artverwandten Blutes verboten sind. Trotzdem geschlossene Ehen sind nichtig, auch wenn sie zur Umgehung des Gesetzes im Ausland geschlossen sind. Ebenso ist nach § 2 der außereheliche Verkehr zwischen Juden und Staatsangehörigen deutschen oder artverwandten Blutes verboten. Weiterhin dürfen weibliche Hausangestellte deutschen oder artverwandten Blutes unter 45 Jahren nach § 3 des Gesetzes nicht in einem Haushalt beschäftigt werden, dem ein jüdischer Mann angehört. Auf Zuwiderhandlungen gegen den § 1 steht Zuchthausstrafe. Ein Mann, der dem Verbot des § 2 zuwiderhandelt, wird mit Gefängnis oder mit Zuchthaus bestraft. Auch auf die Zuwiderhandlung gegen § 3 steht Gefängnis und Geldstrafe oder eine dieser Strafen.

Der Staat gestattet aber den Juden ihr Eigenleben. Sie können ihre Religion frei ausüben und ihr eigenes kulturelles Leben wahren. § 4 des Blutschutzgesetzes bestimmt sogar ausdrücklich, daß ihnen das Zeigen der jüdischen Farben gestattet ist und daß die Ausübung dieser Befugnisse unter staatlichem Schutz steht.

Das **Reichsbürgergesetz** bestimmt in § 2, daß Reichsbürger nur der Staatsangehörige deutschen oder artverwandten Blutes, der durch sein Verhalten beweist, daß er gewillt und geeignet ist, in Treue dem deutschen Volk und Reich zu dienen. Im § 5 der 1. Verordnung (vom 14. November 1933) ist bestimmt, wer Jude ist. Es heißt dort: Jude ist, wer von mindestens drei der Rasse nach volljüdischen Großeltern abstammt (dabei gilt als volljüdisch ein Großelternteil ohne weiteres, wenn er der jüdische Religionsgemeinschaft angehört hat). Als Jude gilt auch der von zwei volljüdischen Großeltern abstammende staatsangehörige jüdische Mischling, der beim Erlaß des Gesetzes der jüdischen Religionsgemeinschaft angehört hat oder danach in sie aufgenommen wird; ferner der beim Erlaß des Gesetzes mit einem Juden verheiratet war oder sich danach mit einem solchen verheiratet und der aus einer Ehe mit einem Juden stammt, die nach dem Inkrafttreten des Blutschutzgesetzes geschlossen ist sowie der aus dem außerehelichen Verkehr mit einem Juden stammt und nach dem 31. Juli 1936 außerehelich geboren wird.

Jüdischer Mischling ist nach § 2 der obengenannten Verordnung, wer von einem oder zwei der Rasse nach volljüdischen Großelternteilen abstammt.

Durch die 1. Verordnung vom 14. November 1935 zur Durchführung des Blutschutzgesetzes wird folgerichtig auch das Einsickern von jüdischem Blut durch eine Beschränkung der Heirat von Halbjuden verhindert und das Eindringen von sonstigem fremdrassigen Blut (Neger, Zigeuner, Bastarde) verhütet. § 2 der genannten Verordnung bestimmt, daß Eheschließungen zwischen Juden und staatsangehörigen jüdischen Mischlingen, die nur einen volljüdischen Großelternteil haben (Mischlinge II. Grades), verboten sind. Ebenso soll nach § 4 eine Ehe zwischen zwei staatsangehörigen jüdischen Mischlingen, die beide nur je einen volljüdischen Großelternteil haben, nicht geschlossen werden. Nach § 3 bedürfen staatsangehörige jüdische Mischlinge mit zwei volljüdischen Großeltern (Mischlinge I. Grades) zur Eheschließung mit Staatsangehörigen deutschen oder artverwandten Blutes oder mit staatsangehörigen jüdischen Mischlingen, die nur einen volljüdischen Großelternteil haben, der Genehmigung des Reichsministers des Innern und des Stellvertreters des Führers oder der von ihnen bestimmten Stelle. Bei der Entscheidung sind nach den gesetzlichen Bestimmungen insbesondere die körperlichen, seelischen und charakterlichen Eigenschaften des Antragsstellers, die Dauer der Ansässigkeit seiner Familie in Deutschland, seine oder seines Vaters Teilnahme am Weltkrieg und seine sonstige Familiengeschichte zu berücksichtigen.

Eine Ehe soll ferner nicht geschlossen werden, wenn aus ihr eine die Reinheit des deutschen Blutes gefährdende Nachkommenschaft zu erwarten ist. Dies gilt in erster Linie im Hinblick auf Neger, Zigeuner und andere Artfremde. Der Nachweis ist durch das Ehetauglichkeitszeugnis zu erbringen.

Nach den gesetzlichen Bestimmungen sind also Ehen zwischen Juden und Staatsangehörigen deutschen oder artverwandten Blutes sowie Staatsangehörigen mit einem Viertel jüdischer Erbmasse verboten. Staatsangehörige mit zur Hälfte jüdischer Erbmasse, d. h. die von zwei volljüdischen Großeltern abstammen, können untereinander oder Juden heiraten. In dem letztgenannten Falle bekennen sie sich allerdings damit zum Judentum und werden dann als Juden behandelt. Die Ehe mit einem Staatsangehörigen deutschen oder artverwandten Blutes ist mit besonderer Genehmigung des Reichsministers des Innern und des Stellvertreters des Führers nach vorheriger Anhörung des Reichsausschusses zum Schutze des deutschen Blutes möglich.

Erhält der Mischling mit zwei jüdischen Großeltern, d. h. ein Mischling ersten Grades die Genehmigung einen Partner deutschen oder artverwandten Blutes zu heiraten, so werden die Kinder aus dieser Verbindung in der Regel Mischlinge zweiten Grades, da sie nur $^1/_4$ jüdischer Erbmasse haben; diesen ist nach § 4 der 1. Ausführungsverordnung zum Blutschutzgesetz eine Ehe mit einem anderen staatsangehörigen Mischling zweiten Grades nicht gestattet. Sie dürfen auch keine Juden und keine jüdischen Mischlinge deutscher Staatsangehörigkeit mit zwei volljüdischen Großeltern heiraten, sofern sie nicht die Genehmigung dazu erhalten haben. Dagegen dürfen sie ohne Genehmigung einen deutschen Staatsangehörigen deutschen oder artverwandten Blutes heiraten. Durch diese Vorschrift soll das möglichst baldige Verschmelzen der deutsch-jüdischen Mischlinge mit deutschen Staatsangehörigen deutschen oder artverwandten Blutes erreicht werden.

Die genannten Vorschriften gelten nur für staatsangehörige jüdische Mischlinge. Besitzt einer der Verlobten eine fremde Staatsangehörigkeit, so ist vor einer Versagung des Aufgebotes bzw. des Ehetauglichkeitszeugnisses die Entscheidung des Reichsministers des Innern einzuholen. Die Bestimmung kommt praktisch nur für Voll- oder Dreivierteljuden fremder Staatsangehörigkeit in Betracht, weil in den anderen Fällen der fremde Staatsangehörige, mag er deutschen oder artverwandten Blutes oder

Übersichtstafel, betreffend die Zulässigkeit der Eheschließung zwischen Ariern und Nichtariern.

Abkürzungen:

R.Bü.G. = Reichsbürgergesetz,
G.Sch.d.Bl. = Gesetz zum Schutze des deutschen Blutes und der deutschen Ehre,
AVO. = Ausführungsverordnung.

○	bedeutet: Staatsangehöriger deutschen oder artverwandten Blutes	◓	von 2 jüdischen Großeltern abstammender jüdischer Mischling
◔	von 1 jüdischen Großelternteil abstammender jüdischer Mischling (§ 2 d. 1. VO.R.Bü.G.)	◕	von 3 oder 4 jüdischen Großeltern abstammender Jude (§ 5 d. 1. VO.R.Bü.G.)

Lfd. Nr.	Beabsichtigte Ehepartner	Zulässigkeit der Ehe	Lfd. Nr.	Beabsichtigte Ehepartner	Zulässigkeit der Ehe
Gruppe I:			Gruppe III:		
1	○ + ○	zulässig	9	◓ + ○	wie bei Nr. 3
2	○ + ◔	zulässig	10	◓ + ◔	wie bei Nr. 7
3	○ + ◓	a) zulässig mit besonderer Genehmigung; § 3 AVO.G.Sch.d.Bl.	11	◓ + ◓	zulässig (in AVO. G.Sch. d.Bl. nicht erörtert)
		b) verboten in den Sonderfällen a bis d; § 5 (2) d. 1. VO.R.Bü.G.	12	◓ + ◕	zulässig, aber der jüdische Mischling wird Jude n. § 5 (2) b d. 1. VO.R.Bü.G.
4	○ + ◕	verboten § 1 G.Sch.d.Bl.			
Gruppe II:			Gruppe IV:		
5	◔ + ○	wie bei Nr. 2	13	◕ + ○	wie bei Nr. 4
6	◔ + ◔	soll nicht geschloss. werden; § 4 AVO. G. Sch.d.Bl.	14	◕ + ◔	wie bei Nr. 8
7	◔ + ◓	a) zulässig mit besonderer Genehmigung, § 3 AVO. G.Sch.d.Bl.	15	◕ + ◓	wie bei Nr. 12
		b) verboten in den Sonderfällen a bis d; § 5 (2) d. 1. VO.R.Bü.G.	16	◕ + ◕	zulässig
8	◔ + ◕	verboten § 2 AVO. G.Sch.d.Bl.			

jüdischer Mischling (Halbjude) sein, jeden deutschen Staatsangehörigen — gegebenenfalls nach Einholung der besonderen Genehmigung — heiraten kann. *Staatenlose*, die ihren Wohnsitz oder gewöhnlichen Aufenthalt in Deutschland haben, werden deutschen Staatsangehörigen gleichgestellt. Haben sie ihren Wohnsitz oder gewöhnlichen Aufenthalt im Ausland, so fallen sie nur dann unter die gesetzlichen Bestimmungen, wenn sie früher die deutsche Staatsangehörigkeit besessen haben.

Nebenstehend eine Übersicht über die Zulässigkeit der Eheschließung zwischen Juden und Personen deutschen oder artverwandten Blutes.

Die gesetzliche Regelung der Mischlingsfrage ist großzügig und beschränkt sich nur auf die notwendigsten bevölkerungspolitischen und rassisch wichtigsten Punkte. Bei dieser Regelung wird aber die Mischlingsfrage in wenigen Geschlechterfolgen kein Problem mehr sein, da die Mischlinge von der einen oder anderen Rasse aufgesogen werden. *Über die gesetzlichen Bestimmungen hinaus müssen aber dem Gewissen und dem Rassebewußtsein des einzelnen die weiteren Bestrebungen einer Reinhaltung des Blutes und der Rasse überlassen bleiben.*

Neben den Bestimmungen, die eine Rassenmischung verhindern sollen, mußte zu gesetzgeberischen Maßnahmen gegriffen werden, um das Einfließen artfremden Denkens in das deutsche Kultur-, Geistes- und Wirtschaftsleben zu verhindern. Wie bereits eingangs hervorgehoben, war ein erschreckend großer Teil der führenden Stellen in jüdischen Händen. Das **Gesetz zur Wiederherstellung des Berufsbeamtentums** vom 7. April 1933 in der Fassung des Gesetzes vom 22. September 1933 bestimmt daher, daß Beamte, die nichtarischer Abstammung sind, in den Ruhestand zu versetzen sind. Als nichtarisch gilt dabei, wer von nichtarischen, insbesondere jüdischen Eltern oder Großeltern abstammt. Es genügt dabei, wenn ein Elternteil oder ein Großelternteil nichtarisch ist. Dies ist besonders dann anzunehmen, wenn ein Elternteil oder ein Großelternteil der jüdischen Religion angehört hat (1. VO. vom 11. April 1933).

Nach dem **Reichsbeamtengesetz** in der Fassung des Gesetzes vom 30. Juni 1933 darf niemand als Reichsbeamter berufen werden, der nichtarischer Abstammung oder mit einer Person nichtarischer Abstammung verheiratet ist. Reichsbeamte arischer Abstammung, die mit einer Person nichtarischer Abstammung die Ehe eingehen, sind zu entlassen, dabei gelten nach den Richtlinien vom 8. August 1933 die gleichen Bestimmungen, wie sie in der 1. Verordnung zur Durchführung des Gesetzes zur Wiederherstellung des Berufsbeamtentums ausgeführt sind (s. oben).

Auch für den *aktiven Wehrdienst* und den *Arbeitsdienst* ist die arische Abstammung in dem oben bezeichneten Sinne Voraussetzung. Personen, deren Eltern beide jüdischen Blutes sind oder die drei jüdische Großelternteile haben, werden, soweit sie wehrfähig sind, der Ersatzreserve 2 überwiesen. Jüdische Mischlinge können nach dem **Wehrgesetz** vom 21. Mai 1935 (§ 15) in der Wehrmacht und im Reichsarbeitsdienst nicht Vorgesetzte werden. Ebenso ist für jede Heiratserlaubnis von Angehörigen der Wehrmacht Voraussetzung, daß die Braut deutschen oder artverwandten Blutes ist (Verordnung vom 1. April 1936).

Zur Verhinderung einer weiteren Überhandnahme nichtarischer Schüler in den deutschen Schulen und Hochschulen bestimmt die 1. Verordnung zur Durchführung des **Gesetzes gegen die Überfüllung deutscher Schulen und Hochschulen** vom 25. April 1933, daß die Anteilszahl für die Neuaufnahmen auf 1,5, die Verhältniszahl für die Herabsetzung der Zahl der vorhandenen Schüler und Studenten auf 5 im Höchstfall festgesetzt wird.

Bezüglich der Rechtsanwälte bestimmt das **Gesetz über die Zulassung zur Rechtsanwaltschaft** vom 7. April 1933, daß die Zulassung von Rechtsanwälten, die im Sinne des Gesetzes zur Wiederherstellung des Berufsbeamtentums nichtarischer Abstammung sind, zurückgenommen werden kann. Gleiches gilt hinsichtlich der Patentanwälte, die in der beim Reichspatentamt geführten Liste gelöscht werden können sowie für

Steuerberater. Als Bevöllmächtigte oder Beistände in Steuersachen dürfen Rechtsanwälte und Notare nichtarischer Abstammung von Fall zu Fall zugelassen werden.

Das **Reichserbhofgesetz** vom 29. September 1933 bestimmt ebenfalls, daß nur der Bauer sein kann, der deutschen oder stammesgleichen Blutes ist. Diese Voraussetzungen sind nicht erfüllt, wenn unter den Vorfahren väterlicher- oder mütterlicherseits jüdisches oder farbiges Blut nachgewiesen ist.

Bezüglich der Ärzte bestimmt die **Reichsärzteordnung** vom 13. Dezember 1935, daß die Bestallung zu versagen ist, wenn der Bewerber wegen seiner oder seines Ehegatten Abstammung nicht Beamter werden könnte und zur Zeit der Bewerbung der Anteil der nichtdeutschblütigen Ärzte an der Gesamtzahl der Ärzte im Deutschen Reich den Anteil der nichtdeutschblütigen an der Bevölkerung des deutschen Reichs übersteigt. Die Tätigkeit von Kassenärzten nichtarischer Abstammung wird nach der **Verordnung über die Zulassung von Ärzten zur Tätigkeit bei den Krankenkassen** (vom 22. April 1933 in der Fassung der Verordnung vom 20. November 1933) beendet. Neuzulassungen solcher Ärzte zur Tätigkeit bei den Krankenkassen finden nicht mehr statt. Nähere Erläuterungen hierzu bringt die Verordnung vom 17. Mai 1934.

Ähnliche Beschränkungen sieht auch die **Reichstierärzteordnung** vom 3. April 1936 und die **Verordnung über die Zulassung von Zahnärzten und Dentisten zur Tätigkeit bei den Krankenkassen** vom 9. Mai 1935 vor.

Als Pächter von Apotheken sind Juden nach der Verordnung vom 26. März 1936 nicht mehr zugelassen.

Sinngemäß gelten für Ehrenämter in der sozialen Versicherung und der Reichsversorgung sowie für das Gutachteramt in einem Verfahren gemäß dem Gesetz zur Verhütung erbkranken Nachwuchses die Grundsätze des Gesetzes zur Wiederherstellung des Berufsbeamtentums.

Schriftleiter kann nach dem **Schriftleitergesetz** vom 4. Oktober 1933 nur sein, wer im Sinne des Reichsbeamtengesetzes und seiner Durchführungsbestimmungen arischer Abstammung ist und nicht mit einer Person nichtarischer Abstammung verheiratet ist. Ebenso kann nach der **Verordnung über die Rechtsverhältnisse der Angehörigen der Landespolizei** vom 7. Januar 1936 Angehöriger der Landespolizei nur werden, wer die deutsche Staatsangehörigkeit besitzt und deutschen oder artverwandten Blutes ist.

Eine Reihe von Sonderbestimmungen sind in den vorstehend genannten Gesetzen und Verordnungen für Personen getroffen, die im Weltkrieg an der Front für das Deutsche Reich oder seine Verbündeten gekämpft haben oder deren Väter oder Söhne im Weltkrieg gefallen sind.

Es ist selbstverständlich, daß fördernde Staatsmaßnahmen, wie die Gewährung von Ehestandsdarlehen oder die Gewährung von Kinderbeihilfen an kinderreiche Familien, den Nachweis der Zugehörigkeit zu dem Personenkreis deutschen oder artverwandten Blutes zur Voraussetzung haben. Ebenso stehen bei der Frage der Einbürgerung völkisch-nationale Grundsätze, und zwar rassische, staatsbürgerliche und kulturelle Gesichtspunkte im Vordergrund.

E. Der Mensch in der Umwelt.

I. Gesundheitserziehung.

35. Gesundheitliche Einflüsse des Schulunterrichts im allgemeinen. Ein wesentlicher Fortschritt, der durch die Vereinigung der Menschen zu Gemeinwesen erreicht worden ist, liegt in der gesteigerten geistigen Bildung des Volkes. Der Wettbewerb der Völker in der Sicherung und Besserung ihrer Verhältnisse nötigt dazu, die Ziele der Volksbildung höher zu stecken als früher und dafür zu sorgen, daß ein gewisses Mindestmaß an Kenntnissen von jedem gesund veranlagten Kinde erworben wird. Die Schulbildung ist hiernach eine Lebensfrage für jedes Kulturvolk. In Deutschland ist der Schulzwang gesetzlich durchgeführt. Er erstreckt sich auf den Besuch der Volksschule und der Berufsschule. Manche Berufszweige erfordern aber eine weitergehende allgemeine Vorbildung durch die Schule als notwendige Grundlage für das Verständnis der zu erfüllenden Obliegenheiten und für den Erfolg der auszuübenden Tätigkeit. Den hieraus sich ergebenden Anforderungen ist der über längere Zeit ausgedehnte Bildungsgang in den höheren Schulen, auf den Universitäten und Hochschulen angepaßt. Bei einseitiger Ausbildung des Geistes wird indessen die körperliche Entwicklung gehemmt und herabgesetzt; es leidet darunter nicht nur der einzelne, sondern, wenn allgemein eine Vernachlässigung der Körperausbildung stattfindet, das Volk überhaupt; von Geschlecht zu Geschlecht steigert sich der Rückgang der körperlichen Kräfte, das Volk ist schließlich nicht mehr imstande, sich seiner äußeren Feinde zu erwehren. Es ist deshalb Pflicht der Eltern und Erzieher wie des Staates, darüber zu wachen, daß es der heranwachsenden Bevölkerung an Pflege und an Schutz vor schädlichen Einflüssen nicht fehlt und daß die erforderliche Ausbildung des Verstandes nicht der gesundheitlichen Entwicklung des jugendlichen Körpers Eintrag tut.

36. Säuglingssterblichkeit. Besonders gefährdet ist das Leben der Menschen in der frühesten Kindheit. Im Jahre 1936 standen im Deutschen Reich von rund 796000 Gestorbenen 85000 im 1. Lebensjahre, so daß von je 100 Sterbefällen 11,6 auf das Säuglingsalter trafen. Berechnet man die Sterblichkeit auf die Lebendgeborenen, so ergibt sich, daß im Deutschen Reich durchschnittlich von je 1000 Lebendgeborenen 66 vor Ablauf des 1. Lebensjahres zugrunde gingen, gegenüber 151 im Jahre 1913. Mit dem Rückgang der Säuglingssterblichkeit haben sich allerdings die großen räumlichen Unterschiede innerhalb des Deutschen Reichs noch nicht ausgeglichen. Diese Unterschiede bewegten sich im Jahre 1936 noch zwischen 85 (Bayern r. d. Rh.) und 43 (Schaumburg-Lippe). Der Sterblichkeitsrückgang hängt naturgemäß vor allem mit den besseren Aufzuchts- und Lebensbedingungen zusammen, jedoch dürfte auch die heute übliche bessere Erfassung der Säuglinge durch die öffentliche Fürsorge sowie die zunehmende Verbreitung der Kenntnisse über sachgemäße Säuglingspflege auf die Sterblichkeit nicht ohne Einfluß gewesen sein. Hierauf ist es wohl auch zurückzuführen, daß der früher so gefürchtete Sommergipfel der Säuglingssterblichkeit nach dem Kriege in Deutschland bisher nur noch andeutungsweise oder gar nicht mehr in Erscheinung getreten ist. Die bessere Fürsorge spricht sich vor allem auch in dem starken Rückgange der Sterblichkeit der unehelichen Säuglinge aus. Während im Jahre 1913 noch 237 von je 1000 unehelich Geborenen im 1. Lebensjahre zugrunde gegangen sind, betrug die entsprechende Zahl für das Jahr 1936 nur noch 105. Seit dem Jahre 1924, mit dem der starke Rückgang der Säuglingssterblichkeit in Deutschland einsetzte, ist auch die Sterblichkeit im 1. Lebensmonat, die bis dahin in Deutschland außerordentlich hoch war, erheblich zurückgegangen. Von ihrem Verhalten in den späteren Jahren wird auch das Verhalten der Gesamt-Säuglings-Sterbeziffer abhängen, da ein bedeutsamer Rückgang in den späteren Lebensmonaten kaum noch zu erwarten sein dürfte. Es ist nämlich gelungen, die Sterblichkeit der Säuglinge an den Krankheiten der Verdauungsorgane bereits auf einen sehr tiefen Stand herabzudrücken, während andererseits die Sterblichkeit an angeborener Lebensschwäche, die auch die Sterbefälle infolge Geburtsschädigungen umfaßt, verhältnismäßig nur wenig zurückgegangen ist. Daher kommt es, daß die letztere Todesursache in gegenwärtiger Zeit die häufigste Todesursache nicht nur im 1. Lebensmonat, sondern auch im ganzen 1. Lebensjahre darstellt, während vor dem Kriege noch die Krankheiten der Verdauungsorgane überwogen.

Zur Bekämpfung der Kindersterblichkeit hat bald nach Beginn des neuen Jahrhunderts eine umfassende Bewegung eingesetzt. Durch Belehrung, Beratung und praktische Betätigung, gegebenenfalls unter Gewährung von Beihilfen und Belohnungen, soll einer zweckmäßigen Pflege und Ernährung, insbesondere dem Stillen der jungen Kinder an der Brust möglichst Vorschub geleistet werden. Unter den bisherigen Maßnahmen stehen die Verbreitung von Belehrungsschriften, die praktische Betätigung in Mütterkursen und -schulen und die Einrichtung von Mütterberatungs- oder Säuglingsfürsorgestellen zur Überwachung der Säuglinge obenan.

37. Kinderernährung. Für die Gesunderhaltung und Entwicklung des Säuglings ist richtige Ernährung von größtem Wert.. Eltern, die einen Arzt nicht zuziehen können, sollten nicht verabsäumen, von den in vielen Orten eingerichteten Stellen zur Beratung der Mütter und Fürsorge für Säuglinge regen Gebrauch zu machen.

Die Natur weist auf die Ernährung an der Mutterbrust hin.

Die künstliche Ernährung ist nicht als vollgültiger Ersatz der natürlichen anzusehen und sollte stets unter ständiger ärztlicher Beratung und Überwachung durchgeführt werden. Am geeignetsten dazu ist in unseren Gegenden die Kuhmilch (vgl. 90) von gesundem, rein gehaltenem und mit größter Sauberkeit gemolkenem Vieh. Von der Bereitung bis zur Verabfolgung der Nahrung ist auch hinsichtlich der Gefäße und der sie berührenden Hände auf äußerste Sauberkeit zu achten. Die Kindersaugflaschen sollen nicht mehr als 200 ccm fassen, innen glatt sein und an der Außenseite eine Einteilung nach Kubikzentimetern haben. Nur einfache Kautschuksaughütchen sollen benutzt, Zinn- oder Glasröhren sowie Gummischläuche dagegen wegen der Gefahren, die sie durch die Schwierigkeit der Reinigung darbieten, vermieden werden. Zum Anstechen des Sauglochcs benutze man eine ausgeglühte Nadel. Nach jedem Gebrauch ist die Milchflasche sofort mit Salz- oder Sodawasser auszuspülen und soll dann trocken mit der Öffnung nach unten aufbewahrt werden. Die Milch ist stets sofort, nachdem man sie erhalten hat, kurz aufzukochen und dann in kühlem, öfter zu wechselndem Wasser und an kühlem Orte gegen Verunreinigung gut geschützt aufzubewahren. Unmittelbar bevor die Flasche gereicht wird, muß die Milch durch Hineinstellen in warmes Wasser erwärmt werden.

Es ist von vornherein auf eine regelmäßige Nahrungsaufnahme Bedacht zu nehmen. Jede Überernährung schadet nur. Während der auf 8—10 Stunden zu bemessenden Nachtruhe soll Nahrung nicht gereicht werden, sonst aber alle vier Stunden. In der heißen Jahreszeit gebe man lieber weniger Nahrung als zu viel. Zur Stillung des Durstes ist dem Säugling in dieser Zeit während der Nahrungspausen am zweckmäßigsten dünner, abgekühlter Tee, möglichst ohne Zucker, zu verabfolgen. Sauger sind außerhalb der Mahlzeit, Lutscher und Schnuller überhaupt grundsätzlich zu vermeiden. Im zweiten Jahre ist die Kost abwechslungsreicher zu gestalten und allmählich derjenigen der Erwachsenen nahezubringen. Sie sei gemischt mit Bevorzugung der Vegetabilien. Schwer verdauliche und stark gewürzte Speisen sowie geistige Getränke sollen Kindern ganz entzogen bleiben. Verwöhnung und Überfütterung mit Zuckerwaren und anderen Leckerbissen ist eine Unsitte.

Einen guten Maßstab für die gedeihliche Entwicklung der Kinder im ersten Lebensjahre gibt die Feststellung ihrer Gewichtszunahme. In den ersten Lebensmonaten nehmen sie durchschnittlich täglich um 20—30 g zu, später nach und nach weniger. Mindestens ebenso wichtig aber ist, ob der äußere Augenschein für ein Gedeihen der Kinder spricht. Dies ist der Fall, wenn sie Zeichen des Wohlbefindens darbieten, heiter erscheinen, der Umgebung Aufmerksamkeit zuwenden und sich lebhaft bewegen. Der Schlaf ist bei solchen Kindern tief, der Appetit rege, die Harnentleerungen sind häufig und reichlich, die Stuhlgänge gleichmäßig breiig und von gelber Farbe. (Der Stuhl bei künstlicher Ernährung mit Kuhmilchmischungen ist meist fester und heller als der Frauenmilchstuhl.) Das Fleisch fühlt sich straff und fest an, die Haut ist rosarot, glatt, prall, gut durchfeuchtet, der Bauch weder aufgetrieben noch eingefallen. Sobald nur der Verdacht einer Krankheit vorliegt, zögere man nicht, einen Arzt hinzuzuziehen. Zumal im ersten Lebensjahr ist, besonders bei Störungen seitens der Verdauungsorgane wie Durchfall, Erbrechen, Krämpfe, für den Ausgang nicht selten entscheidend, ob der Arzt rechtzeitig eingreift.

38. Kinderpflege. Ein unentbehrliches Erfordernis guter Kinderpflege ist die Reinlichkeit. Die Kinder sind täglich in warmem Wasser von 35° zu baden, die Kopfhaut und die Hautfalten sind besonders zu reinigen und die der Beschmutzung am meisten ausgesetzten Stellen zu pudern, unter Umständen auch einzufetten. Der

Säugling soll nie länger als 5 Minuten im Wasser bleiben. Die Haut von Kindern, denen es an dieser Pflege mangelt, wird leicht wund. Die Windeln sind fleißig zu wechseln. Hände und Nägel der Kinder sind peinlich sauber zu halten. Das noch vielfach beliebte Auswischen des Mundes der Säuglinge ist zu unterlassen, da es sonst leicht zur Geschwürsbildung am Gaumen kommt. Das Küssen der Kinder ist zu vermeiden.

Gegen Abkühlung ist der kindliche Körper sehr empfindlich. Man versieht die Kinder deshalb mit ausreichend schützenden, aber nicht zu warmen Kleidern und Betten. Die Kleidung soll einfach und leicht zu wechseln sein und freie Beweglichkeit des Körpers gestatten. Das Wickeln ist zu vermeiden, der Gebrauch von Nadeln unzulässig. In der heißen Jahreszeit ist die Gefahr der Überwärmung zu beachten, man kleide und bette die Kinder dann möglichst leicht. Vor Insekten sind sie durch Bedecken mit einem Gazeschleier zu schützen. Man gewöhne sie bald an frische Luft! Wenn nicht durch starken Wind, Regen oder Schneefall die Furcht vor Erkältungen oder Durchnässungen begründet ist, sollten gesunde Kinder schon wenige Wochen nach der Geburt täglich ins Freie gebracht werden. An heißen Tagen tue man dies, wenn sich die Temperatur abkühlt, morgens, abends und nach Regenfällen.

Besondere Aufmerksamkeit ist den Augen der Neugeborenen zu widmen. Die gonorrhoische Augenkrankheit (Blenorrhöe), die ohne sachgemäße Behandlung gewöhnlich Erblindung der Kinder herbeiführt, kann bei rechtzeitigem Eingreifen geheilt werden. Man säume daher nicht, ärztliche Hilfe zu holen, sobald rote Augen, verklebte Lider oder Schleimtröpfchen in den Augenwinkeln den Beginn einer Entzündung verraten. — Das Tageslicht ist einem gesunden Kinderauge nicht schädlich, es sei denn, daß die Sonne allzu grell hineinscheint.

In der Kinderstube muß Ruhe herrschen, da Neugeborene in den ersten Lebensmonaten reichlichen Schlafes bedürfen. Das Zimmer sei möglichst nach der Sonnenseite gelegen, geräumig, gut gelüftet, staubfrei und leicht sauber zu halten. Für Neugeborene empfiehlt sich eine Temperatur von 20°, für ältere Säuglinge von 18—19°. Während der heißen Jahreszeit sind sie möglichst in einem kühlen Raume zu halten.

Das Schreien der Säuglinge stellt oft nur eine Äußerung des erwachten Lebens dar; es ist die Sprache, in der das Kind seine Bedürfnisse mitteilt. Ein Kind schreit zuweilen aus Hunger und wird ruhiger, sobald man die regelmäßige Nahrung vermehrt oder deren Zusammensetzung ändert. Die Befürchtung, daß Krankheit zugrunde liegt, ist selten begründet, vielmehr gilt eine kräftige Stimme nicht mit Unrecht für ein Zeichen der Gesundheit.

39. Durchbruch und Pflege der Zähne. Entwicklung der Sprache; Stehen und Gehen. Der gewöhnlich nach dem 6. Monat beginnende Durchbruch der Zähne verursacht nur bisweilen Beschwerden. Speichel wird reichlich abgesondert. Andere in dieser Altersstufe nicht seltene Krankheitserscheinungen, wie Ausschläge, krampfhafte Zuckungen, Husten, hohes Fieber, haben mit den Zahnbeschwerden nichts zu tun. Die Gewohnheit, alle Krankheitserscheinungen in diesem Alter auf das Zahnen zu schieben und daher von ärztlicher Behandlung Abstand zu nehmen, bestraft sich nicht selten durch ernste Erkrankung, ja den Tod der Kinder. Sobald die Zähne Ende des 2. Jahres vorhanden sind, müssen sie regelmäßig mit einer Zahnbürste gereinigt werden. Die Pflege des Milchgebisses ist für die späteren Zähne von größter Bedeutung. Vom dritten Jahre an ist eine zeitweise Besichtigung des Gebisses durch einen Zahnarzt empfehlenswert.

Gegen Ende des ersten Lebensjahres beginnen die Kinder die ersten Worte zu lallen. Die Sprachbildung vollzieht sich in der Regel ohne Schwierigkeiten und wird durch die Beschaffenheit des sog. Bändchens, das die Zunge am Boden der Mundhöhle befestigt, nicht beeinflußt. Ist dieses etwas kurz oder straff, so wird es durch die Sprachbewegungen allmählich gedehnt; das Lösen der Zunge durch Einschnitt in das Bändchen ist überflüssig und kann zu Entzündung und Eiterung Veranlassung geben. In dem gleichen Alter verlangen die Kinder zu stehen und zu gehen. Sie bedürfen dann wachsamer Beaufsichtigung, damit sie nicht durch Fallen Schaden nehmen. Die Füße sollen beim Stehen und Gehen geradeaus gerichtet sein; es ist unrichtig, die Kinder zum Auswärtssetzen der Fußspitzen anzuhalten, da hierdurch Plattfußbildung begünstigt wird. Auch sorge man von Anfang an für gut passendes, weiches Schuhzeug (vgl. 119). Zuweilen verspätet sich infolge der durch die „englische Krankheit" (Rachitis) bedingten ungenügenden Festigkeit der Knochen die Neigung, laufen zu lernen. Dann muß zuerst die Rachitis behandelt werden. Die Fußmuskulatur muß geübt werden können. Lederstiefel nicht vor dem dritten Jahre.

40. Erwachen des Verstandes. Kindergärten. Allmählich erfordert das Erwachen des Denkvermögens, die Zunahme des Verständnisses und die Ausbildung des Willens bei dem Kinde neben der körperlichen Pflege auch die Erziehung des Geistes. Je mehr hierbei die natürliche Entwicklung beachtet und je weniger das kindliche Fassungsvermögen mit Vorstellungen belastet wird, deren es noch nicht bedarf, um so gesünder bildet sich der Verstand. Raumverhältnisse und Ausstattung von Kindergärten sind vom Standpunkt der Gesundheitspflege aus ähnlich zu beurteilen wie bei den Schulen.

41. Schulzeit. Pflichten der Lehrer, Schulärzte, Erzieher und Eltern. Mit dem Eintritt in die Schule, der gewöhnlich nach Vollendung des sechsten Lebensjahres erfolgt, vollzieht sich eine erhebliche Änderung in der Lebensweise des Kindes; ein Teil des Tages wird durch eine vorgeschriebene Beschäftigung ausgefüllt; es werden geistige und körperliche Anstrengungen gefordert, und das Kind lernt den Begriff der Pflicht kennen.

Das Rechtsgefühl verlangt, daß in einem Staate, der den Schulzwang durchführt, die Kinder durch Erfüllung der ihnen zugemuteten Pflichten gesundheitlichen Gefahren möglichst wenig ausgesetzt sind. Dem Schulleiter liegt es ob, darüber zu wachen, daß nach Maßgabe der staatlichen Anordnungen weder die Einrichtungen seiner Anstalt noch die Art des Unterrichts der Gesundheit der Schüler Eintrag tun; die Lehrer sollen jedes Kind beobachten und auf Eigenheiten der körperlichen oder geistigen Anlage Rücksicht nehmen. Für die Schulen der meisten deutschen Städte sind seit längerer Zeit besondere Schulärzte teils haupt-, teils nebenamtlich angestellt worden; ihnen obliegt es, die Räumlichkeiten und Einrichtungen der Schule zu besichtigen, die Abstellung gesundheitlicher Mängel anzuregen und das körperliche Verhalten sowie den Gesundheitsstand der Schulkinder regelmäßig zu überwachen. Zur Feststellung und Behandlung von Zahnkrankheiten sind besondere Schulzahnkliniken geschaffen worden. Hierdurch werden die Eltern und häuslichen Erzieher von ihren Pflichten gegen die Kinder nicht entlastet. Die Beobachtung der Kinder in den Freistunden, die Kontrolle ihres Appetits und ihres Schlafes führt, leichter als es in den Schulstunden möglich ist, zur Entdeckung von Störungen des Befindens oder von Fehlern in der Entwicklung. Oft erleichtert eine Verständigung mit dem Schularzt oder dem Lehrer oder dem Schulleiter die rechtzeitige Erkennung und Abwehr einer der Gesundheit des Kindes drohenden Gefahr. Geeignete häusliche Pflege, Spaziergänge, Turnen und Leibesübungen, Dienst in HJ. und BDM., stärken die Kraft und Gesundheit der Kinder.

42. Das Schulhaus und die Schulstube, Freiluftschule. Die Beschaffenheit eines Schulhauses ist zunächst nach den für Wohnhäuser maßgebenden Gesichtspunkten zu beurteilen (120 ff.), doch müssen die eigentlichen Unterrichtsräume noch besonderen Anforderungen genügen. Ihre Länge, Breite und Höhe dürfen ein bestimmtes Maß nicht überschreiten, da die Schrift auf der Schultafel auch von der letzten Bank aus leicht lesbar sein soll; die Plätze an der den Fenstern gegenüberliegenden Wand müssen hinreichend Licht erhalten, und das gesprochene Wort muß überall gut vernehmbar sein. In der Regel soll ein Schulzimmer nicht länger als 10 m, nicht breiter als 6 m und etwa 4 m hoch sein; ein solcher Raum, dessen Luftinhalt demnach etwa 240 cbm beträgt, kann gegen 50 Kinder der untersten Klassen aufnehmen. Wenn hierbei der auf jeden Schüler entfallende Raumanteil auch verhältnismäßig klein ist, so muß berücksichtigt werden, daß die Schulstuben in der Regel nur kurze Zeit ununterbrochen benutzt werden. Außerdem ist in den Pausen zwischen den einzelnen Schulstunden, soweit angängig, durch Öffnen von Türen und Fenstern für gründliche Lufterneuerung zu sorgen, auch muß durch geeignete Einrichtungen eine dauernde, aber zugfreie Lüftung des Zimmers während des Unterrichts vorgesehen sein, z. B. durch besondere Kippflügel an den Fenstern.

Werden die Schulräume am Abend für andere Zwecke in Anspruch genommen (Parteigliederungen), so muß besonders auf nachträgliche Lüftung geachtet werden.

Garderobehaken sind im Gang oder einem Vorzimmer und nicht im Schulzimmer anzubringen. Es ist für die Schulkinder gesundheitsschädlich, wenn sie bei schlechter Witterung ihre Garderobe (nasse Mäntel) mit ins Schulzimmer bringen.

Die Heizanlage eines Schulhauses wird gewöhnlich nach dem Klima und anderen örtlichen Verhältnissen sowie nach dem Umfang des Gebäudes zu bestimmen sein. Für größere Anstalten verdienen Sammelheizungen, die tunlichst mit Lüftungseinrichtungen (s. o.) verbunden sind, im allgemeinen den Vorzug. Meist ist eine Erwärmung der Unterrichtsräume auf 18° für die Schüler ausreichend.

Wände, Fußböden und Ausstattungsgegenstände einer Schulstube sollen möglichst glatt sein, damit nirgends Winkel, Fugen oder Ritzen Ablagerungsstätten für Staub und Schmutz bieten. Auch wird eine gefährliche Anhäufung von Schmutzstoffen (vgl. § 50) durch regelmäßige feuchte Reinigung (mehrmals in jeder Woche) verhindert werden können.

Eine neuzeitliche Bestrebung, dem Kind eine naturnahe Entwicklung in Luft und Licht zu ermöglichen, ist die **Freiluftschule**. Hier wird, soweit angängig, Unterricht im Freien erteilt, ebenso stehen gedeckte Hallen für Schlechtwettertage zur Verfügung. Meist ist die Möglichkeit gegeben, die Kinder in den Freistunden mit Gartenarbeit und Blumenpflege zu beschäftigen. Das Leben der Freiluftschule spielt sich draußen unter freiem Himmel ab. Die Form der Freiluftschule verdankt ihre Entstehung den ausgezeichneten Erfahrungen, die mit der Waldschule bei tuberkulosegefährdeten Kindern oder bei sonst schwächlichen Kindern gemacht wurden.

Natürlich überall läßt sich diese Idealforderung noch nicht erfüllen, denn alte Schulbauten, die in engen und dichtbewohnten Straßen stehen, können nicht ohne weiteres aufgegeben werden. Bei Neuschulbauten sollte aber doch weitgehend den Forderungen der Freiluftschule Rechnung getragen werden. Wo ältere Schulbauten benutzt werden müssen, sollte durch regelmäßige Körperübungen im Schulhof oder durch vermehrte Wanderungen ein Ausgleich geschaffen werden.

Für ältere Schüler kommt das **Schullandheim** in Frage; in diesen, die oft in schöner Gegend am Wasser oder im Gebirge gelegen sind, finden in regelmäßigem Wechsel für einige Monate ganze Klassen Aufnahme.

43. Verhältnis der Beleuchtung des Schulzimmers zur Entstehung der Kurzsichtigkeit. Von großer gesundheitlicher Bedeutung ist die Beleuchtung des Schulzimmers, da mangelhaftes Licht Kurzsichtigkeit und Rückgratverkrümmungen Vorschub leistet. Bei den Gebrechen liegt zwar in der Regel eine krankhafte körperliche Anlage zugrunde, indessen wird eine Entwicklung der Kurzsichtigkeit durch die Anstrengungen der Augen beim Lesen, Schreiben und Zeichnen in ungenügend erhellten Räumen gefördert; Rückgratsverkrümmungen entstehen leicht bei jugendlichen Personen, wenn sie in dem Bemühen, ihre Augen dem mangelhaft beleuchteten Hefte oder Buche zu nähern, den Kopf anhaltend hinunterneigen. Das Tageslicht darf daher durch Häuser, Mauern oder Bäume von den Schulräumen nicht ferngehalten werden; von jedem Sitzplatz aus sollte ein Teil des Himmels sichtbar sein. Breite und hohe Fenster mit einer Gesamtlichtfläche von etwa $^1/_5$ der Fußbodenfläche müssen dem Tageslichte reichlich Einlaß gewähren; staubfrei zu haltende, hellgrau oder bläulich gefärbte Wände, deren Anstrich von Zeit zu Zeit zu erneuern ist, sind der Lichtverteilung günstig und blenden nicht. Zu den Sitzen der Schüler tritt das Licht am besten von links oder von oben; kommt es von vorn, so blendet es, fällt es von hinten in das Zimmer, so verdunkelt der Schatten des

Kindes die Tischfläche, findet die Beleuchtung von rechts statt, so werden die Schüler durch den Schatten ihrer Hand oder ihrer Feder beim Schreiben gestört und hierdurch veranlaßt, schief zu sitzen. Zur Erzielung einer guten Körperhaltung hat man sich im Unterricht mehr und mehr der Steilschrift zugewandt. Wenn an trüben Wintertagen das Tageslicht nicht ausreicht, so darf an künstlicher Beleuchtung nicht gespart werden (vgl. 137).

44. Schulbank. Wandtafel. Schulbuch. Zur Vermeidung gesundheitlicher Schädigungen muß die Schulbank bestimmten Anforderungen entsprechen. Zu verlangen ist, daß die Kinder einerseits einen bequemen Sitz haben, bei dem die Atmung nicht behindert wird, andererseits gerade Haltung bei jeder Schularbeit möglich ist und die Füße richtig aufruhen. Dazu ist erforderlich, daß der senkrechte Abstand des inneren Tischrandes von der Bank, die Sitzhöhe und der Lehnenabstand unbedingt nach der Größe der Kinder bemessen werden (Abb. 18). Ein hoher Sitz, der bei rechtwinklig gebeugten Knien das Aufstellen der Füße nicht gestattet, oder eine schmale Bank, die nicht dem ganzen Oberschenkel Platz gewährt, ermüdet die Muskeln. Ein zu geringer Höhenabstand der Tischplatte vom Sitze zwingt zu einem unbequemen Neigen des Kopfes. Ein zu hoher Tisch erschwert das Auflegen des schreibenden Armes und veranlaßt ein Heben der rechten Schulter; es entsteht eine Schiefstellung des Oberkörpers und zugleich wird das Auge der Schreibfläche mehr als vorteilhaft genähert. Ein Abstand des inneren Tischrandes von dem vorderen Rande der Bank nötigt zum Vorbeugen des Rumpfes, strengt dadurch die Rückenmuskeln an und behindert die Atmung.

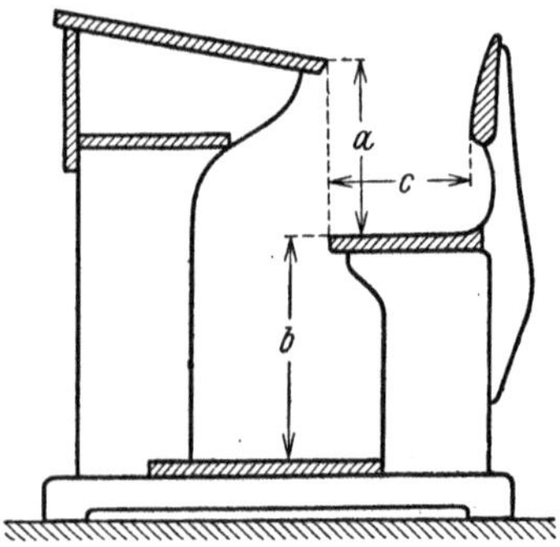

Abb. 18. Schulbank mit Nulldistanz. (Das Lot von dem inneren Tischrand trifft den vorderen Bankrand.) a Differenz, b Sitzhöhe, c Lehnenabstand.

Entsprechend den verschiedenen Körpergrößen der Kinder von etwa 112—176 cm werden sechs verschiedene Bankgrößen benutzt; für eine Klassenstufe sind in der Regel drei Bankgrößen notwendig.

Die Schulverwaltungen sind in fortschreitendem Maße bestrebt, die Einrichtung der Schulzimmer, vor allem die Beleuchtung, und die Schulbänke gesundheitlichen Anforderungen anzupassen; indessen vernachlässigen manche Kinder auch im wohlerleuchteten Zimmer und auf zweckmäßigem Sitz ihre Haltung. Es handelt sich dann in der Regel um schlechte Angewöhnung, der die Lehrpersonen stete Aufmerksamkeit schenken müssen; ausnahmsweise kann die schlechte Haltung jedoch durch Krankheitszustände bedingt sein, die ohne rechtzeitige Behandlung einen ungünstigen oder unerwünschten Verlauf nehmen können; Eltern und Erzieher solcher Kinder tun daher wohl, ärztlichen Rat einzuholen.

Als Wandtafeln sollen weiße Tafeln mit schwarzer Schrift, oder wenigstens mattschwarze, womöglich mit Schieferüberzug versehene Tafeln benutzt werden, auf denen mit weicher weißer Kreide geschrieben wird. Landkarten werden am besten ohne grelle Farben hergestellt und sollen nicht zu vielerlei auf einmal, z. B. nicht gleichzeitig Staateneinteilung, Städte, Flüsse, Gebirge und Verkehrswege, veranschaulichen.

Die Schulbücher sollen mit einem rein weißen oder höchstens schwachgelblichen, von Holzstoff möglichst freien Papier versehen sein, kleiner Druck ist zu vermeiden. Die Schulhefte sind für die einzelnen Klassenstufen mit verschieden weiter Liniatur vorgeschrieben. Schräge Linien und Gitterliniatur sollten ganz vermieden werden.

45. Forderungen der Schule. Wie die Erfahrung lehrt, ist es in den höheren Schulen für die Gesundheit und die Entwicklung der Schulkinder zweckmäßig, wenn die Schulstunden in den unteren Klassen nicht mehr als 30, in den Mittelklassen 32 und in den Oberklassen 36 in der Woche betragen. In den Oberklassen sind die Schüler und Schülerinnen bereits jenseits der Pubertät. In den Mittelklassen hat der Erzieher sein besonderes Augenmerk auf die Schonung der Mädchen zu richten und die Anforderungen an den reinen Lehrstoff so weit herabzusetzen, wie es mit dem erforderlichen Bildungsziel vereinbar ist. Es ist Sache des Lehrers oder Schularztes, Abhilfe zu schaffen, wenn ernste Anforderungen der Schule mit denen einer Jugendführerin nicht übereinstimmen, um nicht durch einen unruhigen Tagesablauf und zu wenig Schlaf die Gesundheit der in der Entwicklung stehenden Mädchen zu gefährden. Die geistigen und körperlichen Anforderungen müssen so gestaltet sein, daß sich die körperliche Entwicklung des Mädchens ohne Schwierigkeiten vollziehen kann; denn es kommt nicht darauf an, daß das junge Mädchen im Sport Höchstleistungen vollbringt oder in der Klasse die „Erste" ist, sondern wichtiger ist, daß sie als Mutter der nächsten Generation gesund und leistungsfähig ihre Aufgabe erfüllen kann. Bei den Knaben liegt das Schonungsalter etwa bei 15 Jahren, also $1^1/_2$—2 Jahre später als bei den Mädchen.

Bei den Oberklassen können im allgemeinen die Anforderungen besonders in geistiger Hinsicht gesteigert werden. Einwendungen, daß die Zahl der Schulstunden zu hoch gegriffen sei, sind nicht gerechtfertigt, wenn man berücksichtigt, daß die Stundenzahl, die über 30 liegt, meist für Spiel, Sport und Turnen eingesetzt ist und daß die einzelnen Unterrichtsstunden auf 45 Minuten herabgesetzt sind. Außerdem erfährt der Unterricht öfter als in früheren Zeiten durch Fahrten und Wanderungen Unterbrechungen.

Der morgendliche Beginn des Unterrichtes und die Verteilung der Unterrichtsstunden muß sich jeweils den Anmarschverhältnissen der Schüler anpassen, feste Regeln lassen sich hierüber nicht aufstellen.

Der Ausbildung des Verstandes soll vom frühen Schulalter an die Gesunderhaltung und Stählung des Körpers zur Seite stehen. Turnen, Spiel und Sport soll den entsprechenden Ausgleich zur geistigen Arbeit bringen. Die Kost der heranwachsenden Jugend sei einfach und in richtiger Weise auf die Tagesstunden verteilt. Gewöhnung an Alkohol und Tabak untergräbt die Gesundheit und ist sorgfältig zu meiden. Höchst nachteilig wirkt das lange Aufbleiben am Abend.

46. Die Hitler-Jugend. Neben den Eltern und der Schule ist die HJ. der wichtigste Gesamtfaktor für die Erziehung und Entwicklung der deutschen Jugend. In der Schule wird nicht nur auf Aneignung von Wissen, sondern auch auf körperliche Gesundheit, charakterliche Stählung und Schulung des Willens Wert gelegt und gerade hierin ist die engste Zusammenarbeit zwischen Schule und HJ. unerläßlich.

Daß auch die Erziehung im Elternhaus und seine Zusammenarbeit mit den beiden anderen Stellen der Jugendführung unbedingtes Erfordernis ist, braucht nicht erst betont zu werden.

Der Hitler-Jugend gehört die deutsche Jugend auf Grund des Jugendgesetzes vom 1. Dezember 1936 vom 10.—18. Lebensjahr (bis 21. Lebensjahr beim BDM.-Werk „Glaube und Schönheit") an.

Der großen gesundheitlichen Verantwortung, die die HJ. durch die Leibesübungen, durch Fahrten und Lager, überhaupt durch die ganze Inanspruchnahme im HJ.-Dienst übernommen hat, ist sich die Reichsjugendführung in all ihren Untergliederungen voll bewußt, das beweist die „Gesundheitsordnung der HJ.", deren wichtigste Punkte sind:

a) Gesundheitsapelle.

Im Monat April jeden Jahres findet der Gesundheitsappell der Deutschen Jugend statt. Zweck dieser Durchmusterung ist, genaue Übersicht über Gesundheits- und Leistungszustand aller Jugendlichen zu gewinnen und kranke und anfällige Kameraden sofort ärztlicher Betreuung bzw. notwendig werdenden gesundheitsfördernden Maßnahmen zuzuführen.

b) Einstellungsuntersuchungen der HJ. (DJ., BDM., JM.).

Alle in die Hitler-Jugend eintretenden Jungen und Mädel haben sich vor ihrer Aufnahme auf Gesundheit und Leistungsfähigkeit untersuchen zu lassen. Als Ausweis über diese Beurteilung wird jedem untersuchten Jugendlichen der Gesundheitspaß zugestellt.

Im Gesundheitspaß wird von dem untersuchenden Arzt eingetragen, ob der betreffende Jugendliche tauglich, bedingt tauglich oder untauglich für den Dienst der Hitler-Jugend ist. Tauglich sind alle körperlich und geistig voll leistungsfähigen und seelisch gesunden Jugendlichen, die allen Anforderungen des Dienstes in der HJ. gewachsen sind.

Jugendliche, die nicht an allem Dienst teilnehmen können, sind als bedingt tauglich zu bezeichnen; sie müssen aber so weit körperlich in Ordnung sein, daß sie Dienstkleidung tragen und am Heimabend und Innendienst sich beteiligen können. Der Arzt muß eintragen, von welchem Dienst der Jugendliche zu befreien ist, bzw. welcher Dienst dem Jugendlichen gestattet ist, z. B. „Schwimmverbot", „anstrengender Dienst und Märsche verboten", „nur Teilnahme an Heimabenden gestattet". Bedingt taugliche HJ. dürfen nicht an den Prüfungen zum Leistungsabzeichen teilnehmen.

Körperliche Fehler, die eine Einschränkung der vollen Tauglichkeit bedingen, sind z. B. allgemeine Schwäche, Krankheitsanfälligkeit durch Anlage oder als Folge überstandener Erkrankungen, anlagebedingte oder durch Krankheit oder Unfälle verursachte Fehler des Rumpfes und der Glieder, Folgezustände ernster Erkrankungen, Herzfehler, chronische Mittelohrvereiterung und -perforation, Sehstörungen erheblichen Grades, Brüche, soweit kein Bruchband getragen wird (es ist anzustreben, daß diese Jugendlichen sich operieren lassen).

Jugendliche, die in der Entwicklung zurück sind, sind für 1 Jahr zurückzustellen. Eine entsprechende Eintragung muß erfolgen.

Untauglich sind Schwachsinnige, Psychopathen, Schizophrene, Manisch-Depressive, Fallsüchtige, sexuell Abnorme, charakterlich Minderwertige und solche mit schweren Mißbildungen und ernsten Nerven-, inneren und chirurgischen Erkrankungen, auch solche mit erheblichen Störungen der Drüsen mit innerer Sekretion und ernsten Erkrankungen des Rumpfes und des Bewegungsapparates, ferner Jugendliche mit ansteckenden Hautkrankheiten oder ekelerregenden Krankheiten, Tuberkulosekranke jeder Form, sofern sie nicht klinisch ausgeheilt sind. Wo Einheiten für Taubstumme und Sehgestörte bestehen, werden diese Jugendlichen zu besonderen Einheiten zusammengefaßt; wo solche nicht bestehen, sind sie als untauglich zu befinden.

Zeitliche Untauglichkeit, bedingt durch akute vorübergehende Erkrankungen und ihre Folgezustände, insbesondere aber durch ansteckende Erkrankungen, erfordert ein Fernbleiben vom Dienst auch im Interesse der Gesunderhaltung der anderen (die schulärztlichen Bestimmungen sind zu beachten).

c) Gesundheitliche Vorschriften für die HJ.-Lager.

a) In jedes Lager gehört eine einwandfreie Trinkwasserversorgung, die auch an heißen Tagen so viel Wasser liefert, daß die Lagermannschaft nicht durstet. (Im Zweifelsfall ist eine bakteriologische Untersuchung des Wassers zu veranlassen. Bereitgestellter Tee ist kein ausreichender Ersatz.)

b) Stuhl und Urin des gesamten in der Lagerküche tätigen Personals muß vor Beginn des Lagers bakteriologisch untersucht werden (ministerielle Anordnung).

c) Ins Lager gehört eine ausreichende, geschmackvolle und abwechslungsreiche Kost, bei der insbesondere rohes Obst nicht vergessen werden darf. Die Verteilung des Obstes ist Angelegenheit der Lagerküche. Selbständiger Einkauf von Früchten durch Jungen ist verboten.

d) Keinen Pimpf unter 12 Jahren ins Lager! Er gefährdet sich und seine Kameraden durch seine höhere Krankheitsbereitschaft.

c) Jugendgenossen, in deren Umgebung in den letzten 6 Wochen ansteckende Erkrankungen aufgetreten sind, oder die selbst daran erkrankt waren, dürfen nicht an Lagern und Fahrten teilnehmen.

f) Je größer ein Lager, desto größer ist die Gefährdung durch übertragbare Krankheiten! Daher Lager klein halten.

g) Jeder fiebernde Kranke ist sofort unter Begleitung nach Hause oder ins Krankenhaus zu bringen, da niemand weiß, ob er nicht eine ansteckende Krankheit in sich trägt, vor der das Lager geschützt werden muß.

d) Gesundheitsdienst auf Fahrten.

a) Überprüfung des Gesundheitszustandes. Jeder Fahrtteilnehmer(in) muß den Gesundheitspaß bzw. die Gesundheitsappellbescheinigung mit der Beurteilung „tauglich" besitzen. Der Zustand der Füße muß so sein, daß der Fahrtteilnehmer(in) ohne Beschwerden die Fahrt mitmachen kann.

b) Gesundheitsappell vor Beginn der Fahrt. Bei größeren Fahrten, insbesondere Auslandsfahrten, findet 1 oder 2 Tage vor Antritt der Fahrt ein kurzer Gesundheitsappell aller Fahrtteilnehmer statt. Bei diesem Appell sind die Zähne, der allgemeine Leistungszustand und die Gesundheitspässe zu überprüfen. Die Teilnehmer sind über Gesundheitsführung und Verhalten auf der Fahrt zu unterrichten.

c) Die gesundheitsdienstliche Sicherung der Fahrt geschieht bei größeren Fahrten und Auslandsfahrten durch Ärzte (Ärztinnen) und durch Feldschere (Gesundheitsdienstmädel), bei kleineren Fahrten nur durch die letzteren. Die Feldschere und Gesundheitsdienstmädel müssen erste Hilfe leisten, den Gesundheits- und Leistungszustand der Einheit überwachen, den betreuenden Ärzten (Ärztinnen) Meldung erstatten, ihnen im Dienst behilflich sein und das Gesundheitsdienstmaterial verwalten. Auf 25 Fahrtteilnehmer kommt ein Feldscher bzw. ein Gesundheitsdienstmädel. Jeder Fahrtteilnehmer hat zwei Verbandpäckchen bzw. Hansaplast bei sich zu führen.

Bei jeder Fahrt müssen genügend Unfallanzeigen, Behandlungsscheine für Arzt und Zahnarzt und Einweisungsscheine für das Krankenhaus mitgeführt werden.

Bei Einweisungen in ein Krankenhaus, die, abgesehen von dringenden Fällen, von einem Arzt vorgenommen werden sollen, sind die vorgeschriebenen Formulare genau auszufüllen.

Den Gesundheitsstellen der HJ. und den Eltern muß sofort berichtet werden, wenn ein Kamerad ernstlich erkrankt ist.

Die Kost soll einfach und kräftig sein. Für genügend Frischobst und Gemüse ist zu sorgen. Einmal am Tage muß eine warme Mahlzeit eingenommen werden.

Frisches, ungekochtes Fleisch (Hackfleisch) und nicht völlig einwandfreie Nahrungsmittel dürfen nicht ausgegeben werden. Der Genuß von Speiseeis ist verboten. Brot muß 1—2 Tage alt sein.

Während der Fahrt sollen als Ausgleich für einseitige Körperbeanspruchung Lockerungsübungen und Spiele getrieben werden. Das Barfußlaufen auf natürlichem Boden muß gefördert werden, da es die Fußmuskulatur kräftigt und die Marschleistung steigert.

Wenn zu Anfang, als die HJ. noch im Aufbau war, mancherlei Bedenken seitens der Schule wie seitens der Elternschaft gerade in gesundheitlicher Hinsicht bestanden, so kann heute gesagt werden, daß auf Grund der gesamten Erfahrungen und auf Grund der vorbildlichen Betreuung durch HJ.-Ärzte und -Ärztinnen diese Bedenken hinfällig geworden sind.

47. Ausbildung und Schutz des Körpers in den Schulen. Die körperliche Entwicklung der Knaben und Mädchen muß auch in der Schule selbst Gegenstand der Aufmerksamkeit sein; die Lehrer sollen das Verhalten ihrer Schüler beobachten, ihnen geeignete Ratschläge und Ermahnungen erteilen. Wo jedoch Störungen beobachtet werden, ist der Schularzt zu benachrichtigen, der zudem in regelmäßigen Abständen Reihenuntersuchungen der Schulkinder vornimmt. Seine Tätigkeit soll in enger Verbindung mit Schule und Elternhaus stehen. Schüler, die an übertragbaren Krankheiten leiden, werden bis zur Beseitigung der Ansteckungsgefahr vom Schulbesuch ausgeschlossen und von den anderen Personen der Familie abgesondert. Bei stärkerem Auftreten ansteckender Krankheiten werden die betroffenen Klassen oder Schulen zeitweise ganz geschlossen.

Der Turnunterricht fördert die Kraft und Gewandtheit des Körpers und seiner Gliedmaßen; auf etwaige Gebrechen ist dabei Rücksicht zu nehmen. Bei den gesundheitlichen Untersuchungen in Arbeitsdienst und Heer wurden zahlreiche Fußleiden festgestellt. Es muß also dringend gefordert werden, daß auch die Schule der Frage der Gesunderhaltung der Füße Aufmerksamkeit zuwendet.

Es ist Sache des Lehrers, daß innerhalb des Turnunterrichtes darauf geachtet wird, daß Körperverletzungen vermieden werden.

48. Änderung der Ausbildungsart. Wenn die Kinder trotz unverkennbaren Strebens die ihnen in der Schule gestellten Aufgaben dauernd nicht zu bewältigen vermögen, tritt an Eltern und Erzieher die Frage heran, ob die gewählte Art der Schulbildung nicht im Mißverhältnis zu der vorhandenen Befähigung steht. Zuweilen wird dann ein Schulwechsel noch nützlich sein, zumal wenn es möglich ist, an Stelle einer stark besuchten Schule eine kleinere Anstalt oder ein Schullandheim zu wählen, in der die Lehrer sich den einzelnen Schülern eingehender widmen können; schlägt aber auch dieses Mittel fehl, und ist als Ursache des Mißerfolges Unfleiß oder Nachlässigkeit sicher auszuschließen, so darf mit einer den Anlagen Rechnung tragenden Änderung der Ausbildungsart nicht mehr gezögert werden. Mancher Schüler, der beim Erlernen von Sprachen mit fast unüberwindlichen Schwierigkeiten zu kämpfen hat, faßt die Lehren der mathematischen Wissenschaft mit Leichtigkeit auf, und viele erringen später durch körperliches Geschick und Beobachtungsgabe eine bevorzugte Lebensstellung, während sie in wissenschaftlichen Berufsarten nur Untergeordnetes leisten würden.

II. Licht und Luft.

49. Bedeutung des Lichtes. Der gewaltige Einfluß, den das Licht auf die Pflanzenwelt ausübt, ist allgemein bekannt. Auch auf den Gesundheitszustand des Menschen ist dem Licht ein Einfluß sicherlich beizumessen. Zur vollen Auswirkung kommt dieser Einfluß aber nur im Freien. So wertvoll und wichtig in den Wohnungen die Helligkeit und „Durchsonnung" für die Stimmung und Lebensfreude und damit mittelbar für die Gesundheit des Menschen ist, so bedeutungslos ist z. B. ihre oft genannte desinfizierende Wirkung bei geschlossenem Fenster. Auch die Einflüsse, die das Sonnenlicht auf die unbekleidete Haut des Menschen im Freien auszuüben vermag, kommen im geschlossenen Raum nicht zustande. Das liegt daran, daß nicht alle Strahlenarten durch die Fensterscheiben hindurchzutreten vermögen. Reichliche Sonnenlichtzufuhr fördert den Trieb zur Reinlichkeit und Ordnung. Eine sonnendurchflutete Wohnung läßt „Staub und Schmutz" deutlich erkennen und verlangt geradezu nach deren Beseitigung. Auch zum Lesen, Schreiben und Arbeiten brauchen wir am Tage reichlich Licht. Zu allen von Menschen bewohnten Räumen muß deshalb das Tageslicht und zweitweise auch die Sonne Zutritt haben.

50. Die Atmosphäre und ihre Zusammensetzung. Ultrastrahlen. Die Luft, deren Menschen und Tiere zur Atmung bedürfen, umlagert den Erdball als Atmosphäre. Sie stellt ein Gemisch mehrerer Gase dar, derart, daß 100 Liter Luft etwa 78 Liter Stickstoff, 21 Liter Sauerstoff, geringe Mengen von Kohlensäure, Spuren von sog. Edelgasen (z. B. Argon) und wechselnde Mengen Wasserdampf enthalten. Verunreinigungen der Luft im Freien entstehen am häufigsten durch Abgase bestimmter Gewerbebetriebe und der Heizanlagen sowie durch den gehäuften Verkehr von Kraftfahrzeugen. Aber nicht nur die chemischen, sondern auch die physikalischen Eigenschaften der Atmosphäre sind von Einfluß auf die Gesundheit des Menschen. Die Sonne sendet Strahlen aus, die wir als Wärme- und Lichtstrahlen zu bezeichnen gewohnt sind. Wenn man das Sonnenlicht durch ein Glasprisma gehen läßt und auf einem weißen Schirm auffängt, so bekommt man das bekannte farbige Lichtband, das Sonnenspektrum, das von Rot über Gelb, Grün und Blau zum Violett führt. Dieses ist der „sichtbare Teil" des Sonnenspektrums, d. h. es handelt sich um Strahlen, die physiologische Reizungen des Sehnerven auszuüben vermögen. Nun gibt es vor dem Rot und hinter dem Violett noch sog. Ultrastrahlen, die zwar das menschliche Auge nicht zu erkennen vermag, die man aber mit empfindlichen Apparaten feststellen und messen kann. Die roten und die vor ihnen liegenden „ultraroten" Strahlen üben in erster Linie Wärmewirkungen aus. Die violetten und „ultravioletten" Strahlen wirken besonders in chemischer und biologischer Hinsicht. Diese letzteren Strahlenarten, die bekanntlich in erster Linie die photographische Platte schwärzen, haben auch in der medizinischen Klimatologie große Bedeutung erlangt, weil sie für die Vorbeugung, Besserung und Heilung bestimmter Krankheiten (Rachitis, Haut- und Knochentuberkulose usw.) von Wichtigkeit sind.

51. Stickstoff, Sauerstoff und Kohlensäure der Luft. Der Stickstoff, der die Hauptmasse der Luft bildet, führt seinen Namen deshalb, weil er für sich das Leben nicht zu unterhalten vermag; ein Mensch, der sich in einem nur mit Stickstoff erfüllten Raume befände, müßte ersticken. Ein Einfluß auf die Vorgänge im Körper kommt dem in der Luft enthaltenen gasförmigen Stickstoff an sich indessen nicht zu.

Der Sauerstoff ist nicht nur für das menschliche und tierische Leben (vgl. 8), sondern auch für die Vorgänge der Verbrennung und der Zersetzung aller dem Tier- und Pflanzenreich entstammenden Stoffe (Verwesung) unentbehrlich. Seine Wirkung, die unter gewissen Bedingungen zustande kommt und Oxydation genannt wird, ist rein chemischer Natur; er zerlegt die organischen Stoffe und verbindet sich mit dem in diesen enthaltenen Kohlenstoff und Wasserstoff zu Kohlensäure und Wasser. Trotz des unablässigen beträchtlichen Verbrauchs von Sauerstoff bleibt sein Anteil an der Zusammensetzung der Luft nahezu unverändert, da die verbrauchten Mengen von den Pflanzen ersetzt werden. Es findet nämlich eine beständige Wechselwirkung zwischen tierischem und pflanzlichem Leben statt, indem die von den Menschen und Tieren ausgeatmete Kohlensäure durch die Pflanzen aufgenommen und wieder in ihre Bestandteile zerlegt wird und hierbei einerseits den zum Aufbau des Pflanzenkörpers notwendigen Kohlenstoff, andererseits den Sauerstoff für die Atmungsluft der Menschen und Tiere liefert. Außerdem ersetzen die Pflanzen den verbrauchten Sauerstoff der Luft auch durch Zerlegung des von ihren Wurzeln und Blättern aufgenommenen Wassers, dessen Wasserstoff mit dem der Kohlensäure entzogenen Kohlenstoffe chemische Verbindungen eingeht.

Unter dem Einfluß der elektrischen Entladungen im Gewitter oder der Wasserverdunstung bei Regen und Tau verdichtet sich ein sehr kleiner Teil des in der Luft enthaltenen Sauerstoffs auf zwei Drittel des ursprünglich von ihm erfüllten Raumes. Auf diese Weise entsteht in kleinen Mengen eine besondere Form des Sauerstoffs, das Ozon, das an seinem eigentümlichen Geruch erkannt wird.

Die Kohlensäure gelangt durch alle Verbrennungsvorgänge sowie durch die Atmung der Menschen und Tiere unausgesetzt in bedeutenden Mengen in die Atmosphäre; die von einem erwachsenen Menschen innerhalb einer Stunde ausgeatmete Luft enthält davon 22—23 Liter. Außerdem entsteht die Kohlensäure bei den zahllosen Fäulnisvorgängen auf der Erdoberfläche, auch entströmt sie einigen Quellen, Bergwerken, Erdspalten und feuerspeienden Bergen.

Für Menschen und Tiere ist die Kohlensäure ein Gift. Allerdings werden die geringen, 0,3—0,4 Teile Kohlensäure auf 1000 Teile Luft meist nicht überschreitenden Mengen des Gases, die in der gewöhnlichen reinen Außenluft enthalten sind, in ihre Mischung mit Sauerstoff und Stickstoff ohne jeden Nachteil eingeatmet. Schädliche Wirkungen zeigen sich erst, sobald der Kohlensäuregehalt der Luft so stark zunimmt, daß er, wie z. B. in der Nähe kohlensäurereicher Quellen, in Brunnenschächten (durch

Eindringen der kohlensäurereichen Bodenluft) oder in Gärkellern von Bierbrauereien usw. mehrere Teile Kohlensäure auf 100 Teile Luft beträgt. In einer Luft, die zu $^3/_{10}$ aus Kohlensäure besteht, sterben Menschen nach kurzer Zeit.

52. Wassergehalt und Temperatur der Luft. Von Bedeutung für unser Wohlbefinden ist auch der Feuchtigkeitsgrad der Luft, d. h. ihr Gehalt an Wasser, das sich durch Verdunsten in unsichtbarer Form der Atmosphäre beimengt. Sehr trockene Luft, wie sie z. B. im Wüstenklima sich findet, entzieht dem Körper zu viel Wasser. Die Haut wird dann spröde und rissig, die Schleimhaut der Luftwege trocken, die Stimme heiser, und starkes Durstgefühl stellt sich ein. In zu feuchter, namentlich in warmer, ruhender feuchter Luft kann das an der Körperoberfläche — u. a. bei anstrengender körperlicher Tätigkeit — reichlich abgeschiedene Wasser nicht genügend verdunsten; die Abkühlung der Haut wird gehemmt, und es entsteht das drückende Gefühl der Wärmestauung, ja der „Schwüle".

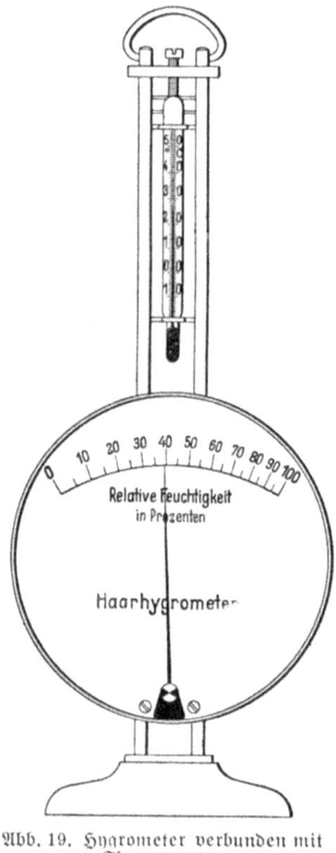

Abb. 19. Hygrometer verbunden mit Thermometer.

Der Wassergehalt der Atmosphäre ist beträchtlichen Schwankungen unterworfen.

Zur Messung dienen die sog. Hygrometer oder Feuchtigkeitsmesser (Abb. 19), deren einfachste Arten auf der Beobachtung beruhen, daß ein menschliches Haar in feuchter Luft länger, in trockener Luft wieder kürzer wird, oder daß eine Holzfaser in trockener Luft sich krümmt und in feuchter Luft wieder streckt.

An Orten, wo Gelegenheit zu reichlicher Wasserverdunstung vorhanden ist, also am Meeresstrand, an Seen, Flüssen und anderen Gewässern, über Wiesen und Wäldern pflegt die Luft feuchter zu sein als über Sandboden, trockenen Steppen und Wüstengegenden. Überall gibt es indessen eine Grenze, über die hinaus die Luft Wasser aufzunehmen nicht imstande ist. Man nennt diese Grenze die maximale Feuchtigkeit und bezeichnet sie durch Zahlen, die angeben, wieviel Gramm Wasser ein Kubikmeter Luft in Dampfform zu enthalten imstande ist. Der Wert der maximalen Feuchtigkeit ist von der Lufttemperatur abhängig. So beträgt die maximale Feuchtigkeit bei einer

Lufttemperatur	von	— 20	Grad	Celsius	1,0
„	„	— 10	„	„	2,4
„	„	0	„	„	4,8
„	„	+ 10	„	„	9,4
„	„	+ 20	„	„	17,3
„	„	+ 30	„	„	30,4

Im allgemeinen ist jedoch die Luft nicht mit Wasserdampf gesättigt; der Bruchteil der maximalen Feuchtigkeit, der jeweils vorhanden ist, wird als relative Feuchtigkeit bezeichnet. Diesen Wert liest man am Hygrometer ab (Abb. 19).

Die Lufttemperatur mißt man mit dem Thermometer. Dieses ist zur einheitlichen Bezeichnung der verschiedenen Temperaturen mit einer Gradeinteilung versehen, als deren Festpunkte man den Gefrierpunkt und den Siedepunkt gewählt hat, d. h. den Stand der Flüssigkeitssäule, wenn man das Thermometer in schmelzenden Schnee oder in den Dampf kochenden Wassers bringt. Der zwischen beiden Punkten liegende Abschnitt der Glasröhre ist an dem Thermometer von Celsius, das bei uns jetzt allgemein verwendet wird, in 100, an dem früher in Deutschland gebräuchlichen Thermometer von Reaumur in 80 und an dem vornehmlich in England verbreiteten Thermometer von Fahrenheit in 180 gleiche Abschnitte („Grade") eingeteilt.

Eine einheitliche Art der Temperaturmessung ist für das Deutsche Reich durch das Rundschreiben des Reichskanzlers, betreffend die Verwendung des 100teiligen Thermometers, vom 9. März 1901 eingeführt worden (Abb. 20—22).

53. Luftbewegung. Niederschläge. Durch die Erwärmung wird die Luft nicht nur in der Regel reicher an Wassergehalt, sondern sie wird auch auf einen größeren Raum ausgedehnt und somit verdünnt. Infolgedessen ist warme Luft leichter als kalte, d. h. ein Kubikmeter dünne warme Luft wiegt weniger als ein Kubikmeter dichte, kalte Luft. Die warme Luft zeigt daher das Bestreben, aufwärts zu steigen, während die kalte Luft sich abwärts senkt. Da nun die der warmen Erdoberfläche zunächst gelegenen Schichten der Atmosphäre vorzugsweise erwärmt werden, und da auch diese Schichten an den verschiedenen Teilen der Erdkugel nicht gleichmäßige Temperatur besitzen, findet unablässig ein Ausgleich zwischen den kalten und warmen Luftschichten statt; diese Vorgänge sind die Hauptursache der Witterungsänderungen. Einerseits werden die durch den Ausgleich verursachten Luftströmungen unter Umständen so stark, daß sie als Wind empfunden werden, andererseits vermag die ursprünglich warme Luft, sobald sie abgekühlt wird, nicht mehr alles Wasser in Gasform zu halten; vielmehr wird ein Teil in kleinen Wasserbläschen ausgeschieden und unseren Augen in Gestalt von Nebel oder Wolken sichtbar; bei noch bedeutenderer Abkühlung entstehen die als Tau, Regen, Schnee und Hagel bekannten atmosphärischen Niederschläge. Da die Erwärmung der Luft in der Gegend des Äquators, die Abkühlung an den Polen am bedeutendsten ist, werden jene Witterungserscheinungen insbesondere durch den Einfluß von zwei entgegengesetzten Luftströmungen hervorgebracht, deren eine die warme Luft vom Äquator zu den Polen führt (Äquatorialstrom), und deren andere die kalte Polarluft zum Äquator bewegt (Polarstrom). Beide Strömungen erleiden infolge der Erdumdrehung bestimmte Ablenkungen ihrer Richtung.

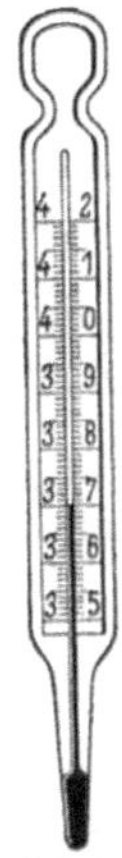

Abb. 20. Fieberthermometer.

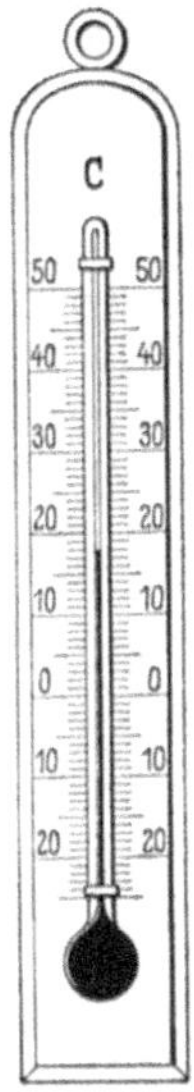

Abb. 21. Normalthermometer.

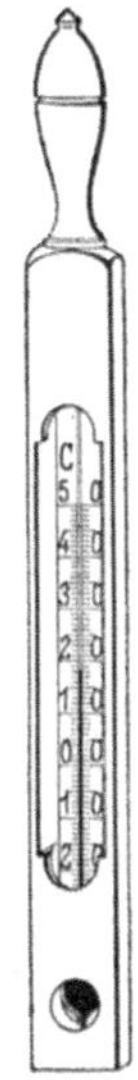

Abb. 22. Badethermometer.

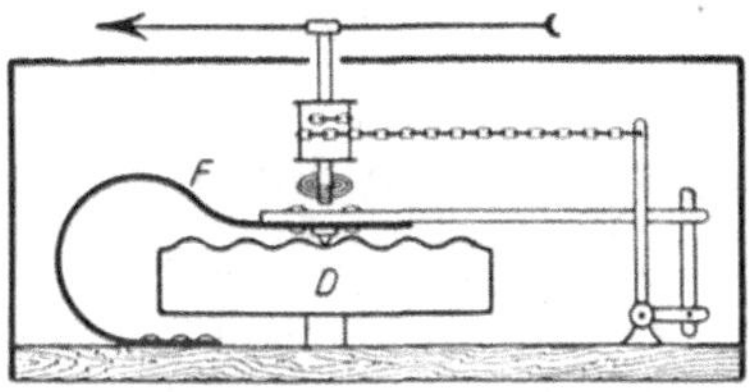

Abb. 23. Aneroidbarometer. (Abbildung aus Spitta, „Grundriß der Hygiene", S. 216, Abb. 107. Berlin: Julius Springer 1920.) Auf die mit verdünnter Luft gefüllte Dose D drückt die Feder F. Bei zu- oder abnehmendem Luftdruck senkt oder hebt sich der Dosendeckel. Diese Bewegung wird, durch ein Hebelsystem vergrößert, durch eine feine Kette auf eine Trommel übertragen, an deren Achse sich ein Zeiger über einem Zifferblatt befindet. Die Skala dieses Zifferblattes wird mit Hilfe eines Normalbarometers hergestellt.

Eine Luftbewegung im Freien wird als Hauch oder leichter Wind erst dann bemerkbar, wenn der Luftstrom in der Sekunde einen Weg von etwa $^1/_2$ m zurücklegt. Die Geschwindigkeit der als Wind bezeichneten Luftbewegung schwankt zwischen 0,5 und 15 m in der Sekunde; bei Sturm beträgt die Geschwindigkeit bis zu 30, bei Orkan bis zu 50 m und mehr. Viel empfindlicher ist die Haut dagegen für den

Luftzug in geschlossenen Räumen. Der Eintritt des Kältegefühls bei niedrigen Lufttemperaturen wird durch gleichzeitige Luftbewegung beschleunigt. Ist die Haut feucht, so kann schon eine ganz schwache Luftbewegung Verdunstungskühle hervorrufen.

54. Luftdruck. Mit der Wärme und der Bewegung der Atmosphäre steht der Luftdruck in engem Zusammenhange. Der Luftdruck ist die Belastung, die durch das Gewicht der Atmosphäre ausgeübt wird. Wir empfinden zwar den Druck dieser unablässig auf unserer Körperoberfläche ruhenden Last nicht, können uns indessen von ihrem Vorhandensein überzeugen, wenn wir sie beim Besteigen sehr hoher Berggipfel um das Gewicht der durchschrittenen Luftschichten vermindern. Da die Luft infolge der Abnahme des von oben lastenden Druckes in höheren Schichten weniger dicht ist, vermehren wir unwillkürlich die Zahl der Atemzüge, um genügend Sauerstoff aufzunehmen. Trotzdem wird eine genügende Sauerstoffaufnahme dabei oft nicht erreicht, wir fühlen uns dann ermüdet, schlaff und schläfrig. Es kommt unter Umständen durch Bersten kleinerer Gefäße, auf deren Wandungen nicht mehr ein dem Drucke der Blutwelle entsprechender atmosphärischer Druck lastet, zu Blutungen aus Mund und Nase, wir vermissen in den Gelenken die gewohnte Festigkeit, da die Knochenenden in ihren Gelenkkapseln durch den verminderten Luftdruck nicht mit der gleichen Kraft wie gewöhnlich aneinandergedrückt werden. Solche, von Bewohnern des Tieflandes auf hohen Bergen nicht selten empfundenen Beschwerden faßt man unter dem Namen „Bergkrankheit“ zusammen. Ähnliche Erscheinungen werden bei Fahrten im Frei- oder Lenkballon sowie bei Flügen im Flugzeug in großen Höhen beobachtet.

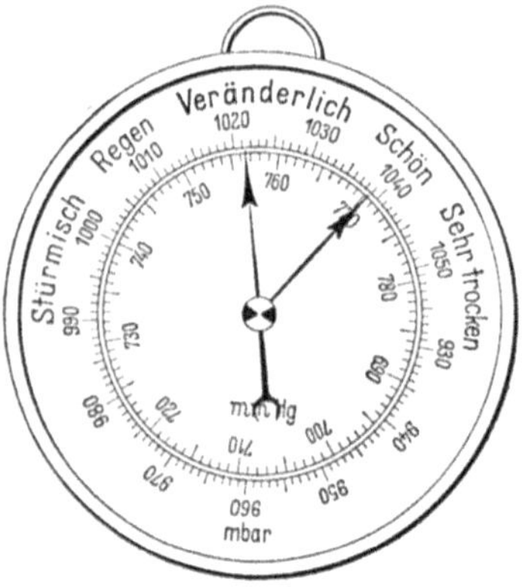

Abb. 24. Zimmer-Barometer.

Der Luftdruck unterliegt einem häufigen Wechsel; bei Erhöhung der Temperatur nimmt er, entsprechend der dadurch bedingten Gewichtsverminderung der Luft, ab.

Die Größe des Luftdrucks mißt man mit dem Barometer (Abb. 23 u. 24). Ursprünglich benutzte man vorwiegend das Quecksilberbarometer, heutzutage bevorzugt man im allgemeinen das Kapsel- oder Aneroidbarometer.

Die Schwankungen des Luftdrucks stehen in nahen Beziehungen zu den Veränderungen der Witterung. Bei schwüler Luft pflegt der Luftdruck niedrig zu sein, so in der Regel vor Gewittern; Winde vermehren oder vermindern ihn, je nachdem sie trockene und kalte oder feuchte und warme Luft zuführen.

55. Verunreinigungen der Luft. Die Luft pflegt eine mehr oder minder große Menge von Verunreinigungen zu enthalten. Hierher gehören die Ausdünstungen der Menschen, wie sie sich z. B. in Schlafräumen oder dicht belegten Wohnungen bemerkbar machen, ferner die aus manchen gewerblichen Betrieben sich entwickelnden Gase, die oft schon durch ihren unangenehmen Geruch lästig empfunden werden. Gewisse Mengen von feinsten Körperchen können in der Luft als Sonnenstäubchen wahrgenommen werden, sobald ein Sonnenstrahl durch eine Spalte in einen dunklen Raum fällt. Zu den größten festen Bestandteilen der Luft gehört auch der durch den Verkehr in den menschlichen Wohnplätzen oder der in Gewerbebetrieben entstehende Staub und der aus den Schornsteinen der Feuerungsanlagen emporgewirbelte Ruß. Derartige Luftverunreinigungen können durch ihre Menge oder Beschaffenheit nicht nur lästig für unsere Atmungswerkzeuge, sondern auch gesundheitsschädlich werden, zumal da solcher Luftstaub gelegentlich Träger von Krankheitserregern (vgl. 187) sein und diese uns dann unmittelbar zuführen kann. Einen großen Schutz gegen das Eindringen der schädlichen Staubteile in den Körper bildet die feuchte Oberfläche der

Atmungswege und deren namentlich in der Nasenhöhle vielfach gewundener Verlauf; denn hierdurch wird erreicht, daß viele Staubteile bereits an den Wänden der Nasenhöhle haften bleiben; es ist daher ratsam, wie überhaupt, so besonders in staubreicher Luft mit geschlossenem Munde durch die Nase zu atmen.

In den Städten pflegt die Luft im allgemeinen infolge des bedeutenden Verkehrs — namentlich mit Kraftfahrzeugen — und der großen Zahl gewerblicher Betriebe am meisten verunreinigt zu sein; am reinsten und daher unserer Gesundheit am zuträglichsten ist sie in Wäldern, auf Bergen und am Meeresstrande.

Ob oder inwieweit die luftelektrischen Eigenschaften der Atmosphäre (Potentialgefälle, elektrische Leitfähigkeit) auf die menschliche Gesundheit einwirken, ist noch eine offene Frage, zu der bisher zwar schon Beobachtungen vorliegen, die sich aber teilweise noch sehr widersprechen.

56. Klima. Jeder Ort auf der Erdoberfläche steht unter dem Einfluß der ihm eigentümlichen Witterungsverhältnisse, die auch für die Gesundheit der Menschen von Bedeutung sind. Die Gesamtheit dieser Witterungsverhältnisse nennt man das Klima des Ortes. Es wird einerseits nach der durchschnittlichen Lufttemperatur beurteilt, andererseits kommen Luftdruck, Luftfeuchtigkeit, Lufttrübung, Windbewegung und Niederschläge in Betracht. Trübung der Luft durch Staub oder Ruß und häufige Bewölkung des Himmels sind auch insofern unerwünscht, als ein bewölkter Himmel die Sonnenstrahlen mit ihren lebenswichtigen Eigenschaften fernhält. Die Bewölkung beeinträchtigt auch die Abgabe der Erdwärme an die höheren Schichten der Atmosphäre, ein Umstand, der in der warmen Jahreszeit die Schwüle der Luft verursacht.

Im allgemeinen wird das Klima nach der geographischen Lage eines Ortes bestimmt, da die durchschnittliche Lufttemperatur vom Äquator nach den Polen zu abnimmt. Man unterscheidet das Tropenklima von dem gemäßigten Klima und dem Polarklima. Die Höhenlage eines Ortes verleiht durch die Verschiedenheit des Luftdrucks dem Höhen- oder Gebirgsklima seine Eigentümlichkeit; eine verhältnismäßig wenig wechselnde Lufttemperatur und eine beträchtliche Feuchtigkeit der Luft kennzeichnen das See- oder Küstenklima gegenüber dem Land- oder kontinentalen Klima. Endlich kann das Klima eines Ortes von dem seiner Nachbarschaft wesentlich verschieden sein, wenn große Wälder oder Bergketten einen Schutz gegen Wind gewähren, der der Nachbarschaft nicht zuteil wird. Man spricht daher neuerdings von dem besonderen „Stadtklima" oder auch dem „Mikroklima", das die klimatischen Eigentümlichkeiten kleiner Gebiete innerhalb der Landschaft kennzeichnet.

III. Wasser.

57. Bedeutung des Wassers. Wie die Luft, so gehört auch das Wasser zu unseren unentbehrlichen Lebensbedürfnissen. Wir benötigen es als Trinkwasser, ferner zur Herstellung anderer Getränke, zur Zubereitung vieler Speisen, zur Reinigung des Körpers, unserer Gebrauchsgegenstände, Wohnungen und öffentlichen Anlagen und zu mannigfachen gewerblichen Betrieben. Es ist ein wesentlicher Bestandteil der Gewebe unseres Körpers; die Verluste an Wasser, die dieser beständig durch seine Ausscheidungen von der Haut, durch die Nieren, die Verdauungswege und mit der Atmungsluft erleidet, erfordern einen regelmäßigen Ersatz.

Wir befriedigen normalerweise unseren Bedarf an Wasser zum größten Teil bereits mit den Speisen, die fast durchweg sehr wasserhaltig sind, zum andern Teil aber durch Getränke, zu deren Aufnahme uns das Durstgefühl veranlaßt.

58. Trinkwasser. Eigenschaften eines guten Trinkwassers. Als einfachstes und wohlfeilstes Getränk bietet uns die Natur das Trinkwasser unmittelbar dar, jedoch ist dazu keineswegs jedes Wasser geeignet. Schon seine äußere Beschaffenheit muß appetitlich sein. Im allgemeinen sehen wir mit Recht zunächst nur ein solches Wasser als gutes Trinkwasser an, das klar, farblos, von ungelösten, sich absetzenden oder schwimmenden Bestandteilen frei ist, einen fremdartigen Geruch oder Geschmack nicht besitzt, kühl (8—11°) ist und erfrischend schmeckt.

Man bezeichnet als hart ein Wasser, das reichlich Kalk- und Magnesiasalze enthält, als weich im Gegensatze dazu ein an diesen Salzen armes Wasser. Hartes Wasser, das unserem Geschmacke besser als weiches zusagt, eignet sich aber weniger gut zu Wirtschaftszwecken, z. B. zum Waschen, da es die Seife zum Teil unwirksam macht und manche Schmutzstoffe schlecht löst; es wird auch nicht gern zum Kochen verwendet, weil es dabei an den Kochgefäßen seine Salze als Kesselstein absetzt und aus manchen Nahrungsmitteln die Nährstoffe nicht so gut wie weiches Wasser zu erschließen vermag.

Vom Standpunkt der Gesundheitspflege muß als weitere wichtige Eigenschaft eines Trinkwassers gefordert werden, daß es gesundheitsschädliche Bestandteile nicht enthält. Die vorher angeführten Eigenschaften eines guten Trinkwassers werden meistens bereits einige Gewähr für dessen Reinheit geben, jedoch kann auch ein Wasser, das weder seinem Aussehen noch seinem Geschmack oder Geruche nach zu beanstanden ist, Träger gesundheitsschädlicher Beimengungen sein. Insbesondere enthält fast jedes Wasser in größerer oder geringerer Anzahl jene winzig kleinen, nur mit dem Mikroskop wahrnehmbaren Lebewesen, die man Mikroorganismen nennt. Zwar handelt es sich meistens nur um harmlose Arten derselben, doch hat die Erfahrung gelehrt, daß auch krankheitserregende Mikroorganismen zuweilen in das zum Trinken benutzte Wasser gelangen und durch seine Vermittlung zur Verbreitung von Seuchen (Cholera, Typhus u. a.) Anlaß geben können. Um daher über die Brauchbarkeit und Unschädlichkeit eines Wassers ein zutreffendes Urteil zu gewinnen, muß man genau wissen, woher es stammt (Ortsbesichtigung!). Daneben kann man seinen Gehalt an gelösten Stoffen und an Mikroorganismen, insbesondere an Bakterien (vgl. 187), sowie die Art der letzteren von Sachverständigen feststellen lassen.

59. Die Herkunft des Wassers. Niederschlagswasser. Zisternen. Im allgemeinen gewinnt man bereits durch die Kenntnis der Herkunft eines Wassers Anhaltspunkte für die Beurteilung seiner Brauchbarkeit zu Genußzwecken. Wir unterscheiden in dieser Beziehung Niederschlags-, Quell-, Grund- und Oberflächenwasser.

Das Niederschlags- oder meteorische Wasser erreicht den Erdboden zumeist als Regen, ist arm an Salzen und daher sehr weich. Da die Niederschläge die Luft gleichsam auswaschen, enthält das erste mit einem Regenguß oder Schneefall herabkommende Wasser häufig Verunreinigungen mannigfacher Art; das später fallende Wasser ist reiner. Obwohl das Niederschlagswasser seiner weichen Beschaffenheit wegen wenig schmackhaft ist, sind doch die Bewohner wasserarmer Gegenden darauf angewiesen, es in Gefäßen oder gemauerten Gruben (Zisternen) aufzufangen und als Trinkwasser zu verwenden; solche Zisternen sind aber leicht Verunreinigungen von der Erdoberfläche her ausgesetzt.

60. Grundwasser und Quellen. Fällt das Niederschlagswasser auf durchlässigen Boden, z. B. Kies oder Sand, so sickert es zum Teil ein und läßt die aus der Luft oder von der Erdoberfläche aus mitgeführten ungelösten Verunreinigungen in der oberen Bodenschicht wie in einem Filter zurück. Hier nimmt das Wasser zugleich gewisse lösliche Bestandteile des Bodens und Kohlensäure aus der Grundluft auf, die sich in den Poren des Bodens vorfindet. Das nun freie Kohlensäure enthaltende Wasser vermag weitere, aus Kalk- und Magnesiaverbindungen bestehende Bodenmineralien teilweise zu lösen und gewinnt allmählich eine der Menge der aufgenommenen Mineralstoffe entsprechende Härte. Sobald es beim Durchsickern eine undurchlässige Bodenschicht (Fels, Ton, Lehm) erreicht hat, bewegt es sich auf dieser, ihrem Gefälle folgend, als Grundwasser fort. Bei welliger Anordnung der undurchlässigen Schicht sammelt es sich an deren tiefsten Stellen, und wenn es auf der Oberfläche eines Hügels oder Berges eingesickert ist, kann es, auf der undurchlässigen Schicht weiterfließend, den Rand des Bergabhanges erreichen und als Quelle zutage treten. Gelangt es auf seinem

Wege unter Druck in einen von einer oberen und einer unteren undurchlässigen Schicht begrenzten Raum, so sehen wir es, wenn man die obere Schicht von der Erdoberfläche aus durchbohrt, oft mit großer Gewalt im Strahle aus der Bohröffnung hervorquellen.

Infolge der filtrierenden Wirkung des Erdbodens ist das tiefer liegende Grundwasser in der Regel frei von Bakterien. Es enthält Kohlensäure und Mineralbestandteile, schmeckt deshalb erfrischend und wird wegen seiner Reinheit zur Versorgung ganzer Orte mit Trinkwasser, wo es irgend möglich ist, herangezogen. Hochstehendes Grundwasser ist dagegen nicht immer bakteriologisch einwandfrei. Das gleiche gilt von dem Wasser der sog. Rasenquellen, das sich so nahe unter der Erdoberfläche sammelt, daß es nicht zuverlässig durch den Boden filtriert werden kann. Es wird auch nicht hinreichend mit Kohlensäure und Mineralstoffen gesättigt, ebenso ist es den Einwirkungen der Sonnen- und Luftwärme nicht genügend entzogen. Das aus mäßiger Tiefe stammende Wasser der Bodenquellen nimmt nur in der Sommerhitze etwas an Wärme zu, ist aber meist zu Genußzwecken brauchbar; das Wasser der aus großer Tiefe kommenden Gesteinquellen bleibt immer gleichmäßig kühl, besitzt erfrischenden Wohlgeschmack und ist gewöhnlich bakterienfrei. Gesundheitsschädliche Eigenschaften kann letzteres in der Regel nur dadurch gewinnen, daß es an der Stelle selbst, wo es als Quelle zutage tritt, oder wo es durch Brunnenanlagen dem Gebrauch erschlossen wird, Verunreinigungen erfährt. Quellen, die aus einem von Rissen durchsetzten, klüftigen, steinigen oder felsigen Boden stammen, sind, weil eine ausreichende Filtration durch den Erdboden fehlt, Verunreinigungen leicht ausgesetzt

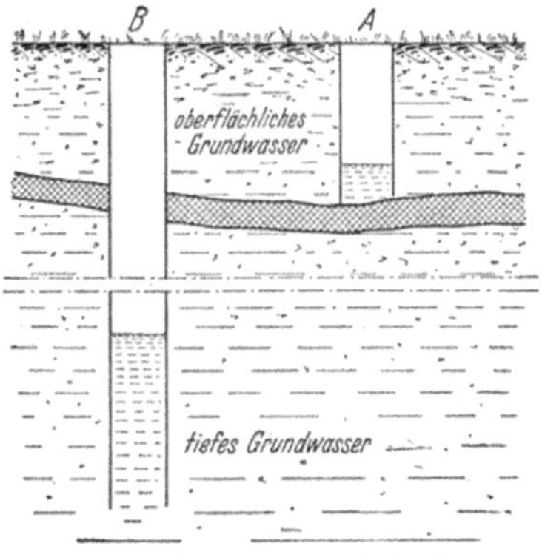

Abb. 25. A Flachbrunnen, B Tiefbrunnen.

61. Quellwasserleitungen. Brunnenanlagen. Verunreinigungen von Quellwasser können eintreten, wenn das Wasser zunächst in Sammelbecken oder Brunnenstuben geleitet wird, um entweder aus diesen zum Gebrauch entnommen oder mit Hilfe von Röhrenleitungen den menschlichen Ansiedlungen zugeführt zu werden. Zur Verhütung von Verunreinigungen ihres Inhalts sollten die Sammelbecken möglichst entfernt von menschlichen Wohnstätten angelegt werden und zur Abhaltung seitlicher Zuflüsse undurchlässige, die Erdoberfläche um mindestens 20 cm überragende Wände sowie eine dichte Abdeckung nach oben erhalten. Röhrenleitungen müssen undurchlässige Wandungen haben und an den Verbindungsstellen der einzelnen Röhren gut gedichtet sein.

Bei den Brunnenanlagen unterscheidet man Flachbrunnen und Tiefbrunnen (Abb. 25). Das Wasser der Flachbrunnen entstammt dem Grundwasser der obersten Bodenschichten und enthält daher in bewohnten Orten, deren Untergrund durch die Abfälle des menschlichen Haushalts verunreinigt ist, leicht gesundheitsschädliche Beimengungen. Das Wasser der Tiefbrunnen pflegt von Bakterien und Zersetzungsstoffen aus der belebten Natur zwar frei zu sein, doch wird seine Genießbarkeit — namentlich in Norddeutschland — häufiger als bei Flachbrunnen durch einen — an und für sich gesundheitlich unbedenklichen — Gehalt an Eisen- oder Mangansalzen beeinträchtigt, die dem Wasser aber einen tintenähnlichen Geschmack geben und an der Luft allmählich das Absetzen eines bräunlichen oder schwärzlichen Schlammes verursachen. Man kennt jedoch Verfahren, durch die das tiefe Grundwasser von den Eisensalzen befreit wird.

Infolge ungeeigneter Bauart eines Brunnens erhält dessen Wasser nicht selten eine schlechte Beschaffenheit; besonders müssen die sog. Kessel- oder Schachtbrunnen oft beanstandet werden. Diese werden in der Weise angelegt, daß man die Erde bis auf die Grundwasser führende Schicht aushebt und die Wände des ausgegrabenen Loches durch Balken oder Mauerwerk stützt. In dem auf solche Weise hergestellten Kessel oder Schacht sammelt sich das Grundwasser am Boden, der „Sohle“, an, um dann mit Schöpfgefäßen (Ziehbrunnen) oder Pumpeneinrichtungen (Pumpbrunnen) gehoben zu werden. Bei mangelhafter Dichtigkeit der Wände oder bei ungeeigneter (mitunter ganz fehlender) Abdeckung sind diese Brunnen der Verunreinigung von der Oberfläche oder den seitlichen Erdschichten her in hohem Grade ausgesetzt. Es trifft dies namentlich dann zu, wenn die Kesselbrunnen, wie man das auf dem Lande häufig findet, in der Nähe undichter Dungstätten oder Abortgruben angelegt sind, so daß deren Inhalt seinen Weg in das Brunnenwasser nimmt; hiergegen gewähren selbst gut gedichtete Wände des Brunnens auf die Dauer nicht zuverlässigen Schutz, weil die zum Dichten benutzte Masse mit der Zeit Risse erhält, und diese gewöhnlich erst gefunden werden, nachdem die Verunreinigung des Brunnens bereits erfolgt ist. Die Reinigung und Desinfektion der Kesselbrunnen ist im Vergleich zu anderen Brunnen schwierig.

Eine größere Sicherheit gewähren die Röhrenbrunnen, auch abessinische Brunnen genannt; sie bestehen aus einem eisernen Rohre, das bis zu der das gesuchte Wasser führenden Schicht in die Erde eingetrieben und am oberen Ende mit einer Pumpvorrichtung versehen wird. Die Undurchlässigkeit der metallenen Wandung schließt jeden seitlichen Zufluß zum Wasser aus. Die Röhrenbrunnen sind leicht zu desinfizieren. Schon einfaches Auspumpen und mechanische Säuberung des Rohres mittels geeigneter Bürsten liefert häufig fast keimfreies Wasser. Bei manchen Brunnen dieser Art (sog. artesischen Brunnen) steht das Wasser unter solchem Drucke, daß es freiwillig aus dem Rohre austritt und eine Pumpvorrichtung überflüssig macht.

62. Oberflächenwasser. An manchen Orten ist die Erschließung des Grundwassers unmöglich oder sehr schwierig; entweder weil sein Spiegel zu tief unter der Erdoberfläche liegt, oder weil der Untergrund aus Fels besteht und nicht ohne große Mühe und Kosten zu durchbohren ist; auch kann das Grundwasser infolge seines Gehalts an gelösten Salzen zum Genuß ungeeignet sein. Wenn an derartigen Orten Quellen nicht zur Verfügung stehen, so sind die Bewohner auf die Verwendung des Oberflächenwassers angewiesen. Als Oberflächenwasser bezeichnet man das Wasser der Flüsse, Bäche, Seen, Teiche, wie überhaupt aller Gewässer, deren Spiegel sich frei an der Erdoberfläche befindet. In seiner Verwertbarkeit als Trinkwasser steht dieses Wasser dem Quellwasser und Grundwasser erheblich nach; auch entbehrt es, da es dem Einfluß der Luft und der Sonnenstrahlen unmittelbar ausgesetzt ist, im Sommer der erfrischenden Kühle, ist arm an Kohlensäure und Mineralstoffen und führt in der Regel erhebliche Verunreinigungen mit sich. Zu letzteren gehören u. a. die Ausscheidungen und Überreste der zahlreichen Wassertiere und Wasserpflanzen, namentlich aber die von den Ufern hineingelangenden Abfälle der Dörfer, Städte usw. Nicht selten werden den Wasserläufen mit den wirtschaftlichen Abfällen auch Ausleerungen von Kranken mit Keimen von ansteckenden Krankheiten zugeführt. Unter Umständen können daher Gesundheitsschädigungen mancherlei Art, z. B. Typhus- und Choleraerkrankungen, durch die Verwendung von Oberflächenwasser verursacht werden. Die verheerende Choleraepidemie, die im Jahre 1892 die Stadt Hamburg heimsuchte, war auf das der Elbe entnommene unfiltrierte und daher unreine Trinkwasser dieser Stadt zurückzuführen.

An manchen stehenden oder langsam fließenden Gewässern, wie Teichen, Gräben, Kanälen oder kleinen Flüssen, zeigt sich die erfolgte Verunreinigung oft schon in dem trüben Aussehen, dem fauligen Geruch und Geschmack des Wassers; durch die Untersuchung gelingt es dann meist, Mikroorganismen in Mengen bis zu 100000 und mehr im Kubikzentimeter darin nachzuweisen. Der Einfluß der Verunreinigungen wird übrigens geringer, je größer das stehende Gewässer oder die Wasserführung des Flusses ist. Der Umstand, daß man in einiger Entfernung von schmutzführenden Zuflüssen das Wasser wieder rein zu finden pflegt, zeigt, daß es sich seiner Verunreinigungen von selbst mehr oder minder zu entledigen vermag; man nennt das die Selbstreinigung des Wassers. Dieser Vorgang kommt einerseits durch die Ablagerung der Schmutzstoffe am Grunde und an den Ufern des Gewässers, andererseits durch die Zersetzung der zugeführten fremden Beimengungen durch die Tier- und Pflanzenwelt des Wassers zustande. Einzelne schädliche Bakterienarten können sich jedoch vermutlich unter gewissen, bisher noch nicht genügend aufgeklärten Verhältnissen längere Zeit im Wasser halten, und so kann das Wasser trotz der Selbstreinigung unter Umständen Krankheiten von Ort zu Ort verschleppen; insbesondere hat man die in vielen Epidemien beobachtete Verbreitung der Cholera an den Wasserläufen mit einer solchen Verschleppung der Cholerakeime durch das Wasser in Zusammenhang gebracht.

Von oberflächlichen Wasseransammlungen kommt noch das Wasser der Talsperren in Betracht, die das Niederschlagswasser aus größeren Gebieten in Stauweihern aufsammeln.

63. Künstliche Reinigung des Oberflächenwassers. Wasserfilter. Die Verwendung des natürlichen Oberflächenwassers zu Genußzwecken ist an sich gesundheitlich

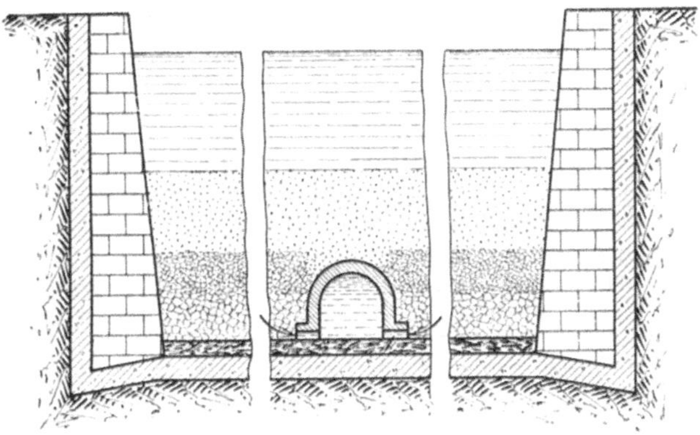

Abb. 26. Schema eines großen Sandfilters zur Reinigung von Oberflächenwasser.

bedenklich. Es gelingt aber durch bestimmte Verfahren, die gesundheitsschädlichen Eigenschaften solchen Wassers mehr oder weniger vollkommen zu beseitigen.

Der sicherste Weg zur Vernichtung von Krankheitskeimen ist gründliches Abkochen. Hierdurch büßt aber das Wasser den erfrischenden Geschmack ein. Zur Abtötung der Keime auf chemischem Wege werden hauptsächlich Chlor und seine Verbindungen benutzt. Manche Wässer erleiden hierdurch eine Geschmacksverschlechterung, die lästig werden kann.

Diejenigen Verfahren, welche darauf beruhen, daß man das Wasser seine Verunreinigungen beim längeren Stehen in Klärbecken absetzen läßt, beseitigen nur die gröberen Verunreinigungen und genügen daher nur als Vorreinigung, hingegen verdienen die Filter eine größere Wertschätzung. Kleine Filter, sog. Hausfilter, zu deren Herstellung man Kohle, Asbest und poröse Steine, gebrannten Ton, Porzellan oder Kieselgur verwendet, vermögen das Wasser allerdings von den darin enthaltenen Keimen nicht zuverlässig oder doch nur vorübergehend zu befreien. Da in der Filterwand eine Vermehrung der Mikroorganismen stattfindet, so nimmt die Menge der Keime im filtrierten Wasser bald zu, ja sie kann schließlich sogar den Stand vor der Filtration übertreffen. Im Haushalt fehlt es außerdem gewöhnlich an der notwendigen Überwachung solcher Filter.

Erfolgreicher sind die im Großbetrieb verwendeten Sandfilter (Abb. 26), deren sich manche Städte für die Wasserversorgung bedienen. Diese Sandfilteranlagen erstrecken sich über große Flächen, auf denen zunächst Feldsteine, dann immer kleinere Steine, schließlich Kies und feiner Sand geschichtet sind. Das zur Reinigung bestimmte Wasser durchsickert alle diese Schichten ganz langsam von oben her und gelangt hierauf durch Kanäle in Reinwasserbehälter und von diesen in die Röhren der Wasserleitung. Weil der eigentlich filtrierende Teil der Anlage sich in Gestalt eines feinen Schlammüberzuges erst aus dem Wasser selbst auf der Oberfläche absetzen muß, läßt man das erste, nach der Ingebrauchnahme eines neuhergestellten oder gereinigten Filters durchfließende Wasser unbenutzt ablaufen. Die Sandfilter halten bei zweckmäßiger Anlage und gewissenhaftem Betriebe die gröberen Verunreinigungen des Wassers vollständig, die Bakterien größtenteils zurück, bei ungeeigneter Anlage und bei mangelhafter Sorgfalt des Betriebes aber kann ein Erfolg der Filtration gänzlich ausbleiben. Daher wird im Deutschen Reiche der Einrichtung und dem Betriebe von Sandfiltern, die zur Reinigung des Oberflächenwassers dienen, seitens der Behörden besondere Aufmerksamkeit zuteil. Andererseits wünschen viele Sachverständige, daß, wo es irgend angängig ist, unter gänzlichem Verzicht auf das Oberflächenwasser lediglich tiefes Grundwasser oder Quellwasser für die Trinkwasserversorgung benutzt wird. Durch die Chlorung (s. o.) läßt sich aber im Notfall auch Oberflächenwasser trinkbar machen.

64. Seewasser. Die am weitesten auf der Erde verbreitete Art des Oberflächenwassers ist das Wasser der Meere, das Seewasser. Es ist seines hohen Salzgehaltes wegen zum Trinken nicht geeignet. Will man es dennoch als Trinkwasser verwenden, so unterwirft man es vorher der Destillation. Man trinkt derartig destilliertes Wasser indessen nur in Notfällen und mit Zusätzen, weil es ohne solche infolge seines Mangels an Gasen und mineralischen Bestandteilen fade schmeckt.

65. Mineralwasser. Auf seinem Wege durch den Boden (vgl. 61) hat das Wasser bisweilen Gelegenheit, gewisse Mineralbestandteile, namentlich Salze, sowie Gase in größerer Menge aufzunehmen, die ihm vielfach heilkräftige Eigenschaften verleihen; solches Wasser nennt man Mineralwasser. Manche Mineralwässer, die als erfrischende Getränke vielen gesunden und kranken Menschen zuträglich und allgemein beliebt sind, werden (wie das zu den kohlensäurereichen, alkalisch-muriatischen Säuerlingen gehörende natürliche Selterwasser) in großem Umfang künstlich nachgeahmt, indem man Kohlensäure in wäßerige Lösungen der entsprechenden Salze einpreßt. In Deutschland wird durch besondere Verordnungen dafür gesorgt, daß zur Herstellung dieser künstlichen Mineralwässer nur reines Wasser und sonstige Stoffe von gesundheitlich einwandfreier Beschaffenheit Verwendung finden.

66. Verwendung des Wassers zur Beseitigung der Schmutzstoffe. Mit der Verwendung als Trinkwasser ist die Bedeutung des Wassers für unsere Gesundheit keineswegs erschöpft; vielmehr werden von unserem Wasserbedarfe, den man für die deutschen Städte auf den Kopf der Bevölkerung auf 50—150 Liter täglich veranschlagen darf, der aber in der warmen Jahreszeit in manchen größeren Städten auf 250 Liter und mehr steigen kann, nur 2—3 Liter, einschließlich des für die Zubereitung der Nahrungsmittel unentbehrlichen Teiles, zum Genusse verbraucht. Die übrige Menge dient vorwiegend den Zwecken der Reinlichkeit und zur Entfernung der Schmutzstoffe.

Hierbei ist es nicht gleichgültig, was für Wasser verwendet wird. Da die Reinigung nicht nur im Fortschwemmen des Schmutzes besteht, sondern durch die Fähigkeit des Wassers, andere Stoffe mit Hilfe der Seife (s. u.) aufzulösen, unterstützt wird, so geht sie bei Verwendung weichen Wassers am besten vonstatten. Zur Reinigung des Körpers und der Wäsche wird besonders das Regenwasser und in dessen Ermangelung das Oberflächenwasser geschätzt, man darf jedoch nicht vergessen, daß verunreinigtes Oberflächenwasser, z. B. Wasser das Zuflüsse von Haus- und Wirtschaftsabwässern enthält oder zum Auswaschen von Krankenwäsche benutzt worden ist, bei Personen, die damit unvorsichtig in Berührung kommen, gelegentlich Krankheiten hervorrufen kann. In Fällen, wo man für Reinigungszwecke aus Mangel an weichem Wasser auf hartes Wasser angewiesen ist, empfiehlt es sich, dieses vor dem Gebrauch abzukochen, weil in der Regel dabei ein Teil der die Härte bedingenden Mineralstoffe ausgeschieden, und seine Fähigkeit, Schmutzstoffe aufzulösen, gesteigert wird.

67. Hilfsmittel des Wassers bei der Reinigung. Reinigung des Körpers. Haut- und Haarpflege. Man erleichtert das Reinigungsverfahren mit Wasser durch Anwendung von mancherlei Geräten (Besen, Bürsten, Schwämmen, Scheuerlappen) oder durch Zusätze, wie Soda und Sand, die den Schmutz auflockern und leichter löslich machen. Für die Entfernung fetthaltiger Schmutzstoffe leistet uns vor allem die Seife, d. h. eine Verbindung von Fettsäuren und Laugen, die allen Kulturvölkern ein unentbehrliches Bedürfnis ist, vorzügliche Dienste.

Reinhaltung des Körpers fördert die Gesundheit. Bei kleinen Kindern und Kranken, die sich mit den eigenen Ausleerungen beschmutzen, ist sie besonders unerläßlich, aber auch bei anderen Menschen räumt sie viele gefährliche Krankheitsstoffe hinweg, hält Ungeziefer von dem Körper fern, kräftigt die Haut, regt deren Tätigkeit an und verleiht ihr ein frisches und gefälliges Aussehen.

Für die Körperreinigung genügt in der Regel die Anwendung von Wasser und Seife. Sehr wichtig ist die Reinhaltung der Hände. Namentlich sollte man nie unterlassen, vor dem Essen und nach dem Aufsuchen des Aborts die Hände zu waschen. Zweckmäßig wendet man hierbei eine Nagelbürste an. Zum Waschen einer zarten Haut empfiehlt es sich, nicht zu kaltes Wasser und nicht scharfe Seife zu nehmen. Die vielfach als Zusatz zur Seife beliebten wohlriechenden Stoffe sind gewöhnlich unschädlich, aber für die Erhaltung der Gesundheit gleichgültig.

Wichtig ist auch die regelmäßige Reinigung der Haare, damit die leicht zersetzlichen und dadurch dem Haarwuchs schädlichen Absonderungen der Hautdrüsen und die sich ständig von der Oberhaut abstoßenden Schuppen entfernt werden. Trockene Haare werden mit Vorteil durch milde Pomaden oder Haaröle geschmeidig erhalten und dadurch vor dem Abbrechen oder Ausgehen geschützt. Vielfach sind Wässer, Tinkturen, Essenzen zur Haut- und Haarpflege sowie zur Haarfärbung und der Enthaarung im Gebrauch. Durch Reichsgesetz ist verboten, kosmetischen Mitteln gesundheitsschädliche Metallsalze zuzusetzen. Niemals sollte man, statt ärztlichen Rat in Anspruch zu nehmen, die Behandlung von Haarausfall und ähnlichen Zuständen mit einem der oft in marktschreierischer Weise angepriesenen Mittel versuchen.

68. Bäder und Wasserkuren. Neben gründlichen Waschungen sind warme Wannen- oder Brausebäder die besten Verfahren zur Reinigung des Körpers, von denen ausgiebig Gebrauch gemacht werden sollte. Auch müssen warme Wannenbäder bei ganz kleinen Kindern, bei kränklichen und oft auch bei alten Personen die kalten Bäder ersetzen. Sie wirken in Krankheitsfällen schmerzlindernd oder schweißtreibend. Ausgesprochenen Heilzwecken dienen die Mineralbäder.

Kalte Bäder, insbesondere Schwimmbäder in unverdächtigem Fluß- oder Seewasser, in künstlich angelegten Volksbädern und im Meer beleben und kräftigen Körper und Geist. Dringend anzuraten ist, nicht bald nach dem Essen, auch nicht eher in das kalte Wasser zu steigen, als bis man sich abgekühlt hat; auch soll man sich nach beendetem Bade rasch abtrocknen und ankleiden, um Erkältungen zu vermeiden. Die Benutzung verunreinigten Wassers zu Badezwecken ist in ähnlicher Weise gefährlich, wie seine Verwendung zu Getränken.

Die Heilwirkungen, die wir dem Wasser bei seiner sachgemäßen Anwendung auf die Haut verdanken, beschränken sich nicht auf die Bäder. Auch in Form von Umschlägen, Übergießungen und Duschen kann es wohltätigen Einfluß ausüben und dazu beitragen, die Gesundheit wieder herzustellen.

Allgemein gültige Regeln für die Abhärtung mittels Wasserbehandlung lassen sich nicht aufstellen. Man befrage dieserhalb seinen Arzt.

IV. Nahrung und Ernährung.

69. Zweck der Ernährung, Art und Menge der Nahrung. Die Ernährung dient der Erhaltung des Lebens, d. h. der Erhaltung der Körpersubstanz, der Leistungsfähigkeit und des Wohlbefindens des Menschen, außerdem in der Zeit des Wachstums und der Genesung zum Auf- und Ausbau des Körpers. Deshalb ist es vor allem notwendig, dem Körper mit der Nahrung gewisse Stoffe (Nahrungsstoffe) in ausreichender Menge zuzuführen. Hierzu gehören Eiweißstoffe, Kohlehydrate, Fette. Soweit diese Stoffe nicht als Aufbau- oder Reservestoffe verwendet werden, verbrennen sie im Körper und liefern dabei die für die Arbeitsleistung und Wärmebildung (Erhaltung der Körpertemperatur) erforderliche Spannkraft (Energie). Man faßt daher diesen Teil der Nahrungsstoffe zweckmäßig als *Nährstoffe* zusammen. Außer den Nährstoffen sind weiterhin die folgenden Nahrungsstoffe für die Ernährung erforderlich: Wasser, Mineralstoffe (Salze), Vitamine, Lipoide und Sauerstoff. Endlich gehören auch Rohfaser- und Genußstoffe zu den Nahrungsstoffen. Die Träger der Nahrungsstoffe sind die *Nahrungs-* und *Genußmittel* (Lebensmittel). Was der Mensch an unveränderten Lebensmitteln mit Einschluß des Trinkwassers oder an daraus hergestellten Erzeugnissen und Zubereitungen zu essen und zu trinken pflegt, bildet seine *Nahrung*. Die Nahrung ist entsprechend den verschiedenen Anforderungen, die sie zu erfüllen hat, nach Menge und Art der Nahrungs- und Genußmittel sowie der darin enthaltenen Nahrungsstoffe verschieden. Die erforderlichen Mengen der einzelnen Nahrungsstoffe und die damit zugeführten Energiemengen, die der Körper benötigt (*Energiebedarf*), sind von der Konstitution, von Körpergröße, Körpergewicht und Körperoberfläche, vor allem von der Muskeltätigkeit abhängig; auch Art und Ausnützung der Nahrungsstoffe, Zusammensetzung der Nahrung überhaupt, Klima und Jahreszeit sind von Bedeutung.

Kinder, insbesondere Säuglinge bedürfen wegen des erforderlichen Aufbaues des Körpers einer etwas anders zusammengesetzten Nahrung (vgl. 37), als sie zur Erhaltung des erwachsenen Körpers gebraucht wird. Ähnliches gilt für den Wiederaufbau von Körpergewebe in der Genesung nach erschöpfenden Krankheiten; hierzu ist eine Nahrung geeignet, die je nach der vorangegangenen Erkrankung verschiedene Zusammensetzung und Eigenschaften aufweisen muß, z. B. besonders wohlschmeckend hergerichtet ist, von den Verdauungswerkzeugen leicht verarbeitet und daher gut ausgenutzt wird. Auch die werdende und stillende Mutter benötigt für die Entwicklung des Kindes und die Bildung der Milch eine entsprechende Nahrung.

Die Industrie hat für Kinder, Kranke, Genesende, werdende und stillende Mütter zahlreiche Sonderlebensmittel auf den Markt gebracht, die leicht verdaulich und besonders nahrhaft oder konzentriert sein sollen (diätetische Nährmittel). Soweit diese und andere *diätetische Lebensmittel* (z. B. Vitaminspender, Salze) für besondere Zustände erwünscht oder geboten sind, ist es Sache des Arztes, sie nach Lage des Falles bei der Ernährung anzuwenden.

70. Die Bedeutung der Nahrungsstoffe. Unter den *Nährstoffen* nehmen die *Eiweißstoffe* (z. B. Milcheiweiß, Fleischeiweiß) eine besondere Stellung ein. Sie sind nicht nur Energiespender, sondern führen dem Körper dasjenige *stickstoffhaltige* Material zu, das zum Aufbau der Zellen, Organe und Körpersäfte, ferner als Ersatz für ihre ständige Abnützung, also für den Eiweißverlust, endlich zur Bildung derjenigen Stoffe (Fermente, Hormone,) erforderlich ist, die für die Regulierung der Verdauung und der Organtätigkeit zu sorgen haben. Die *stickstofffreien* Nährstoffe, die *Kohlehydrate* (z. B. Stärke, Zucker) und *Fette* liefern dagegen vornehmlich den für die Arbeitsleistung und Wärmebildung erforderlichen Betriebsstoff. Während der Aufbau und Ersatz der stickstoffhaltigen Teile und Bestandteile des Organismus nur möglich ist, wenn ihm bestimmte Mengen von Eiweißstoffen zugeführt werden, ist es für den Energie- (Kraft-)wechsel weniger von Belang, ob von den drei Nährstoffen einer durch einen andern ersetzt wird. Indessen muß diese Vertretung innerhalb gewisser Grenzen bleiben und berücksichtigen, daß dabei gleiche Energiemengen durch die Nahrung geliefert werden. Auf Grund zahlreicher, besonders von **Rubner** ausgeführter Versuche wurde ermittelt, daß je 1 g Kohlehydrat und je 1 g Eiweiß im Stoffwechsel 4,1 Kalorien, je 1 g Fett 9,3 Kalorien liefern. Hieraus geht hervor, daß 1 g Fett als Energiespender dasselbe leistet wie 2,3 g Eiweiß oder 2,3 g Kohlehydrate. Im Überschuß zugeführt, können Nährstoffe in Form von Kohlehydrat (Glykogen) oder Fett in einer dem menschlichen Körper angepaßten Eigenart gespeichert werden. Die Fette werden an bestimmten Stellen des Körpers (Fettlager) dauernd, das Glykogen hauptsächlich in der Leber und in den Muskeln vorübergehend angehäuft. Dieser Vorrat gibt insbesondere in Zeiten, in denen die Nahrungsaufnahme, z. B. durch Krankheit, beeinträchtigt ist, Material zur Bestreitung der Zelltätigkeit ab.

Zu den **Mineralstoffen** (Salzen), die im Gegensatz zu den Nährstoffen nicht verbrennbar sind, gehören z. B. die Salze des Natriums (Kochsalz), Kalziums und Kaliums. Auch **organische** (verbrennliche) Salze, wie z. B. apfel- oder zitronensaures Natrium, ferner Eiweißstoffe und andere organische Verbindungen, liefern nach ihrer Verbrennung im Organismus **anorganische** (unverbrennliche) Salze. Die Salze, ihre basischen oder sauren Bestandteile sind z. B. zur Bildung der Körpersäfte sowie zum Aufbau der Körperzellen und Körperorgane, z. T. zur Erhaltung der Form und Tätigkeit der Zellen und z. T. als Vermittler des Stoffumsatzes erforderlich. Insbesondere liefern die Mineralstoffe die Hauptmenge der zur Bildung der Knochen, Knorpel und Zähne erforderlichen Stoffe, ferner, wie z. B. das Kochsalz, das Material zur Bildung der bei der Verdauung im Magen wichtigen Salzsäure und der alkalischen Darmsäfte; sie schützen den Körper vor einer Übersäuerung durch die beim Abbau der Eiweißstoffe und anderer Verbindungen zunächst entstehenden anorganischen Säuren (z. B. Schwefel- und Phosphorsäure).

Die **Vitamine**, auch Ergänzungsstoffe genannt, die schon in kleinsten Mengen den Zellaufbau (das Wachstum) anregen und für den normalen Ablauf der Lebensvorgänge unentbehrlich sind, haben in neuester Zeit besondere Beachtung gefunden, weil man erkannt hat, daß eine einseitige Nahrung, der bestimmte Vitamine fehlen, gewisse Krankheiten verursachen kann, eine diese Stoffe enthaltende Nahrung, wie z. B. die übliche gemischte und richtig zubereitete Kost, den Menschen jedoch gesund erhält.

Die **Vitamine** werden meist nach Buchstaben bezeichnet. Das Vitamin A, das hauptsächlich in Früchten und Gemüsen, Eigelb, Milch, Rahm, Butter, fettem Käse vorkommt, fördert das Wachstum, schützt gegen gewisse Augenkrankheiten, gegen Nachtblindheit und stärkt die Widerstandskraft gegen Infektionen. Unter B werden verschiedene Vitamine zusammengefaßt, die besonders reichlich in Hefe, ungeschältem Reis enthalten sind und vor allem im Ausland vorkommende Krankheiten (Beriberi, Pellagra) verhüten. Vitamin B_1 ist auch in Kleie und kleiehaltigem Brot (Vollkornbrot) enthalten; es fehlt aber in Backwaren aus feinem Mehl. Je größer die körperliche Arbeit und je höher der Kohlehydratumsatz ist, um so mehr Vitamin B_1 muß zugeführt werden. Das im Obst, Gemüse, Kartoffeln, Milch, namentlich aber in Zitronen, Apfelsinen und Hagebutten vorkommende Vitamin C schützt gegen Skorbut (Scharbock). Vitamin D, das z. B. in Lebertran und im Eigelb vorhanden ist, verhütet Rachitis. Ähnliche Wirkung gegen die englische Krankheit besitzt auch Sonnenlicht oder ultraviolettes Licht bestimmter Wellenlänge, wobei anscheinend bestimmte Stoffe der Haut (Sterine) aus einer Vorstufe der Vitamine in den Zustand der Vitamine selbst übergeführt (aktiviert) werden.

Es ist heute bekannt, daß die Wirkung des einzelnen Vitamins wahrscheinlich abhängig ist von der Gegenwart und Mitwirkung der anderen Vitamine und Nahrungsbestandteile. Durch die Forschungen der neueren Zeit haben die Vitamine noch an Bedeutung für den gesunden Organismus gewonnen. Man vermag sie oder ihre Vorstufen (Provitamine) jetzt zum Teil rein darzustellen und kennt ihre chemische Zusammensetzung. Auch Beziehungen zwischen ihnen und den Hormonen sind festgestellt worden.

Die mit den Fetten vergesellschafteten, als Lipoide (fettähnliche Stoffe) zusammengefaßten Phosphatide und Sterine (Lezithin, Cholesterin, Phytosterin) sind am spezifischen Aufbau bestimmter Zellen oder Zellteile, insbesondere des Zentralnervensystems, wesentlich beteiligt und daher auch für ihre Tätigkeit wichtig.

Die den Kohlehydraten nahestehenden Rohfaserstoffe (Zellulose, Pentosane, Lignin) spielen als Energiespender für den Menschen keine nennenswerte Rolle. Trotzdem kommt ihnen eine nicht zu unterschätzende Bedeutung für die Verdauung zu, weil sie einen Reiz auf die Darmwand ausüben, dadurch die Darmtätigkeit anregen und somit der Verstopfung entgegenarbeiten.

Genußstoffe (z. B. Gewürzstoffe, Essigsäure, Zitronensäure neben den Röstprodukten) werden für das Wohlbefinden der Menschen insofern benötigt, als sie, wie übrigens auch die Zuckerarten und das Kochsalz, zum Wohlgeschmack der Speisen und Getränke beitragen, daher die Absonderung der Verdauungssäfte (wie Speichel, Magensaft usw.) anregen und dadurch die Auflösung der Speisen und die Aufsaugung des Verdauten fördern (vgl. 107).

71. Die Bewertung der Nahrungs- und Genußmittel (Lebensmittel).

a) Physiologische Bewertung. Nur wenige Lebensmittel bestehen im wesentlichen aus einem Nahrungsstoffe oder einer gleichwertigen Gruppe von Nahrungsstoffen, z. B. Zucker, Kochsalz, Schweineschmalz. Die meisten enthalten ein Gemenge von Nahrungsstoffen. Als Nahrungsmittel werden Lebensmittel bezeichnet, die wesentliche Mengen von Nährstoffen enthalten, z. B. Brot, Fleisch, Eier, Milch, Butter, Obst und Gemüse. Als Genußmittel gelten Lebensmittel, die dem Menschen vorwiegend Genußstoffe zuführen z. B. Gewürze, Würzen, Kaffee, Tee, die alkoholischen Getränke.

Eine scharfe Grenze zwischen Nahrungs- und Genußmitteln läßt sich jedoch nicht ziehen. Aus Fruchtsirup hergestellte Limonaden, alkoholfreie Obstsäfte, Bier, Süßweine sind z. B. zwar vorwiegend Genußmittel, enthalten aber oft nicht unwesentliche Mengen Nährstoffe.

Der Nährwert der Lebensmittel, d. h. der Wert, der den Lebensmitteln in der Ernährung insgesamt zukommt, ist nach der Energiemenge, die von den in ihnen enthaltenen Nährstoffen bei der Verbrennung im Körper entwickelt wird, und nach Menge, Ausnutzung (im Darm), biologischer Wertigkeit der zugeführten Eiweißstoffe, Vitamin- und Mineralstoffgehalt einzuschätzen. Bei Lebensmitteln, die nicht so restlos, wie z. B. Brot und Milch, verzehrt werden, sind nur die nach Abzug des Abfalles (z. B. Knochen, Gräten, Schalen, Hülsen usw.) im genießbaren Anteil enthaltenen Energiemengen und Eiweißstoffe zu berücksichtigen.

Die im Körper entwickelte Energiemenge hängt nicht nur von der Menge, sondern auch von der Art und Ausnutzung der Nährstoffe ab und wird außerdem mehr oder weniger durch die Rohfaserstoffe beeinflußt. Immerhin läßt sie sich aus den in der chemischen Analyse gefundenen Nährstoffmengen für praktische Zwecke ausreichend genau ermitteln. Da nämlich durchschnittlich im Körper je 1 g Eiweißstoffe und Kohlehydrate 4,1, je 1 g Fett 9,3 Kalorien entwickelt, hat man nur die Nährstoffmengen mit den auf 1 g treffenden Kalorien zu multiplizieren und die gefundenen Zahlen zu addieren, um die in Frage kommenden Energiemengen zu erhalten. Diese Energiemengen werden zur gleichmäßigen Bewertung der Lebensmittel auf 100 g (bzw. 1 kg, bzw. 1 Liter) bezogen und als (berechnete) Energie- oder Kalorienwerte der Lebensmittel bezeichnet.

Milch, die z. B. 3,4 vH Eiweißstoffe, 4,7 vH Kohlehydrate und 3,4 vH Fett enthält, hat in 100 g den Energiewert

$$\begin{aligned} 3{,}4 \cdot 4{,}1 &= 13{,}94 \\ 4{,}7 \cdot 4{,}1 &= 19{,}27 \\ 3{,}4 \cdot 9{,}3 &= 31{,}62 \\ \text{Summe} &= 64{,}83 \text{ Kalorien} \end{aligned}$$

Für 100 g Fleisch des grünen Herings errechnen sich in gleicher Weise 140, für den ganzen Fisch jedoch nur 70 Kalorien, da der Abfall 50% beträgt.

Auch die Nährstoffmengen werden, unter Berücksichtigung des Abfalles bzw. des genießbaren Anteiles, auf 100 g Lebensmittel bezogen. Hierbei ist zu beachten, in welchem Grade sie ungefähr im Darme ausgenützt werden und inwieweit z. B. die Eiweißstoffe für den Stoffhaushalt biologisch hoch- bzw. gering- oder unterwertig sind.

Man spricht von einer guten oder weniger guten Ausnützung der Nahrungsstoffe, je nachdem von dem verzehrten Stoff mehr oder weniger große Verluste bzw. Verdauungsrückstände (Kot) im Verdauungskanal entstehen. Diese Rückstände setzen sich aus unverdauten, d. h. vom Darm nicht aufgenommenen Stoffen der Nahrung, aus Resten der Galle und der Verdauungssäfte, den im Darm mit diesen ausgeschiedenen Mineralstoffen und Darmbakterien zusammen. Der in Zahlen angegebene Wert für die Ausnutzung ist die Differenz aus Einnahme und Verlust im Darmkanal. So entsprechen ungefähr z. B. 20 vH Verlust 80 vH Ausnutzung. Die Ausnutzung der Nährstoffe ist weitgehend von der Menge, Art, Mischung, Zerkleinerung und Zubereitung der Speisen, aber auch vom Verdauungsvermögen und Befinden des einzelnen Menschen abhängig.

Als biologisch hochwertig wird Eiweiß in der Nahrung angesehen, wenn es in verhältnismäßig geringen Mengen zugeführt, die Bildung und den Ersatz des Körpereiweißes ermöglicht. Zu diesem Zwecke muß es alle hierzu erforderlichen Bausteine, insbesondere diejenigen enthalten, die der Organismus nicht selbst bilden kann (Tryptophan, Lysin, Zystin, Tyrosin und andere Aminosäuren). Als biologisch unter- oder geringwertig gelten Eiweißstoffe, die nicht alle erforderlichen Bausteine oder sie nur in ganz geringen Mengen liefern. Die Wertigkeit schwankt je nach der Nahrungszusammensetzung, deshalb läßt sich durch gleichzeitige Zuführung von biologisch unter- oder geringwertigen Eiweißstoffen verschiedener Art ebenfalls die Wirkung von biologisch hochwertigem Eiweiß erzielen. Dies ist insbesondere bei der Zuführung einer rein vegetabilen Kost (vgl. 73) zu beachten.

Die meisten in tierischen Lebensmitteln vorkommenden Eiweißstoffe sind biologisch hochwertig, während die Eiweißstoffe der pflanzlichen Nahrungsmittel nach dieser Richtung meist weniger wertvoll sind. Kartoffeleiweiß ist für den Menschen von hoher Wertigkeit.

Zur Beurteilung des Nährwertes der Lebensmittel ist ferner ihr Genußwert, ihr Sättigungsvermögen, ihre Bekömmlichkeit, ihr Gehalt an Rohfaserstoffen, sodann ihre Verwendbarkeit zur Speisenbereitung zu berücksichtigen. Eine Einschätzung des Wertes der Lebensmittel für die Ernährung allein nach dem sog. Säure- oder Basenüberschuß ihrer Mineralstoffe kann nicht als einwandfrei bezeichnet werden.

Die nachstehende Tabelle gibt für wichtige Lebensmittel diejenigen Mengen Eiweißstoffe, Fette, Kohlehydrate und Rohfaserstoffe an, die der Verbraucher mit je 100 g des betreffenden Nahrungsmittels — gegebenenfalls nach Berücksichtigung des Abfalls — sich zuführt. Aus den Mengen der erstgenannten drei Nährstoffgruppen ist die Energiemenge, bzw. der Energiewert, nach S. 92 berechnet. Der Abfall ist bei den einzelnen Lebensmitteln in Klammern angegeben.

100 g derselben Kartoffeln liefern, je nachdem sie zuerst gekocht und dann geschält oder roh geschält und dann gekocht werden, bei einem Abfall von 5 g im ersteren, von 25 g im letzteren Fall 91 oder 72 Kalorien. Ferner entspricht einer Zunahme von nur 1 g Fett z. B. bei Käse und Fleisch eine Erhöhung des Energiewertes um etwa 9 Kalorien.

Soweit es die Ergebnisse der bisherigen Forschung bei den einzelnen Lebensmitteln erlauben, ist in der nachstehenden Tabelle weiterhin angegeben, ob die Lebensmittel biologisch hochwertiges und besonders gut ausnutzbares Eiweiß und beachtenswerte Mengen der Vitamine A, B, C, D enthalten. Ferner sind die Lebensmittel nach der Höhe des Energiewertes angeordnet. Daraus ist ersichtlich, daß gleiche Gewichtsteile Schweineschmalz und Speiseöle den höchsten, Obst und Gemüse den niedrigsten Energiewert haben. Dagegen sind letztere durch hohen Vitamin- und Mineralstoffgehalt ausgezeichnet. Es ergibt sich aus der Tabelle, daß der Energiewert im allgemeinen um so höher ist, je mehr Fett das Lebensmittel enthält, unter den fettfreien Lebensmitteln hat der Zucker den höchsten Energiewert. Obwohl das Schweineschmalz, die Speiseöle, die Butter, die Margarine und der Zucker die höchsten Energiewerte zeigen, sind sie als Aufbaumaterial für den Körper nicht so wertvoll wie die Lebensmittel mit niedrigerem Energiewert, aber verhältnismäßig hohem Eiweißgehalt.

Zusammensetzung einiger Lebensmittel (Einkaufsware).
(Unter Berücksichtigung des Abfalles nach der Höhe des Energiewertes geordnet.

Name des Nahrungsmittels mit Angabe des Abfalles auf 100 g Einkaufsware	Je 100 g Lebensmittel liefern durchschnittlich: Eiweiß g	Fett g	Kohlehydrate g	Energiemengen Kalorien	enthalten: Rohfaser g	Besondere Vorteile[1]
Schweineschmalz	—	99,5	—	925	—	
Speiseöle	—	99,5	—	925	—	
Butter	0,6	83,8	0,5	784	—	Vitamin A[2], D
Margarine.	0,6	83,8	0,5	784	—	
Zucker	—	—	99,5	395	—	rasch resorbierbarer Energiespender
Haferflocken	14	6,7	65	386	1,4	Eiweiß gut ausnutzbar
Graupen	10	2,3	73	362	1,6	
Reis	8	0,5	77	354	0,5	Eiweiß besonders gut ausnutzbar
Erbsen, trocken	23	2	52	326	5,6	
Leberwurst, Landleberwurst .	14	23	—	271	—	hochwertiges, besonders gut ausnutzbares Eiweiß Vitamin A, B, C
Haselnüsse (60)	7	25	2	270	1,3	Fett
Käse, mittelfett	31	14	2,5	267	—	hochwertiges, besonders gut ausnutzbares Eiweiß, Vitamin A
Weißbrot	6,8	0,5	57	270	0,3	
Roggenbrot	6,1	0,6	35,0	175	0,8	
Roggenvollkorn	13,1	1,3	38,7	220	1,6	Vitamin B, Salz-, Eiweißwert
Rindfleisch	19,9	7,8	0,4	156	—	
Schweinefleisch.	14,5	6,8—37,3	—	361	—	
Käse, mager	38	2	3	186	—	hochwertiges, besonders gut ausnutzbares Eiweiß: Eiweiß
Ei, etwa 2 Stück (12). . . .	12,3	9,7	0,5	143	—	
Hammelfleisch, i. D.	19	7	—	143	—	
Hering, gesalzen	21,10	11,3	9,5	230	—	
Rindfleisch, mager (20) . . .	16	3,6	—	99	—	
Kartoffeln	2,0	0,2	20,9	96	0,5	Vitamin B und C
Seefisch (Kotelettstück) . . .	16	0,3	—	68	—	
Milch	3,4	3,4	4,7	65	—	Vitamin A, B, C, D
Äpfel (20).	0,4	0,65	13,3	59	1	Vitamin C
Grüne Bohnen	3	—	6	37	—	Vitamin C
Mohrrüben (20)	1,0	—	8,5	40	1,3	Vitamin A, B, C
Spinat (25)	2,3	0,3	1,8	20	0,65	Vitamin A, B, C
Tomaten (20)	1,0	0,2	4,0	26	0,35	Vitamin A, B, C
Kopfsalat (30)	0,7	—	1,4	9	0,4	Vitamin A, C

[1] Weitere Vorteile (Gehalt an Lipoiden, besonderen Mineralstoffen, Genußwert usw.) sind bei den einzelnen Lebensmitteln angegeben. Milch und Käse sind z. B. als Kalziumspender besonders wichtig.

[2] Die Angaben „Vitamine" A, B, C bedeuten beachtenswerte Mengen davon. In geringeren Mengen vorkommende Vitamine sind nicht berücksichtigt.

b) Hygienische und lebensmittelpolizeiliche Bewertung. Außer der physiologischen Bewertung der Lebensmittel ist es in vielen Fällen wichtig zu wissen, inwieweit sie gelegentlich gesundheitsschädliche Stoffe, Kleinlebewesen oder Schmarotzer enthalten oder inwieweit sie den Anforderungen der lebensmittelpolizeilichen Bestimmungen entsprechen. Das Nähere hierüber ist in Abschn. 77 und 155 (Lebensmittelüberwachung) zu finden.

72. Der Energiebedarf und der Bedarf an den einzelnen Nährstoffen. Kostmaße. Kostrationen. Die Energiemengen, die der Körper in der Nahrung benötigt, müssen mindestens denjenigen entsprechen, welche er je nach den verschiedenen Lebens- und Arbeitsverhältnissen durch die Verbrennung von Nährstoffen „umsetzt". Dieser Umsatz ist am geringsten beim ruhig liegenden, nüchternen Menschen (Grundumsatz). Bereits bei Nahrungsaufnahme nehmen die umgesetzten Energiemengen um 10—20 vH zu und werden je nach dem Grade der Muskeltätigkeit oder Arbeitsleistung mehr oder weniger erheblich gesteigert, so daß sie für sich bisweilen mehr betragen als der Grundumsatz. Zur Deckung der notwendigen Energiemengen können die Nährstoffe der Nahrung nicht beliebig herangezogen werden. Vielmehr muß die Nahrung mindestens solche Mengen Eiweißstoffe enthalten, daß Verluste des Organismus an Eiweiß nicht eintreten und der Körper gut ernährt und gegen Krankheiten widerstandsfähig erhalten wird. Ferner dürfen die Mengen der kohlehydrathaltigen Lebensmittel unter eine gewisse Grenze nicht hinuntergehen, da es sonst zu einem Mangel an gewissen Salzen, die gleichzeitig mit den kohlehydrathaltigen Lebensmitteln (z. B. mit Brot, Kartoffeln, Gemüsen) dem Körper zugeführt werden, und auch zu einer Störung im Fettstoffwechsel kommen kann. Andererseits dürfen sie nicht zu hoch sein, um nicht die Verdauungsorgane zu stark zu belasten und eine gesteigerte Vitamin B-Zufuhr nötig zu machen. Endlich sind auch die Fettmengen so zu begrenzen, daß sie einerseits für die küchentechnische Herstellung der Nahrung ausreichen, andererseits keine Verdauungsstörungen verursachen.

Unter Berücksichtigung vorstehender Darlegungen und auf Grund eingehender Forschungen braucht der Erwachsene in Deutschland je nach Gewicht, Größe und Konstitution bei mittlerer Arbeit in der Nahrung durchschnittlich täglich etwa 80—100 g Eiweiß, etwa 400—500 g Kohlehydrate und etwa 60—80 g Fett[1]. Hierbei ist darauf zu achten, daß von den Eiweißmengen etwa $^1/_3$—$^1/_2$ biologisch hochwertig sein sollen. Besonders wichtig ist die Erkenntnis, daß bei gesteigerter Arbeit zwar auch mehr Eiweiß benötigt wird, die für die Arbeitsleistung erforderlichen Energiemengen jedoch hauptsächlich durch Kohlehydrate und auch Fette gedeckt werden müssen.

Die unter verschiedenen Verhältnissen für die Ernährung benötigten Eiweiß-, Kohlehydrat- und Fettmengen und die daraus berechneten Energiemengen werden als Kostmaße bezeichnet. Sie sind für die Beurteilung der Nahrung und Aufstellung von Kostrationen in vielen Fällen, in denen der einzelne die Wahl der Lebensmittel nicht treffen kann, z. B. für die Gemeinschaftsverpflegung in Industriewerken, Krankenhäusern, geschlossenen Schul- und Erziehungsanstalten, Kasernen, Gefängnissen usw., von großer Bedeutung. Es ist selbstverständlich, daß bei der Beurteilung der Nahrung und bei der Aufstellung von Kostrationen nicht nur die Kostmaße ausschlaggebend sind, sondern daß hierbei auch auf die Anwesenheit genügender Mengen biologisch hochwertiger Eiweißstoffe, Vitamine, Salze, Rohfaserstoffe usw. geachtet werden muß. Für die Stoffwechselvorgänge sind Vitamine und Mineralstoffe von besonderer Bedeutung. Hierbei kann erfahrungsgemäß angenommen werden, daß eine gemischte Kost, die richtig zubereitet ist, die erforderlichen Nährstoffe und vor allem die „Schutzstoffe" in geeigneter Menge enthält. Es liegt keine Veranlassung vor, die Nahrung ausschließlich nach der chemischen Natur der in ihr enthaltenen mineralischen Bestandteile und der daraus im Stoffwechsel entstehenden basischen oder sauren Stoffe zu beurteilen, da

[1] Bei der Aufstellung der Werte ist berücksichtigt, daß ein Teil der genannten Nährstoffe dem Körper immer mit dem Stuhlgang verlorengeht.

der gesunde Körper über geeignete Regulationsvorrichtungen verfügt, um eine Übersäuerung des Körpers zu verhüten. Zu berücksichtigen ist nur, daß bei gewissen Krankheiten diese Regulationsvorrichtungen versagen können und sich dadurch die Anwendung bestimmter, vom Arzt aufgestellter Kostformen, die eine solche Übersäuerung nicht aufkommen lassen, rechtfertigt. Umgekehrt hat sich in besonderen Krankheitsfällen übrigens auch die im Stoffwechsel sauer wirkende Kost als nützlich erwiesen. Schließlich ist darauf hinzuweisen, daß der Kochsalzverbrauch oft recht leicht und gut eingeschränkt werden kann (10—15 g täglich).

In nachstehender Tabelle sind diejenigen Lebensmittelmengen zusammengestellt, die ein 70 kg schwerer, mittelkräftiger Arbeiter bei 8stündiger mittelschwerer Arbeit, unter Zugrundelegung eines täglichen Kostmaßes von 3000 Kalorien (100 g Eiweiß, 80 g Fett und 450 g Kohlehydraten der Nahrung) in der Woche benötigt (Wochenration). Die Auf-

Beispiel einer **Wochenration** von Lebensmitteln für die Ernährung eines Mannes mit gemischter Kost bei mittlerer achtstündiger Arbeit.

Nahrungsmittel	Eingekaufte Menge g	Genießbarer Anteil g	Im genießbaren Anteil der eingekauften Menge der Lebensmittel sind enthalten: Eiweißstoffe g	Fett g	Kohlehydrate g	Rohfaser g	Salze g	Wasser g	Berechnete Energiemengen Kalorien
Rindfleisch, mittelfett	400	320	64	25	—	—	3,2	227,8	499
Schweinefleisch, mittelfett	120	100	18	21	—	—	1,0	60,0	269
Hammelfleisch	120	100	19	7	—	—	1,1	72,9	141
Schellfisch	200	100	16	0,3	—	—	1,3	82,4	68
Leberwurst	300	300	42	69	—	—	8,1	180,9	813
Vollmilch (etwa 2 l)	2100	2100	71	71	99	—	15,7	1843,3	1365
Ei (1 Stück)	52	46	6,4	5,1	0,3	—	0,4	33,8	75
Käse (mittelfett)	60	60	19	8	1,5	—	3,5	28	160
Käse (mager)	150	150	57	3	4,5	—	6,5	79	279
Butter	100	100	0,6	84	0,5	—	2	12,7	784
Margarine	100	100	0,6	84	0,5	—	2	12,7	784
Schweineschmalz	125	125	0,1	124	—	—	0,1	0,8	1157
Roggenbrot	2300	2300	138	18	1242,0	18,0	28	856	5819
Weißbrot	500	500	34	2,5	285	1,5	4	173	1330
Weizenmehl	200	200	23,6	3	142	0,4	1,2	29,8	708
Graupen	200	200	20	4,6	146	3,2	4,4	21,8	724
Haferflocken	200	200	28	13,4	130	2,8	3,8	22	772
Reis	200	200	16	1	154	1	1,6	26,4	708
Erbsen	200	200	46	4	104	11,2	6	28,8	652
Kartoffeln	3500	2625	55,1	2	551	18,4	29	1969,5	2520
Zucker	300	300	—	—	299,7	—	0,3	—	1185
Gemüse	1000	800	8	—	72	13,6	8	698,4	328
Äpfel	250	225	1	—	31,5	3,1	1	189,4	133
Kopfsalat	225	160	1,6	—	3,2	1,0	1,5	152,7	19
Wochenmenge	—	—	685,0	549,9	3266,7	74,2	133,7	6801,1	21292
Tagesmenge	—	—	97,8	78,5	466,6	10,6	19,1	971,6	3041

stellung hat gegenüber einer Tagesration den Vorteil, daß sich dabei auch Lebensmittel, deren wir nicht täglich bedürfen, mit in Rechnung setzen lassen. Es wird ausdrücklich darauf hingewiesen, daß es sich hier lediglich darum handelt, an einem der vielen möglichen Beispiele zu zeigen, wie solche Kostrationen aufzustellen und zu berechnen sind.

So werden z. B. die an sich gering erscheinenden Mengen der am Schluß der Zusammenstellung angeführten Gemüse, Obstsorten und grünen Salate sich erhöhen lassen, wenn der Betreffende — immer unter Einhaltung der notwendigen Energie- und Eiweißzufuhr — für die Beschaffung anderer Lebensmittel weniger Geld ausgibt; auch innerhalb dieser drei Lebensmittel ist ein Austausch je nach Geschmacksrichtung, Jahreszeit usw. möglich.

73. Die wichtigsten Kostformen. Der einzelne Mensch wird und kann sich bei seiner Ernährung die Lebensmittel nicht oder nur ausnahmsweise bewußt so auswählen, daß sie einem für ihn in Frage kommenden Kostmaß entsprechen. Der Mensch ißt und trinkt vielmehr im allgemeinen, was appetitanregend ist, ihm schmeckt, ihn sättigt und ihm auf die Dauer bekommt. Hierbei spielen auch der Wunsch nach Abwechslung, häusliche Gewohnheiten und Landessitten eine große Rolle. In der Auswahl der Speisen und Getränke pflegt der Mensch außerordentlich konservativ zu sein; durch Essen und Trinken sucht er mit Recht seine Lebensfreude zu erhöhen. Zu einer zweckentsprechenden Auswahl führen ihn in der Regel von selbst die Lebensgewohnheiten. So genügen wir beispielsweise bei dem Genusse von eiweißreicher Nahrung dadurch unserem Bedürfnis nach Fett und Kohlehydraten, daß wir zu (magerem) Fleisch fetten Beiguß (Soße) und Kartoffeln oder Obst genießen, und in ähnlicher Weise ergänzen wir ein stärkereiches Lebensmittel durch Fett oder Eiweiß, indem wir z. B. eine Brotscheibe mit Speisefett bestreichen oder mit Käse belegen. Auf diese Weise haben mit der Zeit nicht nur verschiedene Völker, sondern selbst einzelne Bevölkerungsgruppen eine besondere Ernährungsweise angenommen, die meistens von den Erträgnissen des Bodens und der Viehzucht abhängig ist. Leider entspricht diejenige Nahrung, an die wir uns instinktiv gewöhnt haben, nicht immer den Anforderungen des Körpers. Ernährungsphysiologische Beobachtungen zeigen, daß den körperlichen Belangen am meisten diejenige Ernährung entspricht, die aus den Erzeugnissen des heimatlichen Bodens gewonnen wird. Diese mehr gefühlsmäßig richtig gewählte Kost ist durch die Entwicklung der Großstädte und die dadurch bedingte Loslösung von den Ursprungsorten unserer Nahrung bei einem erheblichen Teil unserer Großstadtbevölkerung nur noch zum Teil vorhanden.

Die zweckmäßige Nahrungsform für unsere Bevölkerung ist die aus tierischen und pflanzlichen Lebensmitteln bestehende gemischte Kost, die von den notwendigen Eiweißstoffen etwa ein Drittel bis die Hälfte durch die zahlreichen Lebensmittel aus dem Tierreich dem Körper zuführt, wodurch ihm genügend biologisch hochwertiges Eiweiß geliefert wird. Sie umfaßt im allgemeinen die in vorseitiger Tabelle zusammengestellten Lebensmittel tierischer und pflanzlicher Herkunft und ist, soweit Kartoffeln und nach Möglichkeit frisches Gemüse, grüne Salate, Zwiebeln, Laucharten sowie auch Obst berücksichtigt werden, als vollwertig anzusehen. Auch die Zubereitungsarten müssen verschieden sein. Einseitige Kost ist stets gefährlich.

Eine nur aus pflanzlichen Lebensmitteln zusammengesetzte Kost, eine vegetabilische Kost, kann dem Bedarfe des Körpers an Nährstoffen genügen, wenn reichliche Mengen von Nahrung und in dieser eiweißreiche Nüsse und Hülsenfrüchte in ausreichendem Maße genossen werden. Soweit dies nicht der Fall ist, kann sie leicht zu Eiweißunterernährung Anlaß geben. Außerdem führt diese Kost vielfach zur Überlastung der Verdauungswerkzeuge, da die zugeführte Nahrungsmenge verhältnismäßig groß ist und erhebliche Darmrückstände hinterläßt. Jedoch ist in unserem Klima die Erhaltung der körperlichen Leistungsfähigkeit bei ausschließlicher Pflanzenkost möglich, wenn sie auch in manchen Jahreszeiten der Abwechslung entbehrt. Für die Ernährung der Bevölkerung insgesamt ist sie unzweckmäßig. Dasselbe gilt in der Volksernährung für die ausschließliche Rohkost, die nur aus ursprünglichen, nicht erhitzten pflanzlichen Lebensmitteln besteht. Es ist zu beachten, daß die erforderliche Vitaminmenge nicht nur durch die Rohkost, sondern auch durch die gewöhnliche gemischte Kost dem Körper zugeführt wird. Das Abkochen von manchen Gemüsen usw. ist aus gesundheitlichen Gründen und zum Schutz gegen Wurminfektion gerechtfertigt (vgl. 237).

Wer fleischlos — sei es mit, sei es ohne Milch, Käse, Eier — von pflanzlichen Lebensmitteln leben will und kann, ohne in seiner Leistungsfähigkeit behindert zu sein, mag bei seinen einmal angenommenen Ernährungsgewohnheiten bleiben.

Unter Rohkost (auch Frischkost genannt) wird heutzutage nicht etwa eine Ernährung mit Früchten, Gemüsen, Nüssen ausschließlich in der Form, wie sie von der Natur dargeboten wird, verstanden, vielmehr spielt die Zubereitung hierbei eine große Rolle. Rohgemüse, Gewürzkräuter wie Petersilie, Schnittlauch, Kerbel, Zwiebeln, Majoran sollen zerkleinert für die Aufnahme vorbereitet werden. Ein besonderer Wert wird der Rohkost mit Recht als Heilkost zugeschrieben.

74. Abwechslung und Zubereitung der Kost. Eine nach Wahl der Lebensmittel als zweckmäßig anzusprechende Kost bedarf, um den Anforderungen der Ernährung zu entsprechen, noch der ausreichenden Abwechslung und sachgemäßen Zubereitung. Der häufiger wiederholte Genuß der gleichen Speisen läßt mit der Zeit leicht Appetitlosigkeit und Widerwillen aufkommen, während ein und dasselbe Lebensmittel (z. B. Kartoffeln) in verschiedener Zubereitung einen günstigen Einfluß auf die Eßlust ausübt. Deshalb sollte jede Hausfrau imstande sein, eine größere Anzahl von Speisen und Gerichten in verschiedenster Zubereitungsform herzustellen. Zahlreiche Lebensmittel werden erst schmackhaft und bekömmlich, wenn ihnen unmittelbar oder bei der Zubereitung Zucker, Speisesalz oder Genußstoffe in Form von Würzen (z. B. Suppenwürzen, Fleischextrakt, Fleischsaft, Essig, Zitronensaft), Küchenkräutern (Sellerie, Petersilie, Zwiebeln, Majoran, Pfefferkraut usw.), Gewürzen (Pfeffer, Paprika, Senf, Zimt, Nelken usw.) und dgl. zugesetzt werden. Auch Genußmittel können durch ihre Genußstoffe das Behagen am Essen steigern, die Nahrungsaufnahme und zum Teil auch die Verdauungstätigkeit begünstigen.

Übermäßiges Salzen und Würzen, insbesondere mit scharfen Gewürzen, wie z. B. Pfeffer und bestimmten Paprikasorten, ist unzweckmäßig und der Gesundheit nicht zuträglich. Bei Kindern und Kranken sollte man im Gebrauch der scharfen Gewürze besonders vorsichtig sein. Alle diese Mittel sollen den Geschmack der Speisen verfeinern, ihn aber nicht beherrschen. Bei Genuß von gesalzenen oder gepökelten Lebensmitteln, insbesondere Fleisch- und Fischwaren, ist zu beachten, daß sie ohne Wässern einen beträchtlichen Salzgehalt aufweisen können.

Kochen, Dünsten, Dämpfen, Braten, Backen, Vergärenlassen usw. vieler Lebensmittel verleihen ihnen durch die dabei entstehenden Geschmacks- und Geruchsstoffe nicht nur den ihnen eigenen Wohlgeschmack, sondern bewirken vielfach auch, daß die Lebensmittel eine uns zusagende Beschaffenheit (z. B. ansprechende Konsistenz) annehmen und ihre Nährstoffe in eine der Einwirkung der Verdauungssäfte leichter zugängliche Form übergeführt werden. Namentlich bei pflanzlichen Lebensmitteln werden hierbei die in den Zellen eingeschlossenen Nährstoffe für die Verdauung vorbereitet. Auch durch Zerreiben, Schaben, Pulvern usw. mancher Lebensmittel wird vielfach eine bessere Ausnutzung der Nährstoffe erzielt.

Um in Lebensmitteln enthaltene hitzeempfindliche Vitamine zu schonen, wird man sie im allgemeinen nur kurze Zeit erhitzen. Auch durch das Abbrühen der Gemüse können Vitamine, Mineralstoffe usw. verlorengehen. Man wird daher das dabei erhaltene Kochwasser nur in solchen Fällen weggießen, in denen es sich mit dem Geschmack und der Bekömmlichkeit der einzelnen Gemüse nicht verträgt. Der durch unvermeidliches Erhitzen und Abbrühen der Gemüse eintretende mäßige Verlust an manchen Vitaminen, Mineralstoffen usw. kann durch den Verzehr von grünen Salaten, Tomaten, frischem Obst ausgeglichen werden.

75. Art der Nahrungsaufnahme. Für eine Ernährung, die uns gesund erhalten soll, ist auch die Art und Weise, in der wir Speise und Trank zu uns nehmen, von Bedeutung. Man esse und trinke vor allem nur so viel, als zur Stillung von Hunger und Durst erforderlich ist, und verteile die Mahlzeiten derart, daß man mit Appetit und möglichst in Ruhe an das Essen herangehen kann. Dabei sollen die Speisen nicht hastig heruntergeschlungen, sondern durch gründliches Kauen und Vermischen mit Speichel für die Verdauung genügend vorbereitet werden. Auch gewöhne man sich daran, stets mit den Zähnen beider Kieferseiten gleichmäßig zu kauen. Bei Personen, die in Ermangelung guter Zähne hierzu nicht imstande sind, stellen sich häufig Verdauungsstörungen ein. Es ist daher von Jugend an auf die Mund- und Zahnpflege große Sorgfalt zu verwenden.

Die Verteilung der aufzunehmenden Nahrungsmengen über den Tag auf 3—4 Mahlzeiten ist grundsätzlich richtiger als die Einhaltung von zwei oder gar nur einer Mahlzeit, da es hierbei leicht zur Überlastung der Verdauungsorgane kommen kann. In der Regel haben sich drei Mahlzeiten (Frühstück, Mittag- und Abendbrot) als zweckmäßig erwiesen; für körperlich stärker Arbeitende und Kinder sind außerdem ein zweites Frühstück und Vesperbrot angebracht. Bei der in den Großstädten tätigen Bevölkerung ist es wegen der weiten Entfernung von Wohn- und Arbeitsstätte erforderlich, die Hauptmahlzeit auf den Spätnachmittag oder Abend zu verlegen und ein zweites Frühstück vorher einzuschalten, falls nicht im Betrieb eine Kantinenverpflegung stattfindet. Wird die Hauptmahlzeit nach Abschluß der Arbeiten oder in einem verhältnismäßig großen Abstand von der früheren Mahlzeit abends eingenommen, so soll zur Vermeidung von Schlafstörungen zwischen ihr und der Nachtruhe mindestens ein Zeitraum von zwei Stunden verbleiben. Im übrigen paßt sich der gesunde Mensch auch an ungewöhnliche Einteilungen der Mahlzeiten an, sofern die Nahrungsaufnahme regelmäßig in bestimmten Zeiten erfolgt.

Nicht unwesentlich für unser Befinden ist auch der Wärmegrad der aufgenommenen Speisen und Getränke. Morgengetränk und Hauptmahlzeit können auch im Sommer warm genossen werden; kalte Mahlzeiten regen die Verdauung nicht so stark an und schaffen nicht das gleiche Behaglichkeits- und Wärmegefühl. Allzu heiße Lebensmittel greifen die Mund-, Rachen- und Speiseröhrenschleimhaut an und können Magenstörungen verursachen. Auch nach Genuß von sehr kalten Getränken werden Verdauungsbeschwerden beobachtet. Kalte Getränke sollen daher nur langsam und möglichst nicht bei nüchternem Magen genossen werden. Bei reichlichem Obstgenuß kann die gleichzeitige Zufuhr von Wasser eine Quellung des Obstes im Magen und dadurch Magenbeschwerden verursachen. Gefrorene Erfrischungsmittel können bei leerem Magen eine Unterkühlung desselben und dadurch Störungen bewirken.

Bei der Nahrungsaufnahme ist endlich alles zu vermeiden, was Ekel auslöst, und umgekehrt möglichst alles zu begünstigen, was den Appetit anregt. Im ersteren Falle kann die Absonderung der Verdauungssäfte gehemmt oder sogar verhindert werden, im letzteren wird sie angeregt und gefördert. Es ist daher erforderlich, die Mahlzeiten auf sauberem Tisch, in freundlicher Umgebung und hellem, luftigem Raum appetitlich darzubieten.

76. Gewerbliche Herstellung der Lebensmittel. Die Lebensmittel, aus denen wir unsere Nahrung bereiten, kommen entweder in frischem, unverändertem Zustande, wie Fleisch, Milch, Kartoffel, Gemüse, auf den Markt oder werden in hergerichteter Form, z. B. als Brot, Teigwaren, Wurst, Margarine, Fleisch-, Fisch-, Gemüsekonserven in den Verkehr gebracht. Die Herstellung solcher zubereiteten Lebensmittel ist in steigendem Maße aus dem Haushalt in den Gewerbebetrieb übergegangen, und diese Entwicklung ist durch die Gesamtentwicklung unserer sozialen Verhältnisse begründet. Die Lebensmittelkontrolle sorgt dafür, soweit dies nur irgend möglich ist, daß gesunde, unverdorbene, unverfälschte Lebensmittel der Bevölkerung dargeboten werden.

77. Verhinderung des Verderbens der Lebensmittel, „Kampf dem Verderb", Schutz gegen Lebensmittelvergiftung und gegen Infektionen durch Lebensmittel, Fleischvergiftung, Hackfleisch. Das Verderben der Lebensmittel besteht gewöhnlich darin, daß die Lebensmittel sauer werden oder in Gärung übergehen, sich mit Schimmel überziehen oder Fäulniserscheinungen zeigen. Dieses Verderben der Lebensmittel ist fast ausschließlich auf die Tätigkeit von Mikroorganismen (Bakterien, Hefen, Schimmelpilze) zurückzuführen. Daneben spielen auch die Insekten eine Rolle, die z. B. ihre Eier auf Lebensmittel ablegen und dadurch (Madenbildung usw.) dieselben ekelerregend machen. Bakterien vermehren sich auf Lebensmitteln nur, wenn diese ein gewisses Maß von Feuchtigkeit besitzen, sie gedeihen vorwiegend in der Wärme und besonders gut auf Lebensmitteln, die reich an Eiweißstoffen, besonders animalischer Natur, sind. Trockener Zucker, trockenes Mehl, Graupen, gut ausgebackenes Brot u. dgl. neigen daher wenig zum Verderben. Von großem Einfluß auf das Eintreten vorzeitiger Verderbnis ist die Reinlichkeit. Sauber behandelte Lebensmittel halten sich erheblich länger als unsauber behandelte. Man soll daher Lebensmittel nach Möglichkeit in sauberen, trockenen, kühlen, staubfreien, gegen das Eindringen von Insekten, Mäusen und Ratten, (die mit ihrem Kot solche Lebensmittel leicht in widerlicher Weise verunreinigen können), gesicherten Räumen aufbewahren. Durch Erhitzen von Lebensmitteln in Gefäßen aus Metall oder Glas (Weckgläser), die unmittelbar nach dem Erhitzen luftdicht verschlossen werden (Einwecken, Pasteurisieren, Sterilisieren), lassen sich Lebensmittel vor dem Verderben mehr oder weniger lange schützen. Das gleiche gelingt mit Hilfe jener Verfahren, die als Pökeln, Räuchern, Einsalzen, Marinieren, Einzuckern usw. allgemein bekannt sind. Ein gewisser Teil des Verderbens von Lebensmitteln wird unvermeidbar sein, der vermeidbare Teil aber muß durch „Kampf dem Verderb" in ständiger Mitarbeit jedes Volksgenossen immer weiter herabgemindert werden. Wenn auch der Verderb sich auf alle Gebiete der Wirtschaft erstreckt, so erfaßt die Aktion „Kampf dem Verderb" besonders das Gebiet der Ernährungswirtschaft. Hier richtet sich dieser Kampf zunächst gegen Nahrungsmittelverluste. Die Reichsarbeitsgemeinschaft für Schaden-Verhütung führt den Kampf gegen den Verderb beim Verteiler, beim Verbraucher, insbesondere den Verderb in der Hauswirtschaft.

Beim **Pökeln** wird das mit Speisesalz und Salpeter oder mit Nitritpökelsalz, einem Gemisch von Speisesalz und salpetrigsaurem Natrium, das in Deutschland aus gesundheitlichen Gründen höchstens 0,5 bis 0,6 vH salpetrigsaures Natrium enthalten darf (oft auch unter Zusatz von Knoblauch, Zwiebeln, Gewürzen), eingeriebene oder bestreute Fleisch in geeigneten Gefäßen übereinandergeschichtet, wobei ihm Wasser, zum Teil aber auch Nährstoffe entzogen werden und eine für die Entwicklung der Kleinlebewesen ungeeignete Salzlake entsteht. Zum Zwecke des **Räucherns** hängt man die meist vorher gesalzenen Lebensmittel in den Rauch brennenden oder schwelenden Holzes (am besten Buchenholzes). Nadelhölzer sind ungeeignet, da sie beim Verbrennen Stoffe entwickeln, die die geräucherten Lebensmittel geschmacklich nachteilig beeinflussen. Durch einige im Rauch enthaltene Stoffe werden die meist nur in den äußeren Schichten der Nahrungsmittel tätigen Kleinlebewesen teilweise oder ganz abgetötet. Außerdem werden die Lebensmittel durch den Rauch auf der Oberfläche derart eingetrocknet, daß die Vermehrung etwa noch vorhandener oder später hinzutretender Kleinlebewesen stark verhindert wird. Die sog. **Schnellräucherung**, die darin besteht, daß man die Lebensmittel mehrmals in bestimmten Zeiträumen mit rohem Holzessig bestreicht und an der Luft trocknet, ist abzulehnen, da sie Räucherwaren vortäuscht, ohne die durch das Räuchern bedingten Eigenschaften zu erreichen. Durch das Schnellräuchern kann das bewährte langsame Räuchern keinesfalls ersetzt werden. Zum **Einsäuern** (Fleisch, Gemüse) wird meist Essig mit Gewürzen, auch (bei Fleisch) saure Milch verwendet. Beim **Marinieren** werden die oft durch Salzen, Kochen, Braten vorbereiteten Lebensmittel in Essig mit Gewürzen eingelegt. Beim **Eintrocknen** der Lebensmittel wird das Wasser mehr oder weniger weitgehend entzogen (Trockenmilch, Trockenfleisch, Stockfisch). Soweit sie vor dem Eintrocknen stark eingesalzen sind, muß das Salz vor dem Genuß der Lebensmittel mit Wasser zum Teil wieder entfernt (ausgelaugt) werden (Klippfisch).

Vielfach werden die Lebensmittel auch durch Zusatz von bestimmten Frischerhaltungsmitteln (Konservierungsmittel) haltbarer gemacht. Diese Mittel dürfen jedoch aus gesundheitlichen Gründen nicht wahllos und in beliebigen Mengen bei beliebigen Lebensmitteln verwendet werden. Vielmehr soll man sie nur im Falle unbedingter Notwendigkeit und innerhalb der durch die gesetzlichen Bestimmungen gezogenen Grenzen benutzen. Gewöhnlich hemmen oder verzögern diese Konservierungsmittel nur die Entwicklung (Vermehrung) der Mikroorganismen; eine Abtötung der Mikroben wird durch sie in den meisten Fällen nicht erreicht.

Unter Lebensmittelvergiftung versteht man die spontane Vergiftung durch Giftstoffe, die von manchen Bakterien bei ihrem Wachstum in den Lebensmitteln gebildet werden. Glücklicherweise besitzen nur verhältnismäßig wenige Bakterien diese gefährlichen Eigenschaften. Eigentlich kommen nur zwei Gruppen von Bakterien in Frage, nämlich die den Paratyphusbazillen nahestehenden sog. Enteritisbakterien und die Botulinusbazillen. Man bezeichnet die von diesen Bakterien gebildeten Gifte auch als „Toxine". Die Toxine unterscheiden sich von den meisten chemischen Giften dadurch, daß sie gegen die Einwirkung hoher Temperaturen — etwa von 70° aufwärts — empfindlich sind und daß genügend lange Einwirkung solcher Temperaturen sie ebenso wie ihre Erzeuger, die Bakterien, unwirksam macht. Dies ist für die Maßnahmen zur Verhütung von Lebensmittelvergiftungen praktisch besonders wichtig. Damit ein Gift wirksam wird, muß seine Menge einen gewissen Schwellenwert übersteigen. Da nun mit der Anzahl der giftbildenden Bakterien auch die Menge des erzeugten Giftes anwächst, so ist es zur Verhütung von Vergiftungen von grundlegender Bedeutung, diese Vermehrung möglichst zu verhindern. Hierzu dienen alle jene Verfahren, die vorstehend bei der Besprechung der Haltbarmachung von Lebensmitteln erwähnt worden sind. Diese Verfahren können aber unzulänglich sein, wenn man die kühle Aufbewahrung unterläßt, zur Abtötung nicht genügend hohe Temperaturen anwendet, die hohen Temperaturen nicht lange genug einwirken läßt, oder wenn die Konzentration der angewandten chemischen Mittel (z. B. Kochsalz, Essig usw.) nicht ausreicht, um die Vermehrung der Mikroben genügend hintanzuhalten.

Die Enteritisbakterien haben ihren Namen von dem griechischen Worte „Enteron" (Eingeweide, Darm). Schon der Name weist darauf hin, daß die von ihnen hervorgerufene Vergiftung sich in einer Erkrankung des Magen-Darmkanals („Enteritis"), d. h. gewöhnlich in einem fieberhaften Brechdurchfall äußert. Meist beginnt die Erkrankung schon wenige Stunden nach Aufnahme des „vergifteten" Lebensmittels. Bei später einsetzenden Krankheitserscheinungen ist anzunehmen, daß die aufgenommenen spärlichen Krankheitserreger sich zunächst im Darm der Befallenen vermehrt haben. Da Lebensmittel animalischer Art den besten Nährboden für die Entwicklung krankheitserregender Keime bilden, können in erster Linie das Fleisch der Schlachttiere, der Fische, der Schalen- und Krustentiere, Milch und Eier zu Vergiftungen Anlaß geben. In zweiter Linie kommen aber auch vegetabilische Lebensmittel in Betracht. Fleisch in ganzen Stücken, wenn es nicht von einem kranken Tiere stammt — solches Fleisch kann in den meisten Fällen durch die amtliche Fleischbeschau, namentlich die bakteriologische, der Bevölkerung ferngehalten werden — ist meist nur an der Oberfläche bakteriell verunreinigt. Bereitet man aus solchem Fleische aber Hackfleisch, so verteilt man durch den Hackprozeß diese Bakterien durch die ganze Fleischmasse. Wird ein solches Hackfleisch dann längere Zeit vor seiner Benutzung, womöglich bei warmer Witterung, aufbewahrt, so können ursprünglich nur auf der Oberfläche spärlich vorhanden gewesene schädliche Keime sich nun in der ganzen Fleischmasse stark vermehren und das Lebensmittel „giftig" machen. Bei der Verwendung von Fleisch, das ungesetzlicherweise der Beschau entzogen worden ist, z. B. aus Notschlachtungen, oder nicht beschaupflichtigen Fleisches scheinbar gesunder Tiere aus Hausschlachtungen, das ungesetzlicherweise außerhalb des eigenen Haushalts des Besitzers verwendet worden ist, besteht natürlich eine besondere Gefahr.

Der Hausfrau ist anzuraten — namentlich in der heißen, der Vermehrung der Bakterien besonders günstigen Jahreszeit — fertiges Hackfleisch nicht zu kaufen, sondern solches möglichst selbst unmittelbar vor der Verwendung, z. B. in einer zuvor sorgfältig gereinigten Hackmaschine, herzustellen. Im Deutschen Reiche erkrankten z. B. laut amtlicher Meldung in den Jahren 1935—1937 3958 Personen an Fleischvergiftung (vgl. nachstehende Tabelle). Von diesen Personen starben 46. Die Hauptzahl der Fälle ereignete sich im Sommer. Von allen Fleischvergiftungen der Jahre 1935—1937 ist fast ein Drittel der Erkrankungen auf Fleischvergiftung durch Hackfleischvergiftung zurückzuführen. Ein Teil aller Erkrankungen und Todesfälle betrafen Personen, die aus Notschlachtungen herrührendes Fleisch genossen hatten. Diese Zahlen reden eine warnende Sprache! Vergiftungen, die auf Bakterien der Paratyphus-Enteritisgruppe zurückzuführen waren, hat man ferner nach dem Genuß von geräucherten Fischen von Fischmarinaden, Mayonnaisen, von Speisen, die unter Verwendung von Milch und Eiern, z. B. Enteneiern (vgl. nachstehende Tabelle), hergestellt waren, von Speiseeis, Kartoffelsalat u. dgl. beobachtet. Mit den gewöhnlichen Fäulnisvorgängen hat die „Nahrungsmittelvergiftung" in der Regel nichts zu tun. Die vergifteten Lebensmittel können für Auge und Nase völlig unverändert erscheinen.

Nicht immer haften die Enteritisbakterien den Lebensmitteln von vornherein an, oft werden sie erst nachträglich an sie heran- oder in sie hineingebracht. Das kann auf verschiedene Weise geschehen. Gelegentlich sind sog. Bazillenträger schuld, das sind Personen, die, ohne selbst krank zu sein, Krankheitserreger ausscheiden. Seltener erfolgt die Infektion der Lebensmittel, wenn sie auf verschmutztem Natureis unmittelbar gekühlt werden. Ferner kann roh genossenes Gemüse oder Obst, das aus gedüngter Erde stammt und nicht sehr sorgfältig gereinigt worden ist, eine weitere Quelle der Übertragung sein. Auch Mäuse, Ratten und Fliegen werden gelegentlich wohl nicht mit Unrecht als Vermittler der Infektionen angeschuldigt. Um alle diese Quellen möglichst rechtzeitig zu verstopfen, hat man die Lebensmittelvergiftungen anzeigepflichtig gemacht. Lebensmittel, die verdächtig sind, solche Vergiftungen hervorgerufen zu haben, beseitige man nicht, sofern noch Reste von ihnen vorhanden sind, hebe sie vielmehr abgesondert für eine etwa erfolgende amtliche bakteriologische Untersuchung auf.

a) Fleischvergiftungen.

	Vergiftungsepidemien	Erkrankungen	Todesfälle
1935	119	1308	27
1936	108	1804	14
1937	60	846	5
	287	3958	46
Davon waren Hackfleischvergiftungen:			
1935	24	488	6
1936	24	507	1
1937	3	49	—*
	51	1044	7

b) Enteneiervergiftungen:

1935	33	196	11
1936	50	294	4
1937	47	162	2
	130	652	17

* Auswirkung der Hackfleischverordnung vom 24. 7. 1936.

Sehr viel schwerer verlaufen die glücklicherweise selteneren Erkrankungen, welche die Toxine der Botulinusbazillen (von dem lateinischen Wort botulus = Wurst abgeleitet) beim Menschen erzeugen. Diese Gifte gehören zu den stärksten, die wir kennen. Da man diese Erkrankungen seinerzeit zuerst nach dem Genuß bestimmter Würste auftreten sah, bezeichnete man sie als „Wurstvergiftung" (Botulismus). Das Vorkommen der giftproduzierenden Botulinusbazillen ist aber keineswegs auf Würste beschränkt; die Bazillen können vielmehr überall dort wuchern, wo der Sauerstoff der Luft fehlt oder durch andere lufthungrige Bakterien weggezehrt ist. Es handelt sich also um durchaus luftscheue Bakterien (Anaerobier). Daher hat man sie auch im Innern anderer Fleischwaren, z. B. in Schinken gefunden, ferner in Pasteten, geräucherten oder gesalzenen Fischen und in allen möglichen luftdicht abgeschlossenen Konserven (Fleisch-, Fisch-, Gemüsekonserven). Diese Konserven werden zwar gewöhnlich durch Hitze sterilisiert, da aber die Sporen des Botulinusbazillus gegen Erhitzung recht widerstandsfähig sind, so können sie unter

Umständen bei nicht ausreichender Hitzeanwendung am Leben bleiben und bei Sauerstoffmangel zu Keimen auswachsen, die das Gift bilden und in das Lebensmittel übertreten lassen. Die Botulinusbazillen sind keine eigentlichen Krankheitserreger, denn im menschlichen Körper vermögen sie sich nicht zu vermehren (im Gegensatz zu den Enteritisbakterien), es sind lediglich giftbildende „Allerweltskeime", die im Unrat und im Boden vorkommen und am besten zwischen 25° und 38° C gedeihen. Wie alle Toxine ist auch das Toxin der Botulinusbazillen durch Hitze zerstörbar, ja seine Empfindlichkeit gegen Erhitzung ist sogar etwas größer als das widerstandsfähigere Toxin der Enteritisbakterien, ein Umstand, der für die Verhütung der Vergiftung sehr wesentlich ist.

Durch Lebensmittel unmittelbar übertragbare ansteckende Krankheiten sind besonders die Tuberkulose und das sog. undulierende Fieber. Wegen sonstiger hierher gehörender Infektions- und Invasionskrankheiten, wie Milzbrand, Trichinen und Finnen (vgl. 241 und 239). Die beim Rindvieh häufig vorkommende Tuberkulose (Perlsucht) verleiht dem Fleisch und der Milch dieser Tiere ansteckende Eigenschaften, obgleich die Rindertuberkulose nicht durch den eigentlichen Erreger der menschlichen Tuberkulose erzeugt zu werden pflegt, sondern durch eine Abart, den Bazillus der Rindertuberkulose, für den im allgemeinen nur Kinder empfänglich sind (vgl. 226). Das undulierende (wellenförmig verlaufende) Fieber wird durch den beim Rind und bei anderem Nutzvieh vorkommenden Bazillus des seuchenhaften Verwerfens, den sog. Bangschen Bazillus verursacht.

Die Erkennung durch Bakterien oder Toxine vergifteter Lebensmittel ist leider nicht immer vorher möglich. Durch die Sinnesorgane ist selten festzustellen, ob z. B. Fleisch mit Enteritisbazillen behaftet ist. Das Befallensein mit Botulinusbazillen macht sich dagegen häufig durch schmieriges Aussehen der Ware und durch einen eigentümlichen säuerlich-ranzigen Geruch bemerkbar. In luftdicht verschlossenen Konservenbüchsen bildet der Botulinusbazillus Gas, das, in größerer Menge entstanden, den normalerweise eingezogenen Deckel der Blechbüchsen nach außen vorwölbt (sog. Bombage) oder bei Einmachgläsern die normalerweise durch den äußeren Luftdruck fest angedrückten Deckel von innen lockert. Wenn auch längst nicht jede Bombage durch das Wuchern von Botulinusbazillen hervorgerufen wird, so sollte man doch grundsätzlich den Inhalt derartiger Büchsen im Haushalt nicht verwenden. Weiter kann man sich bis zu einem gewissen Grade gegen Lebensmittelvergiftungen schützen, soweit dieser Schutz nicht schon von der amtlichen, namentlich der bakteriologischen Fleischbeschau ausgeübt ist, wenn man die Lebensmittel vor dem Verzehr für mindestens eine halbe Stunde auf Siedetemperatur erhitzt. Doch ist wohl zu beachten, daß die Hitze bei größeren Stücken und Büchsen nur sehr langsam bis in das Innere eindringt. So hat gebratenes Fleisch, das innen noch rot geblieben ist, an diesen Stellen höchstens eine Temperatur bis 70° erreicht, die zur Vernichtung von Bakterien, Sporen und Toxinen nicht immer genügt. Benutzt man Gemüsekonserven zur Herstellung kalt zu genießender Speisen (z. B. von Salaten), so empfiehlt es sich, den Inhalt der Büchsen vorher noch einmal gründlich aufzukochen. Ein weiterer wichtiger Schutz gegen Lebensmittelvergiftungen ist die Einhaltung des Grundsatzes, angebrochene Konserven nicht aufzubewahren, vor allem nicht in der Wärme. Das gilt auch für Salate, Marinaden und ähnliche Zubereitungen. Auch gegen die anderen durch die Nahrung übermittelten Infektionskrankheiten (Tuberkulose usw.) ist die sorgfältige Erhitzung vor dem Genuß das beste Vorbeugungsmittel (vgl. 226).

Gegen den Botulismus wird neuerdings die antitoxische Behandlung mit Botulismusserum nicht ohne Erfolg angewandt. Das Serum muß aber sehr frühzeitig benutzt werden. Der Arzt wird hierüber die nötigen Anordnungen treffen.

78. Eß-, Trink- und Kochgeschirre und sonstige im Lebensmittelverkehr gebräuchliche Gegenstände. Bei der Gewinnung, Herstellung, Verpackung und beim Aufbewahren der Lebensmittel ist dafür zu sorgen, daß sie nicht mit Gegenständen in

Berührung kommen, die gesundheitsschädliche oder gesundheitlich bedenkliche Stoffe abgeben oder sonst die Beschaffenheit der Lebensmittel ungünstig beeinflussen können.

Eß-, Trink- und Kochgeschirre und sonstige Lebensmittelgeräte können Gesundheitsschädigungen verursachen, wenn der Werkstoff an den mit den Lebensmitteln in Berührung kommenden Teilen gesundheitsschädliche Metalle oder deren Verbindungen in einer solchen Beschaffenheit enthält, daß merkliche Mengen davon, namentlich an saure Speisen und Getränke, leicht abgegeben werden. Solche Gesundheitsschädigungen sind z. B. die Bleivergiftungen, die dadurch hervorgerufen werden, daß Bleiverbindungen aus vorschriftswidriger Glasur von Tonwaren, aus einer bleihaltigen Verzinnung von Blechgefäßen oder Konservendosen, aus den Metallteilen von Wasser-, Bier- und Essigleitungen, von Selterwasserflaschenverschlüssen und Kindersaugflaschen oder aus der zur Verpackung gebräuchlichen, mitunter bleihaltigen Zinnfolie (Stanniol) und aus bleihaltigen Metalltuben in Lebensmittel übergehen. Zur Verhütung solcher Bleivergiftungen sind in Deutschland für den Verkehr mit bleihaltigen Geschirren und Gebrauchsgegenständen besondere gesetzliche Bestimmungen erlassen worden (vgl. 155). Gegen Geschirre aus Kupfer und kupferhaltigen Legierungen, wie z. B. Messing und Neusilber, bestehen unmittelbar keine gesundheitlichen Bedenken, sofern sie stets sauber gehalten und nicht zur Herstellung oder gar Aufbewahrung saurer Speisen und Getränke benutzt werden.

Eiserne Geschirre pflegt man vielfach an der Innenseite mit einem Schmelz, Email, zu versehen, um eine nachteilige Beeinflussung der Lebensmittel, vor allem in geschmacklicher Hinsicht, zu verhüten. Der Schmelz ist bei richtiger Herstellung gesundheitlich unbedenklich. Bleiverbindungen dürfen darin nach den im Deutschen Reiche bestehenden reichsgesetzlichen Bestimmungen nicht in löslicher Form enthalten sein. Es gibt auch Geschirr aus hochwertigen Eisenlegierungen, nicht rostendem Stahl, die durch Lebensmittel nicht angegriffen werden, auch keinen Rost ansetzen, weshalb das aus ihnen hergestellte Geschirr leicht blank und sauber zu halten ist. Neben emailliertem kommt vielfach verzinntes Eisengeschirr in den Verkehr. Auch derartiges Geschirr ist zweckmäßig, sofern die Verzinnung entsprechend den reichsgesetzlichen Bestimmungen aus praktisch bleifreiem Zinn lückenlos hergestellt ist. Als ungeeignet sind dagegen verzinkte Geschirre zu bezeichnen. Das Zink kann durch gewisse in den Lebensmitteln vorkommende Stoffe unter Umständen gelöst werden, so daß die in verzinktem Geschirr hergestellten oder aufbewahrten Speisen und Getränke erhebliche Mengen Zink aufnehmen können. In besonders ungünstigen Fällen, wie z. B. beim Einkochen von Obstmus oder Bereiten von sauren Salaten (z. B. Kartoffelsalat) in verzinkten Eisengefäßen, können die durch die Säuren gelösten Zinkmengen so beträchtlich sein, daß erhebliche Gesundheitsstörungen entstehen. Zum mindesten aber verleihen die gelösten Zinkverbindungen den Speisen und Getränken einen fremden, unangenehmen Beigeschmack und können Erbrechen hervorrufen. Ausdrücklich mag noch davor gewarnt werden, Milch in Gefäßen, die innen verzinkt sind, aufzubewahren, da bei der Milch, namentlich wenn sie säuert, erhebliche Zinkmengen in Lösung gehen können.

Auch aus Aluminium, Zinn und Nickel werden Gefäße zur Aufbewahrung und Zubereitung von Speisen angefertigt; gegen ihre Verwendung ist vom gesundheitlichen Standpunkt im allgemeinen nichts einzuwenden.

Herstellung und Bedeutung der einzelnen Lebensmittel.

79. Das Getreide. Das Getreide bildet seit alters die Grundlage der menschlichen Ernährung. Durch seinen Gehalt an Stärke ist es neben den Kartoffeln unser wichtigster Kohlehydratspender. Weiter enthält das Getreide Eiweiß in Form von Kleber und liefert, da die Getreideerzeugnisse in größeren Mengen verzehrt werden, dem Körper beträchtliche Mengen von pflanzlichen Eiweißstoffen. Weiter enthalten die Getreideerzeugnisse Mineralstoffe und geringe Mengen von Fett. Für die Ernährung spielt auch der Gehalt des Getreides an Vitamin B_1 und B_2 eine wichtige Rolle.

In Deutschland werden als Brotgetreide Roggen und Weizen angebaut, in Süddeutschland (Württemberg) gelegentlich auch eine Abart des Weizens, der Spelt oder Dinkel. Bei diesem haften beim Ausdreschen die Spelzen am Korn und müssen beim Vermahlen entfernt werden. Das Weizenmehl dient, abgesehen von seiner Verwendung im Haushalt, zur Herstellung von Brot und Backwaren sowie von Teigwaren. Der Weizen wird auch als Rohstoff in der Bierbrauerei zur Herstellung von Weizenbier (Berliner Weißbier) verwendet. Durch Dörren und Schälen unreifer Speltkörner wird „Grünkern" hergestellt, der zur Bereitung von Suppen dient.

Der Roggen steht im Eiweißgehalt dem Weizen etwas nach. Er verträgt ein kälteres Klima und leichteren Boden als der Weizen. Außer zur Mehlbereitung wird Roggen auch zur Herstellung von Kaffee-Ersatzstoffen verwendet.

Die Gerste dient nach Umwandlung in Malz hauptsächlich zum Bierbrauen und zur Herstellung von Graupen (Rollgerste) und Grütze.

Der Hafer wird in Deutschland hauptsächlich in Form von Hafergrütze, Haferflocken und Hafermehl genossen, die wegen ihrer guten Bekömmlichkeit in Form von schleimigen Suppen und breiartigen Zubereitungen als Nahrung für Gesunde und Kranke gut geeignet sind. Hafererzeugnisse enthalten etwas mehr Fett als die Mehle anderer Getreidearten.

Der Reis wird in Süd- und Ostasien (Indien, China, Japan) in ausgedehntem Maße angebaut und ist dort das fast ausschließliche Nahrungsmittel der ärmeren Bevölkerung. Man hat indessen bei den Einwohnern der genannten Länder die Beobachtung gemacht, daß ausschließlicher Genuß von poliertem, d. h. von dem sog. Silberhäutchen befreitem Reis zu einer schweren Erkrankung, der Beriberikrankheit führt, die durch Mangel an Vitamin B_1 bedingt ist, durch Genuß von Vollreis aber verhindert wird. Reis wird auch in Italien in erheblichem Umfang angebaut.

Der Mais wird vornehmlich in Südeuropa, Mittelamerika und einem Teile von Nordamerika angebaut. In Italien lebt ein Teil der ärmeren Bevölkerung fast nur von einem aus Maisgrieß hergestellten Brei, der Polenta. In Deutschland hat der Mais ebenso wie die Hirse, die den Ostindern, den Ägyptern und den Bewohnern großer Teile von Afrika zur Ernährung dient, als Nahrungsmittel wenig Bedeutung. Es ist jedoch gelungen, den Maisanbau in Deutschland durch geeignete Sortenwahl in den letzten Jahren erheblich zu steigern.

Buchweizen, botanisch keine Getreideart, wird in Deutschland nur noch wenig angebaut. Er wird in geschältem und grob zerkleinertem Zustand als Grütze genossen.

80. Die Verarbeitung des Getreides erfolgt durch mehr oder weniger weitgehende Zerkleinerung des Korns beim Mahlen meist unter gleichzeitigem Abscheiden der Schale und des Keimlings (Kleie).

Je nach dem Grade der Zerkleinerung des Getreides unterscheidet man Schrot, Grieß, Dunst und Mehl. Dem eigentlichen Mahlvorgange muß eine Reinigung des Getreides von Unkrautsamen, tauben Körnern, Staub, Sand usw. vorausgehen. Hierbei sind die in gesundheitlicher Hinsicht bedenklichen Samen von Kornrade, Taumellolch und Flohknöterich, außerdem von Bohnen, Erbsen, Wicken, Wachtelweizen, Ackerwinde, Labkraut, Klappertopf, wilder Rettich und Mohn zu entfernen, weiter auch das Mutterkorn, eine Pilzwucherung, die das vorwiegend in nassen Jahren davon befallene Getreidekorn, besonders Roggen, in eine außen schwärzlichviolett gefärbte, innen weiße, rötliche oder blaßviolette Masse umwandelt und beim fortdauernden Genuß schwere Vergiftungen verursacht.

81. Kochmehl, Teigwaren, Backwaren. Weizenmehl bildet den wesentlichen Bestandteil vieler Klöße, der schwäbischen Spätzle, der bayerischen Knödel, der Nudeln und Makkaroni und wird in diesen Zubereitungen von unseren Verdauungsorganen gut ausgenutzt. Eine gute Morgenkost sind Mehlbrei oder Mehlsuppe. Zur Herstellung von Teigwaren ist der aus dem kleberreichen Hartweizen gewonnene Grieß besonders geeignet.

Zur Herstellung von Backwaren wird der mit dem Mehl hergestellte Teig einem Gärungs- und Backprozeß unterworfen.

Der Vorgang des Backens gestaltet sich bei der Herstellung von Weißbrot (Weizenbrot) in folgender Weise: Zunächst wird das Mehl nach Hinzufügung von Speisesalz und Hefe mit Hilfe von Wasser zu einem Teig geknetet. Die Lockerung des Teiges wird durch die Lebenstätigkeit der Hefepilze bewirkt, die einen Teil des vorhandenen Stärkemehles in Zucker umwandeln, der dann weiter vergoren, d. h. in Kohlensäure und Alkohol zerlegt wird. Die aus dem gelockerten Teig geformten Stücke werden alsdann bei einer Temperatur von etwa 230—250° ausgebacken. Man unterscheidet an dem Brote die spröde, gebräunte Rinde (Kruste) und die weiche, lockere Krume.

Statt der Hefe benutzt man zur Bereitung des Roggenbrots (Schwarzbrots) den Sauerteig, d. h. in Gärung befindlichen Teig von einer früheren Brotbereitung. Der Sauerteig enthält als wirksame Mikroorganismen Hefepilze und außerdem Milchsäurebakterien, deren Stoffwechselprodukt, die Milchsäure, dem Brot seinen eigenartigen, säuerlichen Geschmack verleiht. Durch richtige Gärführung ist eine übermäßige Bildung von Milchsäure zu vermeiden. Ersetzt man beim Backen die Hefe durch sog. Backpulver, aus deren Bestandteilen sich im Teig Kohlensäure entwickelt, so wird in ähnlicher Weise wie durch die Hefe der Teig gelockert. Backpulver werden hauptsächlich zur Herstellung von kuchenartigem Backwerk verwendet. Sie bestehen zu einem großen Teil aus einem Gemisch von doppeltkohlensaurem Natrium mit einer Säure oder einem sauer reagierenden Salz. Auch das Hirschhornsalz (kohlensaures Ammonium) wird für manche Gebäcke als Triebmittel verwendet, weil es in der Hitze in Kohlensäure und Ammoniak zerfällt.

82. Die verschiedenen Brotarten. Die Eigenschaften des Brotes sind von der Art, insbesondere dem Ausmahlungsgrad des Mehles abhängig.

Die zuerst anfallenden Anteile der Vermahlung des Kornes sind fast frei von Kleie, sie werden als Auszugsmehl bezeichnet. Mit steigendem Ausmahlungsgrad (dem in Hundertteilen des Kornes angegebenen Mehlanteil) nimmt der Kleiegehalt des Mehles und damit der Gehalt an Eiweiß, Rohfaser, Salzen und Vitaminen, besonders Vitamin B_1, zu. Die Rohfaserstoffe des Vollkornbrotes regen die Darmtätigkeit an und arbeiten der Verstopfung entgegen. Der größere Kleiegehalt kann gelegentlich bei empfindlichen Personen Verdauungsstörungen verursachen.

Man unterscheidet Weizenbrot (Weißbrot) und Roggenbrot (Schwarzbrot). Das namentlich in Süddeutschland genossene Mischbrot wird aus Roggenmehl und Weizenmehl hergestellt. In Deutschland wird Weizenbrot hauptsächlich in Form von Kleingebäck (Semmeln, Schrippen, Rundstücke) genossen, bei denen zum Einteigen Wasser verwendet wird. Bei manchen Arten von Weizenkleingebäck, vornehmlich solchen aus niedrig ausgemahlenem Mehl, z. B. den Milchbrötchen, sind auch Zusätze von Milch und Speisefetten üblich. Grahambrot ist ein aus Weizenschrot hergestelltes Gebäck.

Das übliche Roggenbrot wird aus Roggenmehl hergestellt, das von 0—70 vH oder 80 vH ausgemahlen ist, Kommißbrot aus 0—85 vH ausgemahlenem Roggenmehl. Vollkornbrot muß alle Bestandteile des Getreidekorns, insbesondere den Keimling enthalten. Pumpernickel ist ein Vollkornbrot aus grießartig vermahlenem Roggenschrot, das bei verhältnismäßig niederer Temperatur und langer Backdauer (bis zu 20 Stunden) hergestellt wird. Das aus Schweden stammende Knäckebrot, ein scharf gebackenes, flaches Roggenschrotbrot, ist ein wohlschmeckendes Dauerbrot. Zur Ernährung von Zuckerkranken dienen die sog. Diabetikerbrote (Diabetikergebäck), deren Kohlehydratgehalt durch Mitverwendung reichlicher Mengen eiweiß- und fettreicher Rohstoffe, z. B. von Weizenkleber, neben mäßigen Anteilen Getreidemehl weitgehend herabgesetzt ist.

83. Kuchen und sonstiges Backwerk. Zur Herstellung von Kuchen und Torten verwendet man außer dem Mehl auch Zucker, Milch, Butter, Margarine oder sonstige

Speisefette, Eier, Rosinen, Nüsse, Mandeln und Gewürze; die Lockerung wird durch Hefe oder Backpulver bewirkt. Kuchen ist meist ein sehr nahrhaftes Lebensmittel. Zwieback und Keks werden wegen ihrer leichten Verdaulichkeit zur Ernährung von Kindern, Kranken und Genesenden verwendet.

84. Hülsenfrüchte. Die Hülsenfrüchte (Leguminosen), insbesondere die Erbsen, Bohnen und Linsen, sind nahrhafte und billige Lebensmittel. Die reifen Hülsenfrüchte enthalten ungefähr 25 Hundertteile Eiweißstoffe und 50 Hundertteile Stärkemehl, während die jungen Erbsen (Schoten) und die grünen Bohnen hinsichtlich ihres Nährwertes zu den grünen Gemüsen gehören. Erbsen, Bohnen und Linsen werden meist in Form von Brei oder Suppen genossen. Die Schalen, die aus nur wenig verdaulicher Rohfaser bestehen und dem Magen und Darm leicht lästig werden, können aus dem gekochten Brei durch ein Sieb entfernt werden. Man verwendet auch geschälte Hülsenfrüchte oder ihr Mehl. Beim Kochen von Hülsenfrüchten wird dem Wasser zweckmäßig etwas doppeltkohlensaures Natrium (Natron) oder Soda zugesetzt, um das Weichkochen zu erleichtern. Die Eiweißstoffe der Hülsenfrüchte werden weniger gut als die des Fleisches ausgenutzt, sind auch biologisch geringerwertig und werden daher zweckmäßig durch kleine Mengen von Fleischeiweiß, z. B. in Form von magerem Speck oder Wurst ergänzt.

85. Kartoffeln und Stärkearten. Die Kartoffel enthält hauptsächlich Kohlehydrat in Form von Stärke, weiter etwas Eiweiß und Vitamin C, das vor Skorbut schützt. Wenn auch der Vitamin C-Gehalt der Kartoffel verhältnismäßig gering ist, so ist er doch deswegen von Bedeutung, weil die Kartoffeln in großen Mengen genossen werden. Der besondere Wert der Kartoffel beruht auf ihrer vielseitigen Verwendbarkeit. Sie eignet sich vorzugsweise als Beigabe zu eiweiß- und fettreichen Speisen und ist am leichtesten in Form des mit Milch und Butter zubereiteten Kartoffelbreis verdaulich.

Kartoffelmehl (Kartoffelstärkemehl) wird viel im Haushalt für Kuchen, Soßen, Suppen verwendet und dient auch zur Herstellung von Deutschem Sago und Deutschem Puddingmehl. Auch Maisstärke (Maizena u. dgl.) wird zur Herstellung von Feingebäck und Pudding verwendet.

86. Die frischen oder grünen Gemüse sind wie alle Kulturpflanzen im Laufe der Jahrhunderte oder Jahrtausende aus wild wachsenden Pflanzen gezüchtet worden. Zu ihnen gehören die bereits erwähnten unreifen oder halbreifen Erbsen und Bohnen, ferner von Wurzelgewächsen die Möhre (Mohrrübe), die weiße Rübe, die Kohlrübe, die rote Rübe (rote Bete) und die Schwarzwurzel, außerdem die Kohlarten — Wirsing-, Weiß-, Rot-, Grün-, (Braun-), Blumen-, Rosenkohl und Kohlrabi, ferner Spinat, Mangold, Spargel und Artischocken. Den Gemüsen reihen sich die Salatpflanzen — Kopfsalat, Endiviensalat, Feldsalat, Brunnenkresse — die Tomaten, Gurken, der Kürbis, der Sellerie, die Rettiche, die Radieschen an. Zwiebeln, Petersilie, Lauch, Kerbel, Dill und andere dienen vorwiegend zum Würzen der Speisen (vgl. 105).

Alle Gemüse besitzen infolge ihres im Verhältnis zu anderen Lebensmitteln bedeutenden Wassergehaltes einen geringeren Energiewert. Die Kohlarten bestehen zu 88 vH, der Salat sogar zu 94 vH des Gesamtgewichts aus Wasser; bei den Gurken erreicht der Wassergehalt fast 96 vH. Indessen darf die Bedeutung der frischen Gemüse nicht unterschätzt werden. Sie sind wichtige Vitamin- und Mineralstoffspender, ferner liefern sie, in den üblichen Mengen zugeführt, gewisse Mengen Kohlehydrate und Eiweißstoffe. Die Kohlarten bestehen z. B. zu 4—10 vH, die grünen Bohnen zu 6 vH, die jungen Erbsen zu 12 vH aus Kohlehydraten; die Rüben und Möhren führen uns neben anderen Kohlehydraten merkliche Mengen Zucker zu. Grüne Bohnen und junge Erbsen enthalten 3 bzw. 7 vH Eiweiß. Die Gemüse fördern ferner die Verdauung, indem sie durch ihren Gehalt an Rohfaser eine lebhafte Bewegung des Magens und Darmes bewirken, durch ihre Geschmacks- und Geruchsstoffe und andere nicht näher bekannte Substanzen eine vermehrte Absonderung der Verdauungssäfte.

Die meisten Gemüsearten sind nur kurze Zeit haltbar. Deshalb macht man aus ihnen für die gemüsearme Jahreszeit Dauerwaren (Gemüsekonserven, Trocken- und Sauergemüse). Gemüsekonserven werden in der Weise hergestellt, daß man die Gemüse in luftdicht verschlossenen Weißblechdosen auf 100—130° erhitzt. Hierdurch werden die den Gemüsen anhaftenden Gärungs- und Fäulniskeime abgetötet, ferner wird der Zutritt neuer Keime aus der Luft verhindert. Im Haushalt verwendet man zu diesem Zwecke vielfach auch Glasgefäße mit Gummidichtung. Der Vitamingehalt zweckmäßig hergestellter Gemüsekonserven wird nach neueren Erfahrungen durch die Erhitzung keineswegs vernichtet; bei sachgemäßer Herstellung dieser Erzeugnisse ist vielmehr nur mit etwa den gleichen Verlusten an Vitaminen zu rechnen, die auch bei der küchenmäßigen Zubereitung von frischem Gemüse eintreten. Das in besonderen Trocknern erzeugte, weitgehend vom Wassergehalt befreite Trockengemüse steht in geschmacklicher Hinsicht den Gemüsekonserven etwas nach. Lange Zeit haltbar ist auch das Sauerkraut, ein fein geschnittener Weißkohl, der eine Milchsäuregärung durchgemacht hat.

87. Pilze und Schwämme. Ein den Gemüsen in chemischer Hinsicht ähnliches Lebensmittel sind die Speisepilze, d. h. die eßbaren Pilze oder Schwämme, die zur menschlichen Ernährung dienen. Auch sie enthalten neben einem hohen Wassergehalt (etwa 85—90%) mäßige Mengen Eiweißstoffe und Kohlehydrate und haben daher einen verhältnismäßig geringen Nährwert. Außerdem liefern sie auch die bei den Gemüsen erwähnten Salze, sowie die für die Verdauung wichtigen Stoffe. In einigen Pilzen, wie z. B. dem Steinpilz und dem Pfifferling, wurden auch Vitamine nachgewiesen. Die Pilze können jedoch mit ihrem Eiweißgehalt keineswegs das Fleisch ersetzen, wie dies vielfach angenommen wird, da ihre Eiweißstoffe im Darm nur unvollständig ausgenützt werden und biologisch weniger wertvoll sind als die Eiweißstoffe des Fleisches. Die Pilze sind jedoch als Zugabe zu nahrhaften Speisen mit Recht sehr beliebt. Getrocknete und durch Mahlen feingepulverte Pilze sind zur Herstellung schmackhafter Suppen und Tunken gut geeignet. Der Genuß gewisser Pilze, z. B. der Knollenblätterschwämme, die häufig mit dem Champignon verwechselt werden, des Satanspilzes, ferner auch der Genuß ursprünglich einwandfreier, aber verdorbener Pilze sowie der vom Kochwasser nicht befreiten Lorchel hat wegen der in ihnen enthaltenen Giftstoffe schon zu zahlreichen Erkrankungen (Pilzvergiftungen) und Todesfällen geführt. Man soll daher grundsätzlich nur möglichst frische — nicht weiche, wäßrige, schlüpfrige — und unzweifelhaft als genießbar und unschädlich bekannte Pilze zur Herstellung von Speisen und Trockenerzeugnissen verwenden.

Um die schädliche Wirkung der frischen Lorchel oder Frühlingslorchel, die fälschlicherweise oft als Morchel bezeichnet wird, zu vermeiden, soll man das Kochwasser nach 5 Minuten langem Aufkochen wegschütten, für eine Person nicht mehr als ein Pfund verwenden und nicht mehr als eine Lorchelmahlzeit am gleichen Tage einnehmen.

Allgemeine Merkmale zur Unterscheidung giftiger und eßbarer Pilze, wie z. B. das Vorhandensein von Milchsaft, lebhafte Farbe und klebrige Beschaffenheit des Hutes, Schwarzwerden einer mitgekochten Zwiebel oder Bräunung eines bei der Zubereitung eingetauchten Silberlöffels sind durchaus trügerisch. Nur die genaue Kenntnis der besonderen Merkmale der eßbaren und giftigen Pilze schützt gegen etwaige Pilzvergiftungen. Es sollten daher nur Pilzkenner Pilze sammeln[1].

88. Obst und andere Früchte. Die Bedeutung der meisten Obstarten beruht auf ihrem erfrischenden Wohlgeschmack, der durch Zucker, Fruchtsäuren und Aromastoffe (Ester) bedingt ist, ferner auf ihrem Vitamingehalt und ihrer die Darmtätigkeit

[1]) Eine Anleitung zur Unterscheidung eßbarer und giftiger Pilze gibt unter anderem das im Reichsgesundheitsamt unter Mitwirkung des Botanischen Museums in Berlin-Dahlem und der Deutschen Gesellschaft für Pilzkunde bearbeitete Pilzmerkblatt, Ausg. 1928, Verlag Julius Springer, Berlin W 9, Preis 0,81 RM, 100 Stück 75.— RM. Auch finden sich in diesem Büchlein zahlreiche praktisch bewährte Belehrungen über das Sammeln von Pilzen und die Behandlung der Pilzvergiftungen bis zum Eintreffen des Arztes (siehe 4. Umschlagseite).

fördernden Wirkung. Das Obst teilt man ein in Kernobst (Äpfel, Birnen, Quitten), Steinobst (Kirschen, Pflaumen, Aprikosen, Pfirsiche), Beerenobst (Weintrauben, Johannisbeeren, Stachelbeeren, Erdbeeren, Himbeeren, Brombeeren, Heidelbeeren, Preißelbeeren), Schalenobst (Nüsse, Mandeln), sowie Südfrüchte (Apfelsinen, Zitronen, Bananen, Feigen, Annanas, Melonen u. a.). Nüsse und Mandeln enthalten erhebliche Mengen von Fett und Eiweiß. Kastanien enthalten reichliche Mengen Kohlehydrate.

Das Haltbarmachen von Obst erfolgt in ähnlicher Weise wie bei den Gemüsen. Durch Trocknen bei mäßiger Wärme erhält man Dörrobst (Äpfel, Birnen, Pflaumen, Rosinen, Korinthen); durch Einkochen, meist mit Zucker, gewinnt man eingemachte Früchte. Obstkonserven werden durch Sterilisieren in Blechdosen oder Glasgefäßen mit Gummidichtung hergestellt. Den aus Kirschen oder Beeren ausgepreßten Saft (Obstsaft, Fruchtsaft) verarbeitet man mit Zucker zu Obstsirupen (Fruchtsirupen); diese Säfte, sowie Apfelsaft werden mit Zucker auch zu Obstgelee (Fruchtgelee) eingedickt. Die Obstsirupe dienen zur Herstellung von Limonaden, Süßspeisen usw. Endlich bereitet man durch Eindicken des Saftes von Äpfeln und Birnen in vielen Gegenden das Obstkraut (rheinisches Kraut), oder durch Verkochen des Fruchtfleisches verschiedener Früchte mit Zucker die Marmeladen und das Obstmus (Pflaumenmus). Alle diese Erzeugnisse wirken, da ihnen die Pflanzensäuren verbleiben, auf unsere Verdauung ähnlich wie frisches Obst; sofern aber, wie beim Dörren und Einkochen, durch Entfernung des Wassers oder durch Zusatz von Zucker der Gehalt an Kohlehydraten zunimmt, übertreffen sie das frische Obst im Kaloriengehalt; dagegen werden die Vitamine in ihnen durch das Erhitzen mehr oder weniger geschädigt. Die Bestrebungen, Kindern Obst zu geben und den Genuß von Obst und Obsterzeugnissen unter der Bevölkerung zu verbreiten und dadurch auch dem Mißbrauch geistiger Getränke entgegenzuwirken, verdienen volle Förderung. Hierbei ist einheimisches Obst zu bevorzugen. Nur wenn einheimisches Obst fehlt, ist der Genuß von ausländischen billigen Obstsorten, bei Kindern insbesondere der durch ihren Vitamingehalt ausgezeichneten Apfelsinen und Mandarinen, gutzuheißen. Es bedarf aber bei gemischter Kost auch bei Kindern durchaus nicht jeden Tag des Obstes.

89. Zucker. Unter Zucker schlechthin wird der Rüben- oder Rohrzucker (Saccharose) verstanden. Der Zucker ist eine chemische Verbindung aus einfachen Zuckerarten (Traubenzucker und Fruchtzucker), in die er im Darm, ferner auch beim Erwärmen mit Säuren in wäßriger Lösung aufgespalten (invertiert) wird. Der Zucker ist ursprünglich aus dem ausgepreßten Safte des in den Tropen gedeihenden Zuckerrohrs hergestellt worden, wird aber in Europa aus Zuckerrüben gewonnen, die zerkleinert und ausgelaugt werden. Der aus Zuckerrohr gewonnene Rohrzucker hat vor dem Rübenzucker keinen Vorzug, er spielt bei uns im Verkehr keine Rolle.

Je nach seiner größeren oder geringeren Feinheit bezeichnet man den so gewonnenen weißen Verbrauchszucker als Raffinade, Kristallzucker, Melis, Kochzucker, Farinzucker usw. Läßt man Rübenzuckerlösung an hineingehängten Fäden kristallisieren, so erhält man den weißen, braunen oder schwarzen Kandiszucker. Eine besondere Bedeutung ist den im braunen Zucker vorkommenden Mineralstoffen im Rahmen der Gesamternährung nicht beizumessen. Der weiße Verbrauchszucker ist vielmehr ein Erzeugnis von hochzuschätzender Reinheit. Seine vielfältige Anwendung in der Küche bei der Zubereitung von Speisen und Getränken (Kaffee, Tee, Kakao, Limonaden usw.) sowie in der Lebensmittelindustrie zur Herstellung von Schokoladen, Obstdauerwaren, Zuckerwaren usw. hat für die Ernährung erhebliche Bedeutung.

Auch der sog. „Traubenzucker" findet vielfache Verwendung; er wird indes gewerbsmäßig nicht aus Traubensaft, sondern aus Kartoffeln hergestellt, indem man auf die aus ihnen gewonnene Stärke verdünnte Säure einwirken läßt. Das hierdurch sich bildende, richtiger als „Stärkezucker" bezeichnete, von der Säure befreite Erzeugnis kommt sowohl in festem Zustand als auch in Gestalt einer dicklichen Flüssigkeit, des Stärkesirups oder Kapillärsirups, in den Handel. Der Stärkesirup enthält neben dem Stärkezucker noch andere Abbaustoffe, die sog. Dextrine in größerer Menge.

Stärkezucker wird neuerdings auch aus Mais und aus Holz hergestellt. Weniger häufig werden Milchzucker, Malzzucker und Fruchtzucker (für Diabetiker) verwendet. Milchzucker wird aus Molke, Malzzucker aus der Würze der Malzmaische gewonnen.

Der gewöhnliche Zucker (Rübenzucker, Rohrzucker) und die anderen Zuckerarten sind keine Luxusstoffe, sondern leicht verdauliche, preiswerte Nährstoffe, die im Verdauungskanal schnell resorbiert (aufgesaugt) werden und dem Körper als Energiespender unmittelbar zugute kommen. Sie werden deshalb bei besonderer körperlicher Beanspruchung gern genommen.

Zum Süßen von Speisen und Getränken werden auch künstliche Süßstoffe verwendet, die eine höhere Süßkraft als Zucker, aber nicht einen entsprechenden Energiewert besitzen; praktische Bedeutung haben nur Saccharin und in geringerem Maße auch Dulcin erlangt. Die Süßstoffe werden hauptsächlich bei der Zubereitung von künstlichen Limonaden und obergärigen Einfachbieren sowie zum Süßen von Speisen und Getränken für Zuckerkranke verwendet. In den praktisch zum Süßen gebrauchten Mengen sind sie in gesundheitlicher Beziehung unbedenklich.

90. Zuckerwaren. Schokolade. Unter Zuckerwaren versteht man Erzeugnisse, die angenehm süß oder süßaromatisch und erfrischend schmecken und fast nur aus Zucker bestehen oder neben diesem auch Früchte, Fruchtkerne, Fruchtessenzen oder deren Geruch- und Geschmackstoffe, auch Milch, Rahm, Butter enthalten. Die Zuckerwaren haben einen hohen Energiewert, spielen jedoch im Rahmen der Gesamternährung vorwiegend die Rolle von Genußmitteln.

Schokolade wird aus Kakaokernen (Kakaomasse) und Zucker, meist mit würzenden Zusätzen, hergestellt. Zu Milch- und Sahneschokolade werden außerdem eingedickte oder getrocknete Milch, Magermilch und Sahne verwendet. Schokoladen enthalten etwa 50 vH Zucker sowie erhebliche Mengen Eiweißstoffe und Fett. Ihr Genuß ist auf Wanderungen und bei sportlichen Betätigungen zu empfehlen.

91. Honig wird von den Arbeitsbienen aus den zuckerhaltigen Blütensäften (Blütenhonig) oder aus anderen, an lebenden Pflanzenteilen sich vorfindenden süßen Säften (Honigtauhonig) erzeugt. Er besteht im wesentlichen aus etwa 20 vH Wasser enthaltendem Invertzucker und hat daher einen verhältnismäßig hohen Energiewert (etwa $^3/_4$ der gleichen Menge Zucker). Außerdem kommt ihm durch die aus Blüten stammenden Aromastoffe ein hoher Genußwert zu. Auch hat er eine gewisse diätetische Bedeutung. Scheibenhonig sowie Honig, der mit Hilfe der Schleudermaschinen (Schleuderhonig) gewonnen wird, oder der aus den Waben von selbst ausfließt (Laufhonig, Leckhonig), gelten als wertvoller als der durch Pressen oder gelindes Erwärmen und nachfolgendes Pressen gewonnene Honig (Preßhonig, Seimhonig).

Kunsthonig wird unter Zusatz geringer Mengen von Geruch-, Geschmack- und Farbstoffen aus Zucker hergestellt, der durch Säureeinwirkung invertiert ist. Er hat denselben Energiewert wie Honig.

92. Speisefette und Speiseöle sind wichtige Kraftspender unter den Lebensmitteln. Butter und Margarine enthalten bis zu 18 vH Wasser und z. T. auch Kochsalz (gesalzene Ware bis höchstens 2 vH, heute im allgemeinen 0,5—1 vH). In der Butter und in der mit entrahmter Milch hergestellten Margarine finden sich von Milchbestandteilen noch geringe Mengen Kasein und Milchzucker.

Die pflanzlichen Speisefette und Speiseöle werden aus den ölhaltigen Früchten oder Samen verschiedener Pflanzenarten teils ausgepreßt, teils durch Ausziehen mit Lösungsmitteln gewonnen. Sehr gebräuchlich als Speiseöl ist das Olivenöl, das man in Südeuropa aus der Olive, der Frucht des Ölbaums, gewinnt; es ersetzt in Südfrankreich, Italien und Griechenland zu einem nicht unbeträchtlichen Teil die Butter, während es bei uns in der feineren Küche, insbesondere bei der Zubereitung von Salaten, geschätzt wird, sich aber auch an Stelle von Butter z. B. für die Zubereitung von Fischen eignet. Daneben verwendet man als Speiseöle Erdnuß- (Arachis-), Soja-, Sesam-, Mohn-, Lein-, Rüböl und einige andere Öle. Aus dem getrockneten Kernfleisch (Kopra) der Frucht der Kokospalme wird das Kokosfett, aus den Fruchtkernen der Ölpalme das Palmkernfett gewonnen; beide finden als feste Speisefette Verwendung.

Unter den tierischen Fetten ist die Butter durch ihren hohen Genußwert, ihre Bekömmlichkeit und ihren Vitamingehalt ausgezeichnet, der bei Grünfütterung und Weidegang der Milchtiere besonders hoch ist. Als Sortenbezeichnungen sind nach der Butterverordnung nur zugelassen die Bezeichnungen Markenbutter, Feine Molkereibutter (Feine Meiereibutter), Molkereibutter (Meiereibutter), Landbutter und Kochbutter. Die Beurteilung von Butter richtet sich nach der Zahl der Wertmale, die sie für Geschmack, Geruch, Ausarbeitung, Aussehen und Gefüge aufweist. In Süddeutschland und in angrenzenden Ländern ist es üblich, das Wasser und die sonstigen fettfreien Bestandteile durch Ausschmelzen aus der Butter zu entfernen und so das haltbare Butterschmalz (auch Schmelzbutter, Schmalzbutter, Rindschmalz genannt), herzustellen.

Als besonders geschätztes Speisefett wird neben der Butter das Schweineschmalz verwendet, das vorwiegend aus dem Bauchwandfett, aber auch aus dem Speck und aus dem Fettgewebe anderer Körperteile des Schweines durch Ausschmelzen gewonnen wird. Reines Schweineschmalz enthält nur Spuren von Wasser und ist sehr haltbar, während solches, das Gewebeteile oder größere Mengen Wasser enthält, leicht verdirbt.

Als Talg kommen die ebenfalls durch Ausschmelzen fettreicher Teile verschiedener Wiederkäuer (Rind, Hammel) gewonnenen Erzeugnisse in den Handel, die jedoch nur zu Kochzwecken oder zur Herstellung von Margarine (s. u.) dienen.

Trane sind die aus dem Speck von Seetieren (Robben) durch Kochen und Abpressen gewonnenen Fette. Der Lebertran wird aus den Lebern verschiedener Seefische (namentlich der Dorsche) gewonnen und wegen seines hohen Gehaltes an leicht verdaulichen Fetten und Vitaminen zur Unterstützung der Ernährung sowie zu Heilzwecken bei Kranken, namentlich bei schwächlichen, von Rachitis bedrohten oder daran erkrankten Kindern viel benutzt. Das aus dem Speck, Fleisch und den Knochen der Wale gewonnene Walöl dient nach der Raffination und Härtung (Anlagerung von Wasserstoff an die ungesättigten flüssigen Fettsäureester des Öles) vorwiegend zur Herstellung von Margarine.

Die meisten tierischen und pflanzlichen Öle können durch Härtung in mehr oder weniger feste Speisefette (gehärtete Öle) übergeführt werden, die entweder als solche zum menschlichen Genuß oder auch zur Herstellung von Margarine oder Kunstspeisefett Verwendung finden.

Eine der Butter ähnliche Zubereitung ist die Margarine, die aus pflanzlichen oder tierischen Fetten unter Mitverwendung von Milch (meist gesäuerter Magermilch) und lezithinhaltigen Stoffen (Eigelb u. a.) hergestellt wird. Sie wird mit unschädlichen Farbstoffen leicht gelb gefärbt und vielfach mit geringen Mengen von Benzoesäure oder benzoesaurem Natrium haltbar gemacht. Margarine und Butter mit gleichem Wasser- und Kochsalzgehalt liefern dieselbe Energiemenge; jedoch ist die Butter wegen des höheren Genußwertes und wegen des Gehaltes an Vitaminen wertvoller und besonders für die Ernährung der Kinder und Kranken vorteilhaft. Wenn Kinder aber neben Margarine oder auch Schweineschmalz, das ebenfalls vitaminarm ist, Lebertran, Eigelb, Gemüse, Tomaten erhalten, kann auf die Zuführung von Butter verzichtet werden.

93. Milch. Unter der Bezeichnung Milch ist Kuhmilch zu verstehen. Weiter wird in Deutschland auch Ziegenmilch und Schafmilch für die menschliche Ernährung verwendet.

Die hohe ernährungsphysiologische Bedeutung der Milch ergibt sich daraus, daß die Milch in günstigem Mengenverhältnis alle wichtigen Gruppen von Nahrungsstoffen wie Eiweiß, Fett, Kohlehydrate, Mineralstoffe und fast alle Vitamine enthält.

Die Eiweißstoffe der Milch (Kasein, Albumin, Globulin) sind biologisch hochwertig und werden vom Körper gut ausgenützt. Der Eiweißgehalt beträgt etwa 3,5 vH. Im

Magen gerinnt das Eiweiß der Milch zunächst zu Flocken, die dann durch den Magensaft wieder in Lösung gebracht werden. Sie wird oft besser vertragen, wenn man sie langsam und unter gleichzeitiger Aufnahme von festen Nahrungsmitteln trinkt oder in gesäuertem Zustande genießt.

In der Milch ist das Butterfett enthalten. Es ist leicht verdaulich und enthält Vitamin A und D. Der Fettgehalt der Milch ist beim Höhenvieh größer als bei den Niederungsrassen. Im nördlichen Teil des Reichsgebiets wird daher im allgemeinen ein Mindestfettgehalt der Milch von 2,7 vH gefordert, während im südlichen bis zu 3,4 vH verlangt werden.

Das Kohlehydrat der Milch ist der Milchzucker, der darin in einer Menge von etwa 4,7 vH enthalten ist. Die Mineralstoffe der Milch, u. a. Kalk und Phosphor, sind zum Teil an die Eiweißstoffe gebunden. Der Gehalt der Milch an Mineralstoffen ist wegen des hohen Bedarfs des wachsenden Kalbes recht groß (etwa 0,75 vH). Für den Säugling reicht der Gehalt der Kuhmilch an Vitamin C nicht aus, deswegen verabfolgt man Säuglingen, die nicht mit der Muttermilch ernährt werden können, früh schon Obst- und Gemüsebrei sowie Zitronen- und Apfelsinensaft. Auch der Gehalt an Vitamin D ist in der Regel zu gering und muß häufig durch künstlich hergestelltes Vitamin D (Vigantol) oder Lebertran oder mit ultraviolettem Licht bestrahlte Milch ergänzt werden.

Um eine einwandfreie Milch zu erhalten, muß sie sorgfältig und sauber ermolken, dann durch Filtrieren durch ein Wattefilter oder Seihtuch von hineingefallenen Schmutzteilchen befreit, alsbald gekühlt und an einem sauberen Ort aufbewahrt werden. Die Trinkmilch gelangt jetzt in der Regel über eine Molkerei an den Verbraucher. In der Molkerei wird die Milch nach Feststellung ihrer einwandfreien Beschaffenheit mit Filtern oder Zentrifugen gereinigt, von schädlichen Keimen durch Erhitzen in besonderen Apparaten (Pasteurisieren) befreit und tiefgekühlt, so daß sie sich auf dem weiteren Wege zum Verbraucher besser hält und an ihn in einwandfreiem Zustande gelangt. Als Pasteurisierungsverfahren sind im Deutschen Reich zugelassen: Dauererhitzung (30 Minuten bei mindestens 63°), Kurzzeiterhitzung (etwa 15 Sekunden bis 2 Minuten auf 71—74°) und Hocherhitzung (ganz kurzes Erhitzen auf 85°). Die schonendste Behandlung ist die sich immer mehr einbürgernde Kurzzeiterhitzung. Da die Pasteurisierung das Abrahmen der Milch zum Teil beeinflußt, läßt sich nach der Dicke der beim Stehen der Milch sich absetzenden Rahmschicht nicht der Fettgehalt der Milch beurteilen. Bei der leider recht großen Verbreitung von Krankheiten (wie Tuberkulose und Bangkrankheit) unter dem Rindvieh, und da manche andere für den Menschen schädliche Bakterien in der Milch einen besonders günstigen Nährboden finden, sollte der Genuß roher Milch in der Regel vermieden werden. In fast allen größeren Städten muß die übliche Trinkmilch pasteurisiert sein. Sie kann dann unbedenklich genossen werden und eignet sich gut als Frühstücks- und Abendgetränk. Nach neuzeitlichem Verfahren pasteurisierte Milch schmeckt ebensogut wie rohe. Rohe Milch sollte aber wegen der Infektionsgefahr vor dem Genuß kurz aufgekocht werden, wenn man nicht ganz sicher ist, daß die Kühe und das Melkpersonal des Erzeugers völlig gesund sind, und daß auf dem Wege zum Verbraucher keinerlei Infektion erfolgen konnte.

Die sich immer mehr ausbreitende Flaschenmilch die etwas teurer ist, als die lose Trinkmilch, muß in der Molkerei abgefüllt und verschlossen sein. Sie ist daher vor Schädigungen auf dem Wege von der Molkerei zum Verbraucher gut geschützt.

94. Bevorzugte Milchsorten sind Vorzugs- und Markenmilch. An ihre Gewinnung werden erhöhte Anforderungen gestellt. Die Kühe müssen regelmäßig auf ihren Gesundheitszustand vom Tierarzt untersucht werden. Der Fettgehalt muß höher sein als bei anderer Milch. Sie werden meistens roh in den Verkehr gebracht. Milchfälschungen durch Wasserzusatz oder Entrahmen waren früher recht verbreitet. Weitgehende Abhilfe dagegen ist durch strenge Kontrolle durch Polizei und Lebensmittel-Untersuchungsämter geschaffen worden.

Beim Aufstellen von Milch an einem warmen Ort wird durch die Tätigkeit der Milchsäurebakterien Milchzucker zu Milchsäure umgesetzt, die ein Gerinnen der Eiweißstoffe bewirkt. So entsteht die Sauermilch oder Dickmilch. Um die richtige Säureentwicklung zu gewährleisten, fügt man zweckmäßig, besonders beim Aufstellen pasteurisierter oder gekochter Milch eine geringe Menge schon richtig gesäuerter Milch zu. Mit besonderen Bakterien und Hefen gewonnene Sauermilchsorten sind Joghurt und Kefir, deren gesundheitlicher Wert gerühmt wird.

Die beim Verbuttern des Rahms verbleibende Buttermilch enthält zwar nur noch geringe Mengen von Fett, aber fast alle Eiweiß- und Mineralstoffe der Milch und hat einen angenehm säuerlichen Geschmack. Ihr ähnlich ist die geschlagene Buttermilch, die durch Säuern von entrahmter Milch nach besonderen Verfahren hergestellt wird und mit Recht auch in Deutschland immer weitere Verbreitung als gesundes, bekömmliches Lebensmittel erlangt.

Entrahmte Frischmilch (Magermilch) enthält alle Nährstoffe der Vollmilch mit alleiniger Ausnahme des Fettes, von dem nur wenig in der entrahmten Milch verbleibt. Entsprechend hoch ist auch ihr Nährwert. Sie sollte in großem Umfang bei der Zubereitung von Suppen, Brei, Soßen, Backwaren und Speisen aller Art Verwendung finden.

Mit besonderen Zentrifugen erhält man in den Molkereien aus der Milch die Sahne (Rahm). Schlagsahne muß mindestens 28 vH, Kaffeesahne 10 vH Fett enthalten. Saure Sahne läßt sich beim Kochen gut durch Sauermilch ersetzen.

95. Milchdauerwaren. Wenn Milch für längere Zeit haltbar gemacht werden soll, müssen die darin enthaltenen Kleinlebewesen und ihre Dauerformen (Sporen) abgetötet oder an der Entwicklung verhindert werden. Dies wird durch ein längeres oder mehrmaliges Erhitzen erreicht. Hierbei erleidet die Milch Veränderungen, die ihren Geschmack mehr oder weniger beeinflussen. Auch werden die Vitamine durch das Erhitzen zum Teil unwirksam gemacht. Man unterscheidet die folgenden Erzeugnisse:

Sterilisierte Milch, die zur Vermeidung der Abscheidung des Fettes durch feinste Verteilung der Fettkügelchen „homogenisiert" ist, kommt in Flaschen in den Verkehr.

Eingedickte (kondensierte, evaporierte) Milch wird durch teilweises Verdampfen des in der Milch enthaltenen Wassers unter vermindertem Luftdruck (in Vakuumapparaten) hergestellt. Zur Vermeidung einer Abscheidung des Milchfettes wird sie in der Regel homogenisiert. Durch Verdünnung mit Wasser, dessen Menge gewöhnlich auf den Dosen angegeben ist, erhält man aus kondensierter Milch ein für viele Zwecke gutes Ersatzmittel für Milch. Auch gezuckerte Kondensmilch wird hergestellt.

Trockenmilch (Milchpulver). Die Trocknung von Milch erfolgt dadurch, daß man sie, nebelartig verstäubt, der Einwirkung von heißer Luft aussetzt (Sprühmilch, Zerstäubungsmilch) oder sie auf erhitzte, sich drehende Walzen auffließen läßt (Walzenmilch). Trockenmilch ist ein gelblich-weißes Pulver. Sie ist bei kühler, trockener Aufbewahrung eine gewisse Zeit haltbar.

Trockenmagermilch oder Pulver aus entrahmter Milch ist zur Aufbewahrung und zur Verwendung im Haushalt an Stelle von Milch bei der Zubereitung von Speisen, wie Süßspeisen, Suppen, Kuchen u. dgl. gut geeignet. Die Lösung erfolgt in etwa der 10fachen Menge Wasser. Zunächst wird mit kaltem Wasser angerührt und alsdann der Rest heiß zugegossen. Trockenmagermilch wird in großem Umfange in der Schokoladen- und Süßwaren-Industrie sowie für Backwaren verwendet. Sie ist auch als Zusatz zu Kochwürsten, die zu baldigem Verzehr bestimmt sind, zugelassen.

96. Käse. Man gewinnt Käse, indem man aus Milch durch Lab (Kälbermagen) oder durch Säuerung das Kasein zusammen mit dem Milchfett abscheidet, von der zurückbleibenden Molke trennt und weiter verarbeitet, wobei das Kasein und Fett durch Einwirkung von Kleinlebewesen mehr oder weniger weitgehend zu Stoffen abgebaut wird, die dem Käse den ihm eigentümlichen Geschmack und Geruch verleihen (Reifung des Käses).

Je nachdem man zur Herstellung des Käses Rahm, Vollmilch, teilweise oder ganz entrahmte Milch verwendet, erhält man Käse von verschiedenem Fettgehalt, die als Doppelrahmkäse, Rahmkäse, Vollfettkäse, Fettkäse, Dreiviertelfettkäse, Halbfettkäse, Viertelfettkäse, Magerkäse bezeichnet werden.

Schmelzkäse sind Erzeugnisse, die aus einer bestimmten Käseart oder einem Gemisch verschiedener Käsearten durch Umarbeitung mit Zusätzen unter Schmelzen hergestellt werden; Schmelzkäse ist meist rindenlos.

Der Gehalt an biologisch hochwertigem, gut ausnutzbarem Eiweiß neben dem mehr oder weniger großen Fettgehalt macht den Käse zu einem besonders empfehlenswerten, billigen Volksnahrungsmittel. Beachtenswert ist der sehr beträchtliche Gehalt an phosphorsaurem Kalk. Auch fester Käse ist leicht verdaulich, soweit er gut gekaut wird. Ein ausgezeichnetes Lebensmittel ist der aus Magermilch gewonnene Speisequarg; er enthält ebensoviel Eiweiß wie mageres Fleisch.

Die bei der Käsebereitung zurückbleibende, noch Eiweißstoffe, Milchzucker, Milchsäure und Salze enthaltende Molke besitzt eine die Verdauung fördernde Wirkung und wird daher hier und da zu sog. Molkenkuren verwendet. Auch kann aus ihr noch Molken- oder Zigerkäse und Milchzucker hergestellt werden.

97. Eier. Von den Vogeleiern werden weitaus am häufigsten die Hühnereier genossen, seltener die Eier von Enten und Gänsen; Möwen- und Kiebitzeier gelten als Leckerbissen. Enteneier enthalten bisweilen Krankheitserreger und dürfen zur Verhütung von Gesundheitsschädigungen (Infektionen) nicht roh oder weichgekocht verzehrt oder zur Herstellung von Puddings, Mayonnaise, Rührei, Setzei, Pfannkuchen usw. verwendet werden. Sie müssen vor dem Genuß mindestens 8 Minuten gekocht oder beim Kuchenbacken in Backofenhitze völlig durchgebacken werden. Das Gewicht der Hühnereier schwankt im allgemeinen zwischen 45 und 65 g. Das Eiklar des Eies besteht fast nur aus Eiweiß und Wasser. Der Dotter (Eigelb) enthält außerdem noch reichliche Mengen wertvollen Fettes (Eieröl), sodann Begleitstoffe des Fettes, die besonders reich an Lezithin, Glyzerinphosphorsäure und Cholesterin sind, weiterhin verhältnismäßig viel Eisen. Eigelb ist ferner reich an fettlöslichen Vitaminen. Die Eiweißstoffe des Eiklar und Eigelb sind biologisch hochwertig. Sie gerinnen im Magen durch Einwirkung des sauren Magensaftes. Aus diesem Grunde ist ein hartes Ei, in dem die Eiweißstoffe durch Erhitzen bereits geronnen sind, sofern es fein verkaut wird, an sich nicht schwerer verdaulich als ein rohes oder weichgekochtes Ei.

98. Fleisch und Fleischwaren, Knochen, Fleischextrakt. Unter „Fleisch" als Nahrungsmittel im Sinne des täglichen Lebens versteht man in erster Linie das Muskelfleisch von Schlachttieren, sodann auch das von Geflügel und Wild. Neben dem Muskelfleisch dienen auch die Innereien (Eingeweide) vieler Tiere wie: Herz, Lunge, Leber, Nieren, Hirn, Magen, Därme, Thymusdrüse (Bröschen, Kalbsmilch), ferner das Blut und auch die Milchdrüse (Euter) zur menschlichen Ernährung. Fleisch, Innereien und die daraus hergestellten Fleischwaren haben meist einen hohen Genußwert. Sie sind nicht nur ergiebige, sondern zum Teil auch preiswerte Spender von biologisch hochwertigem, gut ausnutzbarem Eiweiß und enthalten außerdem meist noch erhebliche Mengen Fett. Nach dem Genuß lösen Fleisch und Fleischwaren ein verhältnismäßig lang andauerndes Gefühl der Sättigung aus. Herz, Leber, Niere und die daraus hergestellten Nahrungsmittel enthalten ferner beachtliche Mengen Vitamine. Fleisch und Fleischwaren sind im allgemeinen um so nahrhafter, je höher ihr Fettgehalt ist, da durch das Fett ihr Energiewert erheblich gesteigert wird. Dauerfleischwaren, wie z. B. Schinken, Rauchfleisch und Dauerwürste, weisen infolge des beim Räuchern erlittenen Wasserverlustes einen höheren Energiewert auf als frische Ware. Schon aus wirtschaftlichen Gründen empfiehlt es sich, Fleisch und Fleischwaren wegen ihres verhältnismäßig hohen Eiweißgehaltes nicht allein oder als stark überwiegende Hauptgerichte zu genießen, sondern ihnen im Sinne der gemischten Kost auch pflanzliche Lebensmittel,

z. B. Brot, Kartoffeln, Gemüse, hinzuzufügen. Bei der Wertbemessung der verschiedenen Fleischarten sind die Zartheit und Verdaulichkeit der Fleischfaser und der Genußwert besonders zu berücksichtigen. Das Fleisch jüngerer Tiere ist in der Regel weich, zart und von blaßroter Farbe, dasjenige älterer Tiere ist fettarm, zähe und dunkler gefärbt. Besonders gilt dies von dem Fleisch des Geflügels, das im ersten Lebensjahre am zartesten und schmackhaftesten ist. Durch Mästung wird der Wassergehalt des Fleisches herabgesetzt, der Fettgehalt vermehrt. Das fettarme Fleisch vom Kalb, Huhn und der Taube (weißes Fleisch) sowie Wildbret und zartes, fettarmes Rindfleisch sind besonders leicht verdaulich.

Das bei etwa — 6° bis — 10° eingefrorene Fleisch der Schlachttiere (Gefrierfleisch), das in diesem Zustande längere Zeit aufbewahrt werden kann, hat bei sachgemäßer Behandlung, d. h. wenn es so aufgetaut wird, daß dabei das Ausfließen des Fleischsaftes möglichst verhindert wird, den gleichen Nährwert wie frisches Fleisch mit demselben Fettgehalt, aber einen etwas geringeren Genußwert. Zur Herstellung von Fleischbrühe ist es weniger geeignet. Die Herstellung von Hackfleisch aus Gefrierfleisch ist auf Grund der Hackfleischverordnung verboten.

Würste werden aus Fleisch, Fett und Innereien unter Zusatz von Speisesalz und Gewürzen in verschiedener Weise hergestellt. Nach der Zusammensetzung und nach Art der Herstellung unterscheidet man: Brüh- und Kochwürste (Fleischwurst, Leberwurst, Blutwurst, Sülzwurst) und Rohwürste (Block-, Cervelat-, Schinkenwurst). Billige Wurstwaren, insbesondere billige Leber- und Blutwurst stehen bei gleichem Fettgehalt in ihrem Energiewert den teuren Erzeugnissen nicht nach.

Für die körperlich angestrengt arbeitende Bevölkerung ist der Genuß von Speck als Energie- (Kraft-) Spender besonders zweckmäßig. Fetter Speck liefert dreimal soviel, durchwachsener Speck zweimal soviel Kalorien wie gleiche Mengen mittelfetten Schweinefleisches. Durchwachsener Speck enthält außerdem nicht unerhebliche Mengen Eiweiß.

Knochen, insbesondere Markknochen, enthalten beträchtliche Mengen Fett und auch andere Stoffe, die den Nähr- und Genußwert der damit gekochten Suppen, Gemüse usw. erhöhen. Das Knochenfett kann auch besonders gewonnen werden. Als Speisefett kommt aber nur solches Knochenfett in Betracht, das aus ganz frischen, im Betriebe des Herstellers anfallenden Knochen gewonnen worden ist.

Fleischextrakte werden als Zusatz zu Suppen, Tunken, Gemüsen usw. verwendet, sie wirken anregend und befördern die Absonderung der Verdauungssäfte; der Gehalt an Nährstoffen ist jedoch nur gering. Aus Fleischextrakt und Speisesalz, zuweilen unter Zusatz von Fett und Auszügen aus Gemüsen, Suppenkräutern und Würzen (d. h. Erzeugnissen, die aus abgebauten pflanzlichen und tierischen Eiweißstoffen gewonnen sind), werden die Fleischbrühwürfel hergestellt. Ähnlich wie aus Fleischextrakt werden auch aus Hefeextrakt gute Brühwürfel hergestellt.

99. Die durch die Zubereitung vor sich gehenden Veränderungen des Fleisches. Das Fleisch frisch geschlachteter Tiere ist zum unmittelbaren Genuß noch nicht geeignet; vielmehr muß es eine gewisse Zeit abgelagert werden (abgehängt sein). Hierbei wird unter dem Einfluß der sich bildenden Milchsäure eine zarte, mürbe Beschaffenheit des Fleisches (Reifung) erzielt. Einen ähnlichen Zweck verfolgt das Einlegen des Fleisches in saure Milch oder Essig.

Gepökeltes Fleisch erleidet beim Pökeln einen nicht unerheblichen Verlust an Nahrungsstoffen, indem Eiweiß, Extraktivstoffe und Salze in die Pökellake übergehen, und zwar im höheren Maße, wenn das Fleisch in Salzlösung eingelegt, als wenn es „trocken", d. h. durch Einstreuen und Einreiben mit Speisesalz und Salpeter gepökelt wird.

Die beim Pökeln entstehende rote Färbung ist auf die Wirkung von Nitriten zurückzuführen, die aus dem zugesetzten Salpeter entstehen. Neuerdings wird Nitrit in Form von Nitritpökelsalz (vgl. 77) unmittelbar zum Pökeln benutzt.

Nach der Art des Kochens erhält man Fleisch und Fleischbrühe von verschiedenem Nähr- und Genußwert. Setzt man Fleisch mit kaltem Wasser an, so gibt es seine löslichen Bestandteile weitgehend an die Brühe ab. Diese ist schmackhaft und appetitanregend, der hauptsächlich aus wasserunlöslichen Eiweißstoffen bestehende Fleischrückstand zwar weniger schmackhaft, aber wegen seines Eiweißgehaltes immer noch wertvoll. Bringt man andererseits das Fleisch unmittelbar in kochendes Wasser, so gerinnen die Eiweißstoffe der Oberfläche sofort und bilden eine unlösliche Schicht, die dem Wasser den Zutritt in das Innere des Fleisches verwehrt und damit den Übergang seiner löslichen Bestandteile in die Brühe verhindert. Man erhält so ein Fleisch mit einem verhältnismäßig hohen Nähr- und Genußwert neben weniger kräftiger Brühe. Das beim Kochen des Fleisches in die Brühe übergehende Gerinnsel besteht aus Eiweiß und sollte daher nicht, wie es vielfach üblich ist, „abgeschäumt" werden. Abgesehen von diesem Eiweiß ist die Brühe arm an Nährstoffen. Ihr Wert beruht vielmehr auf ihrem Gehalt an Salzen sowie anregenden und wohlschmeckenden Stoffen (Genußstoffen).

Auch durch Schmoren, Dämpfen, Dünsten erhält man ein schmackhaftes Fleisch, das durch Einwirkung des Wasserdampfes gelockert und erweicht ist.

Durch das Braten gewinnt das Fleisch an Wohlgeschmack und Verdaulichkeit, ohne jedoch eine wesentliche Menge seiner Nährstoffe an die aus dem Fette und dem Fleischsaft entstehende Tunke abzugeben. Wird das Fleisch über freiem Feuer geröstet, so bilden sich nicht nur besondere Geschmackstoffe, sondern es bleiben ihm auch seine ursprünglichen Genußstoffe und Salze nahezu vollständig erhalten.

100. Fische und Fischwaren. Neben Fleisch und Fleischwaren bilden Fische (Süßwasser- und Seefische) und Fischwaren (gesalzene, geräucherte, marinierte, getrocknete Fische, Kaviar u. a.) eine angenehme Abwechslung in unserer Nahrung. Das Fleisch der Fische liefert ebenso wie anderes Fleisch erhebliche Mengen von biologisch vollwertigem und gut ausnutzbarem Eiweiß und enthält außerdem, soweit es sich um Seefische handelt, bemerkenswerte Mengen von Jodverbindungen, die in kleinsten Mengen für die Ernährung wichtig sind. Für die Volksernährung sind die Seefische besonders geeignet. Unter den billigen Seefischen hat der Hering wegen seines großen Fettgehaltes einen verhältnismäßig hohen Energiewert. Fettarme Seefische (Kabeljau, Schellfisch, Scholle) sind zur Erhöhung des Energiewertes und zur Erzielung eines länger andauernden Sättigungsgefühls zweckmäßig mit dicken Tunken und Gemüsebeilagen zu reichen. Außer dem Fleisch sehr fettreicher Fische (Aale) ist Fischfleisch im allgemeinen leicht verdaulich und daher auch für Kinder und viele Kranke und Genesende empfehlenswert. Von Fisch muß die Hausfrau je nach dem Abfall, der besonders bei ganzen Fischen hoch ist (bis zu 50 vH), an Gewicht mehr nehmen als von Fleisch, selbst wenn dieses Knochen enthält, um dieselbe Eiweiß- und Energiemenge zuzuführen. Je frischer der Fisch zubereitet wird, um so höher ist sein Genußwert. Man verwende daher nur Fische, deren Frische an den roten Kiemen, den durchsichtigen, hervorstehenden Augen und dem (gegen Fingerdruck) festen, aber elastischen Fleisch leicht erkennbar ist.

Geräucherte, gesalzene, getrocknete Fische haben infolge des dabei eintretenden Wasserverlustes einen höheren Energiewert als frische Fische. Klippfisch und Stockfisch müssen vor dem Gebrauch zur Wiederaufquellung der Fleischfaser gründlich gewässert werden, wobei allerdings ein kleiner Teil der Nahrungsstoffe verlorengeht. In Öl eingemachte Fischdauerwaren (Ölsardinen u. a.) sind infolge des Fettgehaltes besonders nahrhafte Lebensmittel. Auch durch Einlegen der Fische in Gelatine wird ihr Nährwert erhöht.

Aus den Eiern (Rogen) einzelner Fischarten (besonders von Stör, Hausen und Sterlet) bereitet man durch Einsalzen den Kaviar. Er stellt ein durch hohen Eiweiß-, Lipoid- und Fettgehalt ausgezeichnetes, wohlschmeckendes, die Eßlust anregendes und leicht verdauliches Nahrungsmittel dar, das jedoch wegen seines hohen Preises als Leckerbissen anzusehen ist. Als guter, preiswerter Ersatz des teueren Kaviars ist der in ähnlicher Weise wie Kaviar behandelte Rogen einiger Seefische (Seehase, Kabeljau, Seelachs) anzusehen, der als „Deutscher Seefischrogen" in den Verkehr kommt.

101. Krusten- und Schaltiere. Die Krustentiere (Flußkrebs, Hummer, Garnele, Granat, Krabbe, Taschenkrebs u. a.) liefern ein wohlschmeckendes, dem Fischfleisch ähnliches Fleisch, das aber bei einzelnen von ihnen schwer verdaulich und daher nicht für jedermann bekömmlich ist. Besonders beliebt sind die Krabben, die auch als Dauerwaren in den Handel kommen. Die als Schaltiere bezeichneten Muscheln, namentlich Austern, Pfahl- oder Miesmuscheln (Speisemuscheln), Weinbergschnecken u. a. enthalten verhältnismäßig viel Eiweiß und auch etwas Fett. Die Auster, die meist roh gegessen wird, ist besonders leicht verdaulich.

102. Suppenwürfel, Erbswurst u. dgl. sind Nahrungsmittel, die durch bloßes Kochen mit Wasser ohne weitere Zutaten schnell genußfertig gemacht werden können. Sie werden aus Hülsenfrüchten (Erbsen, Bohnen, Linsen), Gerste, Hafer, Grünkern, Grieß, Reis, Sago u. a. unter Zusatz von Speisesalz, Fett, Gemüsearten, Küchenkräutern, Gewürzen, Fleischextrakt oder Würzen, z. T. auch von Speck oder Fleisch, hergestellt und haben einen beachtenswerten Nährwert.

103. Speiseeis (Gefrorenes), wie Kremeis, Fruchteis, Rahmeis, Milchspeiseeis, Eiskrem usw., wird aus Zucker, oft auch aus Milch, eingedickter Milch oder Trockenmilch, Magermilch oder Sahne, mit oder ohne Verwendung von Eiern oder Trockenei je nach der Sorte hergestellt. Weiterhin werden Geschmacks- und Geruchstoffe sowie Verdickungsmittel, bei Fruchteis Obsterzeugnisse zugesetzt. Bei Speiseeis ist besonders darauf Wert zu legen, daß die Herstellung in hygienisch einwandfreier Weise erfolgt.

104. Speisesalz. Das Speisesalz (Steinsalz und Siedesalz), kurzweg auch Salz genannt, wird teils bergmännisch, teils aus kochsalzhaltigen Wässern oder auch aus Meerwasser gewonnen und besteht der Hauptsache nach aus Chlornatrium (Kochsalz). Es dient nicht bloß zum Schmackhaftmachen der Speisen (vgl. 74) und zum Haltbarmachen verschiedener Lebensmittel (vgl. 99), sondern ergänzt die in unserer Nahrung vorkommenden, für die Ernährung meist unzureichenden Mengen des Chlornatriums, dessen Bedeutung als Mineralstoff in Abschnitt 70 besprochen wurde.

Bei einer gemischten Kost bedarf es der besonderen Zufuhr von Mineralsalzen nicht. Über die Notwendigkeit der Zufuhr von Jod in Form von jodhaltigem Speisesalz (sog. Vollsalz) u. dgl. hat der Arzt zu entscheiden.

105. Gewürze und Küchenkräuter ergänzen unsere Nahrung durch die in ihnen enthaltenen besonderen Geschmack- und Geruchstoffe und regen gleichzeitig Appetit und Verdauung an. Es gibt Gewürze von Samen (Senf, Muskatnuß u. a.), von Früchten (Pfeffer, Kümmel, Anis, Wachholderbeeren, Fenchel, Vanille u. a.), von Blüten und Blütenteilen (Gewürznelken, Kapern, Safran u. a.), von Blättern und Kräutern (Lorbeerblätter, Majoran u. a.), von Rinden (Zimt) und von Wurzeln (Ingwer, Galgant, Kalmus, Süßholz u. a.). Aus Senfmehl wird mit Essig, Wein, Speisesalz, Zucker und anderen Stoffen der Tafelsenf (Mostrich) bereitet. Als Küchenkräuter werden insbesondere Zwiebel, Schnittlauch, Petersilie, Kerbel, Pfefferkraut, Dill, Estragon und Thymian verwendet.

106. Ätherische Öle, Fruchtäther, Essenzen. Ätherische Öle werden meist aus Gewürzen und Küchenkräutern, Fruchtäther aus Obst gewonnen. Auch synthetisch, d. h. auf chemischem Wege, werden Fruchtäther und ebenso Vanillin und Bittermandelöl hergestellt. Essenzen sind meist Mischungen von ätherischen Ölen und Fruchtäthern. Diese Erzeugnisse werden auch als Aromastoffe bezeichnet und finden insbesondere bei der Herstellung von Bonbons, Limonaden, Likören und Backwaren Verwendung. Im Haushalt werden namentlich Vanillin und die Geschmackstoffe der Zitrone verwendet.

107. Essig, Zitronensaft und Würzen. Essig und der Saft von Zitronen werden zum Ansäuern und Würzen von Speisen verwendet und tragen ebenso wie Speisewürzen zur Verdauung bei. Zitronensaft zeichnet sich durch hohen Gehalt an Vitamin C aus. Essig wird auch zum Haltbarmachen mancher Lebensmittel benutzt.

Der zu Speisezwecken verwendete Essig wird entweder durch die sog. Essiggärung aus weingeisthaltigen Flüssigkeiten oder durch Verdünnen von gereinigter Essigsäure oder Essigessenz mit Wasser erhalten. Als Essiggärung bezeichnet man die durch die Lebenstätigkeit verschiedener Bakterien mittels des Sauerstoffs der Luft bewirkte Oxydation von Alkohol (Weingeist) zu Essigsäure. Beim Gärungsessig werden nach den verwendeten Rohstoffen „Weinessig", „Bieressig" usw. unterschieden. „Essigsprit" ist ein besonders starker Speiseessig. Die „Essigessenz" wird entweder bei der Destillation des Holzes oder durch chemische Synthese gewonnen. Da sie infolge ihres hohen Gehaltes an Essigsäure eine stark ätzende Flüssigkeit darstellt, muß sie vor dem Genuß mit Wasser reichlich verdünnt werden, um nicht gesundheitsschädlich zu wirken. Essigessenz darf im Deutschen Reich nur in besonderen Flaschen mit Sicherheitsausguß verkauft werden.

Die neben Fleischextrakt und Fleischbrühwürfeln (vgl. 98) vielfach verwendeten Würzen werden durch chemischen oder biologischen Abbau von eiweißreichen Rohstoffen, wie z. B. Kasein, Hefe, Sojabohnen, z. T. unter Zusatz von Auszügen aus Suppenkräutern, Gemüsen, Pilzen, hergestellt und enthalten reichliche Mengen Kochsalz.

108. Gelier- und Färbungsmittel dienen dazu, bestimmten Lebensmitteln eine feste Konsistenz und zusagende Farbe zu verleihen. Zu den Geliermitteln gehören die Speisegelatine, die durch Auskochen von Knochen, Knorpeln, Sehnen usw. gewonnen wird, Agar-Agar, eine eingetrocknete Algenart aus Ostindien, und die Pektinstoffe, die meist aus Apfelschalen hergestellt werden. Sie lösen sich in der Hitze und erstarren in der Kälte zu einer gallertartigen Masse. Die ersteren werden vorwiegend zum Gelieren von Fleisch- und Fischwaren, die Pektinstoffe zur Bereitung von Fruchtgelees verwendet. Als Färbungsmittel dienen neben natürlichen Farben wie Pflanzenauszügen, Karamel (gebrannter Zucker) und künstliche Farbstoffe (Teerfarben), soweit sie gesundheitlich unbedenklich sind.

109. Obstsäfte, Limonaden, Brauselimonaden sind insbesondere für Jugendliche und Sport ausübende Personen an Stelle von alkoholhaltigen Getränken zu empfehlen. Die Obstsäfte werden hauptsächlich durch Auspressen von Trauben, Äpfeln und Birnen gewonnen und durch schonendes Erhitzen (Pasteurisieren) oder durch Filtrieren mittels keimdichter Filter haltbar gemacht. Zur Herstellung von Limonaden werden Fruchtsirupe, Fruchtsäfte oder Fruchtessenzen, Zucker und Wasser verwendet. Künstliche Limonaden bereitet man aus künstlichen Fruchtessenzen, Zucker und Wasser, wobei zuweilen der Zucker durch Süßstoff ersetzt wird. Bei der Herstellung von Brauselimonaden wird kohlensäurereiches Wasser benutzt. Obstsäfte und mit Zucker hergestellte Limonaden haben infolge des Zuckergehaltes einen dem Zuckergehalt entsprechenden Energiewert. Auch im Haushalt werden aus Fruchtsäften, frischen Früchten (Zitronen usw.), Zucker und Wasser derartige Getränke hergestellt.

110. Kaffee-, Tee- und Kakaogetränke zeichnen sich durch den Gehalt von besonderen Stoffen aus, die, in mäßigen Mengen dem Körper zugeführt, auf das Nervensystem anregend wirken (Koffein oder Thein, Theobromin, Theophyllin). In Kaffee und besonders in Tee finden sich auch beachtenswerte Mengen von Gerbsäure. Bei fortgesetztem oder länger dauerndem Genuß von starkem Kaffee oder Tee können Störungen des Nervensystems oder der Herztätigkeit verursacht werden, die sich in Kopfschmerzen, Herzklopfen, Unruhe, Zittern der Hände, Schlaflosigkeit usw. äußern. Aus diesem Grunde empfehlen sich für Personen, die gegen Kaffee und Tee empfindlich sind, namentlich aber für Herzkranke Getränke, die keine auf das Nervensystem wirkenden Stoffe, wohl aber Genußstoffe enthalten (z. B. Kaffee- und Tee-Ersatzstoffe). Während die nur aus Kaffee, Tee und Ersatzstoffen hergestellten Getränke lediglich Genußmittel sind, die einen gewissen Nährwert erst durch die Zugabe von Zucker, Milch oder Rahm erhalten, kommt dem Kakaogetränk, insbesondere je nach dem Fettgehalt des Kakaopulvers auch ein gewisser Energiewert zu, der durch Zugabe der vorerwähnten Zutaten erheblich erhöht werden kann. Kaffee- und Kakaogetränke sowie einige aus Kaffee-Ersatzstoffen hergestellte Getränke steigern ferner das Sättigungsgefühl nach den Mahlzeiten. Gebrannter Kaffee enthält im Durchschnitt 1,2 vH, Tee 2 vH Koffein, Kakao 1,5 vH Theobromin.

Für eine Tasse Kaffee braucht man 3—5 g (etwa einen gehäuften, nicht zu kleinen Teelöffel) gemahlene Bohnen, für eine Tasse Tee 0,5—1 g (etwa einen ein bis zwei Drittel vollen Teelöffel) Blätter und für eine Tasse Kakao 5—6 g (etwa zwei knapp gestrichene volle Teelöffel) Kakaopulver, wobei der Inhalt der Tasse zu etwa 1/6 Liter Flüssigkeit gerechnet ist.

Die zur Herstellung von Kaffee verwendeten Bohnen sind die von der Fruchtschale vollständig, von der Samenschale (Silberhaut) möglichst befreiten Samen der Kaffeefrucht, die zur Bildung der dem Kaffee eigenen Genußstoffe bei 200—250° geröstet werden.

Der zur Teebereitung benutzte „Tee" besteht aus Blattknospen und jungen Blättern der Teepflanze und ist nicht nur nach deren Art und Sorte, sondern auch nach der Behandlungsweise (grüner und schwarzer Tee) verschieden.

Die Grundlage des Kakaogetränkes bildet das aus dem fermentierten, gedarrten oder gerösteten Samen der Kakaofrucht hergestellte, vom Kakaofett mehr oder weniger befreite (entölte) Kakaopulver, dessen Genußstoffe durch Gärung der rohen Bohne und nachfolgendes Rösten entstehen.

Die Kaffee-Ersatzstoffe werden durch Rösten von Wurzelgewächsen (Zichorie, Rüben u. a.), Feigen, Getreidefrüchten, Hülsenfrüchten, Eicheln usw. gewonnen. Als Tee-Ersatz werden die getrockneten Blätter und andere Teile einer Anzahl von Pflanzen, namentlich Brombeer-, Himbeer-, Erdbeerblätter verwendet[1].

Als ein dem Tee ähnliches Erfrischungsgetränk wird in neuerer Zeit auch der aus Südamerika stammende, aus den getrockneten Blättern der dort einheimischen Stechpalme hergestellte Mate benutzt.

111. Alkoholhaltige Getränke. Die Erzeugung alkoholhaltiger Getränke beruht der Hauptsache nach auf einer durch Hefezellen bewirkten Überführung (Gärung) des in gewissen Flüssigkeiten enthaltenen Zuckers in Alkohol, Kohlensäure und kleine Mengen anderer Stoffe. Als Grundlage zur Herstellung von Wein, Obstwein u. dgl., dienen die entsprechenden Fruchtsäfte, während bei Bier die aus zerkleinertem Malz und Wasser hergestellte stärkehaltige Maische durch Einwirkung eines beim Keimen der Gerste entstandenen Fermentes (Diastase) verzuckert und die von den Malztrebern abgezogene Flüssigkeit (Würze) nach dem Aufkochen mit Hopfen der Gärung unterworfen wird. Die Branntweine werden aus alkoholhaltigen Flüssigkeiten, die man aus den Maischen von Kartoffeln (Kartoffelbranntwein), Getreidefrüchten (Kornbranntwein), Obst (z. B. Kirschen- und Zwetschgenwasser), Reis (Arrak), Rohrzuckermelassen (Rum) usw. erhält oder aus Wein (Weinbrand) durch Destillation hergestellt, und gelangen als solche oder als Gemische mit verdünntem Sprit (Verschnitte), auch mit Zusatz von Gewürzstoffen, Pflanzenauszügen usw. und Zucker (Liköre) in den Handel. Weine, Obstweine, Biere unterscheiden sich — abgesehen von ihrem Genußwert — von den Branntweinen und Likören nicht nur durch ihren erheblich niedrigeren Gehalt an Alkohol, sondern auch dadurch, daß sie je nach der mehr oder weniger weit fortgeschrittenen Gärung noch einen Gehalt (Extrakt) an unveränderten Kohlehydraten (Zucker) und Säuren sowie an anderen Nahrungsstoffen, insbesondere Salzen aufweisen. Gewisse Mengen von Nährstoffen sind z. B. in Bier und Süßwein enthalten, werden aber in dieser Form teurer bezahlt als in den gewöhnlichen Nahrungsmitteln.

Wein. Leichte Weine enthalten meist etwa 7—9 vH, Süßweine bis zu 18 vH Alkohol. Von den Weinen sind viele von deutscher Herkunft durch besonderen Duft (Blume, Bukett) und Geschmacksstoffe ausgezeichnet.

[1] Vgl. „Merkblatt über deutsche Kräuterteemischungen für den Haushalt" (siehe 4. Umschlagseite).

Die frischen Weintrauben, aus denen der Wein entsteht, werden zur Weinbereitung in Keltern abgepreßt. Der ablaufende Traubenmost (Traubensaft) gerät von selbst oder nach Zusatz reingezüchteter Weinhefe in alkoholische Gärung, bei welcher der Zucker der Trauben in Weingeist und Kohlensäure umgewandelt wird. Bei der stürmischen Hauptgärung wird die Hauptmenge des Zuckers zersetzt, bei der Nachgärung erfolgt die langsam vor sich gehende Zerlegung der Zuckerreste, auch nimmt der biologische Säurerückgang seinen Anfang, wobei die Äpfelsäure in Milchsäure und Kohlensäure zerfällt, und der Wein im Geschmack milder wird. Nach Erreichung der Flaschenreife wird der Wein auf Flaschen gefüllt.

Bei ungenügender Reife der Trauben muß zur Erhöhung der Haltbarkeit der Alkohol des Weines künstlich vermehrt, die Säure vermindert werden. Man setzt dem Moste daher in gesetzlich beschränkten Mengen Zucker oder Zuckerlösung hinzu. Läßt man die Trester mit Zuckerwasser vergären, so erhält man die als „Haustrunk" nur im eigenen Haushalt zulässigen Trester- oder Nachweine. Die Süd- oder Süßweine (Dessertweine), wie Malaga, Portwein Madeira, Samos, werden in südlichen Ländern aus sehr zuckerreichen, zum Teil eingeschrumpften Trauben gewonnen. Der Saft dieser Trauben liefert verhältnismäßig viel Alkohol, es bleibt jedoch stets noch Zucker zurück, der dem Weine die Süßigkeit verleiht. Meist werden die Dessertweine noch mit Weindestillat oder Sprit sowie mit eingedicktem Traubenmost versetzt. Werden Moste sehr zuckerreicher Muskatellertrauben zur Verhinderung der Gärung mit Sprit versetzt, so entstehen die sog. Mistellen (Samoswein u. a.). Zur Herstellung von Rotwein werden abweichend vom Weißwein die mit der Schale gemahlenen Trauben (Traubenmaische) vergoren. Er enthält deshalb meist mehr Gerbsäure als Weißwein. Eine besondere Art von Weinen sind die kohlensäurehaltigen Schaumweine (Sekte). Ihre Süßigkeit und der geschätzte Eigengeschmack werden hauptsächlich durch den Zusatz des sog. „Likörs" (meist Zuckersirup und Weinbrand) hervorgebracht. Die Weine finden vielfach in der Ernährung der Kranken und Genesenden, die Rotweine besonders bei Verdauungsstörungen Anwendung; die Schaumweine sind als rasch wirkende Anregungsmittel geschätzt, jedoch vermag nur der Arzt zu bestimmen, ob und wann besondere Weine zweckdienlich sind.

Bier. Weniger Alkohol als der Wein enthält das Bier. Nach der Art der verwendeten Hefe, die sich im Gärgefäß unten oder oben ansammelt, unterscheidet man die unter- und obergärigen Biere.

Zur Herstellung von untergärigen Bieren wird Gerstenmalz verwendet, zur Herstellung einiger Sorten obergäriger Biere, z. B. des Berliner Weißbieres, wird ein Teil des Gerstenmalzes durch Weizenmalz ersetzt. Zu den obergärigen Bieren gehören Weißbier, Braunbier, westfälisches Altbier, Lichtenhainer und die englischen Biere (Stout, Porter, Ale). Die Farbe des Bieres wird im allgemeinen durch den Grad der Erhitzung des Malzes beim Darren bedingt. Im übrigen hängt die Beschaffenheit des Bieres vorwiegend von der Konzentration der Würze und der Art der Gärführung ab. Malzbiere haben bei einem verhältnismäßig hohen Extraktgehalt einen niedrigen Alkoholgehalt.

Die leichteren deutschen untergärigen Biere enthalten 3—4 vH, Starkbiere 4—5 vH, Weißbier 1,5—3 vH, sog. Jung- und Braunbiere etwa 0,5—2 vH, Malzbiere etwa 1,5 vH, englische Biere (Stout, Porter, Ale) 5—8 vH Alkohol. Soweit die Biere nicht mehr als 0,5 vH Alkohol enthalten, gelten sie zur Zeit im Deutschen Reich als alkoholfrei.

Der in den genannten Getränken enthaltene Alkohol (Äthylalkohol) ist eine wasserklare Flüssigkeit, die spezifisch leichter als Wasser ist. Er kann nur nach Verdünnung mit Wasser genossen werden und verbrennt, in mäßigen Mengen zugeführt, im Körper rasch unter Wärmebildung restlos zu Kohlensäure und Wasser. In solchen Mengen regt er die Verdauung, die Herztätigkeit und die Atmung an, beschleunigt den Ablauf der Gedanken, drängt psychische Hemmungen zurück und macht dadurch die Stimmung heiterer. Bei Aufnahme von verhältnismäßig großen Mengen alkoholhaltiger, insbesondere alkoholreicher Getränke (Branntwein, Likör, starke Weine und Obstweine) können aber nach einer anfänglichen kurzen Anregung vorübergehend körperliche und geistige Störungen sich einstellen. Diese äußern sich in Sprach-, Gleichgewichts-, Sehstörungen, Müdigkeit, Erschlaffung, Kopfweh, Schwindel usw. sowie in der Herabsetzung der Denk-, Urteils-,

Entschlußfähigkeit und der Willensstärke. Bisweilen hat die Aufnahme von großen Mengen alkoholreicher Getränke sogar zu tödlichen Vergiftungen geführt. Zu den Schädigungen des Alkohols treten noch die Wirkungen der darin gelegentlich enthaltenen Fuselöle (Amylalkohole usw.), die besonders bei Verwendung von ungenügend gereinigtem Sprit vorkommen. Schädigungen schwererer Art (Sehstörungen, Erblindung), ja sogar der Tod sind durch gesetzwidrige Beimischung von Methanol (Methylalkohol) zu Branntweinen und Likören verursacht worden. Auch bei fortgesetztem Genuß von Absinth sind besondere Erkrankungen (Gehirnleiden) festgestellt worden. Getränke der letzteren Art sind daher im Deutschen Reich verboten (vgl. 155).

Die als übermäßig zu bezeichnenden Mengen alkoholhaltiger Getränke sind nicht nur nach ihrem Alkoholgehalt, sondern auch nach Alter, Veranlagung, Gewohnheit, Ernährungszustand usw. der Verbraucher sehr verschieden. Bei Aufnahme in den leeren Magen können alkoholhaltige Getränke besonders schnell berauschend wirken. Alkoholhaltige Getränke sollten daher nur von Erwachsenen und nur mit der gebotenen Mäßigung genossen werden. Kinder und möglichst auch Jugendliche sind jedenfalls von alkoholhaltigen Getränken fernzuhalten. Auch für stillende Mütter und Ammen ist Enthaltsamkeit geboten. Ebenso sollten Personen, die infolge erworbener Schwächung ihres Nervensystems alkoholempfindlich sind, jeden Alkoholgenuß meiden. Schließlich ist zu fordern, daß alle Fahrzeugführer sowohl in ihrem eigenen Interesse wie in dem der von ihnen Beförderten und aller Verkehrsteilnehmer zum mindesten einige Zeit vor Beginn und während des Fahrens sich des Alkoholgenusses enthalten.

Man berücksichtige, daß kleine Mengen von Trinkbranntwein (28 ccm), Likör (33 ccm), von Süßwein (55 ccm) ungefähr ebensoviel Alkohol enthalten wie 120 ccm Rot- oder Weißwein oder $^1/_4$ Liter Vollbier oder $^3/_4$ Liter Malzbier.

Dauernder Alkoholmißbrauch führt zur Trunksucht und damit zur Zerrüttung der Gesundheit, er untergräbt das Glück und den Wohlstand vieler Familien und ist Wegbereiter für mancherlei Krankheiten.

Arzneimittel, deren Anwendung die Trunksucht zu heilen vermöchte, gibt es nicht, besonders von den hierfür vielfach angepriesenen, meistens recht kostspieligen Reklame- und Geheimmitteln darf man keinen Erfolg erwarten. Die Behandlung ausgesprochener Trunksucht geschieht am besten in einer der hierfür besonders eingerichteten Anstalten. Die Bekämpfung der Trunksucht lassen sich die Trinkerfürsorgestellen angelegen sein, die von alkoholgegnerischen Vereinen, Frauen-, Wohlfahrtsorganisationen, Stadtverwaltungen usw. eingerichtet und geleitet werden.

112. Der Tabak. Unter Tabak versteht man die getrockneten und fermentierten (d. h. einer Gärung unterzogenen) reifen Blätter verschiedener Nicotiana-Arten. Die wichtigsten Herkunftsländer für Zigarren- und Pfeifentabake (großblätterige Tabake mit meist alkalischem Hauptrauch) sind Niederländisch-Indien (Sumatra, Java, Vorstenlanden), Brasilien, Nordamerika (Virginia, Kentucky, Maryland) und Cuba (Habana), für Zigarettentabake (kleinblätterige Tabake mit meist sauerem Hauptrauch) Griechenland, Bulgarien und Türkei (orientalische Tabake). Auch in Deutschland wird in erheblichem Umfange Tabak angebaut, der sich sehr gut besonders für die Zigarren- und Rauchtabakherstellung eignet. Die heutzutage meist gebräuchliche Form des Tabakgenusses ist das Rauchen; daneben spielt das Kauen und Schnupfen von Tabak nur noch eine untergeordnete Rolle.

Die schädlichen Wirkungen des Tabakgenusses sind auf dessen Gehalt an dem sehr stark giftigen Alkaloid „Nikotin" zurückzuführen. Zigaretten aus orientalischen Tabaken enthalten im Durchschnitt etwa 1,2 vH Nikotin, Zigarren rund 1,5 vH und Pfeifentabake etwa 1—2 vH. Ein gewisser, von Tabaksorte, Form des Rauchguts, Feuchtigkeit, Art des Rauchens u. a. abhängiger Teil des Gesamtnikotins geht beim Ziehen in den Mund des Rauchers (Hauptrauch) über und wird dort teilweise resorbiert. Beim Rauchen ohne Inhalieren ist dieser Anteil bei Zigaretten, wo das Nikotin im Hauptrauch als kolloidverteiltes Salz anzunehmen ist, geringer als bei Zigarren, bei denen das Nikotin im Hauptrauch zum Teil auch als freies Alkaloid vorliegt. Dagegen wird beim sog. Lungen-Rauchen fast das gesamte Nikotin des Rauchs vom Organismus aufgenommen. Zu der Gesamtwirkung des Rauchens tragen auch andere Stoffe wie Ammoniak und organische Basen, teer- und harzartige Stoffe, Methylalkohol, Kohlenoxyd, Aldehyde u. a. mit bei, wenn sie auch der Menge und Giftigkeit nach neben dem Nikotin nur eine untergeordnete Rolle spielen. Auch das beim Rauchen auftretende Kohlenoxyd vermag in mangelhaft gelüfteten Räumen gesundheitsschädlich zu wirken.

Das Rauchen Jugendlicher[1] ist wegen seiner großen gesundheitlichen Gefahr für den wachsenden Körper ein grober Unfug, ebenso für weibliche Personen im fortpflanzungsfähigen Alter wegen der ernsten Keimschädigungen durch das Nikotin. Auch das Rauchen bei Männern bedingt häufig ernste Störungen; viele Gewohnheitsraucher, die sich besonders widerstandsfähig fühlen, merken häufig zu spät, daß die gelegentlich nach stärkerem Rauchen verspürten Beklemmungszustände am Herzen, Übelkeits- und Mattigkeitsempfindungen Schädigungen angezeigt haben, die infolge der bereits eingetretenen Sucht zwar gering gewertet wurden, dennoch aber Schäden hinterließen, die sich allmählich summierten und die Gesundheit und Schaffensfreudigkeit untergruben. Das Rauchen ist daher am besten auch von den Männern zu vermeiden oder möglichst einzuschränken.

In neuerer Zeit hat man versucht, das Nikotin durch chemische, biologische und züchterische Verfahren ganz oder teilweise aus dem Tabak zu entfernen bzw. fernzuhalten (nikotinarme, nikotinfreie Erzeugnisse). Besonders auf züchterischem Wege wurden sehr beachtliche Erfolge erzielt. Als „nikotinarm“ dürfen nach der Verordnung über nikotinarmen und nikotinfreien Tabak Erzeugnisse bezeichnet werden, deren Nikotingehalt höchstens etwa die Hälfte des Nikotingehalts von entsprechenden normalen Erzeugnissen beträgt, als „nikotinfrei“ solche, die praktisch nur belanglose Mengen von Nikotin (unter 0,1—0,2 vH) enthalten. Dementsprechend dürfen auch Mittel zur Verringerung des Nikotingehalts im Rauch (Patronen, Einlagen in Spitzen oder in das Rauchgut selbst u. ä.) nur als solche angepriesen werden, wenn damit der Nikotingehalt im Rauch mindestens auf die Hälfte herabgesetzt wird. Gesundheitliche Hinweise sind in der Werbung bei keiner Art des Tabakgenusses zulässig, da der Tabakgenuß in keiner Form für die Gesundheit förderlich ist.

V. Die Kleidung.

113. Die Kleidung als Schutz gegen Abkühlung. Der menschliche Körper gibt an die ihn umgebende Luft beständig Wärmemengen ab, die um so größer sind, je niedriger die Luftwärme ist. Einen Schutz gegen die hierdurch bedingte, im gemäßigten und kalten Klima besonders empfindliche Abkühlung gewährt die Kleidung. In unserem Klima bedürfen wir einer erheblichen Menge und mehrerer Schichten von Kleidung; die des Mannes wiegt im Sommer etwa 3, im Winter 7 kg, die der Frau gegenwärtig viel weniger. Zu ihrer Anfertigung werden verschiedene Stoffe verwendet, die teils dem Tierreich entnommen sind, wie Pelzwerk, Leder, Wolle, Federn, Roßhaare und Seide, teils dem Pflanzenreich entstammen, wie Leinwand, Baumwolle, Gummizeug. Für die Bekleidung spielt gegenwärtig die aus Holz gewonnene Zellwolle eine beachtliche Rolle; so ist für viele Uniformstoffe eine Beimischung von bis 20 vH vorgesehen. Die Untersuchungen haben ergeben, daß das Tragen zellwollhaltiger Stoffe hygienisch einwandfrei ist.

Der durch solche Stoffe dem Körper gewährte Schutz ist vornehmlich von deren Webeart abhängig. Locker gewebte Stoffe, die die Wärme schlecht leiten, d. h. langsam aufnehmen und langsam abgeben, wirken dem Einfluß der Kälte am besten entgegen.

[1] Vgl. „Tabakmerkblatt für Jugendliche“ (siehe 4. Umschlagseite).

Daneben ist es nicht gleichgültig, ob man den Körper nur mit einer Kleidungsschicht, oder mit mehreren übereinander angelegten Gewändern umgibt, da die zwischen den einzelnen Schichten der Kleidung befindliche Luft ebenfalls als schlechter Wärmeleiter wirkt, die Haut von der kühleren umgebenden Luft trennt und einen unmittelbaren Wärmeaustausch zwischen dieser und jener nicht zuläßt. Aus dem gleichen Grunde tragen poröse Gewebe durch die in ihren Poren eingeschlossene Luft mehr zur Erhaltung der Körperwärme bei als dichte Stoffe. Es erklärt sich hierdurch, daß Hände und Füße zur Winterszeit in engen ledernen Handschuhen oder Stiefeln, welche die Bildung einer warmen Luftschicht zwischen Haut und Bekleidungsstück nicht gestatten, leicht frieren. Die Polartiere sind zum Ertragen strenger Kälte besonders deshalb befähigt, weil sie — die Säugetiere in ihrem Pelzwerk die Vögel, in ihrem Federkleid — auf ihrer Körperoberfläche eine reichliche Luftschicht mit sich führen, deren Umfang sie durch Sträuben der Haare und Aufstellen der Federn zeitweise zu vermehren imstande sind.

Von den zur menschlichen Bekleidung gebräuchlichen Stoffen gewähren daher die locker gewebten (Flanelle, Trikot-, wollene Stoffe u. dgl.) vermöge ihres größeren Porenreichtums einen wirksameren Schutz gegen Kälte als die glatt gewebten Stoffe (z. B. die üblichen dünnen Baumwoll- oder Leinenstoffe); das lockere, rauhe Waschleder hält wärmer als glattes Glanzleder, der Nutzen des Pelzwerkes wächst mit der Länge und Dichtigkeit der Haare. Alle diese Stoffe büßen ihre Fähigkeit, durch Aufspeichern von Luft die Wärme des Körpers zu erhalten, mehr oder weniger ein, wenn sie durch Abnutzung ihre Haare oder ihre feinen Fäserchen verlieren und durch Schmutz oder Staub weniger aufnahmefähig für Luft werden. Auch das Färben von Kleiderstoffen kann ihre Schutzkraft gegen Kälte beeinträchtigen, wenn die Poren im Zeuge durch den Farbstoff verlegt werden.

114. Die Kleidung als Schutz gegen Nässe. Neben dem Aufnahmevermögen für Luft besitzen viele Kleidungsstoffe auch die Fähigkeit, Feuchtigkeit in ihren Fasern und Poren zurückzuhalten. Sie verhindern dadurch den Regen, bis zu der Haut durchzudringen, saugen den in der Luft enthaltenen Wasserdampf und den Schweiß auf und schützen auf solche Weise die Körperoberfläche vor Nässe. Indessen währt dieser Vorteil nur so lange, bis ein bestimmter Sättigungsgrad der Stoffe erreicht ist. Feuchtigkeit, die darüber hinaus zugeführt wird, verleiht den Stoffen eine nasse Beschaffenheit, die auf der Hautoberfläche unbehagliche Empfindungen hervorruft; zugleich verursacht die Verdunstung der überschüssigen Feuchtigkeit eine Abkühlung, die ebenfalls lästig empfunden wird und oft die Ursache für Erkältungen bildet. Feuchte Kleider müssen um so stärker abkühlend wirken, je schneller sie das Wasser einsaugen, je vollständiger die Luft aus den Poren verdrängt wird und je rascher die Verdunstung des Wassers vor sich geht.

Von unseren Kleidungsstoffen nehmen die locker gewebten, besonders die Wollstoffe, die Feuchtigkeit langsamer auf als die glatt gewebten; auch werden die letztgenannten Stoffe sehr bald von Feuchtigkeit gesättigt, während das Aufsaugungsvermögen der locker gewebten Stoffe weit weniger beschränkt ist. Glatt gewebte Seide, Leinwand und Baumwolle besitzen ferner die unangenehme Eigenschaft, in feuchtem oder nassem Zustand der Haut sich dicht anzulegen, wohingegen die Wolle dank den elastischen Fasern, die ihre rauhe Beschaffenheit bedingen, der Haut auch bei stärkerer Durchfeuchtung noch locker aufliegt und eine vor Frost und Feuchtigkeit schützende Luftschicht fortbestehen läßt. Andererseits ist die Wolle als Kleiderstoff nicht frei von gewissen nachteiligen Eigenschaften, sie befördert, wenigstens in dicker Schicht, leicht eine übermäßige Schweißentwicklung. Da ferner die Wolle verhältnismäßig teuer ist, in der Wäsche leicht abgenutzt wird und nach Aufnahme von Staub und Schmutz weniger schnell als andere Stoffe ein unsauberes Aussehen gewinnt, so pflegt sie auch weniger häufig gereinigt zu werden. Wollene Kleidungsstücke enthalten daher nicht selten reichliche Mengen von Schmutz, der nicht nur durch Ausfüllung der Poren den Luftgehalt vermindert, sondern auch der Ansiedlung von Ungeziefer Vorschub leistet. Endlich ist zu erwähnen, daß wollene Unterkleider bei Personen, die an derartige Stoffe nicht gewöhnt sind, oft einen lästigen Hautreiz verursachen.

115. Auswahl des Kleidungsstoffes. Einen Kleidungsstoff, der in jeder Beziehung vor anderen bevorzugt zu werden verdient, gibt es nicht; man muß daher bei der Auswahl auf die Jahreszeit, die Witterungsverhältnisse, ferner auf die Beschäftigungsart und den Gesundheitszustand des zu bekleidenden Menschen Rücksicht nehmen; auch sind Stoffe zu Unterkleidern anders als solche zu Oberkleidern zu beurteilen.

Im allgemeinen sind für die Unterkleidung locker gewebte Stoffe (z. B. Wolltrikotstoffe) dann vorzuziehen, wenn es sich darum handelt, den Körper gegen Kälte und plötzliche Abkühlung zu schützen, während in der warmen Jahreszeit gern andere, z. B. glatt gewebte Stoffe, gewählt werden. Daher müssen Personen, die infolge ihrer Beschäftigung ihren Körper Witterungseinflüssen preisgeben oder durch Muskelanstrengung erhitzen und dann rascher Abkühlung aussetzen, z. B. Bau- und Landarbeiter, Schiffer, zweckmäßig locker gewebte Unterkleider tragen, dürfen jedoch im Sommer nicht zu dicke Stoffe benutzen, weil die Aufspeicherung der durch die Muskelarbeit erzeugten Wärme bei zu weitgehender Behinderung der Abkühlung gefährlich werden, z. B. zum Hitzschlag führen kann. Dicker wollener Unterkleider bedürfen zeitweise solche Personen, die zu Erkältungen, namentlich zu Erkrankungen der Atmungswege, Gelenkrheumatismus und Muskelrheumatismus („Reißen") neigen.

Leinene oder baumwollene Unterkleider empfehlen sich bei Berufsarten, die eine erhebliche Muskelanstrengung nicht erfordern und mit Aufenthalt in gleichmäßiger Zimmerwärme verbunden sind. Ein Vorzug derartiger Bekleidung ist ihre Leichtigkeit und die mit dem häufigeren Wäschewechsel verbundene Annehmlichkeit. Die Eigenschaften der heute weit verbreiteten kunstseidenen Trikotleibwäsche ähneln denen, die wir an baumwollenen und wollenen Trikotstoffen feststellen können.

Die Wahl des Stoffes für Oberkleider richtet sich fast ausschließlich nach Jahreszeit und Witterung. Im Winter trägt man dicke Wollstoffe, bei starker Kälte Pelzwerk, im Sommer Kleider aus Leinwand, Baumwolle, Kunstseide und Seide. Ungünstig wirken, namentlich im Sommer, die Futterstoffe, weil sie nur wenig luftdurchlässig sind. Vor Durchnässung des Körpers, wie sie beispielsweise gelegentlich der Ausübung des Schwimm- oder Wintersports unvermeidlich ist, schützen am besten solche Wollstoffe, die man durch bestimmte Verfahren annähernd wasserdicht gemacht hat, ohne dadurch die Durchgängigkeit für Luft wesentlich zu behindern. Vor den zu gleichem Zwecke gebräuchlichen Gummistoffen haben solche Gewebe, die man vielfach auch als „Trockenwolle" zu bezeichnen pflegt, den Vorzug, daß sie für Luft durchgängig sind und somit eine Verdunstung der Hautfeuchtigkeit gestatten, ohne die es leicht zu lästigen und unter Umständen gesundheitsschädlichen Störungen der Wärmeregulierung des Körpers kommt, die zu Erkältungskrankheiten Anlaß geben können. Bei lange währenden, starken Nässeeinwirkungen sind völlig undurchlässige Stoffe nicht zu entbehren.

116. Farbe, Form und Befestigung der Kleidungsstücke. Auch die Farbe der Kleidungsstücke ist für ihre Auswahl nicht ohne Belang, dunkle Stoffe nehmen die warmen Sonnenstrahlen besser auf als helle; jene werden daher im Sommer leicht zu warm und empfehlen sich mehr für den Gebrauch im Winter, während diese in der Hitze mit Recht bevorzugt werden.

Die Art und Weise, in der die Kleidung getragen wird, ist ebenfalls für die Gesundheit nicht gleichgültig. Die Kleidungsstücke sollen weder die freie Bewegung des Körpers und seiner Glieder behindern, noch Atmung, Verdauung und Blutkreislauf beeinträchtigen. Drückende, enge Kleidungsstücke sind zu vermeiden, weil sie durch Zusammenpressen der Hautgefäße Kreislauf und Hauttätigkeit stören und die Bildung einer Luftschicht zwischen Haut und Kleidungsstück nicht zulassen.

117. Halsbekleidung. Durch enge Kleidung am Halse werden sowohl der Atmung als auch besonders dem Rückfluß des Blutes aus dem Kopf und Gehirn Hindernisse bereitet, die oft zu Luftmangel, Blutüberfüllung des Gehirns, Kopfschmerz und Schwindel Veranlassung geben; lockere Halsbekleidung leistet dagegen u. a. auch der Hautausdünstung in nützlicher Weise Vorschub, indem sie einen Austausch zwischen der Außenluft und der unter den Kleidungsstücken des Rumpfes befindlichen Luft begünstigt. Abgehärtete Personen verzichten bei nicht zu kaltem Wetter ohne Nachteil auf jegliche Halsbekleidung. Wer dagegen an Witterungseinflüsse weniger gewöhnt ist, tut gut, den Hals durch Bekleidung gegen plötzliche Abkühlung zu schützen; vor einer Verweichlichung durch dicke Halstücher, Pelzkragen u. dgl. sind jugendliche, gesunde Leute jedoch zu warnen.

118. Beengung des Rumpfes durch Kleidungsstücke. Die Befestigung der Beinkleider durch einen einschnürenden Gürtel kann die Bauchorgane in ihrer Entwicklung und Tätigkeit stören und die Entstehung von Unterleibsbrüchen begünstigen.

Diese bilden sich in der Regel schleichend, indem die Därme, sobald z. B. beim tiefen Atemholen oder Husten ein anderweitiges Ausweichen unmöglich oder erschwert ist, sich zwischen den Fasern von Muskeln und Sehnen ganz allmählich einen Weg nach außen bahnen und gewöhnlich in der Leistengegend oder dicht unterhalb am Oberschenkel aus der Bauchhöhle bis unter die Haut dringen. In Ausnahmefällen können auch plötzliche gewaltsame Erschütterungen des Unterleibs, z. B. beim Springen, bei vorhandener Bruchanlage, zur Entstehung von Brüchen Veranlassung geben. Die Brüche sind schon an sich ein lästiges Übel, können überdies aber Verdauungsstörungen und schwere Erkrankungen hervorrufen, wenn sie nicht durch gutsitzende Bruchbänder zurückgehalten werden.

Die Frauenkleidung hat in neuester Zeit eine Entwicklung genommen, mit der — abgesehen von gelegentlichen Auswüchsen — die Hygiene nur zufrieden sein kann. Unter der Einwirkung der neuen, nicht beengenden, der Luft überall Zutritt gewährenden Kleidung sind manche früher dem weiblichen Geschlecht besonders eigene Krankheiten, z. B. die Bleichsucht, fast verschwunden. Während der kalten Jahreszeit allerdings sollten die Frauen die unteren Gliedmaßen sowie den Unterleib etwas wärmer halten, als es der augenblicklichen Mode entspricht.

Die Kleidung der Männer hat bisher hygienisch vorteilhafte Wandlungen so gut wie gar nicht erfahren. Sie ist, wenigstens in der warmen Jahreszeit, gemeinhin viel zu schwer und zu dick und verhindert auch die ausgiebige Berührung des Körpers mit der Luft. Maßvolle Reformen wären hier am Platze.

119. Strumpfbänder. Fußbekleidung. Einschnürende ringförmige Strumpfbänder hindern den Rücklauf des Blutes in den Blutadern des Unterschenkels und Fußes und führen auf diese Weise zu Blutstauungen und zur Erweiterung dieser Blutgefäße (Krampfadern), die durch Bersten der Aderwände zu gefährlichen Blutungen Anlaß geben können; in der Umgebung solcher Krampfadern bilden sich nicht selten schmerzhafte und schwer heilbare Geschwüre (Beinschäden). Man befestige daher lange Strümpfe nicht durch schnürende Strumpfbänder, sondern mittels aufwärts verlaufender, dehnbarer Bänder an den oberen Kleidungsstücken, kürzere Herrenstrümpfe dagegen an Sockenhaltern, die das Bein unmittelbar oberhalb der Wade nur locker umschließen. Die Sitte, Kinder auch bei kaltem, regnerischem Wetter mit nackten Waden herumlaufen zu lassen, ist nicht gutzuheißen; eine wirkliche Abhärtung wird dadurch nicht erreicht, wohl aber kann infolge der unzweckmäßigen Abkühlung die Grundlage für mannigfaltige Erkrankungen geschaffen werden.

Auf bequem passendes, der natürlichen Fußform (Abb. 27) entsprechendes Schuhwerk ist besonders zu achten. Der Schuh oder Stiefel kann die Ferse und den Mittelfuß (Spann) fest umfassen, muß dagegen den Zehen, die bei jedem Auftreten durch Abflachung des Fußgewölbes unter der Körperlast vorwärts gleiten, genügenden Spielraum lassen und sie auch nicht seitlich zusammenpressen. Hohe Absätze erschweren Gehen und Stehen, da die Erhöhung der Ferse einerseits die Sehnen an der Streck- und Beugeseite ungleichmäßig anspannt und hierdurch leicht Ermüdung der Unterschenkelmuskeln bedingt, andererseits ein Mißverhältnis in der Belastung des Fußes schafft, indem der unter natürlichen Verhältnissen auf der Ferse ruhende Teil des Körpergewichts zu sehr auf die Zehenballen verlegt wird. Die beim weiblichen Geschlecht beliebten hohen und schmalen Absätze führen auch leicht zu Unfällen, z. B. auf Treppen, und zu häufigem Umknicken mit Lockerung der die normale Fußform sichernden Gelenkbänder. Ein spitzer Schuh beengt die Zehen in ihrer für die Muskelentwicklung erforderlichen Bewegung und schwächt den Fuß auch durch Verlagerung der Ansätze der Muskelsehnen, auch bewirkt er eine Verunstaltung des Fußes und begünstigt das schmerzhafte Einwachsen der Nägel in die seitlichen Weichteile. Der Druck mangelhaften Schuhwerkes erzeugt endlich schmerzhafte Schwielen, die einen Zapfen von verdickter Hornhaut in die tieferen Gewebsschichten entsendenden sog. Hühneraugen (Leichdorne), ferner Hautabschürfungen (wunde Haut) und Blasen.

Alle diese durch unzweckmäßige Fußbekleidung verursachten Übel wirken, auch wenn sie an und für sich geringfügig erscheinen, mittelbar besonders dadurch nachteilig, daß sie die damit behafteten Personen an den gesundheitsfördernden Bewegungen in der freien Natur hindern. Überdies können durch Eindringen von Schmutz in wunde Stellen schmerzhafte Entzündungen entstehen, die mitunter schwere Folgen für die Gebrauchsfähigkeit des Fußes oder gar für das Leben haben. Zur Vermeidung derartiger Gefahren ist, zumal bei leicht schwitzenden Füßen, Reinlichkeit und weitestgehende Belüftung der Füße dringend geboten; die Strümpfe müssen häufig, bei stärkeren Schweißfüßen täglich gewechselt werden; Fußschweiß erzeugt vermöge seiner leicht eintretenden, oft durch widerlichen Geruch erkennbaren Zersetzung Hautwunden und begünstigt dadurch die Entstehung von Fußleiden mannigfacher Art. In solchen Fällen kann Einpudern der Füße mit Talkum und ähnlichen Stoffen von Vorteil sein. Auch das Beschneiden der Fußnägel soll von Zeit zu Zeit sorgsam vorgenommen werden. Ist die Fußbekleidung durchnäßt, so empfiehlt es sich dringend, sie zu wechseln, namentlich für Personen, die leicht an kalten Füßen leiden; diese tragen auch zweckmäßig Einlegesohlen aus Stroh, Kork, Filz usw. Gummiüberschuhe sind nur bei besonders nassem Wetter zu benutzen. Zur Abhärtung und Fußmuskelübung kann das Barfußlaufen oder Laufen in Sportschuhen mit biegsamen Sohlen, zumal auf unebenem Boden, erheblich beitragen und sollte unter günstigen Verhältnissen mehr als bisher gepflegt werden. Festes Schuhwerk, auch mit den die Fußgewölbe stützenden Einlagen, sind mehr für langes Stehen, ermüdende Märsche und Personen mit hierfür zu schwachen Fußmuskeln und Bändern am Platze.

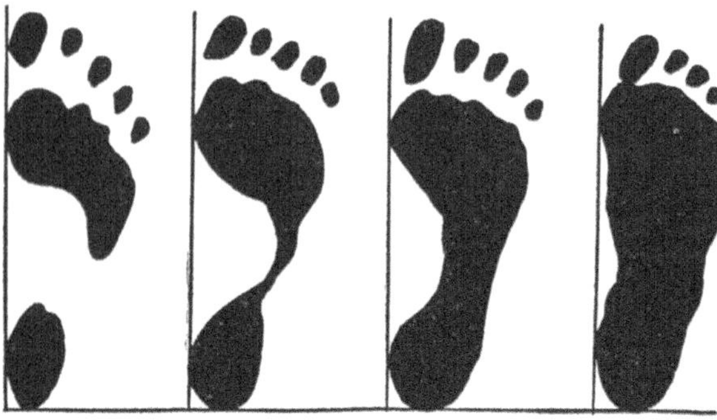

Abb. 27. Verschiedene Formen von Fußabdrücken. (Nach Dreves-Keith-Mülbergh). A und B normale Füße mit hoher Wölbung; C normaler Fuß mit niedriger Wölbung; D Plattfuß. (Aus Spitta, „Grundriß der Hygiene". Berlin: Julius Springer 1920.)

120. Kopfbekleidung. Die Kopfbedeckung soll leicht, möglichst luftdurchlässig sein und darf nirgends drücken. In der warmen Jahreszeit kann man auf die Kopfbedeckung unbedenklich verzichten, es sei denn, daß sie als Schutz gegen die Sonnenstrahlung gebraucht wird. Um dem Gesicht und Nacken Schutz gegen diese zu gewähren, ist eine breite Krempe oder ein weißes Leinentuch im Nacken vorteilhaft.

121. Das Bett. Für die Zeit der Nachtruhe, während deren die Tageskleidung gegen ein leichtes Nachtgewand vertauscht zu werden pflegt, gewährt das Bett Schutz gegen Abkühlung. Entsprechend der verhältnismäßig geringen Wärmebildung im ruhenden Körper wählt man zu Bettstücken dickere Stoffe als zur Kleidung. Für gesunde erwachsene Menschen genügen jedoch zur Bedeckung wollene Decken, bzw. mit Wolle oder Daunen gefüllte Steppdecken[1], zur Unterlage Matratzen mit einer Füllung von Seegras, Holzwolle oder Roßhaaren oder gut gestopfte Strohsäcke. Dicke Federbetten erschweren den Luftaustausch zwischen der Hautoberfläche und der Umgebung, stauen — als schlechte Wärmeleiter — die vom Körper ausstrahlende Wärme und sind, besonders wenn sie als Unterbett verwendet werden, geeignet, den Körper zu verweichlichen. Zur Bedeckung können sie nur für Kinder, Greise und manche Kranke empfohlen werden, die ein großes Wärmebedürfnis haben. Der Reinlichkeit halber versieht man das Deckbett mit Überzügen, die Unterlage mit Bettüchern (Laken) aus Leinwand oder Baumwolle, die für sich gewaschen und gewechselt werden können. Durch regelmäßiges Ausschütteln und Lüften, auch durch häufiges Lagern in der Sonne sollen die Bettstücke von Staub und Körperausdünstungen befreit werden. Das Bettgestell muß, um den Zutritt der Luft zu den Bettstücken in ausgiebiger Weise zu ermöglichen, frei auf Füßen stehen und ist wie die Bettunterlagen sorgfältig vor Ungeziefer zu bewahren; am zweckmäßigsten sind Bettrahmen aus Metall, da sie sich leichter säubern lassen.

122. Reinhaltung der Kleider und Betten. Für die Erhaltung und Förderung der Gesundheit ist Sauberkeit der Kleider und Betten von nicht zu unterschätzender Bedeutung. Man wasche daher die Unterkleider häufig aus und reinige die Oberkleider durch Klopfen und Bürsten. Von anderen Personen übernehme man zum eigenen Gebrauche Kleidungsstücke niemals ohne vorausgegangene sorgfältige Reinigung, Bett- und Leibwäsche niemals ohne vorheriges gründliches Auswaschen. Auch neu gekaufte Unterwäsche sollte gewaschen werden, bevor man sie anlegt.

Unreinlichkeit der Kleider und Bettwäsche leistet der Einnistung von Ungeziefer, besonders von Läusen (vgl. 236) Vorschub.

Ebenfalls durch Kleider, Wäsche (Handtücher!) und Betten oder durch den persönlichen Verkehr wird die durch die Krätzmilben verursachte „Krätze“, eine höchst lästige Hautkrankheit, übertragen, die ärztliche Behandlung erfordert. Die ersten Krätzestellen finden sich gewöhnlich in der zarten Haut zwischen den Fingergrundgelenken, in den Ellbogen und Kniekehlen.

Auch die Verbreitung der Flöhe wird durch Unreinlichkeit des Körpers, der Kleider und Betten gefördert.

VI. Wohnung.

123. Zweck der Wohnung. Die Wohnung gewährt uns Zuflucht vor klimatischen Unbilden; sie ist die Stätte des Familienlebens, dessen gedeihliche Entwicklung die zuverlässigste Grundlage der Volksgesundheit und eines kraftvollen, geordneten Staatswesens bildet; daher gehört die Sorge für gesunde und behagliche Wohnungen mit zu den wichtigsten Aufgaben der öffentlichen Gesundheitspflege.

Eine gesunde und behagliche Wohnung muß geräumig, hell, warm und trocken sein, auch darf sie weder verdorbene Luft, noch Schmutz oder Krankheitsstoffe in sich bergen. Die Erfüllung dieser Anforderungen hängt vom Baugrund, von der Lage, dem Baumaterial, der Bedachung, dem inneren Ausbau, der Benutzung der Wohnräume, den Einrichtungen für Lüftung, Heizung, Beleuchtung, von der Art der Beseitigung der Abfallstoffe, endlich von der Obsorge und Reinlichkeit der Bewohner ab.

124. Untergrund und Lage des Hauses. Der Untergrund eines Wohnhauses sei trocken und frei von Schmutzstoffen, damit Feuchtigkeit und ungesunde Ausdünstungen

[1] Beim Einkauf von Steppdecken ist darauf zu achten, daß gewaschenes und desinfiziertes Material zur Füllung verwandt wurde, wie es jetzt von einzelnen Firmen in den Handel gebracht wird.

des Bodens nicht eindringen. Einen geeigneten Baugrund gewährt reiner, fester Sandboden in etwas erhöhter, den Wasserabfluß begünstigender Lage. Stößt man in geringer Tiefe auf Grundwasser, so ist der Versuch geboten, es mittels Röhren abzuleiten (Drainage). Wo dies nicht möglich ist, empfiehlt es sich, die Grundmauern und die Sohle des Gebäudes mit geeigneten Stoffen (Asphaltteer, Zement) abzudichten oder das Wasser durch sog. Isoliermauern fernzuhalten.

Verunreinigungen des Baugrundes beseitigt man, indem man den Boden bis zu bedeutender Tiefe aushebt und durch guten Sand ersetzt. Eine Auffüllung des Bauplatzes mit Müll und Kehricht ist zu verwerfen.

Die Lage des Hauses soll den Zutritt von Licht und Luft gestatten. In den einzelnen Orten sind Bauvorschriften erlassen, die die sog. Höhen- und Flächenregeln enthalten, deren Befolgung eine übermäßige Ausnutzung des Baugeländes ausschließen soll. Bei zweigeschossiger Bauweise ist auf neu zu erschließendem Gelände 40 vH, bei dreigeschossiger Bauweise sogar 50 vH unbebaut zu lassen. Der Abstand der Häuser voneinander soll gegebenenfalls nicht geringer als 5 m sein. In Straßenzügen soll die Haushöhe nicht größer sein als die Straßenbreite. Auch nach dem Hof zu darf das Haus nur ebenso hoch sein, wie der Abstand zum gegenüberliegenden Hause beträgt. Für die Geschoßhöhe sind besondere Vorschriften erlassen. Nach diesen soll beispielsweise in Preußen für Kleinhäuser (nur 2 Vollgeschosse) eine lichte Mindesthöhe von 2,50 m, für Dachgeschosse eine solche von 2,20 m erreicht werden. Für Mittelhäuser (höchstens 3 Vollgeschosse) beträgt die Mindesthöhe für: Erdgeschosse 2,75 m, Obergeschosse 2,50 m, Dachgeschosse 2,20 m.

125. Baumaterial. Als Baumaterial für Wohnhäuser dienen vornehmlich Holz, Lehm, Kalksandsteine, Schwemmsteine, Ziegelsteine und Betonsteine. Die nach dem Kriege häufig herangezogenen Spar- und Ersatzbauweisen gehen meist auf den Zement als Grundstoff zurück. Der übliche Kiesbeton hat ungünstige Wärmeeigenschaften und sollte für massive Außenmauern von Wohnhäusern nicht verwendet werden. Zusätze von Schlacke, Brikettasche, Bimsstücken usw. machen ihn aber geeigneter. Günstig sind ferner die Ziegelhohlsteine sowie die Betonhohlsteine verschiedener Bauweisen. Lufthaltige Wände sind gegen Feuchtigkeit ausreichend zu sichern. In Wänden mit nicht unterteilten (also durchgehenden) Luftschichten ist die Luftbewegung zu groß und sie sind daher für die Wärmehaltung ungünstig (als Abhilfe dient Unterteilung, Ausfüllen mit porösem Material usw.). Die Bausteine werden durch den Mörtel, eine aus gelöschtem Kalk, Sand und Wasser hergestellte Masse verbunden, die rasch erstarren und in nicht zu langer Zeit austrocknen soll.

Für die Beurteilung des Baumaterials vom Standpunkt der Gesundheitspflege ist vornehmlich sein Porengehalt und seine Trockenheit maßgebend. Durch die Poren der Wände und ihre Undichtigkeiten (Fenster- und Türanschläge usw.) besteht eine Verbindung mit der Außenluft; diese natürliche Lüftung, die sog. Poren- und Ritzenventilation, die ohne besondere Hilfsmittel, wie Öffnen von Türen, Fenstern, Luftklappen, vor sich geht, sichert einen Luftaustausch, der allerdings nicht überschätzt werden darf (weitgehende Verminderung der Porenventilation bei luftundurchlässigen Putz- und Anstrichmitteln). Ein porenreiches Baumaterial wird auch deshalb bevorzugt, weil poröse Wände infolge ihres Gehaltes an Luft, die ein schlechter Wärmeleiter ist, das Haus im Sommer vor Hitze und im Winter gegen Kälte besser schützen.

Von den angegebenen Baumaterialien besitzen Kalktuff, Holz, Mörtel, Ziegel und Sandstein einen ausreichenden, mehr oder minder großen Porengehalt; dagegen haben Beton und Granit wenig Poren, woraus es sich erklärt, daß eine aus solchem Material erbaute Wand sich, wenn sie nicht unmittelbar von der Sonne beschienen wird, stets kalt anfühlt.

Neben dem Porengehalt verbürgt die Trockenheit des Baumaterials eine gesundheitsgemäße Beschaffenheit des Hauses. Feuchtigkeit verstopft die Poren, vermindert dadurch den Luftgehalt der Wände und erhöht die Wärmeleitung erheblich. Eine feuchte Wand fühlt sich daher (auch infolge der Verdunstungskälte) stets kalt an. Feuchtigkeit begünstigt ferner die Wucherung von Pilzen mannigfacher Art, z. B. des Hausschwamms, wodurch die Dauerhaftigkeit des Holzwerkes gefährdet und eine dumpfe, modrig riechende Luft im Hause erzeugt wird. Solche Pilzwucherungen siedeln sich in feuchten Räumen auch auf Hausgerät, Brot und anderen Nahrungsmitteln an und verderben diese. Schließlich wirken auch feuchte Wohnungen auf das gesundheitliche Befinden ihrer Bewohner ungünstig und bieten dem Auftreten rheumatischer Erkrankungen Vorschub.

126. Trockenlegung und Trockenhaltung des Hauses. Bedachung. Die gesundheitsgemäße Trockenheit eines Hauses hängt nicht allein von der Beschaffenheit des Baugrundes und Baumaterials, sondern wesentlich auch von der Gewissenhaftigkeit und Gründlichkeit ab, mit der beim Austrocknen des Rohbaues verfahren wird. Bevor ein Bau als einigermaßen trocken gelten kann, muß der größere Teil der dem Mauerwerke mit dem Mörtelbrei einverleibten Wassermassen, deren Gesamtmenge man für ein mittelgroßes städtisches Wohnhaus auf ungefähr 100 cbm Wasser schätzt, und wozu beim Abbinden des Mörtels noch weiteres Wasser hinzutritt, verdunstet sein. Dies geht am rascheſten unter kräftigem Luftzug vor sich und wird bei kalter oder feuchter Witterung durch Aufstellen von Heizkörpern (bei offenen Fenstern) befördert. Erst wenn die Austrocknung hinreichend vorgeschritten ist, soll man den Rohbau verputzen und weiter ausbauen. Auch das fertige Haus bedarf erst der gründlichen Durchlüftung und Trocknung, ehe es ohne jede Gefährdung der Gesundheit bezogen werden kann[1].

Vor nachträglicher Durchfeuchtung durch Witterungsniederschläge schützt man die Mauern des Hauses durch Verputz und Anstrich, womit das Gebäude zugleich ein gefälligeres Aussehen gewinnt. Zum Verputzen von Wohnräumen wird Kalk verwendet; Gips benutzt man zur Bereitung von Stuck und in Verbindung mit Wasserglas zur Herstellung dichter äußerer Bekleidungen an der Wetterseite, den Gesimsen u. dgl. Unter den Anstrichfarben verhindern am wenigsten die Kalkfarben, am sichersten die Ölfarben das Eindringen von Wasser. Alle diese Bedeckungen des Mauerwerkes fallen allmählich der Verwitterung anheim, werden brüchig, somit für Wasser durchgängig und bedürfen daher von Zeit zu Zeit der Erneuerung.

Nicht am wenigsten wird die Trockenheit eines Hauses durch ein gutes Dach gewährleistet. Das Regen- und Schneewasser darf daher in der Bedachung niemals Undichtigkeiten finden, muß vielmehr überall gut abfließen können und durch Dachrinnen schnell und vollständig vom Hause fortgeführt werden. Als Baumaterial für Dächer eignen sich in Häusern, deren Dachgeschoß bewohnt werden soll, vorzugsweise Ziegel. Ziegeldächer lassen die beste Durchlüftung der Dachräume zu und schützen am zuverlässigsten gegen Hitze und Kälte, während die Räume unter Metall- und Schieferdächern häufig dumpfe Luft enthalten, im Sommer heiß und im Winter schwer zu erwärmen sind. Durch ihre Billigkeit empfehlen sich Asphaltpappdächer, d. h. Dächer aus reichlich geteerter Pappe über vollständiger Bretterschalung, und Holzzementdächer, die aus einer zähen Masse auf Bretterschalung und einer darüberliegenden Kiesdecke bestehen.

127. Ausbau des Hauses. Fußböden, Wände. Zwischen dem Fußboden des einen und der Decke des darunterliegenden Geschosses muß eine hinreichend starke Zwischenschicht geschaffen werden, die den Schall abzudämpfen und zur Wärmeerhaltung beizutragen vermag. Man pflegt den Hohlraum daher mit möglichst leichtem, porösem, trockenem und zugleich billigem Material auszufüllen. Wenn die Füllung mit Abfällen aus dem Tier- und Pflanzenreiche verunreinigt ist, kann sie eine Stätte fauliger Zersetzungen werden und widerliche, ungesunde Dünste in die Wohnräume ausströmen lassen; daher ist die Verwendung unreiner Füllungsmittel, insbesondere des früher gern benutzten Bauschuttes, zu verwerfen. Geeignet ist u. a. reiner, trockener Sand,

[1] Gebäude mit Aufenthaltsräumen unterliegen der baupolizeilichen Gebrauchsabnahme, die erst erfolgt, wenn der Nachweis einer genügenden Austrocknung des Baues erbracht ist.

Koksasche, Schlacken, Kalktorf, doch dringen auch in eine Füllung dieser Art durch Fugen und Ritzen der Dielen zersetzungs- und fäulnisfähige Stoffe mit dem Kehricht, dem Scheuerwasser, dem Schmutze des Schuhwerkes ein, sobald der Dichthaltung des Fußbodens nicht hinreichende Achtsamkeit gewidmet wird.

Zur Bedeckung des Fußbodens wird für Wohnräume Holz bevorzugt, das besser warm hält als eine Steinunterlage; es kommt hauptsächlich in Gestalt von Dielen, daneben als Parkettäfelung zur Anwendung. Ein Überzug von Ölfarbe oder Wachsmasse (Bohnermasse) erhöht die Dauerhaftigkeit des Holzfußbodens, erleichtert seine Reinhaltung und verhütet durch den Verschluß der Fugen das Eindringen von Verunreinigungen. Stein, Zement oder Asphalt eignen sich besser als Bodenbelag von Räumen, die der Feuchtigkeit und Nässe besonders ausgesetzt sind, z. B. von Badezimmern oder Waschküchen. Wenn die Sohle von Kellerwohnungen aus derartigem Materiale gebildet wird, so pflegt man darüber noch einen Holzfußboden zu legen, aber so hoch, daß zwischen ihm und der Steinschicht eine Luftschicht bleibt, die wärmer hält und die Dielung vor Fäulnis schützt.

Um den Fußboden vor Verunreinigung zu bewahren, zugleich den Schall abzudämpfen und die Wärme und Behaglichkeit des Zimmers zu erhöhen, bedeckt man ihn gern mit dicken Stoffen, z. B. mit Teppichen aller Art oder mit dem unter Verwendung von Korkmasse hergestellten Linoleum. Teppiche bedürfen häufig der Reinigung durch gründliches Ausklopfen oder besser durch maschinell betriebene Staubabsauger, da sie beträchtliche Massen von Staub aufzunehmen pflegen, dessen Bestandteile mitunter gesundheitlich nicht unbedenklich sind. Aus Krankenzimmern jedenfalls sollten Teppiche ganz entfernt werden, da Ansteckungsstoffe an ihnen haften bleiben und durch sie verschleppt werden können.

Als Wandbekleidung findet man in Wohnzimmern statt eines Kalk- oder Ölfarbenanstrichs meist Papiertapeten, gegen die im allgemeinen wenig einzuwenden ist; sie sollen dem Zimmer ein gefälliges Aussehen geben. Durch Tapeten, deren Farbe Giftstoffe, möglicherweise Arsen, enthält, kann die Gesundheit der Zimmerbewohner ernstlich gefährdet werden. In Deutschland schützt das Gesetz gegen die Verwendung solcher gesundheitsschädlicher Tapeten.

128. Ausnutzung der Wohnräume. Luftraum. Wohnungsplan. Neben der Beschaffenheit und Einrichtung von Wohnräumen ist die Art ihrer Ausnutzung für die Gesundheit der Bewohner von Bedeutung. Das Zusammenwohnen vieler Menschen in engen Räumen beeinträchtigt die Reinheit der Luft, führt zur Anhäufung von Staub und Schmutz und begünstigt die Übertragung ansteckender Krankheiten; auch in sittlicher Beziehung kann das Zusammenwohnen vieler Menschen bedenklich werden. Eine Wohnung, die den gesundheitlichen Ansprüchen genügen soll, muß daher eine gewisse Geräumigkeit besitzen. Man hat früher hierauf wenig Wert gelegt und erst in neuerer Zeit die Notwendigkeit erkannt, daß jede Wohnung eine ausreichende Wohnfläche haben muß. Die Bemessung der Wohnfläche muß sich wohl nach der Raumzahl wie nach der Personenzahl, für welche die Wohnung gedacht ist, richten.

Leider zwingen wirtschaftliche Not und Wohnungsnot noch immer viele Menschen, denselben Raum mehreren Zwecken nutzbar zu machen, ja, es kommt unter besonders ungünstigen Verhältnissen sogar vor, daß Schlafgemach, Arbeitsstätte, Wohnzimmer und Küche in einem Raume vereinigt werden. Wer eine größere Wohnung zu wählen in der Lage ist, soll die Trennung der Wohngemächer von denjenigen Räumen, die anderen Zwecken dienen, streng durchführen, insbesondere für das Schlafzimmer und für die Arbeitsstätte, in denen der meiste Teil der 24 Stunden des Tages zugebracht wird, die größeren, möglichst hellen und luftigen Räume in Gebrauch nehmen.

129. Lüftung. Durch hinreichende Größe und zweckmäßige Verteilung der einzelnen Räume allein wird dem menschlichen Luftbedürfnis innerhalb der Wohnung noch nicht entsprochen; es bedarf außerdem einer unablässigen Erneuerung der durch

Atmung und Ausdünstung in geschlossenen bewohnten Räumen ständig sich verschlechternden Luft. Das meist frische Aussehen der viel im Freien beschäftigten Landleute gegenüber der mehr blassen Gesichtsfarbe der Stadtbewohner, die sich den größten Teil des Tages in geschlossenen Räumen aufhalten, gibt einen deutlichen Beweis für die gesundheitlichen Vorteile der unmittelbaren Einwirkung von Luft und Licht auf den Menschen.

Der in Wohnungen erforderliche Luftwechsel kann unter Umständen bis zu einem gewissen Grade durch die natürliche Lüftung (vgl. 125) herbeigeführt werden, doch muß der bei weitem größere Teil des Luftbedarfs der Bewohner, zumal wenn die Räume gleichzeitig vielen Menschen zum Aufenthalte dienen, durch *künstliche Lüftung* geliefert werden.

Die einfachsten Einrichtungen hierfür sind genügend große Türen und Fenster sowie in letzteren angebrachte Klappen und Lüftungsscheiben. Für Wohnbauten ist bei genügend lichter Bebauung die *Fensterlüftung* als ausreichend angesehen, die in kleinen Wohnungen tunlichst ihre *Querdurchlüftbarkeit* ermöglichen soll. Das regelmäßige Öffnen von Fenstern und Türen gewährt meist den notwendigen Lufterſatz, ist indessen in Räumen, die mehreren Personen zugleich zum Aufenthalte dienen, gewöhnlich nicht in das Belieben des einzelnen gestellt und unterbleibt auch nicht selten aus übertriebener Besorgnis vor Zugluft. Da die verbrauchte warme und daher leichtere Luft sich besonders unter der Decke ansammelt, öffne man vor allem die oberen Fensterflügel. In manchen Gebäuden sind Luftschächte vorhanden, die teils dicht über dem Fußboden, teils nahe unter der Decke münden, um von unten her reine Luft zuzuführen, nach oben hin verdorbene Luft abzuleiten. Man hat auch hier und da besondere Ventilatoren angebracht, endlich hat man die Schornsteine des Hauses mit besonderen Aufsätzen (vgl. z. B. Abb. 28) versehen, damit der durchstreichende Wind die verbrauchte Luft mit dem Rauch des Ofens ansaugt und fortreißt. Während des Winters wird die Lufterneuerung durch die Temperaturunterschiede zwischen drinnen und draußen gefördert. — Neben der Fensterlüftung und den sog. Lüftungsbehelfen (Schachtlüftung, Abluftventilator in der Wand u. dgl.) kommen für bestimmte Fälle umfangreiche *Lüftungsanlagen* in Betracht. Gewähren diese Anlagen die Einhaltung einer gewünschten Wärme und Feuchtigkeit der Raumluft, so spricht man von *Klimaanlagen*.

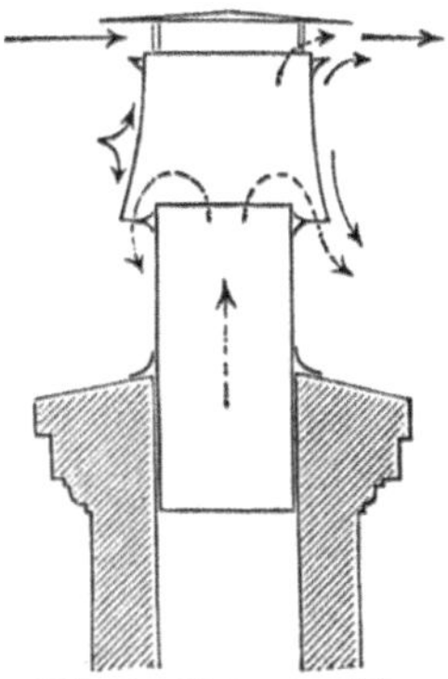

Abb. 28. Wolperts Schornsteinaufsatz. Die ausgezogenen Pfeile zeigen die Bewegung der Außenluft, die punktierten bedeuten Zimmerluft. (Aus Flügge, „Grundriß der Hygiene"., 10. Aufl. Berlin: Julius Springer 1927.)

130. Erfordernisse einer Heizanlage. Der Erfolg der Heizung wird durch Wände, die die Wärme schlecht leiten und durch dicht schließende Türen und Fenster, insbesondere durch Doppelfenster, wirksam unterstützt. Der Heizwert der einzelnen *Heizmittel* ist verschieden groß.

Um die von den Heizstoffen gelieferte Wärme möglichst vollkommen ausnutzen zu können, kommt es wesentlich auf die Art der *Heizanlage* an, da diese bei mangelhafter Beschaffenheit den Erfolg der Heizung in Frage stellt. Eine brauchbare Heizanlage muß in Zeiten strenger Kälte hinreichend wärmen, sich indessen soweit regeln lassen, daß sie den zu erwärmenden Raum niemals überheizt; sie soll ferner die Wärme gleichmäßig verteilen. Rauch und Verbrennungsgase dürfen nicht in das Zimmer eindringen, sondern müssen guten Abzug haben. Die Wohnungsluft soll stets einen gewissen Grad von Feuchtigkeit behalten, also durch die Heizung nicht regelrecht ausgetrocknet werden. Schließlich müssen Gefahren beim Betriebe der Heizanlage ausgeschlossen sein.

Die infolge mangelhafter Heizvorrichtungen möglichen *Gesundheitsschädigungen* sind mannigfacher Art. Bei den Bewohnern ungleichmäßig erwärmter Räume stellen sich leicht Erkältungskrankheiten ein; Rauch in der Zimmerluft wirkt reizend auf Augenbindehaut und Luftwege und veranlaßt Kopfschmerzen; andere Verbrennungsgase, insbesondere der gefürchtete Kohlendunst, dessen gefährlichster Bestandteil das geruchlose Kohlenoxydgas ist, haben schon oft tödliche Vergiftungen verursacht.

131. Einzelheizung. Man unterscheidet Heizanlagen, die der Einzelheizung (Lokalheizung, Zimmerheizung) und solche, die der Sammelheizung (Zentralheizung) dienen.

Bei der Ofenheizung teilt sich die Wärme des im Feuerraum entzündeten Feuers zunächst dem Heizkörper oder der Heizfläche, d. i. den Wänden des Ofens, und von diesen aus erst der Luft des zu heizenden Raumes mit. Die Überreste der verbrannten Heizstoffe fallen von dem Feuerraum durch einen Rost in den Aschenkasten; Rauch und Verbrennungsgase entweichen durch das Rauchrohr in die Esse.

Der Wert eines Ofens richtet sich vornehmlich nach seiner Fähigkeit, die Verbrennungswärme auszunutzen. Je vollständiger diese dem Heizkörper mitgeteilt und je länger sie von ihm festgehalten wird, um so größer ist die Heizkraft des Ofens.

Der einfachste Ofen ist der sog. Kanonenofen, dessen Heizkörper, einer Kanone ähnlich, aus einem einfachen Rohre besteht. Ein derartiger Ofen erwärmt sich und den umgebenden Raum rasch, erkaltet aber mit dem Erlöschen des Feuers bald und erfordert daher häufige Beschickung mit Brennmaterial, die wieder eine starke Staubentwicklung im Zimmer veranlaßt. Außerdem verbreitet er leicht einen brenzlichen Geruch, da die bis zur Glut gesteigerte Hitze des Eisenrohrs den aus der Luft auf ihm abgelagerten Staub versengt; in der unmittelbaren Nähe des Ofens wird ferner die strahlende Hitze unerträglich. Häufig ist bei solchen Öfen das Ableitungsrohr nicht dicht genug, um das Austreten von Rauch in die Zimmerluft zu verhindern. Kanonenöfen dürfen daher für die regelmäßige Wohnungsheizung nicht verwendet werden. Nur für eine schnelle und vorübergehende Erwärmung untergeordneter Räumlichkeiten kommen sie noch gelegentlich in Frage. Wichtig ist, daß für den zu beheizenden Raum die passende Ofengröße beschafft wird. Mißstände bei der Heizung gerade mit eisernen Öfen treten in der Regel dann auf, wenn der Ofen zu klein ist und zur Erzielung der gewünschten Wärme notgedrungen überheizt werden muß. Um die richtige Größe ausfindig zu machen, benutzt man beim Kauf eines Ofens zweckmäßig den Fragebogen des Vereins deutscher Eisenofenfabrikanten. Für die Größe des Ofens sind die Lage des Zimmers sowie seine Ausmaße ausschlaggebend.

Die Benutzung der früher beliebten Ofenklappen, die zur besseren Ausnutzung der Wärme den heißen Abgasen den Weg nach dem Schornstein versperren sollten, hat sich als lebensgefährlich erwiesen. Sie sind daher, soweit sie eine völlige Absperrung des Rohres ermöglichen, polizeilich verboten worden, da sie oft die Verbrennungsgase zwangen, sich einen Weg in das Zimmer zu suchen. Dadurch gelangte in die Zimmerluft das bereits erwähnte Kohlenoxyd, das schon in geringer Menge giftig wirkt und um so gefährlicher ist, weil wir sein Vorhandensein in der Luft durch den Geruch nicht wahrzunehmen vermögen[1].

132. Füllöfen. Mantelöfen. Sog. Füllöfen (Abb. 29 u. 30) nehmen das Brennmaterial für 6, 12, sogar 24 Stunden auf einmal auf, wärmen daher längere Zeit hindurch ununterbrochen, ohne der Nachfüllung zu bedürfen. Man kann die von ihnen gelieferte Wärme steigern oder vermindern, indem man eine am Fuße des Ofens angebrachte Tür oder sonstige Zuluftöffnung mehr oder weniger weit aufmacht und so durch Regelung der Luftzufuhr die Verbrennung beschleunigt oder verlangsamt. Mittels der Mantelöfen erzielt man unter geeigneten Voraussetzungen eine besonders günstige Verteilung der Wärme im Zimmer. Der Mantel — bei den eisernen Öfen aus einem Blech-

---

[1] Vgl. „Merkblatt über Entstehung, Verhütung und Behandlung von Kohlenoxydvergiftungen im täglichen Leben" (siehe 4. Umschlagseite).

zylinder bestehend — umgibt den Ofen in der Weise, daß zwischen beiden ein einige Zentimeter breiter, oben und unten offener Raum frei bleibt. Die in diesem Raume befindliche Luft wird von der Heizfläche des Ofens zunächst erwärmt und dadurch leichter als die Luft im übrigen Zimmer; sie steigt infolgedessen aufwärts und strömt oben aus dem Mantelraume heraus, während von unten her frische Luft nachdringt, sich ihrerseits erwärmt und wieder nach oben abgeführt wird. Dieser Kreislauf der Zimmerluft durch den Mantelraum, der solchen Öfen auch den Namen der Zirkulationsöfen verschafft hat, ermöglicht einerseits die gleichmäßige Erwärmung eines größeren Raumes und verhindert andererseits die Überheizung des dem Ofen zunächst gelegenen Zimmerabschnittes. Führt man vom Mantelraum aus eine mit einer verschließbaren Klappe

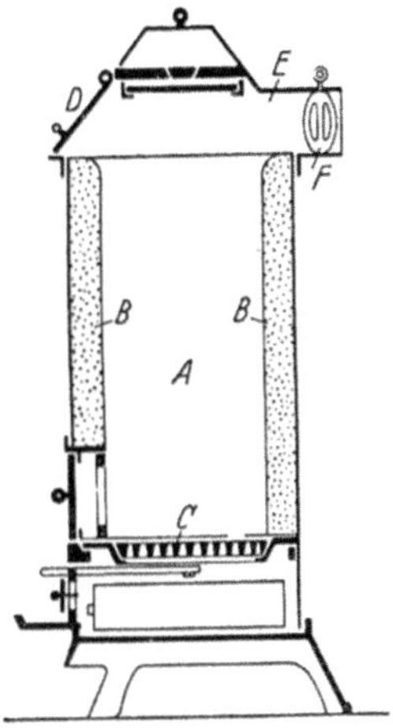

Abb. 29. Gewöhnlicher irischer Ofen. A Füllschacht, B Schamotteausfütterung, C Rost, D Bewegungsstange für den Schüttelrost, E Rauchabzugsrohr, F Drosselklappe.

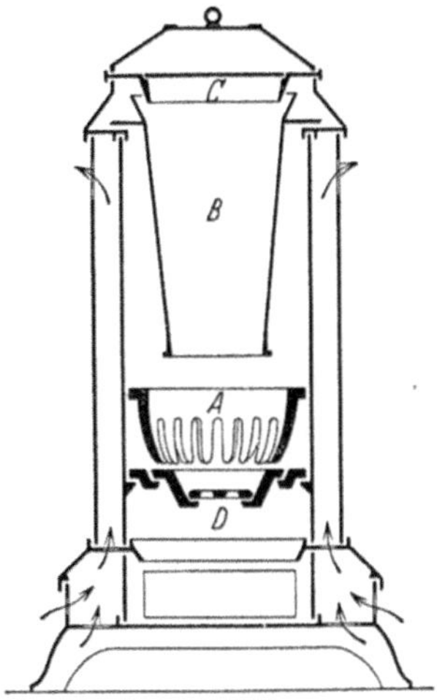

Abb. 30. Amerikanischer Dauerbrenner. A Korbähnlicher Rost, B Fülltrichter, C Füllplatte, D Schüttelrost (Die Pfeile zeigen den Weg der vom Ofen angesaugten Raumluft.)

versehene Röhre durch die Wand ins Freie, so kann man mittels Schließens oder Öffnens der Klappe nach Belieben entweder nur die Zimmerluft durch den Mantelraum kreisen lassen oder Außenluft in den Mantelraum leiten, d. h. dem zu heizenden Raum mit der Wärme zugleich frische Luft zuführen. Die modernen eisernen Öfen (irische Öfen, amerikanische Dauerbrenner usw.) sind hygienisch einwandfreie Heizungsarten. In der Ausnutzung der Brennstoffe sind diese Öfen guten Kachelöfen durchaus ebenbürtig. Die emaillierten Eisenöfen besitzen übrigens auch eine angenehm milde Wärmestrahlung.

133. Kachelöfen. Den einfachen eisernen Öfen haftet der Übelstand an, daß ihr Heizkörper die Wärme ebenso rasch verliert, wie er sie aufgenommen hat, und daher einer unablässigen Erwärmung bedarf. Der hierdurch bedingten Vergeudung von Brennmaterial beugt man bei den Füllöfen durch die Regelung der Luftzufuhr erfolgreich vor, indem man die Schnelligkeit der Verbrennung herabsetzt, ohne der Erwärmung des Heizkörpers Abbruch zu tun. Verbreiteter als die Füllöfen sind jedoch in Deutschland noch immer die Kachelöfen (Abb. 31), bei denen statt des Metalls ein schlechterer Wärmeleiter von hohem Wärmespeicherungsvermögen, die Kachel, als Heizfläche dient. Bei den meisten Kachelöfen ist der Hohlraum des eigentlichen Heizkörpers in mehreren Windungen, den Zügen, angelegt, damit die Verbrennungsgase ihre Wärme möglichst vollständig an den Ofen abgeben, ehe sie in den Schornstein abgeleitet werden. Da ein

Kachelofen sich nur allmählich erwärmt und seine Wärme nur langsam abgibt, vergeht nach dem Anheizen immer längere Zeit, bis es im Zimmer warm wird. Die Berechnung der notwendigen Größe des Kachelofens erfolgt am besten nach der Länge der Außenwände des betreffenden Zimmers.

134. Gas- und elektrische Öfen. Als Aushilfe oder zur schnellen Erwärmung der Räume können Gasöfen verwandt werden. Ihre Bedienung ist einfach, der Betrieb sauber, aber bei dauernder Benutzung noch meist teuer. Auch bei diesen Öfen ist unter allen Umständen dafür Sorge zu tragen, daß die Verbrennungsgase in den Schornstein abgeführt werden, da sie sonst die Zimmerluft in bedenklichster Weise verschlechtern

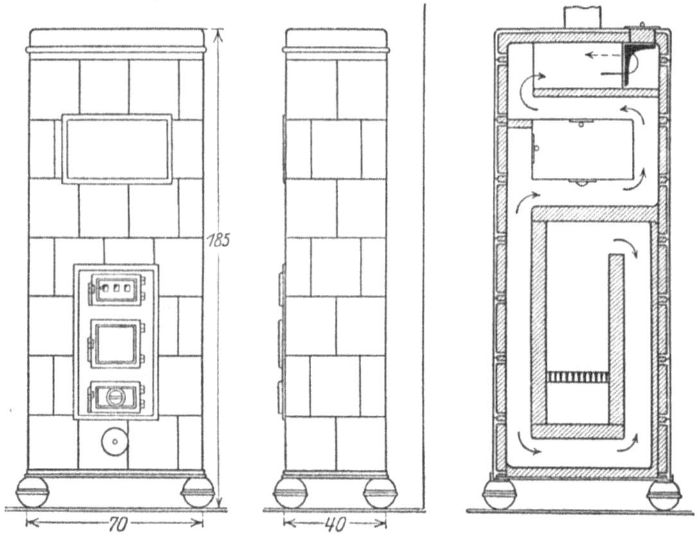

Abb. 31. Kachelofen mit Unterzug. (Aus Rietschel-Gröber, „Heiz- und Lüftungstechnik", 9. Aufl. Berlin: Julius Springer 1930.)

würden. Abzugslose Petroleum- oder Spiritusöfen kommen nur als Notheizung in Betracht, da ihre Benutzung neben hohen Betriebskosten meist eine erhebliche Luftverschlechterung zur Folge hat. Elektrische Öfen sind zwar vom hygienischen Standpunkt aus sehr vorteilhaft, ihr Betrieb erfordert aber, wenn der elektrische Strom nicht sehr billig geliefert werden kann (Wasserkraft), ein Vielfaches der Kosten der Steinkohlenheizung. Die sog. elektrischen Sonnen wirken dagegen nur im Bereiche des Strahlenkegels, ohne die Raumluft im ganzen wesentlich zu erwärmen. Berücksichtigt man lediglich die Brennstoffpreise, so ist die Gasheizung ungefähr dreimal teuerer als die Koksheizung und die elektrische Heizung etwa achtmal teuerer als die Gasheizung. Dabei ist für die Berechnung ein Kokspreis von RM 0,06 pro Kilogramm, ein Gaspreis von RM 0,18 pro Kubikmeter und die Kilowattstunde mit RM 0,40 in Ansatz gebracht.

135. Sammel- oder Zentralheizung durch Luft, Wasser und Dampf. Die mit der Einzelheizung verbundene Unbequemlichkeit der Bedienung zahlreicher Öfen in einem Hause wird durch die Sammelheizung vermieden. Bei diesem Verfahren besorgt eine meist im Erdgeschosse befindliche Feuerungsanlage die Heizung für sämtliche Räume der Wohnung, für das ganze Haus oder neuerdings sogar für viele Häuser. Im letzten Fall spricht man von Fernheizungen. Je nach dem Wärmeträger werden Luft-, Warmwasser- und Dampfheizungen unterschieden. Bei der erstgenannten wird frische Luft in einer Heizkammer erwärmt und strömt durch Kanäle zu den Räumen des Hauses; bei den anderen wird Wasser in einem geschlossenen Kessel auf 50—85° oder bis zur Dampfbildung erhitzt. Das warme Wasser oder der Dampf werden durch Röhren den Räumen zugeführt, sie geben dort durch Heizkörper oder Schlangenwindungen der Röhren, die am besten an der Fensterwand unter den Fenstern anzubringen sind, Wärme ab und gelangen wieder zum Kessel zurück. Warmwasserheizungen sind dann technisch nicht als einwandfreie Anlagen anzusehen, wenn die Temperatur der Heizkörper häufig 60° C überschreitet.

Bei der Frage, ob Lokal- oder Sammelheizung vorzuziehen ist, sprechen auch wirtschaftliche Gesichtspunkte und Rohstofffragen mit.

Für Wohnhäuser (Villen und Mietshäuser) wählt man am besten die Niederdruckwarmwasserheizung, gegebenenfalls in der Form einer Etagenwarmwasserheizung. Der Einbau von Niederdruckdampfheizungen kommt für ausgesprochene Wohnhausbauten nicht in Frage. Für Theater, Kirchen, Hotels, Hörsäle, Gefängnisse usw. bietet dagegen die Niederdruckdampfheizung vor der Warmwasserheizung gewisse Vorteile. Die älteste Art der Zentralheizungen, nämlich die Luftheizung, wird erst in neuerer Zeit wieder vereinzelt für Wohnhäuser angewandt; hauptsächlich kommt sie als Großraumheizung für Fabriken, Säle u. ä. in Frage.

Ein Vorzug der Sammelheizung ist es, daß die Wärmezufuhr in den einzelnen Zimmern jederzeit, ordnungsmäßiges Arbeiten der Ventile usw. vorausgesetzt, dem Bedürfnis entsprechend geregelt werden kann. In geeigneten Fällen — vornehmlich bei Großraumheizungen — kann man diese Art von Heizungen leicht mit Lüftungseinrichtungen verbinden, ein Verfahren, das in mancher Hinsicht vorteilhaft ist. Andererseits wird bei einer Sammelheizung jede Betriebsstörung sehr unangenehm empfunden, weil sie sich immer in allen zu einer Leitung gehörigen Räumen bemerkbar macht. Die Sammelheizungen erfordern daher eine sorgfältige Bedienung und Überwachung in ihrem Betriebe. Die Heizkörper und bei Luftheizungen auch die Heizkammern und Kanäle müssen staubfrei gehalten werden, da das Austrocknen des Staubes einen unangenehmen Geruch in den Räumen und ein lästiges Kratz- und Trockenheitsgefühl auf den Schleimhäuten der Atmungswege hervorrufen kann.

136. Schutz der Wohnung vor Hitze. Durch eine zweckmäßig eingerichtete Heizung gelingt es unschwer, den Wohnräumen in der kalten Jahreszeit eine behagliche Wärme von etwa 18—20° zu erhalten, die erfahrungsgemäß der Gesundheit am meisten zuträglich ist, da sie weder den Körper verweichlicht, noch auch die bei höherer Temperatur leicht eintretenden unangenehmen Empfindungen hervorzubringen pflegt.

Erheblichere Schwierigkeiten verursacht der Schutz der Wohnräume vor übergroßer Sommerhitze, die Spannkraft und Arbeitsfähigkeit des Körpers sehr beeinträchtigt.

Am sichersten halten dicke Mauern kühl. Allerdings ist dabei zu bedenken, daß in der Heizperiode eine große Wärmemenge aufgewendet werden muß, um dieses Mauerwerk zu erwärmen. Ebenso sind dicke Mauern bei längeren Hitzeperioden im Sommer ungünstig, weil sie sich dann allmählich stark erwärmen können. Es empfiehlt sich desalb, die Wände nicht zu dick anzulegen und sie dafür auf der Innenseite mit einem geeigneten Isolierstoff zu bekleiden. Die Wände brauchen nur so stark gemacht zu werden, wie das aus statischen Gründen erforderlich ist. Untersuchungen an fertigen Häusern haben ergeben, daß die genannte Innenisolierung für den Sommer und den Winter gleich günstig wirkt. Auch die Farbe eines Hauses ist für dessen Kühlhaltung nicht ohne Belang, da die Hitze der Sonnenstrahlen an hellen Wänden zurückprallt, von dunklen Farben dagegen aufgesogen wird. Metalldächer erwärmen sich leichter und sind bessere Wärmeleiter als Ziegel-, Holz- oder Strohdächer. Die Wohnräume selbst schützt man durch Fenstervorhänge u. dgl. vor der unmittelbaren Einwirkung der Sonnenstrahlen; gute Lüftungseinrichtungen tragen wesentlich zur Abkühlung bei, besonders wenn die den Zimmern zugeführte frische Luft von der Schattenseite des Hauses kommt.

137. Helligkeit. Natürliche Beleuchtung. Wenn die Möglichkeit des Schutzes gegen Sommerhitze demnach als Vorzug einer Wohnung gilt, so ist es doch ein größerer Nachteil, wenn dem Sonnenlichte der Zutritt zu den Räumen beschränkt wird. Nach Licht verlangen alle Menschen; der Gesunde verrichtet im hellen Raume seine Arbeit frischer und freudiger als im schlecht erleuchteten Zimmer, und der Genesende läßt sein Bett gern an das Fenster der Krankenstube bringen, um sich des Tageslichts zu erfreuen. Das Licht, das auch die entlegensten Winkel der Wohnung erhellt, erzieht zur Reinlichkeit und trägt somit zur Bekämpfung der winzigen Lebewesen bei, die als Erreger von Zersetzung, Fäulnis und Krankheit bekannt sind. Dagegen häuft sich im dunklen Raume leicht Schmutz und Staub; mangelhafte Beleuchtung verstimmt das Gemüt, zwingt zur Überanstrengung der Augen und schädigt allmählich die Sehkraft. Die Wohnung soll daher dem Tageslichte möglichst gut zugänglich sein.

Zur ausreichenden Erhellung des Zimmers genügt es in der Regel, wenn die Gesamtfläche der Fenster (ohne Rahmenwerk) je nach der Höhe des Stockwerks etwa $^1/_9$—$^1/_{15}$ der Bodenfläche des Raumes beträgt und direktes Himmelslicht Zutritt hat. Eine gegenüberliegende Häuserwand beeinträchtigt den Zutritt des Lichtes zum Fenster, es sei denn, daß ihr Abstand mindestens ihrer Höhe gleich ist. Die Fensteroberkante ist immer so hoch wie möglich zu legen. Im Zimmer selbst wird die Beleuchtung durch hellen Wandanstrich oder lichte Tapeten gefördert.

138. Künstliche Beleuchtung. Kerzen. Petroleumlampen. Soweit das Tageslicht nicht ausreicht, bedürfen wir der künstlichen Beleuchtung durch die Leuchtkraft der Flamme oder der Glühhitze. Man schätzt diejenige Beleuchtungsart am höchsten, deren Licht dem Tageslicht möglichst nahe kommt, nicht zu große Wärmemengen erzeugt, mit Explosionsgefahr nicht verbunden ist und der Luft am wenigsten Verunreinigungen zuführt.

Die aus Talg, Wachs, Stearin oder Paraffin gefertigten Kerzen liefern ein leicht flackerndes, dem Auge weniger zuträgliches Licht, das wir heutzutage für unsere Arbeiten als nicht mehr genügend erachten. Den Kerzen haftet auch der Übelstand an, daß sie verschieden große Mengen Ruß abscheiden und zum Teil lästige Verbrennungsgase in die Zimmerluft ausströmen lassen.

Vorteilhafter ist die Lampenbeleuchtung, bei der als Brennmaterial Petroleum oder Spiritus benutzt wird. Die Flamme erhält die zum Brennen notwendige Luftzufuhr von seitlichen Öffnungen der Brennervorrichtung; sie wird durch den Zylinder vor Zugluft geschützt und am Flackern gehindert. Die Regelung der Luftzufuhr ermöglicht eine vollständige Verbrennung, erhöht dadurch die Helligkeit der Flamme und vermindert zugleich die Rußabscheidung wie die Entstehung übelriechender Gase. Die Glocke soll das den Augen schädliche, allzu grelle Licht abblenden und es verteilen.

Das Petroleum wird, ehe es in den Handel kommt, einem Reinigungsverfahren unterworfen, bei dem man es auch von leicht entzündbaren Stoffen befreit. Indessen ist selbst das gereinigte Petroleum immer noch eine feuergefährliche Flüssigkeit, deren unvorsichtige Aufbewahrung oder Anwendung gelegentlich zu Unglücksfällen geführt hat.

Die Flamme des Spiritus hat keine genügende Leuchtkraft, sie vermag jedoch bestimmte Stoffe leuchtfähig zu machen. Zumeist benutzt man hierzu ebenso wie bei dem später erwähnten Gasglühlichte Glühkörper, die durch die Verbrennung des Spiritus bis zur Glühhitze erwärmt werden. Da Spiritus, wenn auch nicht explosiv, so doch feuergefährlicher ist als Petroleum, erfordert namentlich das Nachfüllen der Spirituslampen besondere Vorsicht.

139. Gasbeleuchtung. Elektrisches Licht. Helligkeit, Gleichmäßigkeit und bequeme Handhabung sind unbestreitbare Vorzüge der Gasbeleuchtung. Das in der Gasanstalt aus Kohlen mittels hoher Hitzegrade unter Luftabschluß erzeugte und dann gereinigte Leuchtgas tritt unmittelbar aus der Röhrenleitung in den Brenner ein und verbrennt daselbst geruchlos mit angenehmem Licht, dessen Helligkeit von der Art des Brenners abhängig ist.

Früher wurde ausschließlich die Eigenschaft des Kohlengases, selbst mit leuchtender Flamme zu brennen, unter Anwendung verschiedener Brennersorten benutzt; jetzt wird durch das allgemein verbreitete **Gasglühlicht** eine bei weitem bessere Ausnutzung des Leuchtgases erreicht. Das Gasglühlicht entsteht dadurch, daß ein aus feuerbeständigem Material hergestelltes Gewebe, der Glühkörper oder sog. Strumpf, durch eine nicht leuchtende Gasflamme (Bunsenflamme) in Glut versetzt wird. Diese Beleuchtungsart erfordert einen nur mäßigen Gasverbrauch und liefert ein sehr helles Licht, ohne so viel Wärme wie gewöhnliche Gasflammen zu erzeugen.

Die Verwendung des Leuchtgases bringt aber die Unannehmlichkeit mit sich, daß die Wärme und die Verbrennungsprodukte, insbesondere der Wasserdampf, in dem erleuchteten Raum oft in belästigender Weise sich anhäufen. Wenn ferner, sei es durch Fahrlässigkeit, Leitungsschäden usw., das unverbrannte Gas sich der Zimmerluft beimischt,

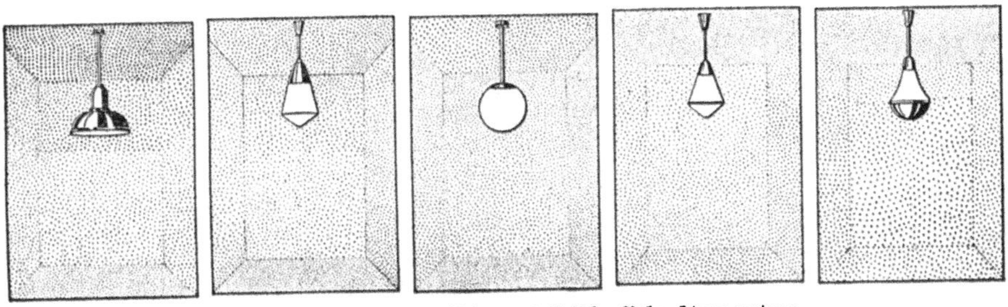

Abb. 32. Leuchten für verschiedene elektrische Beleuchtungsarten:
direkte — vorwiegend direkte — gleichförmige — halbindirekte — indirekte
Beleuchtung und ihre Wirkungsweise hinsichtlich Beleuchtungsstärke, Gleichmäßigkeit und Schattigkeit.

kann es durch seine Giftigkeit — es enthält 5 vH bis 15 vH Kohlenoxydgas; neuerdings herstellbares entgiftetes Gas enthält nur noch 1 vH Kohlenoxyd — und Explosionsfähigkeit Gesundheit und Leben der Menschen gefährden. Vorkommnisse solcher Art sind häufig bei Rohrbrüchen unterirdischer Leitungen, besonders in Kellergeschossen beobachtet worden, deren Wärme mit der Bodenluft auch das aus den Röhren entweichende Gas ansaugte; in anderen Fällen haben Undichtigkeiten der Leitungen in den Häusern oder unterlassener Abschluß nicht benutzter Gasauslässe zu Gesundheitsschädigungen geführt. Glücklicherweise pflegt der eigentümliche, auf dem Gehalt kleiner Mengen Schwefelkohlenstoff und Naphthalin beruhende Geruch des Leuchtgases, falls er die riechenden Stoffe nicht beim Durchwandern von Bodenschichten, Füllböden usw. verloren hat, die Aufmerksamkeit etwa anwesender Personen rasch auf die Gefahr zu lenken, deren Beseitigung dann durch Abschluß der Gasleitung und durch gründliche Lüftung erreicht wird. **Niemals** darf man einen Raum, in dem es nach Gas riecht, vor gründlicher Lüftung mit einem **brennenden Lichte** betreten!

Gelegentlich findet das **Azetylengas**, das bei der Berührung von Karbid mit Wasser entsteht, für sich allein oder in Mischung mit anderen Gasen wegen seiner hohen Leuchtkraft zu Beleuchtungszwecken Verwendung. Da dieses Gas mit Luft gemischt unter Umständen heftige Explosionen hervorruft, müssen solche Beleuchtungsanlagen sorgfältig überwacht werden. Über die Herstellung und Verwendung des Azetylens sind besondere Vorschriften erlassen worden.

Das **elektrische Licht** ist heute die am weitesten verbreitete künstliche Lichtquelle. Man unterscheidet **Bogenlicht** und **Glühlicht**. Ersteres entsteht, wenn ein elektrischer Strom zwischen zwei Kohlenspitzen (harte Retortenkohle) unter Bildung eines Lichtbogens übergeht; die gewöhnlichen Bogenlampen verdanken ihre große Leuchtkraft nicht dem Lichtbogen selbst, sondern wesentlich den weißglühenden Enden der Kohlenspitzen. Die Erzeugung des **Glühlichts** beruht darauf, daß gewisse Stoffe durch den elektrischen Strom in helle Glut versetzt werden können. Bei den jetzt fast ausschließlich benutzten Metallfadenlampen wird u. a. ein feiner Draht aus Wolframmetall verwendet. Das elektrische Licht ist gleichmäßig und bei geeigneter Abblendung den Augen angenehm; es erzeugt nur wenig strahlende Wärme und weder Ruß noch Verbrennungsgase (Abb. 32).

140. Schutz des Auges durch Lichtschirme. Bei jeder Art der Beleuchtung muß das Auge vor allzu grellen und unmittelbar einfallenden Lichtstrahlen geschützt sein, daher mildert man helles Licht, wo die Lampenglocke für diesen Zweck nicht genügt, durch verschiedenartige Vorrichtungen (Lampenschirme, Birnen aus Mattglas usw.). Lampenschirme aus Metall, die innen glänzend blank sind, blenden; sie sollten daher nur dann Verwendung finden, wenn das Auge der unmittelbaren Einwirkung der zurückgeworfenen Lichtstrahlen entzogen ist, oder wenn man eine Fernwirkung der Beleuchtung beabsichtigt (Abb. 33). Bei der künstlichen Beleuchtung ganzer Zimmer, z. B. in Schulen, kann man sich auch der „indirekten" Beleuchtung bedienen. Bei ihr wird durch nahe der weißen Decke angebrachte Reflektoren das Licht gezwungen, nach oben auszustrahlen. Dadurch wird das Licht gleichmäßig zerstreut, blendet nicht und wirft keinen Schatten.

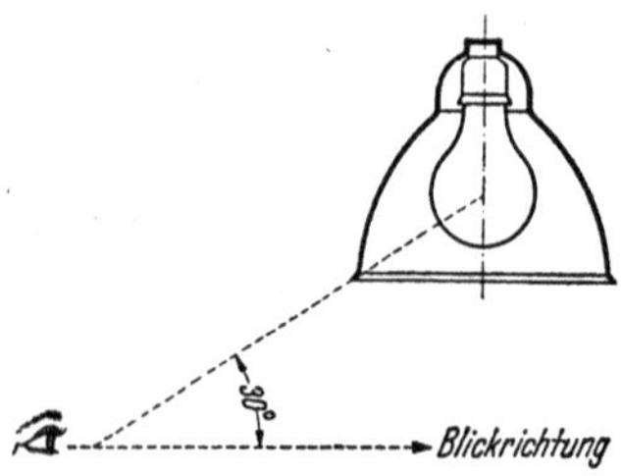

Abb. 33. Blendungsschutz durch ausreichende Abschirmung der Glühlampe.

141. Reinlichkeit in der Wohnung. Müllabfuhr. Eine Wohnung, die einen für Menschen zuträglichen Aufenthalt bieten soll, bedarf vor allem der Reinlichkeit. Staub, Schmutz, üble Gerüche, verdorbene Luft wurden schon mehrfach in den vorhergehenden Abschnitten als Feinde der menschlichen Gesundheit bezeichnet (vgl. 63); ihre Fernhaltung und Beseitigung aus der Wohnung ist daher eine durch die Grundsätze der Gesundheitspflege gebotene Pflicht.

Hierzu genügt aber nicht allein regelmäßiges Staubwischen, Kehren und Scheuern; es bedarf außerdem einer sorgsamen Entfernung des Kehrichts, der Haushaltungsabfälle und der menschlichen Abgänge aus der Wohnung, dem Hause und seiner Umgebung.

Kehricht, Haus- und Küchenabfälle (Müll) würden am zuverlässigsten durch Verbrennung beseitigt werden, indessen stößt dieses Verfahren wegen des reichen Gehalts jener Massen an schwer oder überhaupt nicht brennbaren Stoffen oft noch auf Schwierigkeiten, die nicht immer glatt überwunden werden können. Man pflegt daher die bezeichneten Abfälle in Kästen oder anderen Behältern zu sammeln und sie von Zeit zu Zeit an geeignete Ablagerungsplätze, auf denen sie nicht schädlich wirken, abfahren zu lassen. Erfolgt die Entleerung der Behälter nicht häufig und sorgfältig genug, so verbreiten sich aus den Abfällen Fäulnis- und Verwesungsgase, die durch ihren Geruch lästig fallen und die Luft im Hause oder in seiner Umgebung verunreinigen. Auch der Ansammlung von Ratten wird durch offene, selten entleerte Behälter Vorschub geleistet.

In unreinlich gehaltenen sowie in alten Wohnungen, in denen die Spalten und Risse des Holzes oder Mauerwerkes zahlreiche schwer zugängliche Schlupfwinkel bilden, setzt sich leicht Ungeziefer fest, das oft nur schwer zu vertreiben ist. So entwickeln sich in Dielenritzen, Kehricht, schlecht gehaltenen Spucknäpfen usw. die Larven des Flohes. In Spalten, hinter Tapeten, Bildern, in Möbeln und Bettstellen leben die Wanzen (Bettwanzen). Ein höchst lästiges Ungeziefer sind auch die Küchenschaben (Kakerlaken).

142. Beseitigung der menschlichen Abgänge. Die menschlichen Abgänge wurden von jeher ihres widrigen Aussehens und Geruchs halber bald aus den Wohnstätten entfernt und meist in Gruben entleert, wo die flüssigen Bestandteile in den Boden einsickerten, die festen Massen allmählich der Zersetzung und Auflösung anheimfielen. Solche Versitzgruben, die man auch gegenwärtig, namentlich auf dem Lande, noch häufig antrifft, machen sich nicht nur durch ihren unangenehmen Geruch weithin bemerkbar, sondern verunreinigen auch den Boden und das Wasser benachbarter Brunnen in bedenklichem Maße und können dadurch zur Verbreitung gefährlicher Krankheiten Anlaß geben (vgl. 61). Durch eine luftdichte Bedeckung der Grubenöffnung sowie durch die Ausmauerung und Abdichtung der Grubenwände werden diese Übelstände nicht zuverlässig beseitigt, da selbst die besten Dichtungsmaterialien der Jauche auf die Dauer nicht Widerstand leisten. Immerhin läßt sich die Bodenverunreinigung durch doppelte Zementwandungen, deren Zwischenraum mit undurchlässigem Ton ausgefüllt ist, auf längere Zeit vermeiden, vorausgesetzt, daß der Grubeninhalt durch Auspumpen oder gründliches Ausräumen häufig entfernt und durch Abfuhr fortgeschafft wird. Bessere Gewähr für die Beseitigung der menschlichen Abgänge aus den Wohnstätten und ihrer Umgebung bietet das sog. Tonnensystem und besonders die Schwemmkanalisation. Bei ersterem werden die Abgänge durch „Abfallrohre" unmittelbar in dicht verschlossene, leicht transportable Behälter von Tonnenform entleert, die von Zeit zu Zeit abgefahren und durch leere gleichartige Gefäße ersetzt werden. Bei dem System der Schwemmkanalisation münden die Abfallrohre in unterirdische Röhren, in denen die Abgänge durch zugeleitetes Wasser dem Kanalnetz zugeführt werden.

Die zur ersten Aufnahme der Abgänge bestimmten Klosetteinrichtungen sollen sich in einem nicht zu engen, eigenen Raume der Wohnung befinden. Dieser muß zum Zwecke der Reinhaltung hell sein und gelüftet werden können. Wo die Abgänge aus dem Klosett nicht unmittelbar in Ableitungsröhren fallen, beugt man der Verbreitung üblen Geruches dadurch vor, daß man die Sammelgefäße öfters mit Torfstreu oder Desinfektionsmitteln versieht, häufig ausleert und reinigt. Ableitungsröhren von Klosetts müssen Einrichtungen besitzen, die das Zurückströmen der übelriechenden Gase in den Klosettraum verhindern. Eine zweckmäßige Vorkehrung dieser Art ist der viel gebräuchliche Wasserverschluß (Siphon), der bei bestehender Wasserspülung der Klosetts dadurch erreicht wird, daß das Ableitungsrohr des Klosetttrichters in einer ∼-förmigen Krümmung zum eigentlichen Abfallrohre verläuft. Das in dieser Krümmung bei jeder Klosettspülung sich frisch ansammelnde Wasser scheidet die Luft im Klosetttrichter sicher von der des Abfallrohrs ab. Das Wasser für die Spülung — etwa 5 bis 10 Liter je Spülung — wird in der Regel der dem allgemeinen Gebrauch dienenden Wasserleitung entnommen; es darf dies jedoch nicht durch einen einfachen Hahn geschehen, sondern mittels einer Vorrichtung (Rohrunterbrecher, Spülkästen), die das Zurückströmen von Wasser aus dem Klosett in die Wasserleitung und damit die Verunreinigung und Verseuchung des Leitungswassers verhindert. Das Abfallrohr selbst wird zweckmäßig aufwärts bis über Dachhöhe verlängert, damit die darin enthaltenen Gase in die freie Luft entweichen können. Hierzu ist es förderlich, die Luft im Abfallrohre durch eine darin brennende Flamme oder einfacher einen daneben verlaufenden Schornstein zu erwärmen und sie dadurch zum Aufsteigen zu veranlassen. Das Abfallrohr dient hierbei zugleich zur Lüftung der Abortgruben, Tonnen oder Ableitungsrohre, deren übelriechende Dünste dann nicht erst durch besondere Ventilationsröhren abgeleitet werden müssen.

143. Höhenlage der Einzelwohnung. Dach- und Kellergeschosse. Bedeutsam für die gesundheitliche Beschaffenheit der menschlichen Wohnung ist auch deren Höhenlage innerhalb des Hauses. Hochgelegene Wohnungen zwingen (beim Fehlen von Personenaufzügen) zum häufigen Treppensteigen, einer Anstrengung, die dem Gesunden nicht nachteilig, aber kranken oder alten Personen oft nicht ratsam ist. Im übrigen kommen hinsichtlich der Höhenlage vom gesundheitlichen Standpunkt nur die Dach- oder Kellerwohnungen in Betracht. Bei diesen machen sich oft als Mißstände geltend, daß die Dachwohnungen von der Sommerhitze und Winterkälte mehr betroffen werden als die übrigen Geschosse, während den Kellerwohnungen sich leicht die Bodenfeuchtigkeit und die Ausdünstungen benachbarter Abort- oder Müllgruben mitteilen; in Kellergeschossen läßt auch häufig die Tageslichtversorgung sehr viel zu wünschen übrig.

VII. Ansiedlungen.

144. Menschliche Gemeinwesen. Öffentliche Gesundheitspflege. Das Bewußtsein, daß man in größerer Gemeinschaft die Fähigkeit zum Kampfe gegen Tiere und andere Feinde erhöht, war schon in der Urgeschichte der Menschheit der Anlaß, daß Familien, Sippen, Stämme und Völker sich aneinanderschlossen, gemeinsame Ansiedlungen gründeten, Staatswesen bildeten, gegenseitige Verkehrsbeziehungen suchten und die zur Befriedigung der Lebensbedürfnisse notwendigen Dinge untereinander austauschten.

Zur Befriedigung seiner Lebensbedürfnisse ist der einzelne stets auf die Hilfe seiner Mitmenschen angewiesen. Die Bereitstellung guter und wohlschmeckender Nahrung, die Fertigung zweckmäßiger Kleidung, der Bau gesunder und behaglicher Wohnungen gelingt erst, wenn viele zu gemeinsamer Tätigkeit sich vereinen. Je vollkommener Landwirtschaft, Handwerk und andere Gewerbe, auch Kunst und Wissenschaft unseren mannigfachen Bedürfnissen zu genügen vermögen, je mehr der einzelne Mensch gezwungen ist, seine ganze Kraft einem bestimmten Fach oder Beruf zu widmen, um so mehr bedarf er der Mitwirkung anderer für die Erfüllung der Erfordernisse des eigenen Daseins.

Wenn die Vereinigung der Menschen demnach die Bereitstellung der Mittel zur Erhaltung des Lebens und der Gesundheit erleichtert, so bringt sie doch auch mancherlei Übelstände mit sich, die der Gesundheit nachteilig sind. Die Erkenntnis und Beseitigung derartiger Schädlichkeiten sowie andererseits die Vervollkommnung der die Volksgesundheit fördernden Einrichtungen sind das Ziel der öffentlichen Gesundheitspflege; diese ist eine der wichtigsten und schwersten, aber auch eine der dankbarsten Aufgaben der Verwaltung eines jeden Gemeinwesens.

145. Bedeutung der Ansiedlungen für die Gesundheit. Die Annäherung der Menschen aneinander hat zu jenen gemeinsamen Ansiedlungen geführt, die als Häusergruppen, Weiler, Dörfer, Flecken, kleine und große Städte über die ganze Erde verstreut liegen. In jeder dieser Niederlassungen ist die Gesamtheit der Bewohner bestimmten, für ihre Gesundheit bedeutsamen Einflüssen unterworfen; diese sind bedingt durch die Ortslage, das Klima, die Bodenbeschaffenheit, die Beseitigung von Abfallstoffen, die Wasserversorgung, den Umfang und die Bauart der Ansiedlung, die Art der Gewerbebetriebe, den Wohlstand und die Bildungsstufe der Bevölkerung, die Beaufsichtigung des Verkehrs mit Lebensmitteln, die Fürsorge für Arme und Kranke, die Einrichtungen für die Leichenbestattung u. a. m.

146. Bildungsstufe und Wohlstand der Bevölkerung. Wieweit die Forderungen der Gesundheitspflege bei Anlage und Unterhaltung einer Niederlassung berücksichtigt werden, hängt von der Bildungsstufe und dem Wohlstand der Bevölkerung ab. Die Ansiedlungen wilder Völkerschaften lassen uns unentbehrlich scheinende gesundheitliche Einrichtungen noch vielfach vermissen, und eine wohlhabende Bürgerschaft entschließt sich leichter zum Baue einer kostspieligen Wasserleitung oder zur Einrichtung einer geregelten Abfuhr als eine in ärmlichen Verhältnissen lebende Gemeinde. Ferner erleichtern Bildung und Wohlstand dem einzelnen die Führung einer gesunden Lebensweise und tragen hierdurch zur Festigung seiner Widerstandskraft gegen Krankheiten bei, während Entbehrungen und unzweckmäßiges Verhalten den Körper des Ungebildeten und Darbenden schädlichen Einflüssen eher zugänglich machen. Die Erkrankung des einzelnen entzieht aber der Gesamtheit nicht nur dessen Arbeitskraft, sondern fordert auch zu seiner Pflege Geldmittel und gefährdet oft die übrigen Bewohner der Ansiedlung durch die Möglichkeit einer Krankheitsübertragung.

Eine aufgeklärte wohlhabende Bevölkerung gewährt daher der Verwaltung bereitwillig das Recht zu Aufsichtsmaßregeln und die Mittel zu den im gesundheitlichen Interesse der Gesamtheit gebotenen Einrichtungen.

147. Ortslage. Für die Beurteilung der Lage und Ortsbeschaffenheit einer Ansiedlung ergeben sich vom Standpunkt der Gesundheitspflege aus im wesentlichen dieselben Gesichtspunkte, die für das einzelne Wohnhaus maßgebend sind, doch wird es der größeren Anzahl der zu einer Niederlassung vereinigten Menschen in der Regel leichter, gesundheitsschädliche Mißstände zu beseitigen. So gelingt es der Gemeinschaft durch Abholzung von Waldungen, Abtragung von Bodenunebenheiten, Sprengung von Felswänden u. dgl. der Luft und dem Lichte freieren Zutritt zu verschaffen, durch Anlage von Gräben und Abzugsröhren, durch Ableitung von Quellen, Vertiefung und Erweiterung von Wasserläufen Überschwemmungen vorzubeugen, den Boden auf weite Strecken hin von Feuchtigkeit zu befreien und Sümpfe auszutrocknen, die erfahrungsgemäß als Brutstätten von Überträgern fieberhafter Krankheiten zu gelten haben. Vor Planung, bzw. Anlage einer jeden Siedlung muß die Frage der Wasserversorgung und der Beseitigung der Abfallstoffe in befriedigender Weise gelöst sein.

148. Beseitigung der Abfallstoffe in Ansiedlungen. Die Reinhaltung des Bodens und Wassers (vgl. 142) erfordert in jeder Ansiedlung eine besondere Fürsorge, da durch das Zusammenwohnen vieler Menschen eine gesundheitsschädliche Häufung der Abfälle und Abgänge verursacht wird. Wie rasch sich diese in großen Gemeinwesen ansammeln, ergeben folgende Zahlen: Für die aus verschiedenen Altersklassen bestehende Bevölkerung einer Stadt kann man mit einer täglichen Durchschnittsmenge von 90 g Kot mit einem Wassergehalt von etwa 70 vH rechnen, dazu kommen etwa 1200 ccm Harn. Küchenabfälle und Kehricht veranschlagt man außerdem zusammen je Kopf und Tag auf rund 1 Liter. Es ist die Pflicht der Ortsbehörde, die Beseitigung solcher Mengen von Abfallstoffen zu beaufsichtigen und so zu regeln, daß nicht durch Unachtsamkeit oder Nachlässigkeit einzelner der Gesamtheit Schaden erwächst.

Für die Fortschaffung kommen hauptsächlich die Abfuhr, die Ableitung und die Abschwemmung in Betracht.

Die Abfuhr ist da die Regel, wo es sich nur um Entfernung des trockenen Unrats (Mülles) sowie der in Tonnen und Senkgruben gesammelten menschlichen Abgänge handelt. Ihre Ausführung bleibt in kleinen Ortschaften dem einzelnen überlassen, während sie in größeren Niederlassungen meistens einem Unternehmer anvertraut wird. Die zur Fortschaffung des Unrats bestimmten Behälter müssen zur Verhütung von Geruchsbelästigung und Verunreinigungen der Umgebung luftdicht verschließbar und wasserdicht sein.

Durch die einfache Ableitung (Abwässerung) sollen in erster Linie die beim Kochen und Waschen verbrauchten Wassermengen abgeführt werden; oft wird auf demselben Wege auch der menschliche und tierische Harn entfernt. Für die planmäßige Abwässerung eignen sich unterirdische, gut gedichtete Röhren und Kanäle besser als die in kleineren Ortschaften noch gebräuchlichen Gräben und Rinnsteine, da deren schmutziger Inhalt sich leicht staut und den Boden verunreinigt.

In vielen größeren Orten und in den meisten Großstädten werden die festen und flüssigen Abfallstoffe ausschließlich des Mülles gemeinsam durch die Schwemmkanalisation entfernt, indem sie durch Röhren in unterirdische Kanäle mit dichten Wandungen gelangen. Ihr weiterer Abfluß wird durch ein hinreichendes Gefälle der Kanäle, durch die Beimischung der gesamten flüssigen Abwässer und durch Wasserspülung, die bereits in den Klosetts beginnt, ermöglicht. Voraussetzung für die Einrichtung einer Kanalisation ist also stets das Vorhandensein einer zentralen Wasserversorgungsanlage und eines Wasserlaufes oder einer Bodenfläche, die — unter Umständen — nach entsprechender Reinigung der Kanalwässer geeignet ist, die Abfallstoffe aufzunehmen und in einer für die Unterlieger unschädlichen Weise zu verarbeiten (abzubauen). In den größeren Städten läßt man vielfach auch das Regenwasser in die Kanäle einfließen, wobei es indessen notwendig ist, die von der Straße mitgeführten gröberen Verunreinigungen an den Zuflußstellen durch Schlammfänge (Gullys) zurückzuhalten. In den kleineren Städten pflegt man das Regenwasser, wenn möglich, für sich allein ablaufen zu lassen.

Zur Verhütung einer Überfüllung der Kanäle bei starken Regengüssen sowie von Überschwemmungen dienen Notauslässe, durch die ein Teil des zu stark angeschwollenen Inhalts der Kanäle vorübergehend unmittelbar in Wasserläufe entleert werden kann.

149. Endgültige Vernichtung der Abfallstoffe. Nicht geringere Schwierigkeiten als die Fortführung der Abfallstoffe verursacht deren endgültige Beseitigung. Erleichtert wird letztere nur dadurch, daß diese Massen, weil sie die zum Aufbau der Feldfrucht notwendigen Stoffe liefern, zur Düngung des Bodens benutzt werden können, daher in der Landwirtschaft verwendbar sind. Man ist seit langem darauf bedacht gewesen, die Abfallstoffe durch geeignete Behandlung in eine Form überzuführen, in der sie leicht versandt und lange aufbewahrt werden können. Entweder sucht man die Fäulnis derselben aufzuhalten, indem man die festen Teile gesondert sammelt und mit austrocknenden, den Geruch mindernden Stoffen, z. B. Torfmull, mischt, oder man verarbeitet die Abfallstoffe zu Düngerpulver (Poudrette), wobei zugleich die Fäulnis- und Krankheitskeime vernichtet werden. Beide Verfahren haben jedoch eine größere Verbreitung bisher nicht gefunden. In vielen Städten, Ortschaften und Betrieben, insbesondere in den Großstädten, findet man es zur Zeit noch zweckmäßiger, durch andere Mittel sich des Unrats zu entledigen, und zwar pflegt man die einzelnen Arten der Abfallstoffe auf verschiedene Weise zu behandeln.

Die trockenen Hausabgänge (Müll) werden neuerdings mehr und mehr durch Verbrennen beseitigt und liefern dann zugleich die Wärme zum Betriebe von Maschinen. Die Öfen bestehen aus Verbrennungszellen, in die sehr heiße Flammen schlagen. Pro Quadratmeter Rostfläche können z. B. stündlich 1000 kg Müll, d. h. die von etwa 2000 Menschen täglich gelieferte Menge, verbrannt werden. Sonst lagert man den Müll auf entlegenen freien Plätzen ab und überläßt ihn der Verwesung, obgleich es nicht leicht ist, überall einen für längere Zeit ausreichenden Raum zu finden. Unter Umständen ist Moorland ein geeigneter Abladeplatz; dieses gewinnt nämlich durch die aufgepackten, festen Bestandteile des Mülles an Festigkeit und kann so leichter urbar gemacht werden. Ferner benutzt man in einzelnen Städten zur Beseitigung des Mülles das sog. Dreiteilungsverfahren, bei dem schon im Haushalt die Trennung des Mülles in Asche, Speisereste und Sperrstoffe (Glas, Konservenbüchsen usw.) vorgenommen wird; hierdurch sucht man eine bequemere Unterbringung und zugleich eine bessere Verwertung des Mülles zu erzielen.

Des Inhalts von Tonnen, Senkgruben und Schwemmkanälen entledigte man sich früher häufig und auch jetzt noch bisweilen durch einfaches Einleiten in Wasserläufe und andere Gewässer. Ein solches Verfahren veranlaßt indessen leicht eine für die Gesundheit der Anwohner höchst bedenkliche Verunreinigung des Wassers, namentlich da, wo nicht große Wassermassen vorhanden sind oder durch starke Strömung eine rasche und ausgiebige Beseitigung der eingeführten Schmutzstoffe erfolgt, außerdem werden dadurch der Landwirtschaft bedeutende Mengen wertvolle Düngemittel entzogen, die ihr beim Vorhandensein von Tonnen und Senkgruben erhalten bleiben. Daher unterwirft man gewöhnlich die in Schwemmkanälen fortgeführten Massen vor ihrer Einleitung in öffentliche Gewässer einer besonderen Behandlung, um die Wasserläufe vor gröberen Verunreinigungen zu schützen.

Eine „mechanische" Klärung wird dadurch erreicht, daß die Abwässer in großen Becken gesammelt werden, wo sie einen Teil der ungelösten Schmutzstoffe zu Boden sinken lassen oder durch Rechen-, Sieb- oder ähnliche Vorrichtungen geschickt werden, mit denen man einen Teil des Schmutzes abfängt. Zugabe chemisch wirkender Stoffe unterstützt diesen Vorgang. Etwa in den Abwässern vorhandene Krankheitskeime werden durch diese Verfahren nicht sicher vernichtet; immerhin scheidet mit den Schmutzstoffen ein Teil der Krankheitskeime aus. Die getrockneten Schlammrückstände liefern einen wertvollen Untergrund zum Anbau von Garten- und Feldfrüchten.

Zur Beseitigung der Abfallstoffe hat sich ferner bei geeigneten Bodenverhältnissen die Berieselung bewährt. Man läßt Kanalwässer über ein etwas geneigt liegendes, tiefgründiges, gut drainiertes Feld, am besten Sandboden, hinwegrieseln und daselbst einsickern; die Schmutzstoffe werden im Boden zurückgehalten, wobei neben mechanischer Filtration auch biologische und chemische Umwandlungs- und Zersetzungsvorgänge stattfinden; die durchgesickerte, von den Schmutzstoffen befreite Flüssigkeit wird mittels Drainröhren in Wasserläufe abgeführt. Durch landwirtschaftliche Bebauung des Rieselfeldes mit Gemüsen und anderen Nutzpflanzen wird die Unschädlichmachung der Schmutzstoffe beschleunigt und zugleich deren Düngekraft verwertet. Ein Übelstand der Rieselfelder besteht darin, daß bei scharfem Winterfrost das zugeführte Kanalwasser in den gefrorenen Boden nicht einsickert, sondern sich auf der Oberfläche oder in den Bodenspalten einen anderweitigen Abfluß sucht und so unter Umständen ungereinigt in die Wasserläufe gelangt. Man sammelt daher die Rieselwässer zur Frostzeit in großen Staubecken, in denen sie allmählich versickern.

Dem Rieselverfahren verwandt sind die schon seit längerer Zeit benutzten künstlichen biologischen Abwasserreinigungsverfahren. Bei diesen wird das mechanisch vorgereinigte Abwasser auf runde oder rechteckige, einhalb bis mehrere Meter hohe Körper geleitet, die aus Koks, Schlacke, Ziegelsteinbrocken od. dgl. aufgebaut sind. Beim Rieseln durch diese Körper kommt das Abwasser in ausgiebige Berührung mit dem Sauerstoff der Luft. Dies und zugleich die Mitarbeit zahlloser Mikroorganismen zerstören einen Teil der fäulnisfähigen Schmutzstoffe des Abwassers. Durch die Berieselung und das künstliche biologische Verfahren wird ein Abwasser gründlicher gereinigt als durch die mechanische Klärung. Während aber ein ordnungsmäßig angelegtes und betriebenes Rieselfeld den größten Teil der im Abwasser vorhandenen Mikroorganismen (einschließlich etwa vorhandener krankheitserregender Bakterien) abfängt und von den Wasserläufen fernhält, beseitigt das künstliche biologische Verfahren diese Mikroorganismen nur unvollständig. In gesundheitlicher Beziehung steht deshalb die Berieselung an erster Stelle.

Unter den biologischen Verfahren hat neuerdings das Verfahren mit sog. „belebtem Schlamm" größere Bedeutung erlangt. Hierunter versteht man die Belebung der Tätigkeit der im Abwasserschlamm vorhandenen Protozoen usw. durch sehr starke künstliche Belüftung und Umwälzung des Abwassers.

150. Beseitigung von Abwässern gewerblicher Anlagen. Eine besondere Aufmerksamkeit ist der Beseitigung der Abwässer aus gewerblichen Anlagen und Werkstätten zu widmen. Viele derartige Anlagen, z. B. Gerbereien, Brauereien, Zuckerfabriken, Wollwäschereien, Papier- und Zellstoffabriken, liefern Abgänge, die infolge ihres reichen Gehalts an fäulnisfähigen Stoffen üble Gerüche entwickeln, ja mit den Abwässern von chemischen Fabriken, z. B. Farbenfabriken und den Abwässern von Gasanstalten u. dgl. werden nicht selten giftige Stoffe mitgeführt. An den Abfällen der Gerbereien u. a. haften zuweilen gefährliche Krankheitskeime (Milzbrand). Ferner werden mit den Abwässern mancher der Verarbeitung bergbaulicher Mineralien dienenden Fabriken, z. B. Chlorkalium-, Sodafabriken, den Wasserläufen große Salzmengen zugeführt, die das Wasser für häusliche und gewerbliche Zwecke unbrauchbar machen können. Die Leitungen solcher Betriebe müsse ndaher angehalten werden, ihre Abfälle nach Möglichkeit unschädlich zu machen. Die Ableitung salzhaltiger Abwässer sollte tunlichst der jeweiligen Wasserführung (Wassermenge) des die Abwässer aufnehmenden Wasserlaufs angepaßt werden.

151. Straßenreinigung. Die Aufgabe der Straßenreinigung ist es, auf die Straße gelangten Schmutz, pflanzliche und tierische Abfälle, auch Schneemassen möglichst rasch zu entfernen. Undurchlässiges Pflaster aus gut aneinandergepaßten Steinen, aus Holz oder Asphalt erleichtert wesentlich eine erfolgreiche Durchführung. Neben der Straßenreinigung durch Kehren und Abfahren des Schmutzes oder der Schneemassen wird bei Trockenheit und Hitze eine regelmäßige Besprengung der Straßen notwendig, damit der unserer Gesundheit nachteilige Staub durch Anfeuchten am Emporwirbeln gehindert und die Luft abgekühlt wird. Zur Verhütung der Staubentwicklung wird mancherorts eine Teerung der Straßenoberfläche oder ein Besprengen mit Mineralölen oder wasserbindenden Stoffen (Chlormagnesium) mit gutem Erfolg vorgenommen.

152. Wasserversorgung. Die Anforderungen, die an ein gutes Trinkwasser gestellt werden müssen und die Gefahren, die durch seine Verunreinigung bedingt werden, sind in 58 besprochen worden. Es ist daher dringend notwendig, daß jede im Betrieb befindliche Wasserversorgungsanlage einer dauernden Überwachung und vor allem jede neu anzulegende einer gründlichen fachmännischen Untersuchung unterzogen wird. Diese hat sich hauptsächlich auf eine Besichtigung der Umgebung der Quelle oder der Brunnen zu erstrecken und hat festzustellen, aus welcher Tiefe, aus welchen Bodenschichten das zu entnehmende Wasser stammt, ob die Gefahr einer Verunreinigung besteht oder wie einer solchen vorgebeugt werden kann (vgl. 61). Diesen Erhebungen wird sich dann gewöhnlich eine grobsinnliche Untersuchung (Aussehen, Geruch, Geschmack des Wassers) und eine im Laboratorium oder an Ort und Stelle auszuführende oder einzuleitende chemische, bakteriologische und mikroskopisch-biologische Prüfung anschließen. Besonders wichtig werden diese Ermittlungen dann sein, wenn die in Frage kommende Anlage gleichzeitig den Bedarf einer größeren Menge von Menschen oder einer ganzen Ortschaft decken soll (Zentrale Wasserversorgungsanlage, s. u.).

Im letzteren Falle ist auch darauf Bedacht zu nehmen, daß das Wasser in ausreichender Menge zur Verfügung steht. Man hat berechnet, daß eine Wasserversorgung erst dann alles Trink-, Wasch- und Wirtschaftswasser für die Haushaltungen sowie das zur Straßenreinigung und zur Unterhaltung öffentlicher Springbrunnen, Gartenanlagen u. dgl. erforderliche Wasser reichlich liefert, wenn auf jeden Einwohner im Mittel die tägliche Menge von etwa 100—150 Liter kommt. Wo die Leistungsfähigkeit der Wasserversorgung hierzu nicht ausreicht, sollte das mühsam beschaffte gute Wasser zur Speisung von Maschinen oder Springbrunnen und zur Bewässerung von Gärten tunlichst nicht verwendet werden, da solchen Zwecken häufig auch mit anderem aus Flüssen oder Teichen unmittelbar entnommenem Wasser genügt werden kann. Außerdem empfiehlt es sich, wenn gutes Wasser knapp ist, einer Wasserverschwendung seitens der Bevölkerung dadurch vorzubeugen, daß man bei zentraler Wasserversorgung Wassermesser in den Wohnungen aufstellt, die eine Ermittlung der verbrauchten Wassermenge ermöglichen und die Bevölkerung zur Sparsamkeit beim Wasserverbrauch erziehen.

Wo es nicht gelingt, den Verbrauch des beschafften guten Wassers der Leistungsfähigkeit der Wasserversorgung anzupassen, oder wo z. B. in mittleren oder kleineren Gemeinden, nicht einmal das Tagesmaß von etwa 50 Liter für jeden Einwohner sich erreichen läßt, stellt sich, besonders in der warmen Jahreszeit, leicht Wassermangel ein. Dieser hat gesundheitlich nachteilige Folgen, indem die Reinlichkeit in den Haushaltungen abnimmt oder Wasser aus Brunnen zweifelhafter Güte oder aus oberflächlichen, verunreinigten Wasserläufen für den Trink- und Hausgebrauch verwendet wird. Wird das den Bewohnern eines Ortes gelieferte Wasser durch große Filteranlagen gereinigt, so läßt man sich bei Wassermangel auch leicht verleiten, das Wasser zu rasch durch die Filter laufen zu lassen, wodurch man zwar größere Wassermengen gewinnt, die Reinheit des Wassers aber beeinträchtigt und unter Umständen die Gesundheit der Abnehmer gefährdet.

Die Wasserversorgung mittels einzelner Brunnenanlagen kommt bei uns gegenwärtig wohl nur noch auf dem Lande oder in kleineren Orten in Betracht (vgl. 58). Größere Siedlungen und Städte verfügen, sofern die örtlichen und wirtschaftlichen Verhältnisse es irgend zulassen, über die sehr viel einwandfreiere zentrale Versorgung. Dabei wird das aus Quellen in geeigneter Weise aufgefangene, mittels Pumpwerks dem Grundwasser entnommene oder auch nach entsprechender Vorbehandlung (vgl. 59) aus Flüssen, Teichen und Seen bezogene Wasser in einem die höchstgelegenen Teile des Ortes überragenden Behälter (auf einem Berge, in einem Wasserturm) gesammelt und von hier aus durch ein die Straßen durchziehendes Röhrennetz den einzelnen Häusern zugeführt. Auf diese Weise können selbst große Städte, deren Untergrund stets als verunreinigt anzusehen ist und daher für Brunnenanlagen sehr bedenklich sein würde, mit einwandfreiem Wasser versorgt werden, da eine dauernde Überwachung sich ohne Schwierigkeiten durchführen läßt. Diese Art der Wasserversorgung bietet die weiteren großen Vorteile, daß mit der Bequemlichkeit der Wasserentnahme eine große Ersparnis an Zeit und Arbeitskraft verbunden ist und daß ein Löschen von Bränden durch den eigenen Wasserdruck, der das Wasser in starkem Strahle aus der Schlauchleitung hinaustreibt, ganz erheblich erleichtert wird. Eine gewisse Anzahl von guten Einzelbrunnen muß jedoch unabhängig von der zentralen Versorgung in jeder Gemeinde vorhanden sein, um gegen plötzliche Ausfälle des Leitungsnetzes, z. B. infolge von Luftangriffen, gesichert zu sein.

Die Verwendung von Bleirohren zu Teilen der Wasserleitung in den Häusern gibt dann zu Befürchtungen wegen Bleivergiftung keinen Anlaß, wenn durch eine Untersuchung festgestellt worden ist, daß das Wasser nicht oder nur in sehr geringem Maße Blei löst. Zweckmäßig läßt man jedoch, wenn das Wasser längere Zeit in den Röhren gestanden hat, so z. B. jeden Morgen, einige Minuten lang Wasser abfließen, bevor es zu Trink- und Kochzwecken Verwendung findet.

153. Bauart der Ansiedlung. Bei der Beurteilung einer Ansiedlung muß ihre Bauart insofern berücksichtigt werden, als hiervon der Zutritt von Luft und Licht zu den einzelnen Wohnstätten abhängt. In dieser Beziehung kommt zunächst die räumliche Ausdehnung der Niederlassung in Betracht; denn frische, gesunde Luft dringt leichter in die engen Gassen eines kleinen Ortes als in die breiten Straßen der inneren Teile von Großstädten. In Orten, die durch Mauern eingeengt sind, zwingt die Raumbeschränkung zur Anlage enger Straßen und zur Errichtung hoher Häuser, während in einer offenen Stadt die Bauart dem Luft- und Lichtbedürfnis der Bewohner leichter angepaßt werden kann.

Die meisten gesundheitlichen Vorteile bietet die sog. offene Bauweise, die jedem einzelnen Wohnhause einen nach allen Seiten freien Bauplatz innerhalb Garten- oder Hofanlagen gewährt; ihre Durchführung erfordert indessen eine große, dem Verkehr unbequeme räumliche Ausdehnung der Ansiedlung und wird in den größeren Städten durch die teuren Preise der Grundstücke erschwert, so daß man dort in der Regel genötigt ist, die Häuser in geschlossenen Reihen und Gruppen zu vereinigen. Die Wohnungen erhalten dann Luft und Licht meist nur von den Straßen und den hinter den Häusern, in der Mitte der Häusergruppen befindlichen Höfen, günstigenfalls von freien Plätzen und Gartenanlagen. Da in verkehrsreichen Städten schon der Ankauf des Bauplatzes verhältnismäßig hohe Summen erfordert, so ist zur Erzielung billiger Wohnungen das Aufschließen des umliegenden Geländes angezeigt.

Auf die Errichtung möglichst zahlreicher freier, mit Garten- und Parkanlagen geschmückter Erholungsplätze muß man in den Städten hohen Wert legen; denn sie bieten vielen Stadtbewohnern, insbesondere den Kindern, einen, wenn auch nicht immer ausreichenden, so doch notwendigen und willkommenen Ersatz für den Aufenthalt in freier Natur. In neuerer Zeit sucht man außerdem durch geräumige Höfe und breite Straßen dem Mangel an Licht und frischer Luft in den Großstädten einigermaßen vorzubeugen.

Die gesundheitliche Vervollkommnung der deutschen Großstädte auf baulichem Gebiet hat nach dem Kriege Fortschritte gemacht. Man ist bestrebt und dabei, die zusammengeballte Bevölkerung durch Trennung von Wohnvierteln und Handelsvierteln planmäßig auseinanderzuziehen. Vorbedingung hierfür ist die Schaffung schneller und billiger Verkehrsmöglichkeiten auf größere Entfernungen hin. Bei dieser Trennung der Stadtgruppen lassen sich Wohn- und Verkehrsstraßen bis zu einem gewissen Grade trennen, es läßt sich die Höhe der Wohnhäuser beschränken, Gelände für Grün- und Freiflächen aussparen usw. Die Abstände zwischen den Häuserreihen können dann so bemessen werden, daß auch in den Wintermonaten eine ausreichende Besonnung gewährleistet ist.

154. Abführung von Rauch und anderen Luftverunreinigungen. Vermeidung von Belästigungen durch Gewerbebetriebe. Es ist dafür zu sorgen, daß die Luft möglichst rein zu den in einer Stadt gelegenen menschlichen Wohnungen gelangt. Gute Einrichtungen zur Beseitigung der Abfallstoffe fördern die Reinhaltung der Luft, reichen aber hierzu nicht aus. In dem Rauch, der aus Wohnhäusern und gewerblichen Anlagen aufsteigt, sowie in den von letzteren aus sich verbreitenden Gasen finden sich weitere Ursachen der Luftverunreinigung. Mittelbare Schädigungen der Gesundheit bedingt der Rauch dadurch, daß Wohn- und Aufenthaltsräume zur Vermeidung des Eindringens von Ruß oder Gasen nicht gehörig gelüftet werden und daß der in der Atmosphäre befindliche Rauch durch Nebelbildung das Tageslicht und die Wirkung und Häufigkeit des Sonnenscheins beeinträchtigt. Diese Lichtverminderung wirkt teils schädigend auf die Augen von Menschen, die feinere Arbeiten zu verrichten haben, teils beeinflußt sie in merkbarer Weise die Gemütsstimmung und Arbeitsfreudigkeit. Rauch und Gase müssen daher durch geeignete Einrichtungen tunlichst beseitigt oder wenigstens durch Schornsteine abgeführt werden, die die Haushöhe soweit überragen, daß eine Verunreinigung der tieferen, zur Atmung dienenden Luftschichten nach Möglichkeit hintangehalten wird. In manchen Städten geht die Rauchbelästigung nicht von Fabriken, sondern von den Hausfeuerstätten aus. In solchem Falle kann jeder Haushalt bis zu einem gewissen Grade durch richtige Auswahl des Brennstoffes zur Minderung der Rauchplage das seinige beitragen; daraus erwächst zugleich der Vorteil einer mit sachgemäßer Heizung gewöhnlich verknüpften Brennstoffersparnis. Als Brennstoffe sind möglichst Magerkohlen, Anthrazit, Koks, Briketts oder Mischungen von Fett- und Magerkohlen oder von Fettkohlen und Koks zu wählen; rußende Kohlen, z. B. Fettkohlen, sind zu vermeiden. Außerdem ist den mit der Heizung betrauten Personen eine Anweisung für die richtige Bedienung der Öfen zu geben. Die Gasheizung liefert in dieser Beziehung hygienisch wenig zu beanstandende Verbrennungsprodukte. Daß die Auspuffgase der Kraftfahrzeuge, namentlich an warmen windstillen Tagen, eine erhebliche Quelle der Verunreinigung der Straßenluft sind, wurde schon erwähnt. Fabriken, bei deren Betrieb Belästigungen für die Nachbarschaft auch durch sorgfältige Einrichtungen (sog. rauchfreie Feuerungsanlagen) und hohe Essen nicht ausgeschlossen werden können, sollten entweder abseits von menschlichen Wohnstätten errichtet oder doch nur an den Grenzen einer größeren Ansiedlung geduldet werden. Dabei ist zu bedenken, daß die häufigste Windrichtung in Deutschland die westliche ist. Ebenso sind gewerbliche Anlagen, deren Betrieb nicht ohne lautes Geräusch möglich ist, z. B. für Kesselschmieden, Kreissägen, Eisenwerke u. dgl. in den Wohnvierteln nicht zuzulassen. Benachteiligt der in solchen Arbeitsstätten verursachte Lärm auch nicht immer unmittelbar die Gesundheit, so stört er doch das Wohlbefinden und gibt Veranlassung, daß die Fenster nicht oft genug geöffnet werden.

155. Behördliche Überwachung des Verkehrs mit Lebensmitteln und Bedarfsgegenständen.

I. Eine wichtige Maßnahme zum Schutze und damit zur Erhaltung der Volksgesundheit ist die in allen Kulturstaaten eingeführte Überwachung des Lebensmittelverkehrs. Sie hat in erster Linie zu verhüten, daß gesundheitsschädliche oder gesundheitlich bedenkliche Lebensmittel an den Verbraucher gelangen und weiterhin auch zu verhindern, daß der Verbraucher an Stelle höherwertiger Lebensmittel minderwertige erhält und dadurch wirtschaftlich sowie mittelbar auch in seiner Ernährung geschädigt wird. Zu dem Zweck ist es erforderlich, nicht nur Stichproben der im Verkehr befindlichen Lebensmittel zu untersuchen, sondern auch die Gewinnung, Herstellung, Umarbeitung, Verpackung, Beförderung und Aufbewahrung der Lebensmittel durch entsprechende Betriebsbesichtigungen so zu beaufsichtigen, daß deren einwandfreie

Beschaffenheit möglichst gewährleistet ist. Die Grundlage für die Lebensmittelüberwachung bilden das Lebensmittelgesetz, seine Ausführungsbestimmungen (Verordnungen), sowie seine Ergänzungsgesetze und Verordnungen. Im Deutschen Reich ist der Verkehr mit Lebensmitteln in weitem Umfange reichsgesetzlich geregelt. Darüber hinaus sind auf Grund der Landesgesetze von den Ländern, Provinzen, Regierungsbezirken und Städten noch weitergehende oder eingehendere Bestimmungen über den Lebensmittelverkehr erlassen worden. Hinzukommen die in den Anordnungen des Reichsnährstandes und seiner Gliederungen teilweise enthaltenen Festsetzungen lebensmittelpolizeilicher Art, die sog. Normativbestimmungen, vor allem die Gütevorschriften. Die reichsgesetzliche Regelung ist zur Zeit noch im Ausbau begriffen. Im nachfolgenden kann nur auf die für den Laien wichtigsten reichsgesetzlichen Bestimmungen[1] näher eingegangen werden:

1. Nach dem Gesetz über den Verkehr mit Lebensmitteln und Bedarfsgegenständen (Lebensmittelgesetz), in der Fassung von 17. Januar 1936, ist es verboten:

Lebensmittel für andere derart zu gewinnen, herzustellen, zuzubereiten, zu verpacken, aufzubewahren oder zu befördern, daß ihr Genuß die menschliche Gesundheit zu schädigen geeignet ist, zum Zwecke der Täuschung im Handel und Verkehr Lebensmittel nachzumachen oder zu verfälschen.

Verdorbene, nachgemachte oder verfälschte Lebensmittel dürfen — nach Maßgabe eingehenderer Bestimmungen — nicht oder nur unter ausreichender Kenntlichmachung in den Verkehr gebracht werden. Weiterhin ist es verboten, Lebensmittel unter irreführender Bezeichnung, Angabe oder Aufmachung anzubieten, in den Verkehr zu bringen. Den Lebensmitteln stehen gleich Tabak, tabakhaltige und tabakähnliche Erzeugnisse, die zum Rauchen, Kauen oder Schnupfen bestimmt sind. Außerdem wird der Verkehr mit Tabak auch durch das Tabaksteuergesetz geregelt. Bei der Herstellung von Zigarren dürfen z. B. Tabakersatzstoffe (Blätter, Wurzeln, Blüten anderer Pflanzen) nicht verwendet werden.

2. Nach dem Gesetz, betr. die Schlachtvieh- und Fleischbeschau (Fleischbeschaugesetz), und seinen Ausführungsbestimmungen müssen Rindvieh, Schweine, Schafe, Ziegen, Pferde und Hunde, deren Fleisch zum Genusse für Menschen verwendet werden soll, vor und nach der Schlachtung — abgesehen von Fleisch, das im Haushalt verwendet wird — durch Tierärzte oder andere Personen, die den Befähigungsausweis als Beschauer auf Grund einer vorgeschriebenen Prüfung erlangt haben, nach einheitlich festgelegten Gesichtspunkten untersucht werden. Das Fleisch wird als genußtauglich, genußuntauglich oder bedingt tauglich erklärt. Untaugliches Fleisch muß vernichtet werden usw. Einer amtlichen Untersuchung unterliegt auch das in das Zollinland eingehende Fleisch (einschließlich Fette). Borsäure, Formaldehyd, Alkali- und Erdalkalihydroxyde und -karbonate, schweflige Säure, unterschwefligsaure Salze, Flußsäure, Salizylsäure, chlorsaure Salze, salpetrigsaure Salze und gewisse Verbindungen einiger der genannten Stoffe, endlich auch Farbstoffe dürfen dem Fleisch nicht zugesetzt werden; nur für die Hüllen bestimmter Wurstarten ist eine künstliche Färbung zugelassen.

3. Das Milchgesetz schließt Milch von Kühen, deren Gesundheitszustand die Beschaffenheit der Milch nachteilig beeinflussen kann, grundsätzlich von der Abgabe als Lebensmittel und von der Verarbeitung zu solchen, auch im Haushalt des Milcherzeugers aus. Ausnahmen werden nur für gewisse Fälle vorgesehen, sofern die Milch durch geeignete Bearbeitung oder Verarbeitung für den menschlichen Genuß tauglich gemacht wird. Personen, die an übertragbaren Krankheiten leiden oder Krankheitserreger ausscheiden, werden von der Betätigung bei der Gewinnung und im Verkehr mit Milch ausgeschlossen, soweit ihre Tätigkeit die Gefahr einer Krankheitsübertragung auf andere mit sich bringt. Milch und Milcherzeugnisse müssen auf ihrem Wege von der Gewinnung bis zur Abgabe an den Verbraucher vor nachteiliger Beeinflussung, insbesondere durch Schmutz, Gerüche, Witterungseinflüsse u. a., geschützt werden. Jede Nachmachung von Milch und Milcherzeugnissen wird verboten. Der Handel mit Milch wird von der Erteilung einer behördlichen Erlaubnis abhängig gemacht, um eine sachgemäße Behandlung der Milch sicherzustellen. Milch, die als Markenmilch in den Verkehr gebracht wird, ist außer der allgemeinen Überwachung des Verkehrs noch einer besonderen Überwachung hinsichtlich ihrer Gewinnung, Beschaffenheit und Behandlung durch besondere Stellen unterworfen.

[1] Eine Zusammenstellung dieser Bestimmungen enthält das Buch Die „Deutsche Lebensmittelgesetzgebung" von Merres und Coermann, Gießen, 1936, nebst Nachtrag 1939.

4. Das Gesetz, betr. den Verkehr mit Butter, Käse, Schmalz und deren Ersatzmitteln, nebst Ausführungsbestimmungen enthält besondere Vorschriften über die Bezeichnung und Verpackung von Gefäßen, in denen Margarine oder Kunstspeisefett feilgehalten werden. Margarine muß, um eine Verfälschung der Butter mit den Kunsterzeugnissen zu erschweren, mit Sesamöl oder Kartoffelstärkemehl, die dem Lebensmittelchemiker die Erkennung erleichtern, versetzt sein. Butter und Margarine dürfen in 100 Gewichtsteilen nicht weniger als 80 Gewichtsteile Fett sowie im ungesalzenen Zustande nicht mehr als 18, im gesalzenen Zustande nicht mehr als 16 Gewichtsteile Wasser enthalten.

5. Das Weingesetz verbietet den Verkauf von Trester- oder Nachweinen sowie Herstellung und Verkauf von Kunstweinen (Rosinenwein u. dgl.). Gezuckerte Weine dürfen nicht mit einer Bezeichnung, Angabe oder Aufmachung versehen sein, die auf die Reinheit des Weines oder auf besondere Sorgfalt bei der Gewinnung der Trauben usw. deutet. Die Zuckerung des Weines, ist nur in besonderen Fällen und unter besonderen Einschränkungen gestattet, ebenso der Verschnitt von Weinen. Die Verwendung gesundheitsgefährlicher Stoffe wird bei der Weinbereitung wie auch bei der Herstellung weinähnlicher Getränke (Obstweine), weinhaltiger Getränke (Bowlen, Wermutwein), des Schaumweins, des Weinbrands verboten. Über die Bewegung der Kellerbestände ist Buch zu führen. Ausländische Erzeugnisse werden an der Grenze untersucht. Besondere Sachverständige (Weinkontrolleure) überwachen den Weinverkehr.

6. Das Gesetz über das Branntweinmonopol verbietet, Nahrungs- und Genußmittel, Arzneimittel, kosmetische Mittel u. dgl. so herzustellen, daß sie Methylalkohol enthalten und derartige methylalkoholhaltige Zubereitungen in den Verkehr zu bringen oder aus dem Ausland einzuführen.

7. Das Biersteuergesetz verbietet, zur Bereitung von Bieren andere Rohstoffe als Malz, Hopfen und Wasser zu verwenden. In den Gebieten der ehemaligen norddeutschen Brausteuergemeinschaft sind jedoch für obergärige Biere außer diesen Rohstoffen unter gewissen Einschränkungen auch bestimmte Zuckerarten und Süßstoff zugelassen.

8. Das Gesetz über den Verkehr mit Absinth verbietet die Herstellung, die Einfuhr und den Vertrieb des unter dem Namen Absinth bekannten Trinkbranntweins, ihm ähnlicher Erzeugnisse oder der zur Herstellung solcher Getränke dienenden Grundstoffe. Es verbietet ferner die Verwendung von Wermutöl bei der Herstellung von Trinkbranntwein oder anderen alkoholischen Getränken als Wermutwein und beschränkt die Verwendung von Wermutkraut.

9. Das Süßstoffgesetz mit Ausführungsbestimmungen enthält zwar ein grundsätzliches Verbot der Verwendung von Süßstoff (Saccharin und Dulzin) bei der gewerblichen Herstellung von Lebensmitteln, trifft indessen für einzelne Lebensmittel unter der Bedingung der Kenntlichmachung des Süßstoffzusatzes Ausnahmen, z. B. für Limonaden, Essig, Mostrich, obergäriges Bier, Eßoblaten, Diabetikermittel, sowie unter gewissen Voraussetzungen für diätetische Nährmittel. Auch für die Bereitung von Kautabak und Kaugummi ist Süßstoff zugelassen. Ferner darf Saccharin für den Verbrauch im Inlande nur in bestimmten Packungen abgegeben werden, die eine besondere Kennzeichnung tragen müssen.

10. Die auf Grund des Lebensmittelgesetzes erlassenen Verordnungen über Honig, Kunsthonig, Kaffee, Kaffee-Ersatz und Kaffee-Zusatzstoffe, Kakao und Kakaoerzeugnisse, Obsterzeugnisse, Speiseeis, Tafelwässer, Teigwaren verbieten die bei den einzelnen Lebensmitteln in Betracht kommenden gesundheitlich bedenklichen Gewinnungs-, Herstellungsverfahren usw. Ferner enthalten die Verordnungen Begriffsbestimmungen und Grundsätze darüber, unter welchen Bedingungen die Lebensmittel als verdorben, verfälscht und nachgemacht im Verkehr verboten sind und inwieweit in den einzelnen Fällen eine irreführende Bezeichnung, Angabe oder Aufmachung vorliegt. Gleichartige Vorschriften und Bestimmungen enthält die auf Grund des Lebensmittelgesetzes und des Milchgesetzes erlassene Verordnung über Milch und Milcherzeugnisse (außer Butter und Käse). Hygienisch wichtig ist die Verordnung über Enteneier, die eine Kennzeichnung als „Entenei" sowie den Vermerk vorschreibt, daß Enteneier nur abgekocht genossen werden sollen.

11. Die ebenfalls auf Grund des Lebensmittelgesetzes ergangenen Lebensmittelkennzeichnungsverordnung bestimmt, daß und inwieweit auf den Packungen und Behältnissen einer Reihe von Lebensmitteln, wenn sie in Packungen oder Behältnissen an den Verbraucher abgegeben werden, der Name und der Ort der gewerblichen Hauptniederlassung des Herstellers oder desjenigen, der die Lebensmittel unter seinem Namen oder seiner Firma in den Verkehr bringt, sowie Art, Inhalt und Gewicht oder ein sonstiger Gebrauchswert der Ware angegeben sein müssen.

Die Verordnung über Nitritpökelsalz enthält Bestimmungen über Zusammensetzung, Herstellung und Vertrieb von Nitritpökelsalz ein ausschließlich aus Speisesalz und salpetrigsaurem Natrium bestehendes gleichmäßiges Gemisch, das höchstens 0,6 und mindestens 0,5 Hundertteile salpetrigsaures Natrium (Nitrit) enthält.

II. Neben der Überwachung des Lebensmittelverkehrs hat sich in den Kulturstaaten zum Schutz der Volksgesundheit auch die Überwachung des Verkehrs mit gewissen Gegenständen des täglichen Bedarfs als notwendig erwiesen. Die zugrunde liegende Gesetzgebung ist im Deutschen Reich vielfach mit der Lebensmittelgesetzgebung verknüpft. Von den reichsgesetzlichen Bestimmungen sind folgende hervorzuheben.

1. **Nach dem Lebensmittelgesetz** (s. oben) ist es verboten: Bedarfsgegenstände (Eß-, Trink-, Kochgeschirr und andere im Verkehr mit Lebensmitteln gebräuchliche Gegenstände, kosmetische Mittel, Bekleidungsgegenstände, Spielwaren, Tapeten, Masken, Kerzen, künstliche Pflanzen und Pflanzenteile, Farben) so herzustellen oder zu verpacken, daß sie bei bestimmungsgemäßem oder vorauszusehendem Gebrauch die menschliche Gesundheit durch ihre Bestandteile oder ihre Verunreinigungen zu schädigen geeignet sind.

2. **Nach dem Gesetz, betreffend den Verkehr mit blei- und zinkhaltigen Gegenständen** (Blei-Zinkgesetz), dürfen Eß-, Trink- und Kochgeschirre sowie Flüssigkeitsmaße nicht aus Blei oder einer mehr als 10 Hundertteile Blei enthaltenden Metallegierung hergestellt sein; sie dürfen auch nicht an der Innenseite mit einer mehr als 1 Hundertteil Blei enthaltenden Metallegierung verzinnt oder mit einer mehr als 10 Hundertteile Blei enthaltenden Masse gelötet sowie nicht mit Email oder Glasur versehen sein, die bei halbstündigem Kochen mit 4%igem Essig Blei abgibt. Diese Vorschriften gelten auch für diejenigen Teile der zur Herstellung von Getränken und Fruchtsäften verwendeten Geschirren und Gefäßen, die mit dem Inhalt in unmittelbare Berührung kommen, ferner für die Innenseite von Konservendosen. Zur Herstellung von Druckvorrichtungen zum Ausschank von Bier sowie von Siphons für kohlensäurehaltige Getränke und von Metallteilen für Kindersaugflaschen dürfen nur Metallmassen verwendet werden, die nicht mehr als 1 Hundertteil Blei enthalten. Blei- oder zinkhaltiger Kautschuk darf zur Herstellung von Mundstücken für Saugflaschen, von Saugringen und Warzenhütchen, bleihaltiger Kautschuk zur Herstellung von Trinkbechern und Spielwaren, mit Ausnahme der massiven Bälle, sowie zu Leitungen für Bier, Wein oder Essig nicht verwendet werden. Zur Aufbewahrung von Getränken dürfen Gefäße, in denen sich Rückstände von bleihaltigem Schrot befinden, ferner zur Packung von Schnupf- und Kautabak und Käse Metallfolien nicht verwendet werden, die mehr als 1 Hundertteil Blei enthalten. Dieses Gesetz wird voraussichtlich durch ein anderes Gesetz ersetzt werden, das in umfassenderer Weise den Verkehr mit metallenen Lebensmittelgeräten regelt.

3. **Das Gesetz, betreffend die Verwendung gesundheitsschädlicher Farben bei der Herstellung von Nahrungsmitteln, Genußmitteln und Gebrauchsgegenständen** (Farbengesetz), bezeichnet als gesundheitsschädliche Farben, solche, die Antimon, Arsen, Barium, Blei, Kadmium, Chrom, Kupfer, Quecksilber, Uran, Zink, Zinn, Gummigutti, Korallin, Pikrinsäure enthalten. Sie dürfen bei der Herstellung von Lebensmitteln, ferner mit gewissen Ausnahmen bei der Herstellung von Spielwaren, Bilderbüchern u. dgl. nicht verwendet werden, sodann dürfen kosmetische Mittel nicht unter Verwendung der vorher bezeichneten Stoffe hergestellt werden. Auch dieses Gesetz soll erneuert werden.

Um der Überwachung des Verkehrs mit Lebensmitteln und Bedarfsgegenständen einen vollen Erfolg zu sichern, müssen auch die Hersteller und Verbraucher selbst um die Einhaltung aller gesetzlichen Bestimmungen bemüht sein. Hierzu ist es nötig, daß sie sich über die Gesetzgebung ausreichende Kenntnisse verschaffen. Ferner ist es erforderlich, daß der Verbraucher die ihm angebotenen Lebensmittel sorgfältig prüft und seine Aufmerksamkeit insbesondere allen Angaben zuwendet, die auf den Beschriftungen usw. über die Beschaffenheit und namentlich über Zusätze irgendwelcher Art angebracht sind. Schließlich versäume man nicht, wenn beim Einkauf, bei der Zubereitung oder beim Genuß der Lebensmittel auffallender Geruch oder Geschmack wahrgenommen wird, oder wenn man sich getäuscht oder geschädigt fühlt, den Verkäufer darauf aufmerksam zu machen und, falls die Lebensmittel nicht zurückgenommen werden, die Polizei oder die zuständige Lebensmitteluntersuchungsanstalt zu benachrichtigen. Auch soll der Verbraucher andere Mißstände im Lebensmittelverkehr, insbesondere Unreinlichkeiten nicht dulden und sie, wenn Vorstellungen nichts nützen, bei der Polizei zur Anzeige bringen.

Jede Polizeidienststelle ist verpflichtet, Anzeigen wegen Verfehlungen gegen die über den Verkehr mit Lebensmitteln erlassenen Bestimmungen entgegenzunehmen.

Der Polizei stehen zu ihrer Unterstützung bei der Überwachung des Verkehrs mit Lebensmitteln und Bedarfsgegenständen chemische, veterinäre, medizinale Untersuchungsanstalten sowie beamtete chemische, ärztliche tierärztliche, sowie unter gewissen Umständen auch gewerbliche Sachverständige zur Verfügung. Da viele Lebensmittel schnell in Zersetzung übergehen und es insbesondere bei der Beurteilung verdorbener Lebensmittel wichtig ist, daß der Sachverständige die Lebensmittel in dem Zustande erhält, in dem sie zum Verkaufe gelangten, ist es notwendig, sich beim Anlaß zu Beschwerden umgehend möglichst an eine Polizeistelle zu wenden, die sich mit dem Lebensmittelverkehr befaßt oder eine Probe an eine Lebensmitteluntersuchungsanstalt einzusenden. Besteht der Verdacht, daß ein Lebensmittel Schuld an einer entstandenen Erkrankung ist, so ist sofort der beamtete Arzt zu benachrichtigen und ein etwa übriggebliebener Rest des Lebensmittels für etwa vorzunehmende Untersuchungen aufzubewahren.

156. Sonstige behördliche Maßnahmen. Eine wachsame Behörde vermag ferner Gefahren zu begegnen, die der Gesundheit der Einwohner bei ihren gemeinsamen Zusammenkünften, bei Lustbarkeiten u. dgl. drohen. Sie soll bei Volksfesten, Aufzügen und ähnlichen Veranstaltungen durch geeignete Verteilung der Menschenmassen, bei geschlossenen Versammlungen oder öffentlichen Aufführungen durch Verhinderung einer Raumüberfüllung Unglücksfällen vorzubeugen suchen, sie soll fordern, daß in Versammlungsräumen, Theatern, Konzertsälen und Vergnügungslokalen die Bauart nebst den Einrichtungen für Lüftung, Heizung und Beleuchtung gesundheitsgemäßen Anforderungen entspricht, sie soll darauf dringen, daß in Sälen und Gebäuden dieser Art weite und genügend zahlreiche Ausgänge vorhanden sind, die zu jeder Zeit, besonders aber bei Feuersgefahr, eine rasche Entleerung der Räumlichkeiten ohne gefährliches Gedränge möglich machen.

Zu den Pflichten einer Verwaltungsbehörde gehört auch die Fürsorge für Arme und Heilbedürftige. Indem man die Not der ersteren lindert, bekämpft man zugleich die Entstehung von Seuchen; denn Hunger und Entbehrungen bilden die günstigste Vorbedingung für die Entwicklung von Volkskrankheiten. Den Erkrankten ist durch Heranbildung tüchtiger Ärzte und eines wohlunterrichteten Pflegepersonals sowie durch Regelung des Krankenkassenwesens, den unbemittelten Kranken außerdem durch Gewährung von Unterstützungen die Sorge für ihre Genesung zu erleichtern; die Gefahr einer unzweckmäßigen Behandlung und einer ungenügenden Verhütung der Übertragung von Krankheiten soll durch Einschränkung der Kurpfuscherei abgewendet werden.

157. Apothekenwesen. Verkehr mit Arzneimitteln. Eine den gesetzlichen Anforderungen entsprechende einheitliche und gleichmäßige Versorgung der Bevölkerung mit Arzneimitteln wird durch die Regelung des Apothekenwesens und des Verkehrs mit Arzneimitteln verbürgt.

Die Vorbildung und Ausbildung des Apothekers ist durch die Prüfungsordnung geregelt. Wer eine Apotheke betreiben will, bedarf der Bestallung als Apotheker und der besonderen Betriebserlaubnis (Konzession). Pacht und Verwaltung der Apotheken sind durch besondere gesetzliche Bestimmungen geregelt.

Bestimmungen über die Einrichtung der Apotheken, den Betrieb, das Personal, über Krankenhaus- und ärztliche Hausapotheken treffen die von den Landesregierungen erlassenen Apothekenbetriebsordnungen.

Der Verkehr mit Arzneimitteln ist noch nicht in jeder Hinsicht einheitlich geregelt, es werden aber die wichtigsten und grundsätzlichen Maßnahmen auf Anweisung des Reichsministerium des Innern von den Ländern einheitlich in Kraft gesetzt.

Der Handel mit Arzneimitteln, auch mit denen, die fabrikmäßig in abgabefertiger Packung in den Verkehr kommen (sog. Spezialitäten), ist, von gewissen Ausnahmen abgesehen, durch eine auf Grund der Gewerbeordnung erlassenen Verordnung, auf die Apotheken beschränkt. Der Vertrieb von Arzneimitteln im Hausierhandel ist durch die Gewerbeordnung untersagt, die weiterhin auch Bestimmungen über den Markthandel mit Arzneimitteln (Drogen) enthält.

Zur Herstellung bestimmter Arzneimittel (z. B. der Impfstoffe und Sera sowie der Betäubungsmittel und deren Zubereitungen ist eine besondere Erlaubnis erforderlich.

Vorschriften über die Güte und Reinheit der in den Apotheken vorrätig gehaltenen Arzneimittel trifft das Deutsche Arzneibuch, dessen zur Zeit geltende 6. Ausgabe im Jahre 1927 in Kraft getreten ist.

Die Preise der Arzneien werden einheitlich für das ganze Reichsgebiet durch die Deutsche Arzneitaxe festgesetzt.

Ein Teil der Arzneimittel, die sog. stark wirkenden, dürfen in den Apotheken als Heilmittel nur auf schriftliche ärztliche, zahnärztliche oder tierärztliche Anweisung (Rezept) abgegeben werden. Für die Abgabe eines Teiles dieser Mittel, bedarf es ferner einer jedesmal erneuten Anweisung. Form und Bezettelung der Gefäße, in denen der Apotheker von ihm angefertigte Arzneien abgibt, unterliegt ebenfalls bestimmten Vorschriften.

Der Verkehr mit Betäubungsmitteln (Morphin, Kokain usw.) unterliegt den Vorschriften des Opiumgesetzes und seiner Ausführungsbestimmungen. Die Aufsicht über den Verkehr mit diesen Mitteln untersteht dem Reichsgesundheitsamt. Das Verschreiben der Betäubungsmittel und ihre Abgabe in den Apotheken ist durch eine besondere Verordnung eingehend geregelt.

Die Apotheken werden innerhalb bestimmter Zwischenräume einer amtlichen Besichtigung unterzogen, durch die besonders der gute Zustand der Warenvorräte und der Einrichtung sowie die ordnungsmäßige Geschäftsführung überwacht wird. Auch der Verkehr mit Arzneimitteln außerhalb der Apotheken unterliegt einer amtlichen Beaufsichtigung.

Seit 1936 bestehen reichseinheitliche Vorschriften über die Werbung auf dem Gebiete des Heilwesens, die gleichlautend von den einzelnen Landesregierungen und dem Werberat der deutschen Wirtschaft erlassen worden sind. Diesen Vorschriften unterliegt die Werbung für Arzneimittel, sowie für Mittel und Gegenstände, ferner für Verfahren und Behandlungen, die zu denselben Zwecken bestimmt sind wie die Arzneimittel. Unzulässig ist jede irreführende Werbung. Eine Irreführung liegt vor, wenn falsche Angaben über die Zusammensetzung eines Mittels gemacht werden, oder wenn den Mitteln, Gegenständen, Verfahren oder Behandlungen über ihren wahren Wert hinausgehende Wirkungen beigelegt werden. Weiter ist eine Werbung dann unzulässig, wenn sie zur Selbstbehandlung oder zur Behandlung durch andere Personen als Ärzte bei den im Reichsseuchengesetz genannten gemeingefährlichen Krankheiten und bei Geschlechtskrankheiten oder Krankheiten oder Leiden der Geschlechtsorgane führen kann. Eine Werbung für sog. „Fernbehandlung" ist ebenfalls untersagt. Ferner ist der Kreis der Personen, bei denen für bestimmte Mittel oder für Mittel gegen bestimmte Krankheiten geworben werden darf, eingeschränkt: für rezeptpflichtige Mittel darf nur bei Ärzten, Zahnärzten, Tierärzten, Apothekern oder Personen geworben werden, die mit diesen Mitteln erlaubterweise Handel treiben. Dieselbe Einschränkung gilt für Mittel zur Verhütung, Linderung oder Beseitigung von bösartigen Geschwulstkrankheiten, anzeigepflichtigen ansteckenden Krankheiten einschließlich der Tuberkulose oder zur Behebung ihrer Begleiterscheinungen, für Mittel gegen Geschlechtskrankheiten und zur Verhütung oder Beseitigung der Schwangerschaft. Die Werbung für Mittel oder Gegenstände zur Verhütung oder Beseitigung der Schwangerschaft ist im übrigen nur dann erlaubt, wenn eine Genehmigung des Werberates der deutschen Wirtschaft vorliegt.

158. Heilanstalten. Siechenhäuser. Ein wesentliches Mittel zur Förderung der Gesundheitsverhältnisse in einer menschlichen Niederlassung bilden die Heilanstalten und Siechenhäuser, die man zweckmäßig in einiger Entfernung von den eigentlichen Wohnhäusern des Ortes an einem luftigen und gesunden Platze anlegt und mit Gartenanlagen umgibt. Die Kranken sollen in ihnen ärztliche Hilfe, Pflege, geeignete Kost, Arznei, Bäder und andere Heilmittel in tadelloser Beschaffenheit erhalten, so daß nicht nur unbemittelte, sondern auch selbst wohlhabende Personen die Bedingungen zu ihrer Genesung dort besser als in der eigenen Behausung erfüllt finden, wobei zudem die Angehörigen durch Entlastung von der Krankenpflege in den Stand gesetzt werden, ihrem Erwerbe nachzugehen. Diese Vorteile, zu denen bei Seuchengefahr noch die Absonderung des Kranken tritt, kommen jedoch nur in zweckmäßig eingerichteten und gut geleiteten Krankenhäusern vollkommen zur Geltung. Den Verwaltungsbehörden liegt daher neben der Sorge für die Errichtung von Krankenhäusern auch die Aufsicht über deren Anlage und Betrieb ob.

159. Leichenbestattung. Bei der Beerdigung, wie sie in Deutschland noch vorwiegend üblich ist, wird die eingesargte Leiche in ein etwa 2 m tiefes Grab versenkt und mit Erde bedeckt. Fäulnis und Verwesung setzen dann verhältnismäßig rasch ein, beanspruchen indessen in durchlässigem Sandboden immerhin einen Zeitraum von mindestens 4—7 Jahren, in ungünstigem Boden, wie Lehm oder Ton, eine noch längere Frist, bis die Weichteile des menschlichen Leichnams zerstört sind. Die Lebensfähigkeit von Krankheitskeimen wird in beerdigten Leichen schon viel früher vernichtet, jedenfalls werden diese Keime, ebenso wie die Fäulnis- und Verwesungsgase, durch die den Sarg bedeckende Bodenschicht von der Erdoberfläche ferngehalten. Irgendwelche spezifische giftige Leichengase werden nicht gebildet. Verunreinigungen des Grundwassers lassen sich bei richtiger Auswahl der Beerdigungsplätze gewöhnlich vermeiden, doch pflegt schon aus ästhetischen Gründen die Benutzung von Brunnen in der Nähe von Kirchhöfen zu Trinkzwecken, falls es sich nicht um ausgesprochene Tiefbrunnen handelt, zu unterbleiben. Gut angelegte Begräbnisplätze sind also für die Gesundheit der Umwohner nicht gefährlich, da von ihnen weder eine Verderbnis der Luft noch eine Verunreinigung des Wassers ausgeht. Nur da ist die Luft vor Verwesungsgasen und die Erdoberfläche vor Krankheitskeimen aus Leichen nicht genügend geschützt, wo die Gräber entweder oberflächlich angelegt, d. h. wenig tief ausgehoben, oder mit Flugsand bedeckt werden, oder wo die Wiederbenutzung eines Begräbnisplatzes in zu kurzer Zeit nach früheren Beerdigungen erfolgt; eine der Verwesung hinderliche Bodenbeschaffenheit, eine übermäßige Ausnutzung des Raumes oder ein hoher Grundwasserstand können ferner zur Verunreinigung von Boden und Wasser des Begräbnisplatzes führen. Solche Übelstände des Beerdigungswesens dürfen jedoch unter geordneten Verhältnissen nicht hervortreten, sie haben sich ausnahmsweise bemerkbar gemacht, wenn nach Schlachten, großen Unglücksfällen usw. eine gleichzeitige Beerdigung ungewöhnlich zahlreicher Leichen auf beschränktem Raum erforderlich wurde, sind aber, wie gesagt, sonst durchaus vermeidbar.

Der Beisetzung von Leichen in Grüften stehen gesundheitliche Bedenken dann nicht entgegen, wenn die Grüfte nicht überfüllt werden und überall, am Boden, an den Wänden und hinsichtlich des Verschlusses, hinreichend dicht sind. Diese Voraussetzungen treffen gewöhnlich nur in Erbbegräbnissen einzelner Familien zu; gemauerte Grüfte, unterirdische Gänge (Katakomben), Höhlen u. dgl. als allgemeine Bestattungsorte sichern nicht den notwendigen Abschluß der Leichen von den Lebenden, zumal die Räume häufig geöffnet und sogar betreten werden müssen.

Die Leichenverbrennung ist seit geraumer Zeit in sämtlichen deutschen Ländern gesetzlich zugelassen; die Erlaubnis dazu ist an die Erfüllung gewisser Bedingungen geknüpft. Die Verbrennung erfolgt durch sehr stark erhitzte Luft in besonders dazu eingerichteten Öfen. Die Asche der verbrannten Leichen wird in Urnen gesammelt, die man in eigenen Hallen (Kolumbarien) aufstellt oder auf Friedhöfen beisetzt; für die Begräbnisstelle einer Urne wird nur $^1/_4$ qm Platzfläche gerechnet.

Die Furcht vor der Möglichkeit einer Beerdigung noch lebender, nur scheinbar toter Personen ist, wenn die Bestimmungen hinsichtlich der Beerdigung genau befolgt werden, unbegründet. Die Berichte über Fälle eines Scheintodzustandes von längerer Zeitdauer, als die zwischen Todeseintritt und Beerdigung gesetzlich vorgeschriebene Frist beträgt, pflegen einer sorgfältigen Prüfung nicht standzuhalten.

160. Leichenschau. Behandlung der Leichen von Personen, die an ansteckenden Krankheiten verstarben. Unter Leichenschau versteht man die Feststellung des Todes und, soweit möglich, der Todesursache durch eine jedesmal von einem geprüften Sachverständigen, am besten einem Arzte, vorzunehmende Besichtigung der Leiche, die zur Ermittlung der Todesursache unter besonders wichtigen Umständen durch die Leichenöffnung zu ergänzen ist. Die gesetzmäßige Einführung dieses Verfahrens gewährt überall, wo sie möglich ist und verwirklicht wird, viele Vorteile. Es beruhigt die Hinterbliebenen der Verstorbenen, unterstützt die Rechtspflege in der Ermittlung von Verbrechen und fördert die Durchführung von Schutzmaßregeln gegenüber den Leichen von Personen, die ansteckenden Krankheiten erlegen sind. Eine einheitliche obligatorische Leichenschau gibt es — abgesehen von den Fällen, wo Feuerbestattung in Frage kommt — in Deutschland nicht. Nur insofern besteht eine einschlägige Bestimmung für das ganze Reich, als § 8 der Verordnung des Reichsministers des Innern, betr. Bekämpfung übertragbarer Krankheiten vom 1. Dezember 1938, folgendes vorschreibt:

„Die höhere Verwaltungsbehörde kann für Gemeinden oder Gemeindeteile, die von einer übertragbaren Krankheit befallen sind, anordnen, daß jede Leiche vor der Bestattung einer ärztlichen Besichtigung (Leichenschau) zu unterwerfen ist."

Neben ästhetischen Gründen nötigt die Gefahr der Krankheitsübertragung dazu, Leichen von Personen, die an ansteckenden Krankheiten starben, aus der Nähe lebender Menschen schnell und zuverlässig zu entfernen; daher empfiehlt es sich, vor allem solche Leichen in abgesonderten Räumen, *Leichenhallen*, auf den Begräbnisplätzen bis zur Beerdigung aufzubewahren. Räume dieser Art sollen kühl gehalten werden. Um auch bei der *Überführung dieser Leichen zur Halle oder zur Grabstätte* die Gefahr einer Krankheitsübertragung möglichst auszuschließen, hüllt man den toten Körper in leinene, mit desinfizierenden Lösungen befeuchtete Tücher, ehe man ihn in den allenthalben wohlgedichteten Sarg einschließt. Etwaige Absonderungen aus der Leiche bei vorzeitigem Eintritt von Fäulnis werden von Sägespänen, Torfmull u. dgl., die man am Boden des Sarges ausbreitet, aufgenommen und am Zutagetreten gehindert. Die Vernichtung besonders gefährlicher, an der Leiche haftender Krankheitsstoffe kann man unter Umständen dadurch fördern, daß man ungelöschten Kalk in den Sarg und das Grab schüttet.

161. Beseitigung von Tierkadavern. Ähnliche gesundheitliche Gesichtspunkte, wie sie bei der Bestattung menschlicher Leichen in Betracht kommen, treffen auch für die Entfernung toter Tiere zu. Die Kadaver werden entweder an entlegenen Orten verscharrt, deren Beschaffenheit im wesentlichen denselben Anforderungen genügen soll, die an die Begräbnisplätze für Menschen gestellt werden, oder ihre unschädliche Beseitigung erfolgt, wie dies namentlich in neuerer Zeit der Fall ist, durch Einwirkenlassen hoher Hitzegrade oder durch Anwendung chemischer Mittel. Die mit der Beseitigung gefallener Tiere sich berufsmäßig befassenden Personen nennt man *Abdecker* oder *Wasenmeister*. Die Verarbeitung von Tierleichen mittels Hitze zu technischen Zwecken, auf Leim, Fett, Futter- und Düngepulver in besonderen *Kadaververwertungsanstalten* mit entsprechenden maschinellen Einrichtungen, hat in den letzten Jahren bedeutende Fortschritte gemacht; sie gilt nicht nur in wirtschaftlicher, sondern auch in gesundheitlicher Hinsicht als das zweckmäßigste Verfahren der unschädlichen Beseitigung gefallener Tiere.

Die Beseitigung von Tierkadavern ist in Deutschland reichsrechtlich geregelt durch das Gesetz vom 17. Juni 1911 und die dazu vom Bundesrat erlassenen Ausführungsvorschriften (Bekanntmachung des Reichskanzlers vom 29. März 1912), ferner durch Vollzugsbestimmungen der Bundesregierungen. Für die Beseitigung der Körper von Tieren, die der Rinderpest, dem Milzbrand, der Tollwut oder dem Rotz erlegen oder wegen des Ausbruches einer dieser Seuchen getötet worden sind, bestehen in Deutschland besondere Vorschriften in dem *Gesetz, betreffend Maßregeln gegen die Rinderpest*, vom 7. April 1869, und in dem *Viehseuchengesetz* vom 26. Juni 1909.

VIII. Verkehr.

162. Zweck des Verkehrs. Verkehrsmittel. Die mannigfachen Beziehungen und Berührungen, die unter den Menschen in ihren Ansiedelungen statthaben, werden durch den Verkehr von Ort zu Ort, von Land zu Land vermehrt. Ein Verkehr zwischen Menschen und Völkern hat seit den ältesten Zeiten der Geschichte stattgefunden. Das Reisen war jedoch vor mehreren Jahrzehnten noch so beschwerlich oder kostspielig, daß die

Zahl der Personen, die sich entschlossen, sei es zu ihrem Vergnügen oder ihrer Belehrung, sei es zum Zwecke des Gewerbe- oder Handelsbetriebs oder sonst des Berufs wegen, den Wohnsitz auf weite Entfernungen zu verlassen, nur gering war. Wollte man nicht auf anstrengenden Fußwanderungen langsam den Bestimmungsort erreichen, so mußte man erhebliche Mittel für Pferde und Wagen verwenden. Auch wo Wasserstraßen zu Gebote standen, war die Fahrt im Schiffe, weil von Richtung und Stärke des Windes abhängig, von ungewisser Dauer.

Seither sind die Beförderungsmittel durch immer weiter verbreitete Anwendung des Dampfes, Verwertung der Elektrizität oder der durch Vergasung flüchtiger Kohlenwasserstoffe getriebenen Motore (Automobile, Flugzeuge, Luftschiffe) in ungeahnter Weise vervollkommnet worden. Die Zahl der alljährlich reisenden Personen und der versendeten Waren hat infolgedessen gewaltig zugenommen. Neben der Beförderung durch die Eisenbahn spielt die durch Kraftwagen heutzutage eine große Rolle.

Die beängstigende Steigerung der Unfälle im Straßenverkehr muß mit allen Mitteln bekämpft werden. Es besteht sonst die Gefahr, daß diese neue Todesursache die Erfolge beeinträchtigt, welche unsere Maßnahmen zur Seuchenbekämpfung für die Erhaltung der Volkskraft ergeben haben. 1934 ereigneten sich z. B. in Berlin 26396 Unfälle im Straßenverkehr mit 377 getöteten und nahezu 11400 verletzten Personen. 1937 ereigneten sich über 32000 Unfälle mit 143 getöteten und über 14600 verletzten Personen. Die Gefahren werden nur vermindert werden, wenn jeder Führer von Kraftfahrzeugen hohes Verantwortungsbewußtsein, richtiger gesagt, Freude an der Verantwortung besitzt. — Die im geschlossenen Kraftwagen häufig beobachteten Beeinträchtigungen des Wohlbehagens, die Neigung zu schnellerer Ermüdung u. dgl. werden neuerdings oft unter der Bezeichnung „Limusinenkrankheit" zusammengefaßt. Es ist aber nicht richtig, diesen Begriff in erster Linie oder ausschließlich auf solche Störungen des gesundheitlichen Wohlbefindens zu beziehen, die durch den Eintritt von Motorabgasen (Kohlenoxyd) in das Wageninnere infolge technischer Mängel des Fahrzeuges ausgelöst werden können. Die Bezeichnung „Limusinenkrankheit" hat nur Berechtigung, wenn sie in ebenso allgemeiner Weise gebraucht wird, wie die unter den Begriffen „Seekrankheit", „Eisenbahnkrankheit" u. dgl. üblicherweise verstandenen Störungen des Wohlbefindens infolge der längeren Benutzung eines Verkehrsmittels überhaupt.

163. Reisen. Für den einzelnen gestaltet sich das Reisen gegenwärtig nicht nur bequemer, sondern auch in vieler Hinsicht gesünder als früher. Gesetzliche Vorschriften und Aufsichtsmaßregeln der Verwaltung verhindern Unreinlichkeit oder Überfüllung der Beförderungsmittel und sorgen für ihre genügende Lüftung, Heizung und Beleuchtung. Die der Gesundheit und der Behaglichkeit dienenden Einrichtungen auf Eisenbahnen, Schiffen und Luftfahrzeugen werden unablässig verbessert, und nicht selten gelingt es, selbst Schwerkranke, ohne sie durch die Reise zu gefährden, nach weit entfernten Orten zu bringen.

Trotz der Vervollkommnung der Sicherheitsmaßnahmen im Verkehr haben die durch diesen hervorgerufenen Unfälle in den letzten Jahren, namentlich durch die schnelle Entwicklung des Kraftfahrwesens merklich zugenommen. Teils werden die Reisenden selbst, noch mehr aber Fußgänger, von diesen wieder besonders Kinder und Personen hohen Alters, gefährdet. Verantwortungsbewußtes Verhalten der Wagenführer und erhöhte Achtsamkeit der Fußgänger werden neben der genauen polizeilichen Verkehrsregelung dieses Übel einschränken können.

Nicht selten geschieht es, daß Reisende sich unterwegs durch unvorsichtiges oder unzweckmäßiges Verhalten Krankheiten zuziehen. Die Reise mutet dem Körper mancherlei Anstrengungen zu; die bisherige Lebensweise muß geändert werden; an Stelle der gewohnten Nahrung tritt eine zu anderen Zeiten einzunehmende, anders geartete oder zubereitete Kost, und der Schlaf muß zu anderen Stunden wie sonst gesucht werden. Auch der rasche Wechsel des Klimas, den das Reisen von Ort zu Ort mit sich bringt, kann die Gesundheit stören. Man befleißige sich auf Reisen noch strenger als sonst einer mäßigen Lebensweise, vermeide Ausschweifungen jeder Art, die die Widerstandskraft des Körpers herabsetzen können, und schütze sich durch geeignete Kleidung vor raschem Temperaturwechsel und anderen Witterungseinflüssen. In dem Eisenbahnwagen sorge man durch zweckmäßigen Gebrauch der Lüftungsvorrichtungen und durch vorsichtiges Öffnen der Fenster für reine Luft, man hüte sich aber, lästigen Zugwind zu verursachen und sehe sich auch sonst vor. Das Anlehnen an die nicht zuverlässig verschlossene Tür des Wagenabteils hat schon manchem Menschen das Leben gekostet und manches Auge ist durch den scharfen Luftzug und durch den Staub beim Hinausrecken aus dem Wagenfenster ernstlich schwer geschädigt worden.

Man suche ferner Unterkunft und Beköstigung nur in reinlichen, gewissenhaft geleiteten Wirtshäusern. Auf längeren Reisen unterlasse man es nicht, sich von Zeit zu Zeit Ruhetage zu gönnen, damit der Körper vor Überanstrengung geschützt wird.

164. Die Abwehr übertragbarer Krankheiten im Verkehr. Die Zunahme des Verkehrs und die Schnelligkeit, mit der gegenwärtig weite Strecken mit Eisenbahnen und Dampfschiffen, Automobilen und Luftfahrzeugen zurückgelegt werden, vermehren und beschleunigen die Möglichkeit der Seuchenverschleppung von Ort zu Ort.

Viele gesundheitliche Fragen berühren daher nicht nur das geographische Gebiet eines Landes, sondern greifen infolge der engen Wirtschafts- und Verkehrsbeziehungen aller Kulturstaaten untereinander über die nationalen Grenzen hinaus. Vom Osten her wurde beispielsweise Deutschland in früheren Jahrzehnten vor allem von Cholera und Pest bedroht. Seit die Cholera aus Europa verschwunden ist, besteht bei Anwendung der vorgeschriebenen Maßnahmen die Gefahr einer Einschleppung dieser Krankheit nach deutschen Häfen nicht mehr. Was die Pestgefahr angeht, so gelingt es regelmäßig der besonderen Wachsamkeit der Hafengesundheitsbehörden, etwaige Fälle von Rattenpest auf einem Schiffe, das aus dem verseuchten Ausland eingetroffen ist, rechtzeitig zu entdecken. Dadurch wird eine Übertragung der Seuche auf die in den Quai- und Speicheranlagen lebenden Ratten verhindert und einer Infektion von Menschen, die im allgemeinen durch die Flöhe pestkranker Ratten erfolgt, vorgebeugt. Auch die Pockengefahr ist im internationalen Verkehr erheblich zurückgegangen. Während der Nachkriegszeit haben die osteuropäischen Staaten eine zwangsmäßige Impfung eingeführt und dadurch die Häufigkeit der Pockenerkrankung stark herabgedrückt. Immerhin muß mit einer gelegentlichen Pockeneinschleppung in das Inland gerechnet werden. Nach langjährigen Erfahrungen sind es vor allem die Saisonarbeiter und die Durchwanderer aus dem Osten, die den Ansteckungsstoff mitbringen können und daher einer ärztlichen Untersuchung, vor allem aber einer vorbeugenden Impfung unterworfen werden müssen. Auch die Geschlechtskrankheiten werden durch den Reiseverkehr verbreitet. Hierbei sind die Seeleute und die Binnenschiffer der internationalen Ströme besonders häufig Träger des Ansteckungsstoffes. Im Rahmen des Brüsseler internationalen Abkommens wird diesen Personengruppen in allen wichtigen Häfen eine unentgeltliche Behandlung zuteil, um die Ansteckungsgefahr zu beseitigen.

Mit den Aufgaben der internationalen Seuchenabwehr sind mehrere große Organisationen betraut. Das Internationale Gesundheitsamt zu Paris bearbeitet die Fragen des Internationalen Sanitätsabkommens. Dieser Staatsvertrag setzt diejenige oberste Grenze fest, die bei den Verkehrsbeschränkungen zu Wasser, zu Lande und in der Luft nicht überschritten werden soll, innerhalb deren aber jeder Staat die Seuchenabwehr nach freiem Ermessen regeln darf. Die Hygieneorganisation des Völkerbundes hat einen weltumfassenden Nachrichtendienst über das Auftreten von Epidemien eingerichtet, der insbesondere für die Schiffahrt bedeutungsvoll ist. Bei allen diesen internationalen Abwehrmaßnahmen gilt als oberster Grundsatz, von weitgehenden Sperrmaßregeln, die eine Schädigung der wirtschaftlichen Beziehungen zur Folge haben, sowie von Unterbindungen des Verkehrs abzusehen.

IX. Beruf und Erwerb.

165. Einfluß beruflicher Arbeit auf die Gesundheit. Gewerbeaufsicht. Nach dem Ablauf der Schulzeit beginnt für die meisten jungen Leute die Ausbildung für den zukünftigen Beruf. Viele jugendliche Personen werden schon in dieser Ausbildungszeit, alle aber nach Beendigung der Lehrjahre neuen, durch die Art der gewählten Beschäftigung bedingten Einflüssen ausgesetzt. Mag es sich um Fabrikarbeiter, Handwerker, Landleute, Künstler, Beamte oder Gelehrte handeln, überall befindet sich der einzelne unter den eigenartigen Verhältnissen seines Berufs, die seine Gesundheit in günstigem wie in ungünstigem Sinne beeinflussen können.

Die wissenschaftliche Forschung ist besonders in den letzten Jahrzehnten bestrebt gewesen, die Schädlichkeiten der verschiedenen Berufsarten für die in ihnen beschäftigten Personen aufzudecken. Auch von Staats wegen wurden Ermittlungen in dieser Richtung veranlaßt, indem man die gewerblichen Betriebe der Aufsicht besonders ausgebildeter Beamter, der Gewerbeaufsichtsbeamten, unterwarf und diesen sowie den hierfür gleichfalls bestellten beamteten Ärzten (staatlichen Gewerbeärzten) neben der Erfüllung anderer Aufgaben auch die Berichterstattung über gesundheitliche Berufsschädlichkeiten zur Pflicht machte. Seit der Einführung der Anzeigepflicht für bestimmte Berufskrankheiten kommen diese zuverlässiger als seither zur Kenntnis der Behörden, wodurch man einen sicheren Überblick über ihre Häufigkeit und ihre soziale Bedeutung gewinnt. Fernerhin beschäftigen sich amtliche Institute und Laboratorien für Gewerbehygiene und Arbeitsmedizin mit der wissenschaftlichen Erforschung der Zusammenhänge zwischen Arbeit und Gesundheit. Die auf solche Weise geförderten Kenntnisse, die man ständig zu erweitern bemüht ist, haben es ermöglicht, nachteiligen Einflüssen, sei es durch Vervollkommnung der für den Schutz der Arbeiter bestehenden Einrichtungen, sei es durch besondere Gesetzesbestimmungen oder Verwaltungsvorschriften, entgegenzuwirken. Den Maßnahmen zur Beseitigung gesundheitsschädlicher Einflüsse des Berufs ist allerdings oft in technischen und volkswirtschaftlichen Notwendigkeiten eine Grenze gesetzt.

166. Berufswahl. Berufsberatung. Frauen- und Kinderarbeit. Von wesentlicher Bedeutung ist die richtige Berufswahl. Wer sich ohne die erforderliche körperliche Befähigung einer Tätigkeit widmet, leidet in der Regel am ehesten unter ihren Schädlichkeiten. Daher wird die Zulassung zu manchen Beschäftigungen, wie auch die Einstellung bei vielen Berufen und gewerblichen Betrieben von dem Ausfall einer körperlichen Untersuchung, bisweilen auch von einer psychotechnischen Eignungsprüfung abhängig gemacht. Diese befaßt sich mit der Feststellung der für die einzelnen Berufe erforderlichen Fähigkeiten (Begabung und Geschicklichkeit). Sie hat besondere Bedeutung für die Verkehrsberufe (Eisenbahn, Straßenbahn, Automobil, Flugzeug) sowie für ausgesprochen technische Berufszweige. Vor dem Eintritt in Berufsarten, die vorwiegend Verstandesarbeit erfordern, ist selbstverständlich auch die geistige Befähigung zu prüfen; die Bewerber müssen Zeugnisse über ihre Vorbildung und den erlangten Grad geistiger Reife beibringen. Die Berufsberatung liegt in der Hand besonderer, meist behördlicher Berufsberatungsstellen. Da der Staat jedoch, ohne der persönlichen Freiheit zu nahe zu treten, die Wahl der Beschäftigung auf dem Wege der öffentlichen Berufsberatung nur in gewissem Umfang zu beeinflussen vermag, so bleibt die Verantwortung dafür, daß die Berufsbestimmung erst nach gewissenhafter Abschätzung der Fähigkeiten gegenüber den Anforderungen erfolgt, in der Hauptsache dem Berufsanwärter und seinen Eltern oder dem Vormund überlassen.

Die Beschäftigung von Frauen und Kindern in Berufsarten, die schwere Körperarbeit oder besondere Gesundheitsgefahren mit sich bringen, ist durch die neue Fassung der Arbeitszeitordnung vom 30. April 1938, sowie durch das Jugendschutzgesetz vom 30. April 1938 teils eingeschränkt, teils verboten. Nach der Gewerbeordnung für das Deutsche Reich dürfen in Betrieben, in denen in der Regel mindestens 10 Arbeiter beschäftigt werden, Kinder unter 13 Jahren überhaupt nicht, Kinder über 13 Jahre nur dann beschäftigt werden, wenn sie nicht mehr zum Besuche der Volksschule verpflichtet sind; im übrigen ist die gewerbliche Kinderarbeit durch ein besonderes Gesetz geregelt. Ferner ist die Reichsregierung befugt, die Verwendung von Arbeiterinnen oder jugendlichen Arbeitern für gewisse Gewerbezweige, die mit besonderen Gefahren für Gesundheit oder Sittlichkeit verbunden sind, gänzlich zu untersagen oder von besonderen Bedingungen abhängig zu machen. Derartige Beschränkungen der Beschäftigung weiblicher und jugendlicher Arbeiter bestehen für die verschiedenartigsten Betriebe, z. B. für Akkumulatorenfabriken, Zinkhütten, Vulkanisieranlagen usw.

Die Beschäftigung von Arbeiterinnen vor und nach der Niederkunft ist durch ein besonderes Reichsgesetz geregelt. Danach sind Schwangere auf Grund eines ärztlichen Zeugnisses berechtigt, bereits 6 Wochen vor ihrer voraussichtlichen Niederkunft die Arbeit einzustellen, auch dürfen Wöchnerinnen in den ersten 6 Wochen nach der Niederkunft nicht beschäftigt werden; weisen sie dann nach, daß eine mit der Schwangerschaft oder Niederkunft in Zusammenhang stehende Erkrankung die Arbeitsaufnahme verhindert, so können sie weitere 6 Wochen die Arbeit aussetzen. Stillenden Müttern muß auf Verlangen 6 Monate lang täglich entweder einmal 1 Stunde oder zweimal je $1/2$ Stunde der Arbeitszeit zum Stillen freigegeben werden. Eine Kündigung seitens des Arbeitgebers innerhalb dieser Frist ist im allgemeinen unzulässig.

Für Werkstätten, in denen jemand ausschließlich zu seiner Familie gehörige Personen beschäftigt oder in denen eine oder mehrere Personen gewerbliche Arbeit verrichten ohne von einem den Werkstattbetrieb leitenden Arbeitgeber beschäftigt zu sein, gelten die Bestimmungen des Hausarbeitsgesetzes.

167. Arbeitszeit. In jedem Berufe kann eine im Verhältnis zur menschlichen Leistungsfähigkeit zu sehr ausgedehnte *tägliche Arbeitsdauer* der Gesundheit nachteilig sein; doch ist die Abschätzung des Zeitmaßes, das ununterbrochen der Arbeit gewidmet werden kann, schwierig. Es muß dabei nicht nur die Art der Beschäftigung berücksichtigt werden, sondern es kommt auch auf die persönliche Leistungsfähigkeit und Arbeitsweise an. Mancher vollbringt seine Aufgaben langsam, mancher rasch, der eine bedarf zahlreicher kurzer Ruhepausen, der andere erfrischt sich besser durch seltenere, aber länger ausgedehnte Unterbrechungen seiner Tätigkeit. Eine einheitliche Regelung der Arbeitszeit ist indessen in Betrieben, die vielen Personen gleichmäßig beschäftigen, nicht zu umgehen.

Die zum Schutze der Arbeitnehmer erforderlichen öffentlich-rechtlichen Bestimmungen über die Arbeitszeit finden sich in der „Verordnung des Reichsarbeitsministers über die neue Fassung der Arbeitszeitordnung und über andere arbeitszeitrechtliche Vorschriften vom 30. April 1938“.

Die Arbeitszeitordnung hält für Arbeiter und Angestellte grundsätzlich am *Achtstundentag* fest. Jedoch sind Ausnahmen bis zu 10 Stunden, unter bestimmten Voraussetzungen auch darüber hinaus, zugelassen. Für die Beschäftigung von Kindern und Jugendlichen gilt das „Gesetz über Kinderarbeit und über die Arbeitszeit der Jugendlichen (Jugendschutzgesetz)“ vom 30. April 1938.

168. Gesundheitsschädigungen durch Überanstrengung einzelner Körperteile. Neben der allgemeinen Überanstrengung durch eine über Vermögen anstrengende oder lang dauernde Tätigkeit kann auch die *einseitige Inanspruchnahme einzelner Teile des Körpers*, z. B. bestimmter Muskelgruppen oder Sinneswerkzeuge, schädlich wirken. Arbeiten, die, wie Schreiben, Nähen, Klavierspielen, die Hand- und Vorderarmmuskeln dauernd anstrengen, können zu einem sehr lästigen Nervenleiden, das man mit dem Namen „Schreibkrampf“ bezeichnet, führen. Die heute sehr verbreitete Arbeit an Schreib- und Büromaschinen kann *Sehnenscheidenentzündungen* veranlassen. Die Tätigkeit der Setzer, Goldarbeiter, Uhrmacher, Feinmechaniker u. a., zumal wenn sie bei oft unzureichender Beleuchtung ausgeübt wird und bei unzweckmäßiger, meist vornüber geneigter Haltung die Beschäftigung mit kleinen, schwer unterscheidbaren Gegenständen notwendig macht, führt mitunter zu einer Schädigung der Sehkraft.

Auch eine durch den Beruf unausgesetzt erforderliche *Haltung*, die den Blutkreislauf und andere Verrichtungen des Körpers behindert, kann nachteilige Folgen haben. Sitzende Lebensweise ist dem Blutkreislauf und den Darmbewegungen hinderlich und kann Ursache von Blutstauungen (Hämorrhoiden), Verdauungsstörungen, mangelhafter

Blutbildung, Gebärmutterleiden usw. werden. Die gebückte Stellung des Oberkörpers, die z. B. die Arbeit der Schuhmacher, Schneider und Näherinnen mit sich bringt, beschränkt die Ausdehnung des Brustkorbes und begünstigt auf diese Weise zuweilen die Entwicklung von Lungenleiden. Besondere Aufmerksamkeit schenkt man in neuerer Zeit dem bei der Arbeit eingenommenen Sitz sowie der Arbeitshaltung auch von dem Gesichtspunkt aus, die für die Arbeit notwendige Körperanstrengung einzuschränken.

Bei Personen, die viel geistig arbeiten müssen, z. B. bei Gelehrten und Beamten, vergesellschaften sich die erwähnten krankhaften Zustände häufig mit nervösen Störungen, Kopfschmerzen, grundloser Mißstimmung und Niedergeschlagenheit, Überschätzung eines geringfügigen Leidens. u. dgl.

Andauerndes Gehen und Stehen verursacht, z. B. bei Kellnern, Verkäufern und Waschfrauen, Schwellungen der Füße und Unterschenkel oder Blutadererweiterungen (Krampfadern) und Unterschenkelgeschwüre (vgl. 119). Außerdem entstehen durch die dauernde Belastung des Fußgewölbes Plattfüße (Bäcker, Kellner, Friseure, Schlosser, Schaffner usw.).

169. Tätigkeit und Erholung. (Sport und Spiel.) Zu den Lebensnotwendigkeiten des Menschen gehört neben anderem eine geregelte Tätigkeit. Sie fördert und erhält die körperliche und seelische Gesundheit und ist die Vorbedingung normaler geistiger und sittlicher Entwicklung. Doch verlangen Körper und Geist auch eine regelmäßige Erholung und Ruhe nach der Arbeit, damit nicht Leistungsfähigkeit und Widerstandskraft Schaden leiden und übermäßige Reizbarkeit, Abspannung, Schlaflosigkeit, Kopfschmerz sowie vorzeitiger Kräfteverfall sich einstellen.

Die Pflege der Gesundheit erfordert ein richtiges Verhältnis zwischen Tätigkeit und Erholung, für das sich jedoch allgemeine Vorschriften nicht aufstellen lassen, weil Arbeitskraft und Erholungsbedürfnis bei jedem Menschen verschieden sind. Vor allem ist es für die Gesundheit nicht gleichgültig, in welcher Art die neben der Schlafzeit uns übrig bleibenden Ruhestunden ausgefüllt werden.

Geistige Anregung auf der einen, Naturgenuß auf der anderen Seite verschönen allen gebildeten Menschen die Erholungszeit, und zwar soll namentlich derjenige, den sein Beruf zur körperlichen Anstrengung und Bewegung in freier Luft nötigt, seinem Körper in den Freistunden Ruhe gönnen und seine Zerstreuung vorzugsweise in geistiger Anregung, d. h. in verständiger Unterhaltung, im Lesen nützlicher Bücher, in der Betrachtung schöner Bildwerke oder in musikalischen Genüssen suchen. Wer dagegen vorwiegend geistig beschäftigt ist und seine Arbeitszeit stehend oder sitzend im geschlossenen Raum zubringen muß, soll in der Freizeit seinem Körper Bewegung verschaffen; das geschieht — abgesehen von Spaziergängen — am besten durch Spiel und Sport, die bei nicht allzu ungünstiger Witterung möglichst im Freien ausgeübt werden; zweckmäßig ist hierfür eine leichte Bekleidung, wie Sporthemd, Sporthose, Turnschuhe, so daß ein großer Teil des unbehinderten Körpers dem abhärtenden Einfluß des Klimas ausgesetzt ist.

Die Betätigung beim Spiel kräftigt vor allem Herz und Lungen; dazu werden in den einzelnen Spielen Geistesgegenwart und Schlagfertigkeit geweckt und gefördert. Ferner stellen die Spiele eine wertvolle Erziehungsschule für die Einordnung in das Ganze dar; sie wecken das Pflichtbewußtsein und das Verantwortungsgefühl. Beim Spiel lernt die Jugend Verträglichkeit, Gerechtigkeit, Wahrheitsliebe, Ritterlichkeit und Achtung vor dem Gegner. Der Umfang der Spiele und ihre Ausdehnung sind abhängig von einer Reihe äußerer Einflüsse, die durch Klima und Bodenbeschaffenheit gegeben sind. Art und Inhalt der Spiele müssen sich den verschiedenen Altersformen anpassen. In der Hauptsache unterscheidet man Scherz- und Neckspiele, Laufspiele, Ballspiele und die systematischer ausgebildeten Kampfspiele. Vorbedingung für eine zweckdienliche Ausübung des Spieles ist ein gut angelegter Spielplatz. Kurzgeschorener Rasenboden eignet sich, weil staubfrei, als Spielgrund am besten. Anpflanzungen sind nur im Umkreis des Platzes anzulegen, die Spielfläche selbst darf durch Bäume usw. nicht durchbrochen werden.

Dem Spiel verwandt ist der Sport in seinen verschiedenen Arten, wie **Turnen**, Schwimmen, Schlittschuhlaufen, Rudern, Radfahren, Reiten u. dgl. Im Kampfe gegen mancherlei schädliche Einflüsse, die die Abkehr von der Natur mit sich brachte, ist der Sport wie das Spiel zu einem für die Volksgesundheit höchst wertvollen Schutz- und Heilmittel geworden, da sie Stählung und Abhärtung des Körpers, vornehmlich der Haut, gegenüber den Unbilden der Witterung bewirken. Von den zahlreichen Übungsarten des Sports kommt für die Körpererziehung namentlich die Leichtathletik — Springen, Werfen, Steinstoßen usw. — in Betracht; die zu ihrer zweckmäßigen und erfolgreichen Ausführung unerläßliche Gewöhnung an aufmerksame Körperpflege und gesunde Lebensweise ist in erzieherischer und sittlicher Hinsicht von großer Bedeutung. Unbedingt aber muß vermieden werden, daß der Sport über die Freude an richtiger, kräftiger Bewegung hinaus nur noch der Befriedigung des Ehrgeizes dient, mit allen Mitteln das Höchstmaß der Leistungsfähigkeit zu erreichen.

Eine angenehme und der Gesundheit nicht schädliche Erholung gewährt auch die Geselligkeit, sofern sie auf ein richtiges Maß beschränkt bleibt. Der Gedankenaustausch mit anderen Menschen regt den Geist vorteilhaft an und erweitert den Gesichtskreis des einzelnen, die Mitteilung eigener Empfindungen und Erlebnisse ist überdies den meisten ein Bedürfnis und erfordert, wie auch unsere berechtigte Teilnahme an dem Ergehen unserer Mitmenschen, eine gegenseitige Aussprache. Nur wenn das gesellige Zusammensein mit Unmäßigkeit in leiblichen Genüssen verbunden ist, wenn dabei Leidenschaften erregt werden (z. B. durch Spiel) und dem Körper der notwendige Schlaf entzogen wird, ist Geselligkeit ebenso verderblich wie Überanstrengung; dann beeinträchtigt sie die Leistungskraft, verflacht das Innenleben, macht den Menschen unlustig zur Arbeit und führt zu Krankheiten und vorzeitiger Abnutzung des Körpers und Geistes.

Eine Verwendung der Erholungsstunden zum regelmäßigen Besuch der oft mangelhaft gelüfteten und vom Tabakrauch erfüllten Wirtshäuser ist nicht nur der Gesundheit, sondern auch vielfach dem Wohlstand des einzelnen nachteilig; noch schädlicher ist der damit gewöhnlich verbundene reichliche Alkoholgenuß und Tabakmißbrauch.

170. Witterungseinflüsse. Abnorme Temperaturen, Strahlenwirkungen. Bei Landarbeitern, Bauhandwerkern, Fuhrleuten, Eisenbahnbeamten, Schiffern, Tiefbauarbeitern und vielen anderen Personen, die in ihrem Berufe wechselnden Witterungseinflüssen ausgesetzt sind, kommen Erkältungskrankheiten und rheumatische Leiden besonders häufig vor. Durch die Einwirkung strahlender Glut von Schmelzöfen erkranken Glasbläser, Walzwerksarbeiter u. a. mitunter an Schädigungen des Auges (Glasbläserstar). Die in manchen künstlichen Lichtquellen (Quecksilberdampflampen, elektrischem Lichtbogen) besonders reichlich enthaltenen ultravioletten Strahlen verursachen häufig Reizungen der Haut und der Augenbindehäute.

Außer den Wirkungen der strahlenden Glut kommen auch Gesundheitsschädigungen durch andere Strahlenarten (Röntgen- und Radiumstrahlen) vor, die teils als schwer heilende, bisweilen krebsartige Geschwüre, teils als Blutveränderungen in die Erscheinung treten.

171. Staubkrankheiten. In vielen Betrieben sind die Arbeiter genötigt, Staub einzuatmen, der je nach seiner Beschaffenheit die Gesundheit in verschiedener Weise benachteiligen kann. Zu einer charakteristischen Lungenveränderung mit ausgedehnter Verdichtung und Verhärtung des Lungengewebes, der sog. Staublunge (Silikose) führt die jahrelange Einatmung von quarzhaltigem Staub, wie sie die Arbeit in Bergwerken, Steinbrüchen, Steinmetzbetrieben, Porzellanfabriken, Schleifereien usw. mit sich bringt; auch Asbeststaub vermag ähnliche Erkrankungen hervorzurufen. Eine besondere Gefahr der Staublunge besteht darin, daß sie eine höhere Empfänglichkeit für die Lungentuberkulose schafft. Auch andere Staubarten wie Kohlenstaub (Kohlengruben), Ruß (Schornsteinfeger), Graphitstaub (Bleistiftarbeiter), Zementstaub,

Staub von Holz, Wolle, Baumwolle usw. können auf die Schleimhäute reizend wirken, verursachen aber nur selten ernsthafte Erkrankungen der Luftwege, mit Ausnahme des Thomasschlackenstaubes, dessen Einatmung häufig tödlich verlaufende Lungenentzündungen zur Folge hat. Die bei Bäckern und Konditoren häufig beobachteten Zahnkrankheiten bringt man mit der Einatmung des Mehl- und Zuckerstaubes in Zusammenhang, da dieser in den Zwischenräumen und in hohlen Stellen der Zähne liegen bleibt und hier — unter dem Einfluß des Mundspeichels wird das Mehl in Zucker übergeführt — für Gärungskeime oder Bakterien ein günstiger Nährboden wird. Auch gewerbliche Hauterkrankungen (vgl. 172) sind vielfach auf die Einwirkung mechanisch oder chemisch reizenden Gewerbestaubes zurückzuführen.

Die Eigenart einiger Betriebe enthält die Gefahr, daß die zu verarbeitenden Stoffe Träger gefährlicher Ansteckungskeime sind; so hat z. B. die Zubereitung der Felle und Haare von Tieren, die an Milzbrand verendeten, zuweilen zu Milzbranderkrankungen bei den betreffenden Arbeitern Anlaß gegeben.

172. Gewerbliche Vergiftungen. Der wichtigste und verbreitetste Weg für den Eintritt gewerblicher Gifte in den Körper ist die Aufnahme durch die Atmung, und zwar kommt neben der Aufnahme in Staubform in erster Linie die Einatmung von Gasen und Dämpfen in Frage. Neben der Aufnahme durch die Atmung können in einigen seltenen Fällen giftige Stoffe durch den Mund (mangelnde Reinlichkeit, Einnahme von Speisen am Arbeitsplatz, Rauchen und Kauen) und bestimmte gewerbliche Gifte auch durch die unverletzte Haut einverleibt werden.

Eine der häufigsten und wichtigsten gewerblichen Erkrankungen ist die Bleivergiftung. Sie kommt meist durch die Einatmung von Bleirauch oder bleihaltigem Staub zustande. Besonders gefährdet sind die Bleilöter, die Arbeiter in Blei- und Zinkhütten, in Akkumulatorenfabriken, die Autogenschneider, die Schriftgießer, die Arbeiter in Anlagen zur Herstellung von Bleifarben (Bleiweiß, Mennige), die Maler, Anstreicher und Lackierer. Weitere metallische Gifte sind Quecksilber, Arsen, Mangan und ihre Verbindungen. Eine heutzutage nur noch selten vorkommende Schädigung ist der nach Phosphoreinwirkung an den Kiefern, und zwar von schadhaften Zähnen ausgehend, sich entwickelnde Knochenfraß. Der gefährliche weiße Phosphor, der früher ausgiebig Verwendung fand, darf im Deutschen Reich zur Herstellung von Zündhölzern und anderen Zündwaren nicht mehr benutzt werden.

Eine große Menge von giftigen Arbeitsstoffen verwendet man in der chemischen Industrie. Hierzu gehören u. a. das Benzol[1] und seine Homologen sowie die große Reihe der von ihnen abgeleiteten Nitro- und Amidoverbindungen der aromatischen Reihe. Weiterhin sind zu erwähnen der Schwefelkohlenstoff, der ebenso wie das Benzol auch in der Gummiindustrie viel verwendet wird. Die meisten dieser Stoffe sind in der Regel mehr oder weniger flüchtig, so daß die Vergiftung auch hier vorwiegend durch Einatmung der Dämpfe erfolgt. Ihre Giftwirkung erstreckt sich im wesentlichen auf das Nervensystem oder auf das Blut.

Unter den gasförmigen Giften steht an erster Stelle das Kohlenoxyd[2], das auch im täglichen Leben als Kohlendunst und als Hauptbestandteil des Leuchtgases häufig Vergiftungen hervorruft. Es entsteht überall da, wo eine Verbrennung mit ungenügender Luftzufuhr vonstatten geht und findet sich z. B. in den Gichtgasen der Hochöfen, im Rauch von Feuerungen, in Brandgasen, Auspuffgasen der Motoren (Gefahr in Garagen!), in den Nachschwaden von Schlagwetter- und Kohlenstaubexplosionen in Bergwerken. Kohlenoxyd ist ein Blutgift, unterbindet den Gasaustausch zwischen Blut und Geweben und führt so Erstickung herbei. Von anderen gasförmigen Giften

---

[1] Das vom Reichsgesundheitsamt aufgestellte Benzolmerkblatt, das Stück 0,25 RM, zu beziehen von der Geschäftsstelle des Reichsarbeitsblatts, Berlin SW 11, Saarlandstr. 96.

[2] Vgl. Kohlenoxyd-Merkblatt. Merkblatt über Entstehung, Verhütung und Behandlung von Kohlenoxydvergiftungen im täglichen Leben (siehe 4. Umschlagseite).

sind Ursache gewerblicher Erkrankungen: die schweflige Säure (in Bleichereien, Schwefelsäure-, Ultramarin- und Weißblechfabriken), das Salzsäuregas (Sodafabriken), das Chlor (Chlorkalkfabriken und Schnellbleichereien), das Phosgen (in der chemischen Industrie), die nitrosen Gase (beim Metallbrennen oder beim Vergießen von Salpetersäure auf Metall, Holz usw.).

173. Gewerbliche Hautkrankheiten. Eine immer größere Bedeutung kommt den gewerblichen Hautkrankheiten zu. Abgesehen von den bereits angeführten gewerblichen Giften, können die verschiedensten Arbeitsstoffe Hautschädigungen hervorrufen. Als Ursache von Hautentzündungen und Ausschlägen (Ekzemen), meist hartnäckiger Natur, kommen in erster Linie die Lösungsmittel: Terpentin und seine Ersatzstoffe sowie Mineralöle (Schmier- und Bohröle) in Frage. Weiterhin entstehen derartige Hautkrankheiten bei der Galvanisierungsarbeit (Nickelkrätze), bei Verwendung von Chromaten (graphisches Gewerbe, Gerberei, Möbeltischlerei u. a. m.), durch Düngemittel in der Landwirtschaft usw. Vielfach beruht das Auftreten dieser Erkrankungen auf einer erworbenen Überempfindlichkeit. Eine besondere Stellung nimmt noch der gewerbliche Hautkrebs ein, der durch eine langjährige Einwirkung von Ruß, Paraffin, Teer, Anthrazen, Pech und ähnlichen Stoffen sowie durch Röntgenstrahlen entstehen kann.

174. Unfälle. Offensichtlicher und weiterverbreitet als die durch krankmachende Einflüsse der gewerblichen Arbeit bedingte Bedrohung des Lebens und der Gesundheit des Arbeiters ist diejenige durch Betriebsunfälle. Zu ihnen sind an sich zwar alle Gesundheitsschädigungen auch der im vorstehenden besprochenen Art zu rechnen, sofern die Schädigung auf ein plötzliches, d. h. in einen verhältnismäßig kurzen Zeitraum eingeschlossenes Ereignis zurückzuführen ist. In diesem Sinne gehören zahlreiche gewerbliche Vergiftungen, die sich in besonders schwerer Form oft gerade bei Betriebsstörungen ereignen, zu den Unfällen. Weit überwiegend aber ist die Zahl der Unfälle, die sich als Verletzungen infolge äußerer Einwirkungen darstellen. Die häufigsten Unfallursachen überhaupt sind neben der Bedienung der Arbeitsmaschinen, Transport- und Hebearbeiten, Einstürze und Umfallen von Gegenständen, Fall von Treppen, Leitern usw. In bezug auf die Schwere der Unfallfolgen stehen nach Maßgabe des Anteils tödlich verlaufener Unfälle an der Spitze die Unfälle durch Starkstrom, durch Explosionen, feuergefährliche, heiße, ätzende und giftige Stoffe. Manche Betriebe unterliegen in besonderem Maße der Gefahr von Massenunglücken, z. B. Schiffahrt- und Eisenbahnverkehr, ferner die Sprengstoff- und die Zellhornfabriken durch Explosionen und Brände, der Kohlenbergbau durch schlagende Wetter, Gas- und Wassereinbrüche. Hinzuweisen ist auch auf die Gefährlichkeit gewisser Waschmittel, die mit einem Gehalt von etwa 60 vH Natriumsuperoxyd und 40 vH Natriumperborat mehrfach zu Selbstentzündungen geführt haben. Durch Runderlaß des Reichsministers des Innern vom 16. September 1938 ist daher der Vertrieb natriumsuperoxydhaltiger Waschmittel zum Gebrauch im Haushalt verboten worden.

175. Maßnahmen gegen Berufsschädlichkeiten. Um Gesundheitsschädigungen und Unfälle, die durch die in den vorstehenden Abschnitten erwähnten Berufsgefahren verursacht werden können, auf ein möglichst geringes Maß einzuschränken, sind zahlreiche gesetzliche und polizeiliche Vorschriften erlassen worden. Oft trägt aber die Unachtsamkeit oder Unvorsichtigkeit der verunglückten Personen selbst die Schuld an dem erlittenen Schaden. Solchen Vorkommnissen gegenüber kann nicht genug darauf hingewiesen werden, daß es zu den Berufspflichten gehört, sich über die Gefahren der gewählten Beschäftigungsart ausreichend zu unterrichten und die Verhaltungs- und Vorsichtsmaßregeln gewissenhaft zu befolgen. Nach der Gewerbeordnung sind die Gewerbeunternehmer verpflichtet, die Arbeitsräume, Betriebsvorrichtungen, Maschinen und Gerätschaften so einzurichten und zu unterhalten und den Betrieb derart zu regeln, daß die Arbeiter gegen Gefahren für Leben und Gesundheit soweit geschützt sind, wie es die Natur des Betriebes gestattet.

Insbesondere ist für genügendes Licht, ausreichenden Luftraum und Luftwechsel, für Beseitigung des bei dem Betrieb auftretenden Staubes, der sich entwickelnden Dünste und Gase sowie der entstehenden Abfälle Sorge zu tragen. Außerdem sind die notwendigen Vorrichtungen anzubringen, um die Arbeiter gegen gefährliche Berührungen mit Maschinen oder Maschinenteilen oder gegen andere in der Natur der Betriebsstätte oder des Betriebes liegende Gefahren (z. B. Fabrikbrände, Explosionen) zu schützen. Endlich sind zur Sicherung eines gefahrlosen Betriebes Vorschriften über die Ordnung des Betriebes und das Verhalten der Arbeiter zu erlassen.

Für diejenigen Unternehmen, die besondere gesundheitliche Gefahren mit sich bringen, genügen aber diese allgemeinen Schutzvorschriften nicht. Für sie können daher noch besondere Maßnahmen angeordnet werden. Solche Sondervorschriften bestehen unter anderem für Buchdruckereien und Schriftgießereien, für Anlagen zur Herstellung elektrischer Akkumulatoren aus Blei oder Bleiverbindungen, für Anlagen, in denen Thomasschlacke gemahlen oder Thomasschlackenmehl gelagert wird, für Zinkhütten, für Anlagen zur Vulkanisierung von Gummiwaren, für Steinbrüche und Steinhauereien (Steinmetzbetriebe), für Roßhaarspinnereien, Haar- und Borstenzurichtereien, Bürsten- und Pinselmachereien, für Anlagen zur Herstellung von Bleifarben und anderen Bleiverbindungen, für Bleihütten, für Betriebe, in denen Maler-, Anstreicher-, Tüncher-, Weißbinder- oder Lackiererarbeiten ausgeführt werden, für Zigarrenfabriken, für Anlagen zur Herstellung von Alkalichromaten, für Preßluftbetriebe, für die Ausführung von Anstreicherarbeiten in Schiffsräumen usw. In offenen Verkaufsstellen und den dazugehörigen Schreibstuben (Kontoren) ist für die dort beschäftigten Gehilfen und Lehrlinge für ausreichende und geeignete Sitzgelegenheiten zu sorgen.

Zur Anordnung ins einzelne gehender Unfallverhütungsvorschriften sind nach der Reichsversicherungsordnung die aus den Unternehmern je eines größeren Industriezweiges gebildeten Berufsgenossenschaften ermächtigt; ihre Beschlüsse werden unter Mitwirkung von Vertretern der Versicherten gefaßt und bedürfen der Genehmigung des Reichsversicherungsamts. Die Berufsgenossenschaften haben das Recht, die Befolgung der Unfallverhütungsvorschriften durch eigens hierfür anzustellende technische Aufsichtsbeamte überwachen zu lassen; in den Unfallverhütungsvorschriften pflegen auch Bestimmungen über die erste Hilfeleistung bei Unfällen enthalten zu sein.

In vielen Betriebsanlagen ist eine wesentliche Verbesserung der Gesundheitsverhältnisse nur von einem verständnisvollen Eingehen der Arbeiter auf die Bestrebungen der Behörden oder Arbeitgeber zum Schutze von Leben und Gesundheit zu erwarten. Als ein unentbehrliches Mittel, das Verständnis des einzelnen für seine Aufgaben bei der Unfallverhütung zu wecken oder zu erhöhen, ist die Belehrung der Arbeiter anzusehen, die bereits in den Fachschulen beginnt und durch allgemeinverständliche Vorträge, die Aushängung von Unfallverhütungsbildern und die Einrichtung von Arbeiterschutzmuseen fortgeführt wird. Unterweisungen dieser Art sind namentlich in solchen Betrieben am Platze, wo der Arbeiter durch sein persönliches Verhalten das meiste zum Schutze seiner Gesundheit beizutragen vermag.

Zur Belehrung einzelner Arbeitergruppen dienen weiterhin die Merkblätter des Reichsgesundheitsamtes, des Reichsarbeitsministeriums, der Berufsgenossenschaften, der Deutschen Gesellschaft für Arbeitsschutz u. a., für deren möglichste Verbreitung Sorge getragen ist.

176. Sozialversicherung. Trotz der erwähnten Maßnahmen vorbeugender Art kommen in den einzelnen Berufsarten Gesundheitsschädigungen immer noch zahlreich genug vor. Sind Schädigungen eingetreten, so muß man darauf bedacht sein, ihre Folgen auszugleichen oder zu mildern. Hier tritt die Sozialversicherung ein, die eine zwangsweise Versicherung der Arbeitnehmer gegen Krankheit, Betriebsunfälle, Erwerbsunfähigkeit und Arbeitslosigkeit zum Gegenstande hat und den Zweck verfolgt, den Arbeitnehmern eine sichere Fürsorge unter staatlichem Schutz für die Zeit zuteil werden zu lassen, in der ihre hauptsächlichste Erwerbsquelle, die körperliche Arbeitskraft, wegen Erkrankungen oder körperlicher Mängel und Gebrechen versagt oder infolge Arbeitsmangels nicht ausgenutzt werden kann. Die Kranken-, Unfall- und Invalidenversicherung ist im allgemeinen durch die Reichsversicherungsordnung, die Angestelltenversicherung durch das Angestelltenversicherungsgesetz geregelt, während die für die Betriebe des Bergbaues eingerichtete besondere Kranken-, Pensions-, Invaliden- und Angestelltenversicherung ihre Regelung im Reichsknappschaftsgesetz gefunden hat. Die Vorschriften über Arbeitslosenversicherung finden sich im Reichsgesetz über Arbeitsvermittlung und Arbeitslosenversicherung.

Die Reichsversicherungsordnung unterstellt ihrer Krankenversicherung ohne Rücksicht auf die Höhe des Arbeitsverdienstes die männlichen und weiblichen Arbeiter, Gehilfen, Gesellen, Lehrlinge und Hausgehilfen, ferner, sofern ihr Jahreseinkommen oder ihr Jahresverdienst nicht mehr als 3600 RM beträgt, die Hausgewerbetreibenden, die Werkangestellten (Betriebsbeamte, Werkmeister usw.) und die Angehörigen bestimmter Berufszweige (Handlungsgehilfen und -lehrlinge, Gehilfen und Lehrlinge in Apotheken, Bühnenmitglieder und Musiker, Lehrer, Erzieher, Angestellte in Berufen der Erziehung, des Unterrichts, der Fürsorge, der Kranken- und Wohlfahrtspflege sowie die Seeleute und die Besatzung von Fahrzeugen der Binnenschiffahrt). Jeder Versicherte hat im Falle der Erkrankung Anspruch auf ärztliche Behandlung und auf Versorgung mit Arznei- und kleineren Heilmitteln (wie Brillen, Bruchbänder). Falls mit der Krankheit eine zeitweilige Arbeitsunfähigkeit verbunden ist, wird vom 4. Tage an für jeden Tag ein Krankengeld mindestens in Höhe der Hälfte, höchstens bis zu $^3/_4$ des Grundlohnes ausgezahlt, für dessen Berechnung der Arbeitsentgelt bis zu 10 RM täglich berücksichtigt wird. Die Krankenhilfe endigt regelmäßig mit Ablauf der 26. Woche nach Beginn der Krankheit; doch kann durch die Satzungen der Krankenkasse die Dauer der Krankenhilfe bis auf ein Jahr erweitert und Fürsorge für Genesende noch bis zur Dauer eines Jahres nach Ablauf der Krankenhilfe vorgesehen werden. Für den Todesfall wird den Hinterbliebenen des Versicherten ein Sterbegeld gewährt. Außerdem hat der Versicherte nach 3monatiger Wartezeit Anspruch auf ärztliche Behandlung des Ehegatten und der unterhaltsberechtigten Kinder bis zur Dauer von 13 oder, für den Fall entsprechender Satzungsregelung, von 26 Wochen; Arzneikosten werden in diesen Fällen zur Hälfte erstattet. Die Satzung der Krankenkasse kann dem Versicherten beim Tode des Ehegatten oder eines Kindes oder sonstiger Angehöriger, die mit ihm in häuslicher Gemeinschaft lebten und von ihm überwiegend unterhalten worden sind, auch noch ein Sterbegeld zubilligen.

Wöchnerinnen, die in den beiden letzten Jahren vor ihrer Niederkunft mindestens 10 Monate und davon im letzten Jahre mindestens 6 Monate versichert waren, ferner unter der Voraussetzung einer gleichen Versicherungsdauer die Ehefrauen der Versicherten sowie solche Töchter, Stieftöchter und Pflegetöchter, die mit dem Versicherten in häuslicher Gemeinschaft leben, erhalten Wochenhilfe. Die Wochenhilfe umfaßt Hebammen- und nötigenfalls ärztliche Hilfe, Arznei und kleinere Heilmittel, einen einmaligen Beitrag zu den Kosten der Entbindung sowie für die Selbstversicherten ein Wochengeld in Höhe des Krankengeldes für 4—6 Wochen vor und 6 Wochen nach der Entbindung sowie ein Stillgeld in halber Höhe des Krankengeldes bis zu 12 Wochen nach der Niederkunft.

Die Kosten der Krankenversicherung werden durch Beiträge aufgebracht, die zu $^2/_3$ die Arbeitnehmer, zu $^1/_3$ die Arbeitgeber zu leisten haben. In der Knappschaftsversicherung ist das Beitragsverhältnis $^3/_5$ zu $^2/_5$. Die Durchführung der Krankenversicherung erfolgt mittels der hierzu errichteten Orts-, Land-, Betriebs-, Innungs- und Ersatzkrankenkassen. Die Zahl der Versicherten betrug 1936 im Altreich über 21,5 Millionen.

Die Unfallversicherung erstreckt sich auf die in bestimmten gewerblichen (zum Teil auch nichtgewerblichen) Betrieben, in der Land- und Forstwirtschaft, sowie im Seeverkehr beschäftigten Arbeiter, Gehilfen, Gesellen, Lehrlinge und Angestellten. Auf Grund des 3. Gesetzes über Änderungen in der Unfallversicherung vom 20. Dez. 1928 ist mit der Errichtung der Berufsgenossenschaft für Gesundheitsdienst und Wohlfahrtspflege die Unfallversicherung auf Krankenhäuser, Heil- und Pflegeanstalten, Entbindungsheime und andere Anstalten, die Kranke zur Kur und Pflege aufnehmen, ferner auf Einrichtungen und Tätigkeiten in der öffentlichen und freien Wohlfahrtspflege und im Gesundheitsdienst, sowie auf wissenschaftliche, medizinische und technische Laboratorien einschließlich Röntgenbetriebe ausgedehnt werden. Alle vorbezeichneten Personen sind kraft öffentlichen Rechtes gegen die Folgen der beidem Betriebe sich ereignenden Unfälle — selbst wenn ein Verschulden des Verunglückten oder eines Dritten mitgewirkt hat — versichert. Als Betriebsunfälle im Sinne der Reichsversicherungsordnung gelten mit dem Betrieb in Verbindung stehende plötzliche Ereignisse (Weg von und zur Arbeit inbegriffen). Seit dem Jahre 1925 (seit 1929 und 1936 in erweitertem Maße) ist die Unfallversicherung auch auf die wichtigsten gewerblichen Berufskrankheiten ausgedehnt. Die Unfallversicherung gewährt dem

Verletzten oder dem an einer entschädigungspflichtigen Gewerbekrankheit Leidenden einen Anspruch auf Entschädigung. Diese besteht in Heilbehandlung sowie in einer für die Dauer der Erwerbsunfähigkeit oder der Beschränkung der Erwerbsfähigkeit zu zahlenden Rente, der Unfallrente, deren Höhe sich nach dem Grade der Erwerbsunfähigkeit richtet. Die Rente beginnt im allgemeinen erst bei Wegfall des Krankengeldes aus der Krankenversicherung, jedoch trägt die Unfallversicherung die Verantwortung für das Heilverfahren und die Wiederherstellung der Erwerbsfähigkeit vom Zeitpunkt des Unfalls an. Als Ziel der Versicherungsleistung hat eine möglichste Beseitigung der Unfallfolgen, wie die Ertüchtigung des Verletzten und seine Wiedereinführung in das Erwerbsleben, zu gelten. Eine weitere Obliegenheit der Unfallversicherung ist die Berufsfürsorge, die in Berufsberatung, beruflicher Ausbildung zur Wiedergewinnung oder Erhöhung der Erwerbsfähigkeit, gegebenenfalls in der Ausbildung für einen neuen Beruf sowie in der Hilfe zur Erlangung einer Arbeitsstelle besteht. Der Berufswechsel solcher Versicherter, die bei Weiterführung ihrer bisherigen Tätigkeit in einem Betriebe, der der Versicherung gegen eine Berufskrankheit unterliegt, der besonderen Gefahr einer Erkrankung an dieser Berufskrankheit, erneuter Erkrankung oder Verschlimmerung ihres Leidens ausgesetzt sind, wird durch die Gewährung einer sog. Übergangsrente erleichtert. Wenn der Betriebsunfall oder die Gewerbekrankheit den Tod des Versicherten zur Folge hat, so erhalten die Hinterbliebenen ein Sterbegeld und (die Witwe bis zu ihrem Tode oder ihrer Wiederverheiratung, die Kinder bis zum vollendeten 15. Lebensjahr) eine Rente. Die Pflicht der Unfallentschädigung liegt den in den sog. Berufsgenossenschaften vereinigten Unternehmern gemeinschaftlich ob; sie haben ausschließlich die Kosten der Unfallversicherung zu tragen. Die Berufsgenossenschaften werden nach Industriezweigen für begrenzte Wirtschaftsgebiete oder für das ganze Reich gebildet. Für staatliche Betriebe sind das Reich oder das Land die Träger der Unfallversicherung, soweit sie nicht für bestimmte Betriebe oder Tätigkeiten der zuständigen Genossenschaft beitreten. Die Gemeinden können von der obersten Verwaltungsbehörde, gegebenenfalls nach Vereinigung mehrerer Gemeinden zu einem Versicherungsverband, zu Versicherungsträgern erklärt werden. Die Zahl der gegen Unfall versicherten Personen betrug im Jahre 1936 rund 26,1 Millionen.

Die Invalidenversicherung bezweckt den Schutz gegen die Folgen der andauernden Erwerbsunfähigkeit, die infolge von Alter (über 65 Jahre) oder von über die Zeit der Krankenversicherung hinaus währender Krankheit eintritt. Die Reichsversicherungsordnung gibt für diese Fälle der Invalidität dem Versicherten einen Anspruch auf Invalidenrente sowie nach dem Tode des Versicherten der Witwe und den Kindern (diesen bis zum 15. Lebensjahre) einen Anspruch auf Witwen- oder Waisenrente. Sie unterstellt der Pflichtversicherung die Arbeiter, Gesellen und Hausgehilfen sowie die Hausgewerbetreibenden durchweg, ferner auch, soweit sie nicht schon zur Angestelltenversicherung verpflichtet oder von dieser befreit sind, die Besatzungen der See- und Binnenschiffe sowie die Gehilfen und Lehrlinge.

Die Aufbringung der für die Invaliden-, Witwen- und Waisenrenten erforderlichen Mittel geschieht derart, daß das Reich zu jeder festgestellten Rente jährlich einen bestimmten Betrag zuschießt, während der Rest durch laufende Beiträge der versicherten Arbeitnehmer und ihrer Arbeitgeber zu gleichen Teilen gedeckt wird. Die Durchführung der Invalidenversicherung, die zur Zeit etwa 19,2 Millionen Arbeitnehmer umfaßt, liegt den Landesversicherungsanstalten und den daneben zugelassenen Sonderanstalten ob. Für die Gesundheitspflege bedeutungsvoll ist es, daß aus den Mitteln der Invalidenversicherung auch die Kosten vorbeugender Heilverfahren zur Abwendung drohender Invalidität gewährt werden können, wovon namentlich durch Errichtung von Lungenheilstätten sowie von Fürsorge- und Beratungsstellen für Tuberkulose und Geschlechtskrankheiten ausgiebiger und segensreicher Gebrauch gemacht worden ist.

Die Angestelltenversicherung tritt für den Kreis der ihr unterliegenden Berufstätigen an die Stelle der Invalidenversicherung. Sie erstreckt sich auf die Angestellten in leitender oder in gehobener Stellung, die Büroangestellten, kaufmännischen Angestellten, Gehilfen und Lehrlinge in Apotheken, Bühnenmitglieder und Musiker, Angestellte in Berufen der Erziehung, des Unterrichts, der Fürsorge, der Kranken- und Wohlfahrtspflege sowie auf das höhere Schiffspersonal. Jedoch darf der Jahresarbeitsverdienst einen vom Reichsarbeitsminister nach den jeweiligen Wirtschaftsverhältnissen zu bestimmenden Höchstbetrag (zur Zeit 8400 RM) nicht übersteigen. Diesen Angestellten ist ein Anspruch auf ein höheres Maß staatlicher Fürsorge gesichert, als es ihnen durch die Invalidenversicherung geboten werden kann. Die Leistungen der Angestelltenversicherung bestehen in der Gewährung von Ruhegeld, Hinterbliebenenrente und Heilverfahren. Ruhegeld wird bei Erreichung eines Alters von 65 Jahren sowie bei dauernder oder längerer vorübergehender Berufsunfähigkeit gewährt. Witwen erhalten nach dem Tode ihres Ehemannes eine Witwenrente und Kinder bis zum 15., gegebenenfalls bis zum 18. Lebensjahre eine Waisenrente. Um drohende Berufsunfähigkeit abzuwenden oder bereits eingetretene wieder zu beseitigen, kann ein Heilverfahren eingeleitet werden. Die Mittel für die Versicherung bringen Arbeitgeber und Versicherte zu gleichen Teilen auf. Die Angestelltenversicherung umfaßt heute mehr als 3 Millionen Versicherte. Ihr Träger ist die Reichsversicherungsanstalt für Angestellte in Berlin.

Der neueste Zweig der Sozialversicherung ist die Arbeitslosenversicherung, die ihren Versicherten für den Fall der ungewollten Arbeitslosigkeit eine Unterstützung gewährt. Versichert sind alle der Krankenversicherungspflicht nach der Reichsversicherungsordnung oder dem Reichsknappschaftsgesetz unterliegenden Arbeitnehmer und die Pflichtversicherten der Angestelltenversicherung. Für den Bezug der Arbeitslosenunterstützung ist Arbeitswilligkeit, Arbeitsfähigkeit sowie die Erfüllung der Anwartschaftszeit (26 Wochen krankenversicherungspflichtige Beschäftigung während der letzten 12 Monate) Voraussetzung. Die Höhe der Unterstützung richtet sich nach bestimmten Lohnklassen. Die versicherungsmäßige Unterstützung wird im allgemeinen 20 Wochen lang gewährt. Im Anschluß daran tritt unter gewissen Voraussetzungen für eine gleichfalls beschränkte Dauer die sog. Krisenunterstützung ein. Die Mittel für die Arbeitslosenversicherung werden durch Beiträge der ihr angehörenden tätigen Arbeiter und Angestellten sowie der Arbeitgeber, die Mittel für die Krisenunterstützung von Reich ($^4/_5$) und Gemeinden ($^1/_5$), ferner durch eine besondere allgemeine Abgabe aufgebracht. Im Jahre 1936 waren rund 14,1 Millionen Arbeitnehmer in Deutschland gegen Arbeitslosigkeit versichert.

So weitgehend nun auch der Personenkreis und die Hilfeleistungen der Sozialversicherung gefaßt sind, so sind dennoch die Fälle nicht selten, in denen Hilfsbedürftige mittels dieser Bestimmungen keine Hilfe finden können. Teils gehören sie überhaupt nicht der Pflichtversicherung an, teils haben sie die Vorbedingung für die Anwartschaft auf Hilfeleistungen noch nicht erfüllt, teils ist es der Pflichtversicherung allein nicht möglich, Abhilfe zu schaffen. Hier ergänzend und unterstützend einzugreifen, ist die Aufgabe der öffentlichen Wohlfahrtsfürsorge. Die Reichsverordnung über die Fürsorgepflicht (dazu Reichsgrundsätze über Voraussetzung, Art und Maß der öffentlichen Fürsorge) hat dieses Fürsorgegebiet den Bezirks- und Landesfürsorgeverbänden übertragen. Die diesen Verbänden obliegende Verpflichtung zur öffentlichen Fürsorge Hilfsbedürftiger umfaßt die soziale Fürsorge für Kriegsbeschädigte und Kriegshinterbliebene, die Fürsorge für Rentenempfänger der Invaliden- und Angestelltenversicherung, für Kleinrentner, für Schwerbeschädigte und Schwererwerbsbeschränkte, für hilfsbedürftige Minderjährige und für Wöchnerinnen. Den genannten Verbänden liegt auch die Fürsorge für Hilfsbedürftige ob. Hilfsbedürftig ist, wer den notwendigen Lebensbedarf für sich und seine unterhaltsberechtigten Angehörigen nicht oder nicht ausreichend aus eigenen Kräften und Mitteln beschaffen kann und ihn auch nicht von anderer Seite, insbesondere von Angehörigen, erhält. Zum notwendigen Lebensbedarf gehören Lebensunterhalt (Nahrung, Kleidung, Pflege), Krankenhilfe und Hilfe zur Wiederherstellung der Arbeitsfähigkeit, Hilfe für Schwangere und Wöchnerinnen, bei Minderjährigen Erziehung und Erwerbsbefähigung, bei Blinden, Taubstummen und Krüppeln Erwerbsbefähigung. Nötigenfalls ist auch der Bestattungsaufwand zu bestreiten (vgl. 270).

Die vom Reichsarbeitsminister erlassenen Richtlinien über Gesundheitsfürsorge in der versicherten Bevölkerung bestimmen, daß zur Förderung der gemeinsamen Zwecke in der Gesundheitsfürsorge die Versicherungsträger sich untereinander und mit den Trägern der öffentlichen und freien Wohlfahrtspflege, mit den staatlichen und kommunalen Gesundheitsbehörden, mit der Ärzteschaft und anderen beteiligten Stellen in Arbeitsgemeinschaften, Zweckverbänden oder ähnlichen Vereinigungen verbinden sollen. Aufgabe der Arbeitsgemeinschaften ist das Zusammenwirken ihrer Mitglieder zur Erreichung einer umfassenden und planmäßigen, zusammenhängenden und möglichst wirksamen Gesundheitsfürsorge für die fürsorgebedürftige Bevölkerung. Die Gesundheitsfürsorge der Versicherungsträger umfaßt allgemeine Maßnahmen und Maßnahmen im Einzelfalle bei der Bekämpfung der Tuberkulose und der Geschlechtskrankheiten.

177. Krankheits- und Todesstatistik in den verschiedenen Berufsarten. Indem man die Art und Häufigkeit der Gesundheitsschädigungen und Unfälle in einem einzelnen Berufszweig ermittelt, gewinnt man ein Urteil über die Gefährlichkeit des Berufs und über die Mittel zur Verminderung und Beseitigung der Gefahr. Verschiedene Berufsarten kann man unter sich vergleichen, wenn man aus jeder von ihnen möglichst viele Personen, die sich nach Geschlecht, Körperbeschaffenheit, Alter, Lebensweise und Unterkunft annähernd unter gleichen Bedingungen befinden, jahrelang beobachtet. Es genügt jedoch nicht zu ermitteln, daß unter 1000 Schmieden in gleicher Zeit weniger Erkrankungen vorkommen als unter 1000 gleich alten Schuhmachern, um daraus zu folgern, daß das Handwerk des Schuhmachers ungesünder sei als das des Schmiedes. Vielmehr muß bei solchen Vergleichen in Betracht gezogen werden, daß dem Schmiedehandwerk sich in der Regel kräftigere und widerstandsfähigere Personen zuwenden als dem Schuhmacherhandwerke.

Zu bemerkenswertens Ergebnissen über die Häufigkeit und die Art der Erkrankungen in den verschiedenen Berufen hat eine im Jahre 1910 abgeschlossene Bearbeitung der Aufzeichnungen der Ortskrankenkasse für Leipzig und Umgebung geführt. Eine ähnliche neuere Statistik auf Grund des Materials der Rheinischen Krankenkassen wurde im Jahre 1929 veröffentlicht. Die Ergebnisse derartiger Krankheits- und Sterblichkeitsstatistiken bilden einen wertvollen Maßstab für die Schätzung der mit den einzelnen Berufsarten verbundenen gesundheitlichen Gefahren. Eine besonders ungünstige Krankheitsstatistik wurde z. B. im Bau-, Holz- und Metallgewerbe festgestellt. Auch in außerdeutschen Ländern hat man versucht, die Gesundheitsverhältnisse der verschiedenen Berufe auf statistischem Wege zu erforschen. So fand man in England in einer älteren Statistik für männliche Personen im Alter von 25—65 Jahren die geringste Sterblichkeit bei Geistlichen, Gärtnern und Landwirten, die höchste u. a. bei Schankwirten, Feilenhauern, Bergleuten in Zinnbergwerken, Brauern usw. Durch die Fortschritte der Gewerbehygiene, die sich naturgemäß vorwiegend mit den ungesündesten Gewerbezweigen beschäftigt, verschieben sich indessen diese Verhältnisse von Jahr zu Jahr.

F. Krankheitslehre.

178. Das Wesen der Krankheit im allgemeinen. Unter Krankheit versteht man jede Störung der geordneten Lebensvorgänge, deren harmonischen Ablauf man Gesundheit nennt. Schon die normalen Lebensvorgänge kann man als Anpassungserscheinungen des Körpers bzw. der Lebewesen an die verschiedenartigen Umweltsbedingungen und auch an die im Körper selbst sich abspielenden Vorgänge auffassen. Somit erscheint die Krankheit als eine besondere Form der Anpassung an die von der Norm wesentlich abweichenden Umweltsbedingungen oder inneren Vorgänge. Daraus ergibt sich, daß Krankheiten durch äußere oder innere Störungen entstehen und sich in einer wesentlichen Änderung der Tätigkeit eines oder mehrerer Organe äußern können.

Bis zu einem gewissen Grade ist jedes Lebewesen in der Lage, sich veränderten Bedingungen anzupassen, ohne in seiner Lebenstätigkeit gestört zu werden. Diese Fähigkeit schwankt zwischen einer gewissen oberen und unteren Grenze. Diese Grenzen sind nicht für alle Wesen oder Menschen gleich: der eine versagt früher, der andere später, je nachdem seine angeborene Körperverfassung (Konstitution) oder seine augenblicklichen Kräfteverhältnisse gut oder weniger gut sind. Diese Tatsache tritt uns bei allen Krankheiten entgegen. Es kommt stets auf die Widerstandsfähigkeit, auf die Abwehrkräfte des einzelnen an, wenn er krankmachenden Bedingungen ausgesetzt ist. Es gibt Menschen, die ihnen wehrlos gegenüberstehen. Dabei kann es sich um Witterungseinflüsse, um lebende Krankheitskeime, um Gifte usw. handeln.

Auch die günstigsten Umweltverhältnisse können nicht verhindern, daß ein Mensch nach einer bemessenen Zeit, die in der Regel nicht über hundert Lebensjahre hinaus geht, den Tod erleidet. Denn der Tod geht aus der Anlage des Menschen, aus der notwendigen Form seines Lebensablaufs, ebenso natürlich wie das Wachstum, die Reife und das Altern hervor.

Daneben kann aber in jedem Augenblick dieses Lebensablaufs der Tod durch äußere Gewalt herbeigeführt werden. Man könnte also die Sterbefälle unterscheiden in solche, die nach den natürlichen Regeln des Organismus eintreten, und solche, die eine Wirkung des Geschehens in der Umwelt waren.

Wichtiger als diese beiden Bedingungen des Sterbens ist eine dritte. Viele Menschen bringen nicht den vollen Wert gesunder Anlagen mit, der notwendig ist, um das Alter des natürlichen Todes zu erreichen. Unter den frühzeitig Sterbenden befinden sich zahlreiche Erbkranke, von denen ein Teil schon im Mutterleib oder kurz nach der Geburt abstirbt, während andere, ebenfalls weniger Widerstandsfähige im späteren Leben den verschiedenen Krankheitseinflüssen vorzeitig erliegen. Hierzu zählen ferner Menschen mit einer herabgesetzten Widerstands- und Erholungskraft, von denen ein geringerer Prozentsatz den Weg durch die rauhe Umwelt bis zum natürlichen Ende durchhält als gesundheitlich tüchtige Menschen.

Nach diesen letzten Ursachen des Sterbens lassen sich die Todesfälle nicht zahlenmäßig gliedern. Denn die Todesursache, die zur Beobachtung gelangt, ist vielfach ein Krankheitsvorgang, der sich in gleicher Weise auf einem inneren Schwächezustand wie auf einer äußeren, die Gesundheit erschütternden Wirkung entwickeln kann, so zum Beispiel bei zahlreichen infektiösen Erkrankungen. Irgendeine Krankheit ist in der weit überwiegenden Zahl der Sterbefälle die Erscheinungsform, unter der der Tod herantritt.

Alle Vorgänge, die wir als Krankheit werten, seien sie auch noch so leicht und spurlos vorübergehend, haben ein Grundelement, das im Sterben wiederkehrt: Krankheit besteht, wenn im Haushalt des Organismus eine Uneinigkeit zwischen den Arbeitsrichtungen der Organe herrscht, wenn der gemeinsamen Aufgabe der harmonischen Entfaltung isolierte Organvorgänge entgegenstreben. Wann allerdings der Organismus hierbei ebenso wie unter der Wirkung einer tödlichen Verletzung das Leben nicht mehr zu erhalten vermag, läßt sich nur in einem Teil der Fälle (bei Störung lebenswichtiger Organe) nach einigermaßen sicheren Regeln bestimmen, ist auch nur in einem Teil der übrigen Fälle aus ärztlicher Erfahrung mit Wahrscheinlichkeit vorauszusehen. Die Notwendigkeit, mit der eine Erkrankung zum Tode führt, ist oft nicht zu erweisen.

Je höher entwickelt ein Organismus ist, desto weiter entfernt er sich in seiner Eigenart von derjenigen der unbelebten Natur. Hierdurch wird dem Tod des Menschen, als dem plötzlichen und eindeutigen Übergang des höchststehenden Organismus in die unbelebte Welt, schon unter rein naturwissenschaftlicher Betrachtung eine besondere, der Forschung kaum zugängliche Bedeutung verliehen.

Nur wenige Menschen erreichen *das natürliche Absterben im Alter*. Im Deutschen Reich ist von allen im Jahre 1936 verzeichneten Sterbefällen nur jeder elfte an Altersschwäche erfolgt, und dabei ist diese Bezeichnung „Altersschwäche" oft noch zu unrecht gewählt an Stelle eines unerkannten Krebses oder Herzleidens. Nicht viel mehr als zwei Drittel aller Lebendgeborenen erreichen überhaupt das sechzigste Lebensjahr, und von den Sterbefällen im Alter von über 60 Jahren werden nur ein Sechstel als Folge von Altersschwäche bezeichnet. Setzt man von diesem Rest ferner nicht nur die unerkannten eigentlichen Krankheiten, sondern alle mit Krankheitserscheinungen des Herzens, der Lungen usw. verknüpften Alterssterbefälle ab, so wird kaum ein Rest verbleiben, der nicht als Krankheitszustand angesehen werden muß. Schon nach dem heutigen Stande der Todesursachenerkennung stellen sich die Sterbefälle von Greisen an Krebs als fast ebenso häufig dar wie die an „Altersschwäche", kaum seltener ist das Sterben an Hirnblutungen infolge von Arterienverkalkung. Alle diese Vorgänge sind Krankheitsfolgen, nicht aber Alterserscheinungen.

I. Erbkrankheiten.

179. Erbkrankheiten. Gesetz zur Verhütung erbkranken Nachwuchses. Nicht nur körperliche und seelische Merkmale sind vererbbar, sondern auch eine große Anzahl von Krankheiten. Viele erbliche Abartigkeiten sind belanglos, bestimmte Krankheiten aber wirken sich nicht nur für den Träger und seine Nachkommen ungünstig aus, sondern bedeuten auch wegen der starken Erbkraft eine Gefahr für das Volksganze. Hierher sind in erster Linie die vererbbaren Formen des Schwachsinns zu rechnen, weiterhin bestimmte Geistes- und Nervenkrankheiten wie das Spaltungsirresein (Schizophrenie), das manisch-depressive Irresein, die erbliche Fallsucht (erbliche Epilepsie), der erbliche Veitstanz (Chorea Huntington) sowie bestimmte schwere körperliche Erkrankungen z. B. schwere erbliche Seh- und Hörstörungen und bestimmte schwere körperliche Mißbildungen.

Diese Krankheiten und ihr Erbgang sind eingehend erforscht. Die daran Leidenden sind vielfach sich selbst zur Last und bedeuten für die Volkswirtschaft eine ungeheure Bürde, da sie durchweg vorzeitig arbeitsunfähig werden. Vor allem aber ist auch in hohem Maße ein gleichfalls wieder erbkranker Nachwuchs von ihnen zu erwarten. Daher hat der Führer das Gesetz zur Verhütung erbkranken Nachwuchses (Gesetz zVeN.) erlassen, das verhindern soll, daß die oben genannten Kranken Nachkommen haben, die mit großer Wahrscheinlichkeit an den gleichen Leiden erkranken werden.

Der § 1 des Gesetzes zur Verhütung erbkranken Nachwuchses vom 14. Juli 1933 lautet:

Wer erbkrank ist, kann unfruchtbar gemacht (sterilisiert) werden, wenn nach den Erfahrungen der ärztlichen Wissenschaft mit großer Wahrscheinlichkeit zu erwarten ist, daß seine Nachkommen an schweren körperlichen oder geistigen Erbschäden leiden werden.

Erbkrank im Sinne dieses Gesetzes ist, wer an einer der folgenden Krankheiten leidet:

1. Angeborenem Schwachsinn,
2. Schizophrenie,
3. zirkulärem (manisch-depressivem) Irresein,
4. erblicher Fallsucht,
5. erblichem Veitstanz (Huntingtonsche Chorea),
6. erblicher Blindheit,
7. erblicher Taubheit,
8. schwerer erblicher körperlicher Mißbildung.

Ferner kann unfruchtbar gemacht werden, wer an schwerem Alkoholismus leidet.

Unter „Schwachsinn" wird eine Reihe von Zustandsbildern zusammengefaßt, deren gemeinsames Kennzeichen eine Hemmung in der Entwicklung der Gesamtpersönlichkeit ist und in deren Vordergrund die Hemmung der geistigen Entwicklung steht. Es handelt sich also nicht eigentlich um eine Krankheit, sondern um eine Art geistiger Hemmungsmißbildung, um ein deutliches Zurückbleiben hinter dem Durchschnitt. Der Durchschnitt ist dabei eine Größe, die der häufigsten Verteilung geistiger Fähigkeiten in unseren durch Erziehung und Umwelt, geographische und zivilisatorische Bedingungen bestimmten Lebensraum entspricht. Die geistigen Fähigkeiten sind aus vielen Einzeleigenschaften zusammengesetzte, vielgestaltige Fähigkeiten. Ihre Untersuchung und Beurteilung erfordert gründliche Erfahrung. Leitend ist dabei die Fragestellung, ob der Untersuchte im Rahmen der Leistungen des Durchschnitts mit den gleichen Erziehungs- und Lebensbedingungen imstande ist, sich neuen verschiedenartigen Lebenslagen in zweckmäßiger Weise anzupassen. Bei der Beurteilung wird neben dem Untersuchungsergebnis der schulische, berufliche und außerberufliche Werdegang berücksichtigt. Selbstverständlich setzt ein Sitzenbleiben in der Schule nicht ohne weiteres das Vorhandensein eines Schwachsinns voraus; auch ist nicht jeder Hilfsschüler ohne weiteres als schwachsinnig anzusehen, nur weil er eben die Hilfsschule besucht hat.

Da es neben angeborenen Schwachsinnszuständen, deren weitaus größte Mehrzahl vererblich ist, auch Schwachsinnsformen gibt, die durch äußere Einflüsse (etwa schwere Schädelverletzungen, Gehirnentzündung u. a.) entstanden — also nicht vererbbar — sind, kann nur eine eingehende ärztliche Untersuchung entscheiden, um welche Form des Schwachsinns es sich im Einzelfalle handelt. Es ist ein weitverbreiteter Irrtum, daß „der Fall von der Schaukel", „der Sturz von der Treppe", oder „aus dem Kinderwagen" ursächlich eine große Rolle spielt. Selbstverständlich besteht die Möglichkeit, aber praktisch sind solche Fälle nur sehr selten und meist handelt es sich dabei um angeborene

Schwachsinnszustände. Der „Fall" oder der „Sturz" ist ein Ereignis, das meist in keinem Zusammenhang mit dem Schwachsinn steht. Welches Kind ist schließlich nicht irgend einmal aus dem Kinderwagen oder von der Schaukel gefallen?

Wir teilen die Schwachsinnszustände nach ihrer Gradausprägung in drei Gruppen ein. In schwere Schwachsinnszustände (Idiotie), Schwachsinnszustände mittleren Grades (Imbezillität) und leichte Schwachsinnsformen (Debilität). Während die beiden ersten Formen auch für den Laien kaum zu verkennen sind, bereitet die Beurteilung der leichten Schwachsinnszustände oft erhebliche Schwierigkeiten, namentlich dann, wenn die erlernten Kenntnisse und Fertigkeiten — die mit der eigentlichen Intelligenz nur sehr wenig zu tun haben — so groß sind, daß die Mängel der Fähigkeiten nur bei eingehender Untersuchung aufgedeckt werden können. Manche Debile verfügen auch über eine gewisse gesellschaftliche Gewandtheit, Redegabe und eine oberflächliche „Bildung", die den Laien täuschen kann.

Eine Gefahr bilden gerade die Leichtschwachsinnigen dadurch, daß sie infolge ihrer Urteilslosigkeit, Kritikschwäche, Hemmungslosigkeit und dem Mangel an sozialem Empfinden entgleisen und häufig kriminell werden. Unter Prostituierten, Zuhältern und Verbrechern finden sich sehr viele Leichtschwachsinnige. Steht der Mangel an sozialem Empfinden und das Unvermögen, sich in die Volksgemeinschaft einzufügen, im Vordergrund, so spricht man fälschlicherweise von einem „moralischen Schwachsinn", der in Wirklichkeit häufig nichts anderes ist als ein Schwachsinn mit vorwiegend ethischen Defekten.

Die nachstehenden Zahlen lassen überzeugend erkennen, daß eine Unfruchtbarmachung Schwachsinniger — wenn berücksichtigt wird, daß ein großer Teil von ihnen sich nicht als selbsttragendes und nutzbringendes Mitglied der Volksgemeinschaft halten kann — im Interesse des Volksganzen nicht nur berechtigt, sondern erforderlich ist.

Die Gesamtzahl der Schwachsinnigen wird auf 1—2 vH der Gesamtbevölkerung geschätzt. Von diesen sind nach umfassenden Untersuchungen etwa $^{2}/_{3}$ erblich bedingt. Von den Kindern Schwachsinniger sind 12—19 vH wiederum schwachsinnig und etwa 15 vH schwachbegabt; sind beide Eltern schwachsinnig, so erhöht sich die Zahl der schwachsinnigen Kinder sogar auf über 50 vH. Hinzu kommt, daß die Schwachsinnigen eine viel größere Fruchtbarkeit haben als die Normalen. Die Geschwisterschaftsgröße beträgt bei Schwachsinnigen im Durchschnitt 4—5, bei Normalen dagegen nur etwa 3.

Der Erbgang des Schwachsinns ist teils überdeckend (dominant), teils überdeckt (rezessiv). Daneben kommen auch kompliziertere Erbgänge (geschlechtsgebunden rezessiv) vor. Demnach können sehr wohl die Eltern eines Schwachsinnigen, unter Umständen sogar die Großeltern, erscheinungsbildlich gesund sein, sie haben aber von irgendeinem Vorelternteil krankes Erbgut mitbekommen; trifft sich nun die krankhafte Erbmasse des gesund erscheinenden Vaters und der gesund erscheinenden Mutter, so kommt es zum Auftreten des Schwachsinns bei einem gewissen Prozentsatz der Nachkommen. Ist einer der Eltern schon erscheinungsbildlich schwachsinnig, so ist die Zahl der schwachsinnigen Nachkommen noch erheblich höher, sie ist am höchsten, wenn beide Eltern erscheinungsbildlich schwachsinnig sind.

Spaltungsirresein (Jugendirresein, Schizophrenie, Dementia praecox). Obwohl das Leiden meist zwischen dem 15.—30. Lebensjahr zum Ausbruch kommt, kommen auch Fälle vor, in denen es in früherem oder späterem Lebensalter in Erscheinung tritt. Der Beginn ist meist schleichend, gewöhnlich zeigt sich schon früh eine Neigung zum Abseitsstellen und Absondern, ein Leistungsverfall, oft begleitet von körperlichen Allgemeinerscheinungen, Schlafstörungen, Antriebs- und Interessenverarmung, häufig eine ängstliche innere Unsicherheit und Leere. Das Absondern steigert sich bis zu Ablehnung und zu Protest, Arbeitsscheu. Das Denken wird zusammenhangloser, Sinnestäuschungen und Wahnvorstellungen werden oft beobachtet. Hinzu tritt Neigung zum Grimassieren, ferner eine mehr oder weniger ausgesprochene Läppischkeit im Verhalten. Andere Kranke zeigen bestimmte Bewegungsstörungen (Katalepsie).

Gemeinsam ist allen diesen Zustandsbildern eine eigenartige Zerstörung des inneren Aufbaus des Seelenlebens mit vorwiegender Schädigung des Gemütslebens und des Willens.

Die Krankheit verläuft gewöhnlich in einzelnen Schüben von verschieden langer Dauer. Sie folgt wahrscheinlich einem überdeckten Erbgang, daher kann es vorkommen, daß die Eltern Schizophrener erscheinungsbildlich gesund (aber Anlageträger) sind und die Krankheit sich nur bei der Voreltergeneration oder in den Seitenlinien findet.

Manisch-depressives Irresein. Wenn auch die einzelnen Züge des Seelenlebens beim manisch-depressiven Irresein verschieden deutlich krankhaft verändert sind, so steht doch die Gemütsstörung im Vordergrund, und zwar entweder die heitere Verstimmung (Manie) mit krankhafter Heiterkeit, heiterer Erregung, krankhaftem Zorn, mit Rededrang, Bewegungsdrang, abnormer Erleichterung aller Denkvorgänge, außerordentlich starker Flüchtigkeit des Denkens (Ideenflucht) und Hemmungslosigkeit; oder aber die depressive Verstimmung (Depression) mit Angst, Unruhe, Selbstmordneigung, Hemmung der Bewegungen und der Sprache sowie Erschwerung des Gedankenablaufs. Nicht selten sind Steigerungen der Verlangsamung bis zu einer völligen Reglosigkeit (depressiver Stupor). Sinnestäuschungen und Wahnideen können bei beiden Zustandsbildern, die nur verschiedene „Phasen" ein und desselben Leidens sind, vorkommen; in der manischen Phase insbesondere Überschätzungs- und Größenideen, in der depressiven Phase Kleinheits-, Versündigungs- und Verarmungsideen.

Die ausgesprochen schweren Krankheitsbilder sind durchweg anstaltspflegebedürftig. Anders die Leichtkranken mit gehobenem Selbstgefühl, Großmannssucht, Hemmungslosigkeit insbesondere auf sexuellem Gebiet oder mit Neigung zu alkoholischen Exzessen, übertriebener Ungeniertheit und Umtriebigkeit oder andererseits die Leichtkranken mit einer gewissen Ratlosigkeit, Planlosigkeit und Belastungsunfähigkeit, mit unbegründeten Selbstvorwürfen, Selbstmordneigung u. a. Häufig tritt bei den Kranken zunächst eine depressive Phase auf. Im jüngeren Lebensalter, etwa zwischen 20—30 Jahren, treten dann häufig manische und depressive Phasen in wechselnder Folge auf; mit zunehmendem Alter werden im allgemeinen die manischen Zustände seltener, während die depressiven zunehmen. Die einzelnen Phasen können unmittelbar aufeinander folgen, meist liegt aber zwischen ihnen ein Zeitraum von verschieden langer Dauer, währenddessen die Kranken einen völlig gesunden Eindruck machen können. In dieser Zeit können sie sich oft sozial gut anpassen, aber immer ist mit dem Auftreten einer neuen Phase zu rechnen, die namentlich im Beginn und im Abklingen verheerende Auswirkungen haben kann (sexuelle Hemmungslosigkeit bei Frauen, sinnlose Einkäufe und Trunksucht einerseits, Selbstmordversuche andererseits).

Die Erblichkeit des Leidens ist erwiesen. Der Erbgang ist verhältnismäßig kompliziert.

Erbliche Fallsucht (Epilepsie). Das Bild der Fallsucht umfaßt eine Reihe von Krankheitszuständen verschiedener Ursache, die in erster Linie durch Krampfzustände gekennzeichnet sind. Namentlich im Säuglings- und Kleinkindesalter werden gelegentlich vorübergehend ein oder mehrere Krampfzustände beobachtet, die auf äußere Ursachen verschiedener Art zurückzuführen sind. Eigentliche „Zahnkrämpfe" gibt es nicht, vielmehr handelt es sich in diesen Fällen vielfach um das Krankheitsbild der sog. „Tetanie". Auch die Krampfzustände, die gelegentlich Kinder bei Wutanfällen bekommen und die zu regelrechten Zuckungen führen können, haben nichts mit einer Epilepsie zu tun. Sehr wohl können dagegen bei Gehirnerkrankungen verschiedener Art und bei Gehirngeschwülsten sowie bei Verletzungen des Gehirns epileptische Anfälle auftreten. In all diesen Fällen handelt es sich um eine erworbene Fallsucht. Daneben gibt es aber auch eine vererbbare Fallsucht. Auch bei dieser Erkrankung wird vielfach als Ursache eine in der Jugend erlittene Verletzung, ein Fall von der Schaukel oder aus dem Kinderwagen u. a. angegeben. Sofern aber nicht neben der Fallsucht auch andere körperliche Erscheinungen (wie etwa Lähmungen u. a.) für die Schwere der früher erlittenen Verletzung oder des Unfalles sprechen, ist dieser in Wirklichkeit meist nicht die Ursache der späteren Anfälle. Es ist erklärlich, daß der Laie in solchen sinnfälligen

Begebenheiten eher die Ursache späterer Krämpfe sucht, als eine anlagemäßige vererbbare Störung anzunehmen.

Häufig wird der Nachweis einer Belastung schon einen Hinweis geben, ob es sich um eine erbliche oder eine erworbene, also nichterbliche Fallsucht handelt. Dabei ist zu berücksichtigen, daß nicht nur eine Belastung mit dem gleichen Leiden vorkommt, sondern der epileptische Erbkreis ist durch verschiedenartige körperliche und seelische Abartigkeiten und durch charakteristische Psychopathengruppen gekennzeichnet. Oft ist der Nachweis einer Erblichkeit aber nicht zu erbringen. So kann unter Umständen die Kleinheit der Sippe oder die Unmöglichkeit, ihre einzelnen Mitglieder zu erfassen, eine genaue Feststellung der Erblichkeit unmöglich machen.

Der erste „große Anfall" setzt gewöhnlich im Alter von 9—15 Jahren, gelegentlich auch in der Zeit bis zum 26. Lebensjahre, seltener später, ein. Die einzelnen Anfälle folgen in unregelmäßigen Zeitabständen aufeinander. Ihre Dauer ist kurz (bis 2, höchstens 3 Minuten). Die Kranken stürzen bewußtlos zusammen und zeigen meist Zuckungen am ganzen Körper oder auch nur an einzelnen Teilen desselben (z. B. Einseitigkeit der Zuckungen). Für die Zeit des Anfalles besteht nachher Erinnerungslosigkeit. Neben den großen Anfällen kommen „kleine Anfälle" mit Sekunden dauerndem Bewußtseinsverlust vor, während deren die Kranken nicht hinstürzen. Weiterhin lassen sich „Dämmerzustände" beobachten, die verschieden lange Zeit andauern. In solchen Zuständen können Handlungen ausgeführt werden, für die aber nachher keine Erinnerung besteht. Andere Erscheinungen, wie rein „motorische Anfälle" (Zuckungen, Zitteranfälle) ohne Bewußtseinsstörungen sind seltener.

Oft finden sich bei Epileptikern Schwindelanfälle und Verstimmungszustände. Unter dem Einfluß des Alkohols, gegen den die Kranken im allgemeinen überempfindlich sind, aber auch ohne diesen, kommt es gelegentlich zu Erregungszuständen, die an Wildheit und Gewalttätigkeit kaum überboten werden können. Oft dauern diese Erregungszustände nur Minuten.

Mit der Zeit bildet sich eine charakteristische Veränderung der Persönlichkeit heraus: Reizbarkeit, Langsamkeit, „Behäbigkeit", Pedanterie, Hinterhältigkeit und kriechende „klebrige" Freundlichkeit, Frömmelei und Heuchelei beherrschen das Bild. Gelegentlich stehen Brutalität und antisoziale Neigungen im Vordergrund. Mit der Zeit, aber nicht parallel der Charakterveränderung, bildet sich eine geistige Schwäche bis zur völligen Verblödung (Demenz) heraus.

Erblicher Veitstanz. Das Krankheitsbild des erblichen Veitstanzes (Chorea Huntington) ist gekennzeichnet durch ungleichmäßige, unrhythmische, ausfahrende, ziemlich schnelle, unwillkürliche Bewegungen von ziemlich großem Ausmaß, die sich sowohl auf die Gliedmaßen als auch auf die Muskulatur des Stammes erstrecken. Hinzu kommt eine zunehmende Verblödung. Häufig bestehen Stimmungsverschiebungen, meist nach der Seite einer gehobenen Stimmungslage.

Im allgemeinen beginnt das Leiden erst im mittleren Lebensalter. In über 58 vH der Fälle liegt der Krankheitsbeginn zwischen dem 31. und dem 45. Lebensjahre, in etwa 25 vH zwischen dem 36. und dem 45. Lebensjahr.

Aus dem Vorliegen von Zuckungen der angeführten Art läßt sich aber nicht ohne weiteres die Annahme eines erblichen Veitstanzes ableiten. Ähnliche Erscheinungen kommen auch bei dem Veitstanz der Kinder (Chorea minor) vor, bei dem ursächlich eine Infektionskrankheit oder ein Gelenkrheumatismus eine Rolle spielt. Auch im Beginn der Schwangerschaft kann es zu Veitstanzerscheinungen (Chorea gravidarum) kommen. Ebenso werden im Greisenalter gelegentlich choreatische Zuckungen beobachtet (senile Chorea). Auch Hysteriker können ähnliche Zuckungen zeigen.

Erbpflegerisch ist die Tatsache, daß der erbliche Veitstanz erst im mittleren Lebensalter zum Ausbruch kommt, von besonderer Bedeutung, da der Beginn der Fortpflanzungstätigkeit meist schon früher liegt, was um so beachtlicher ist, als die Kranken häufig zu sexueller Triebhaftigkeit neigen.

Wichtig ist daher eine frühzeitige Erkennung des Leidens. Da die Krankheit sich überdeckend (dominant) weitervererbt, sind die Kinder von Choreatikern besonders im Auge zu behalten. Vielfach werden die ersten Erscheinungen übersehen oder falsch gedeutet. Die Kranken werden unaufmerksam, nachlässig, die ersten Bewegungsstörungen, die ihre Arbeit behindern, werden häufig nur als Ungeschicklichkeit ausgelegt.

Die Erkrankungswahrscheinlichkeit für Kinder von Choreatikern beträgt etwa 50 vH. Aus der Tatsache, daß das Leiden einem direkten (überdeckenden) Erbgang folgt, ist aber nicht zu folgern, daß in jedem Fall der Nachweis des gleichartigen Leidens bei Vater oder Mutter Voraussetzung für die Annahme einer Chorea Huntington ist; dann namentlich nicht, wenn der Elternteil, der Anwärter auf das Leiden wäre, gestorben ist, bevor die Krankheit in Erscheinung treten konnte. In diesem Falle kann natürlich der Beweis der direkten Vererbung praktisch nicht mehr erbracht werden.

Erbliche Blindheit. Bei einer Reihe von Erkrankungen der Sehorgane ist eine Erblichkeit sicher nachgewiesen, z. B. bei einer abnormen Kleinheit des Augapfels, bei einem Fehlen der Regenbogenhaut, bei Spaltbildungen verschiedener Teile des Auges, familiärem Hängen der Oberlider, angeborener Linsenverrenkung, bestimmten Augengeschwülsten, angeborener familiärer totaler Farbenblindheit, angeborenem familiären Star und vielen anderen Augenleiden. Als „blind" im Sinne des Gesetzes zVeN. sind nicht nur Personen anzusehen, die im Augenblick der Untersuchung bereits an einem hohen Grad von Sehschwäche oder an Sehunfähigkeit leiden, sondern auch diejenigen, bei denen das Leiden nach den Erfahrungen der Wissenschaft im Laufe des Lebens zu hochgradiger Sehunfähigkeit oder praktischer Blindheit führen wird.

Erbliche Taubheit. Ebenso wie die erbliche Blindheit ist auch die erbliche Taubheit keine einheitliche Krankheit, sondern umfaßt eine Reihe von Erkrankungen, von denen die wichtigste die angeborene Taubheit bzw. die angeborene Taubstummheit ist, daneben gibt es eine erbliche Innenohrschwerhörigkeit und -taubheit sowie eine erbliche Verhärtung der Gehörknöchelchen und ihrer Umgebung. Unter Taubheit im Sinne des Gesetzes zur Verhütung erbkranken Nachwuchses ist nicht nur eine völlige Hörunfähigkeit zu verstehen, sondern auch eine hochgradige Schwerhörigkeit oder eine Schwerhörigkeit, die nach den Erfahrungen der Wissenschaft bis zu einer praktischen Ertaubung stetig fortschreitet. Nicht erblich ist dagegen z. B. die Mittelohrschwerhörigkeit, die bei oder nach Mittelohreiterungen vorkommt, sowie eine Schwerhörigkeit, die im Gefolge anderer Krankheiten (z. B. Scharlach) beobachtet wird.

Schwere erbliche körperliche Mißbildungen. Mißbildungen des Körpers können sowohl äußere Ursachen haben wie auch erblich bedingt sein. Nicht jede angeborene Mißbildung ist ohne weiteres erblich, vielmehr können sich auch infolge äußerer Schädigungen Mißbildungen des werdenden Kindes im Mutterleibe bilden. Namentlich beim angeborenen Klumpfuß ist eine Erblichkeit der Störung mit hinreichender Sicherheit nur durch den Nachweis weiterer Fälle in der Blutsverwandtschaft zu erbringen.

Für die Entstehung der angeborenen Hüftverrenkung ist die Bedeutung der Vererbung als erwiesen anzusehen. Allerdings wird wegen der großen Schwankungen des erscheinungsbildlichen Auftretens der Störung und wegen der Abhängigkeit von anderen Erbanlagen eine Unfruchtbarmachung der Kranken mit angeborener Hüftverrenkung von dem Nachweis der Erblichkeit (durch Belastungsnachweis) abhängig gemacht. Sicher erblich sind die „erbliche Knochenbrüchigkeit", die Marmorknochenkrankheit, die Bildung vielfacher Knochenauswüchse, ferner Spalthand und Spaltfuß, angeborener Schulterblatthochstand, angeborene Defekte langer Röhrenknochen und eine Reihe anderer Mißbildungen.

Das Gesetz zVeN. spricht von „schweren" körperlichen Mißbildungen; dabei ist unter „schwer" der Zustand zu verstehen, wie er ohne etwaige operative, orthopädische, medikamentöse oder sonstige ärztliche Maßnahmen wäre und nicht der Zustand, der etwa durch eine günstige Behandlung erreicht worden ist. Auch die Gradausprägung einer Störung spielt bei der Beurteilung erblicher körperlicher Mißbildungen nur eine untergeordnete Rolle, so kann z. B. der Träger einer Hasenscharte unfruchtbar gemacht werden, wenn seine Nachkommen oder andere Blutsverwandte schwerere Formen der Spaltbildung im Bereich des Gesichts (Wolfsrachen, Lippen-, Kiefer-, Gaumenspalte) oder andere schwere erbliche Mißbildungen aufweisen.

„Schwerer" Alkoholismus. Nach dem Gesetz zur Verhütung erbkranken Nachwuchses (§ 1, Absatz 2, Ziffer 8) kann ferner unfruchtbar gemacht werden, wer an schwerem Alkoholismus leidet. Mit „schwer" bezeichnet der Kommentar von Gütt-Rüdin-Ruttke den Grad des Mißbrauchs geistiger Getränke, der sich kennzeichnet durch gewisse, dem Alkoholiker selbst oder seinen Mitmenschen schädliche Folgen, wie z. B. durch Alkoholmißbrauch hervorgerufene körperliche und seelische Krankheiten, strafbare Handlungen, Unterstützungsbedürftigkeit, Entmündigung, Vernachlässigung der gesetzlichen Pflichten u. a.

Alkoholismus ist im allgemeinen nur ein Symptom und nicht ohne weiteres als erblich anzusehen. Er ist aber zumeist Ausfluß einer schweren psychopathischen Abwegigkeit, die ihrerseits jedoch als erblich angesehen werden muß. Neben der Psychopathie kommt vor allem dem Schwachsinn, aber auch der Epilepsie und gelegentlich einer hypomanischen Konstitution oder einer Schizophrenie ursächlich Bedeutung für eine Trunksucht zu. Den starken Einfluß erblicher Momente beweist das gehäufte Vorkommen von Psychopathie, Hysterie, Schwachsinn, Geisteskrankheiten und auf dieser Grundlage wieder von Asozialität, Verwahrlosung, Verbrechen, Prostitution u. a. in den Sippen der Trinker. Allerdings kommt, wenn auch seltener, Trunksucht infolge reiner Umweltschäden vor (Berufstrinker wie Gastwirte, Brauereiangestellte u. a.).

Niemand wird es einfallen, einen Menschen wegen eines gelegentlichen akuten Rausches als schweren Alkoholiker zu bezeichnen. Anders beim chronischen Alkoholismus, einer im Gefolge von jahrelang andauerndem Alkoholismus auftretenden Erscheinung, bei der gewisse Stoffwechselgifte gebildet werden, die ihrerseits wieder Vergiftungserscheinungen, namentlich des Gehirns, bewirken. Die zunächst nur flüchtigen Einwirkungen auf das Nervensystem werden immer erheblicher und es kommt unter Umständen zu den Erscheinungen einer Nervenentzündung, zu Erregungen mit Bewußtseinstrübungen oder zu einem Verfall der intellektuellen Leistungen. Daneben kommt es zu Leber- und Gefäßschädigungen und Stoffwechselstörungen. Häufig bestehen allgemeine Unruhe, Zitterbewegungen, nervöse Erscheinungen, Appetitmangel, Übelkeit, Brechreiz, Herzbeschwerden, Angstgefühle, Verstimmungszustände oder Schmerzen in den Gliedmaßen. Daneben treten Charakterveränderungen auf. Häufig eine distanzlose polternde Jovialität und „Gemütlichkeit", Reizbarkeit oder Rührseligkeit. Ein hervorstechender Zug ist die Eifersucht, die wahnhaften Charakter annehmen kann (chronischer Eifersuchtswahn der Trinker). Klingen die Erscheinungen nicht ab, so können sie unter Hinzutreten anderer Wahnbildungen und Sinnestäuschungen zu einer sog. „Alkoholparanoia" führen.

Andere Geistesstörungen auf der Basis von chronischem Alkoholmißbrauch sind: Das Delirium tremens mit Bewußtseinsstörungen und starker Suggestibilität, der Alkoholwahnsinn und die sog. Korsakowsche Psychose mit schwersten Merkstörungen. Auch zu epileptischen Anfällen, fortschreitender Verblödung und Charakterveränderungen kann es infolge von langdauerndem Alkoholmißbrauch kommen.

Der sog. pathologische Rausch mit Aufregungs- und Dämmerzuständen, stärksten Affektentladungen und Desorientiertheit von unterschiedlicher Dauer ist nicht ohne weiteres als „schwerer" Alkoholismus anzusehen. Nicht selten kommen derartige Zustände allerdings bei Trinkern auf dem Boden einer neuropathischen Anlage, einer Schizophrenie oder Epilepsie vor.

Chronischer Alkoholismus heißt noch nicht ohne weiteres schwerer Alkoholismus im Sinne des Gesetzes zVeN. Führend ist der Gedanke, ob der Alkoholismusmißbrauch in eine erbgeschädigte, abartige oder krankhafte Gesamtpersönlichkeit eingebaut ist oder nicht. Der Trunksucht bei Frauen liegt praktisch immer eine derartige abartige psychopathische Persönlichkeit oder Geisteskrankheit zugrunde.

Mit den genannten Krankheiten und Abartigkeiten ist die Zahl der Erbleiden keineswegs erschöpft, sondern es sind nur diejenigen behandelt worden, die im Gesetz zur Verhütung erbkranken Nachwuchses aufgeführt sind. Sicher nachgewiesen ist die Erblichkeit aber auch bei einer großen Anzahl anderer Leiden, so z. B. bei der Bluterkrankheit, d. h. der Gerinnungserschwerung oder -unfähigkeit des Blutes bei Verletzungen, wodurch die Gefahr des Verblutens gegeben ist, bei der jugendlichen Zuckerharnruhr und vielen anderen Leiden. Nicht erblich sind dagegen Infektionskrankheiten, wie z. B. die Tuberkulose und die Syphilis, allerdings kann der vererbbare Körperbautyp eine gewisse Bereitschaft zur Tuberkuloseerkrankung bedingen. Bei der Syphilis kann es zu einer Ansteckung des werdenden Kindes im Mutterleib kommen, dabei handelt es sich aber, wie gesagt, um eine Ansteckung und das Kind kommt mit einer angeborenen Syphilis, aber nicht mit einer ererbten Syphilis zur Welt.

Von den geistigen Störungen verdienen noch die Psychopathien und die Hysterie besondere Beachtung, da in vielen Fällen Erblichkeit eine Rolle spielt.

Nach § 1 Buchstabe c des Ehegesundheitsgesetzes ist das Ehetauglichkeitszeugnis bei Vorliegen einer „geistigen Störung" zu versagen. Unter geistiger Störung im Sinne dieses Gesetzes sind unter anderem auch bestimmte schwere psychopathische Abartigkeiten und schwere hysterische Störungen zu verstehen.

Unter die Vorschriften des Ehegesundheitsgesetzes fallen hier an erster Stelle die sozial minderwertigen Psychopathen, gewöhnlich mit Neigung zu Kriminalität, Streunen, Vagabundieren, Arbeitsscheu, Prostitution u. a.; ferner die ethisch Minderwertigen, die ohne Gefühlsregungen und altruistische Empfindungen jedes Sinnes für Sitte und Ordnung bar sind. Weiter gehören hierher schwere Hysteriker, besonders mit Anfällen. Es macht aber nicht jede geringfügige hysterische Reaktion gleich ehetunauglich.

Unter den Süchtigen, die für die Dauer ihrer Sucht als eheuntauglich zu gelten haben, finden sich viele Psychopathen. Bei ihnen kommen im Laufe des Mißbrauchs von Rauschmitteln — namentlich von Morphium, früher auch von Kokain — Charakterveränderungen zustande mit zunehmender Leistungsschwäche bis zur Leistungsunfähigkeit, ethischer Abstumpfung, Lügenhaftigkeit und evtl. Kriminalität, um in den Besitz des Rauschgiftes zu gelangen. Bei Kokainmißbrauch kommt es mitunter zu echten Sinnestäuschungen und Wahnvorstellungen. Auch der chronischen Schlafmittelsucht liegt sehr häufig eine schwere psychopathische Anlage zugrunde.

II. Gesundheitsschädigung durch Witterung und Klima.

180. Erkältung. Unter Klima verstehen wir das Bleibende im Wechsel atmosphärischer Vorgänge, das sich aus der Gesamtheit atmosphärischer Einflüsse auf einen bestimmten Ort der Erde als Mittelwert ergibt, während Wetter die Summe atmosphärischer Vorgänge innerhalb einer gewissen Zeitspanne umfaßt. Die meteorologischen Faktoren, die dabei eine Rolle spielen, sind Luftdruck, Temperatur, Feuchtigkeit, Windstärke, Windrichtung, Himmelsbedeckung, Niederschläge und Gewitterbildung. Der menschliche Organismus ist bestrebt sich den jeweiligen atmosphärischen Veränderungen anzupassen. In der Hitze zeigt die Haut ein gerötetes Aussehen und eine feuchte Beschaffenheit; die unter dem Wärmeeinflusse sich erweiternden kleinen Hautgefäße nehmen reichlicher Blut auf; es werden größere Mengen von Schweiß abgesondert, durch dessen Verdunstung neben der gesteigerten Wasserdampfabgabe an sich dem Körper Wärme entzogen wird. Die vermehrte Flüssigkeitsausscheidung der Haut hat eine Zunahme des Durstgefühls und eine Verminderung der Nierenabsonderung zur Folge; der sparsamer gelassene Harn enthält weniger Wasser und ist daher von dunklerer Farbe. Da jedoch die Wärmeabgabe immer noch geringer ist als bei kalter Außenluft, so sucht man einer übermäßigen Wärmeansammlung auch durch Verminderung der Wärmeerzeugung vorzubeugen. Demgemäß stellt sich häufig von selbst in der warmen Jahreszeit eine Abnahme des Nahrungsbedürfnisses und eine gewisse Unlust zur Muskelarbeit ein.

In der Kälte verengern sich die Hautgefäße, die Schweißabsonderung ist geringer, der Harn wird reichlicher abgesondert und zeigt eine blasse Farbe. Die verhältnismäßig großen Wärmemengen, die an die kalte Außenluft abgegeben werden, müssen im Körper ersetzt werden. Demgemäß steigert sich das Bedürfnis zur Nahrungsaufnahme; insbesondere werden stark wärmebildende Nährstoffe (Fett, Kohlehydrate) nun bevorzugt. Auch wird durch Vermehrung der Muskeltätigkeit (Bewegungen) Wärme erzeugt.

Trotzdem der Körper in der geschilderten Weise der Wärme seiner Umgebung sich anzupassen versteht, werden höhere Kälte- und Wärmegrade doch unangenehm empfunden. Auch Trockenheit und Feuchtigkeit der Luft (vgl. 52) sowie Schwankungen des Luftdrucks (vgl. 54) sind von Einfluß auf unser Befinden; endlich stören Wind und Nässe unser körperliches Behagen. Solche Wahrnehmungen legen es nahe, in den Witterungseinflüssen auch Ursachen von Gesundheitsstörungen zu vermuten; überdies lehrt die Erfahrung, daß die Angehörigen derjenigen Berufsarten, die Wind und Wetter besonders ausgesetzt sind, häufig an solchen Krankheitsformen leiden, die sich bei anderen nach einer heftigen Abkühlung oder Durchnässung einstellen können. Unter Witterungseinflüssen entstehen die sog. Erkältungskrankheiten; dazu gehören Schnupfen, Bronchitis, Grippe, Lungenentzündung, akuter und chronischer Gelenkrheumatismus, Angina (Halsentzündung) und manche Formen von Neuralgie. Die Katarrhe der Atmungswege betreffen zumeist nur die obersten Luftwege, Nase, Rachen, Kehlkopf und die Luftröhre mit ihren Verästelungen, führen indessen bisweilen auch zur Entzündung der Lungen und des Brustfells und können Ohren und Augen in Mitleidenschaft ziehen. Sie äußern sich zunächst in einer durch vermehrten Blutzufluß bedingten Rötung und einer Schwellung der Schleimhaut, die je nach der betroffenen Stelle Niesen, Husten, Lichtscheu, Trockenheit im Halse, Heiserkeit usw. bedingt. Bald stellt sich eine Zunahme der Schleimabsonderung ein, deutlich bemerkbar z. B. an der Nasenschleimhaut und an der Schleimhaut der Luftwege, und der anfangs „trockene" Katarrh „löst" sich dann, wobei der Husten lockerer wird und reichlichen Auswurf zutage fördert. In leichteren Fällen pflegt sich bei zweckmäßigem Verhalten der Erkrankten die frühere Beschaffenheit der Schleimhaut wieder herzustellen, nicht selten gehen die Krankheitserscheinungen jedoch mit Fieber, Schmerzen und anderen Störungen einher; zuweilen entwickeln sich aus einem Katarrh dauernde, ja sogar lebensgefährliche Leiden.

181. Schutz vor Erkältung. Die z. T. auf alten ärztlichen Anschauungen beruhende übertriebene Furcht vor Wind, Kälte und Nässe, ja vor jedem harmlosen Luftzug gibt vielen Menschen zu unzweckmäßigem Verhalten Veranlassung. Wohl ist es ratsam, bei Kälte, Wind und heftigem Regen eine schützende, warme Kleidung zu tragen und durchnäßte Gewänder, namentlich auch durchnäßte Schuhe, möglichst rasch gegen trockene zu vertauschen. Doch darf die Besorgnis vor Erkältung nicht dazu führen, daß der Aufenthalt im Freien gemieden wird, oder daß die Lüftung der geschlossenen, dem menschlichen Aufenthalte dienenden Räumlichkeiten in ungenügender Weise erfolgt. Durch allzu warme Kleidung, durch allzu ängstliche Vermeidung kühler Luft wird der Körper verweichlicht und der Möglichkeit beraubt, sich im Widerstande gegen die Einflüsse der Witterung zu üben; die Fähigkeit, Temperaturwechseln sich anzupassen, nimmt dann ab, und der Mensch fällt um so leichter einer Erkältung anheim, gegen die eine verständige Abhärtung ihm Schutz gewährt hätte. Eine solche Abhärtung kann bei gesunden, nicht blutarmen Personen sowohl durch zweckentsprechende, nicht übertriebene Anwendung des kalten Wassers und auf mildere Weise meistenteils auch durch Gebrauch von Luftbädern erzielt werden. Mit Luftbädern sollte jedenfalls jedes Abhärtungsverfahren beginnen.

182. Erfrierungen. Wir unterscheiden Erfrierungen verschiedenen Grades. Ihre leichteste Form stellen die bekannten lästigen Frostbeulen dar. Oft wird ihre Entstehung durch Hemmung des Blutumlaufs, z. B. unter knapp sitzenden Handschuhen oder engen Stiefeln, begünstigt.

Die von einer stärkeren Erfrierung betroffenen Körperstellen werden zunächst kalt und steif und erblassen leichenähnlich; auf der Haut bilden sich Blasen, und schließlich sterben die erfrorenen Körperteile vollkommen ab, verfallen, wie man sagt, dem Brande (vgl. 219). Körperteile, die in strenger Kälte nicht bewegt werden, sind der Wirkung des Frostes am meisten ausgesetzt; daher zeigt sich das Frostgefühl besonders bald an Nase und Ohren, und Erfrierungen von Gliedmaßen entstehen besonders bei Personen, die während der Winterkälte im Freien sich zum Schlafe niederlegen; unter dem Einfluß sehr strengen Frostes kann dann sogar Erfrierungstod eintreten. Am leichtesten kommen solche Kältewirkungen bei stark bewegter kalter Luft zustande. In hohem Grade wird der schädigende Einfluß der Kälte durch Alkoholgenuß unterstützt, der zwar vermehrte Blutzufuhr zu der Haut und dadurch zunächst Wärmegefühl, zugleich aber auch um so größere Wärmeabgabe herbeiführt. Man soll daher in der Kälte sich fleißig bewegen, vor allem aber dem Ermattungsgefühl und Schlafbedürfnis im Freien nicht nachgeben und jedes Übermaß von Alkohol meiden.

183. Behandlung der Erfrierungen. Da der Körper vor Eintritt des Erfrierungstodes in der Regel in den Zustand des Scheintodes (vgl. 248) verfällt, so ist es Pflicht, an Personen, die erfroren scheinen, zunächst Wiederbelebungsversuche anzustellen. Man bringt den Erstarrten zu diesem Zwecke in einen ungeheizten Raum, entkleidet ihn und bedeckt ihn mit Schnee oder lagert ihn in einer Wanne mit kühlem Wasser, da eine schnelle Erwärmung schädlich sein würde. Alsdann reibt man den Körper mit Schnee oder nassen Tüchern tüchtig ab, hütet sich aber, wie bei allen mit dem Erstarrten vorzunehmenden Verrichtungen, sorgfältig, gewaltsame Bewegungen der Glieder auszuführen, da diese leicht gebrochen werden können. Sind die Glieder wieder biegsam, verschwindet die Blässe der Haut und kehrt die Körperwärme zurück, so wird der Verunglückte auf ein ungewärmtes Bett gelegt, wo seine Helfer mit ihm erforderlichenfalls so lange Atembewegungen vornehmen (vgl. „künstliche Atmung" 249), bis er wieder selbständig regelmäßig atmet. Auch ist, nachdem er zum Bewußtsein erwacht ist, der Versuch zu machen, ihm etwas lauwarmen starken Kaffee oder Tee, nötigenfalls Wein oder Branntwein einzuflößen. Erst wenn Bewußtsein, Wärme, Beweglichkeit und Atmung wieder vollständig zurückgekehrt sind, darf der nunmehr Genesende in ein geheiztes Zimmer gebracht und in ein warmes Bett gelegt werden.

In ähnlicher Weise wie mit dem ganzen Körper verfährt man mit einzelnen erfrorenen Körperteilen. Man schützt sie vor zu schneller Erwärmung und reibt sie fleißig mit Schnee oder kalten nassen Tüchern; dabei darf die Haut nicht wund gerieben werden, weil sich dann leicht Geschwüre bilden, deren Heilung lange Zeit erfordert. Später bedeckt man die betroffenen Körperteile mit Verbandmull oder reiner Leinwand, nachdem man diese Verbandstücke mit gutem Öl getränkt oder mit Salbe eingefettet hat.

184. Hitzschlag. Sonnenstich. Unfälle durch elektrische Betriebe und Blitzschlag. Auch übermäßige Hitze bringt ernste Gefahren für die Gesundheit mit sich. Erkrankungen durch Überhitzung ereignen sich dann am leichtesten, wenn die Luft warm, wenig bewegt und mit Feuchtigkeit gesättigt ist, so in den Tropen im Anfang der Regenperiode, im gemäßigteren Klima an Sommertagen vor dem Ausbruch von Gewittern; die Verdunstung des Schweißes geht dann nur langsam vonstatten, und dementsprechend wird die so wichtige von der Haut geleistete Regelung der Körperwärme behindert. Auch bei trockner Luft kann die Hautausdünstung unzureichend werden, wenn das dem Körper durch die Schweißabsonderung entzogene Wasser nicht von Zeit zu Zeit durch Aufnahme von Flüssigkeit ersetzt wird. Ist in einem dieser beiden Fälle die Luft zu warm, um eine ergiebige Abkühlung der Haut zu bewirken, kann also die im Körper gebildete Wärme nicht wieder verausgabt werden, so nimmt die Bluttemperatur zu, erreicht Grade, wie sie sonst nur bei Fiebernden gefunden werden, und bedingt schließlich den gefährlichen, oft tödlichen Hitzschlag.

Er trifft am häufigsten Personen, die in geschlossenen Trupps größere Märsche zurücklegen, z. B. Soldaten; hier wird durch die Muskelanstrengung viel Wärme gebildet, während die Körperoberfläche des einzelnen der Abkühlung durch die Luft innerhalb der dicht aneinander geschlossenen Abteilung weniger zugänglich ist. Das Gesicht des am Hitzschlag Erkrankenden rötet sich, die Augen glänzen, der Kopf ist benommen, die Lust an der Unterhaltung schwindet, auf Fragen erfolgt keine Antwort, der Mann marschiert wie im Traume mit den anderen weiter. Wenn man ihn nun aus dem geschlossenen Trupp herausnimmt, also die Wärmeabgabe der Körperoberfläche erleichtert und auch die durch das Marschieren bedingte Wärmebildung unterbricht, so pflegt der bedrohliche Zustand, zumal bei Darreichung von erfrischendem Getränk und Benetzung der Haut mit Wasser, schnell vorüberzugehen. Setzt der Kranke aber in geschlossener Abteilung seinen Weg fort, so verliert er schließlich das Bewußtsein, der Puls wird schwach und unregelmäßig, die Atmung verflacht sich immer mehr, stockt endlich gänzlich, und unter Zuckungen bricht der Leidende zusammen. Offizieren, Unteroffizieren und Mannschaften wird häufig wiederholte Belehrung darüber zuteil, wie sie rechtzeitig die Gefahr des Hitzschlags erkennen und abwenden können.

Bei einem Hitzschlage säume man nicht, so schnell wie möglich ärztliche Hilfe zu beschaffen. Bis zum Eintreffen des Arztes ist mit dem Kranken wie mit Ohnmächtigen zu verfahren (vgl. 247). Besonders ist es notwendig, die etwa stockende Atmung auf künstlichem Wege wieder herzustellen und durch Eis- oder Kaltwasserumschläge auf den heißen Kopf, ferner, wenn tunlich, durch kalte Übergießungen oder wenigstens Besprengungen für Abkühlung zu sorgen.

Eine dem Hitzschlag verwandte Erkrankung ist der Sonnenstich, der auch bei ruhenden, durch Muskelanstrengung nicht erhitzten Personen bei unmittelbarer Bestrahlung des Kopfes durch die heiße Mittagssonne entstehen kann. Bei senkrecht auffallenden Strahlen, klarem Himmel und möglichst dünner Atmosphärenschicht (Berge) droht diese Gefahr am meisten. Die Erwärmung des Kopfes bewirkt Blutandrang zum Gehirn, als dessen Folge sich Kopfschmerzen, Schwindel, Flimmern vor den Augen und andere Sehstörungen, Übelkeit, Erbrechen und Ohnmacht einstellen. In schweren Fällen kommt es zu Krämpfen oder zu Bewußtseinsstörungen, ja es kann sogar der Tod eintreten. Personen, die vom Sonnenstich betroffen sind, soll man möglichst rasch in den Schatten bringen und daselbst in gleicher Weise wie Hitzschlagkranke weiter behandeln. Man kann dem Sonnenstich durch weiße Bekleidung und namentlich locker sitzende, mit Luftöffnungen versehene und den Nacken schützende weiße Kopfbedeckung erfolgreich vorbeugen.

Mit der zunehmenden Verwendung elektrischer Kraft haben die Unfälle in elektrischen Betrieben sich erheblich vermehrt. Ist der so Verunglückte noch in Verbindung mit der elektrischen Leitung, so muß man ihn zunächst der Einwirkung des elektrischen Stromes entziehen. Um dies zu erreichen, ist der Strom durch Benutzung des nächsten Schalters, durch Lösung der Sicherung für den betreffenden Leitungsstrang oder durch Zerreißen der Leitungen mittels eines trockenen, nicht metallischen Gegenstandes, z. B. eines Stückes Holz, eines Stockes oder eines Seiles, das über den Leitungsdraht geworfen wird, sofort zu unterbrechen. Man stelle sich dabei selbst zur Fernhaltung oder Abschwächung der Stromwirkung (Isolierung) auf ein trockenes Holzbrett, auf trockene Tücher, Kleidungsstücke oder auf eine ähnliche nicht metallische Unterlage oder ziehe Gummischuhe an. Der Hilfeleistende soll auch seine Hände durch Gummihandschuhe, trockene Tücher, Kleidungsstücke oder ähnliche Umhüllungen isolieren; er vermeide bei den Rettungsarbeiten jede Berührung seines Körpers mit Metallteilen der Umgebung. Ist es nicht möglich, die Leitung alsbald spannungslos zu machen, so suche man den Verunglückten vom Boden aufzuheben und von der Leitung zu entfernen, indem man ihn an den Kleidern ergreift und das Berühren unbekleideter Körperteile möglichst unterläßt. Umfaßt der Verunglückte die Leitung vollständig, so hat der Helfer mit seiner durch Gummihandschuhe usw. isolierten Hand Finger für Finger des

Betäubten zu lösen. Bisweilen genügt schon das Aufheben des Getroffenen von der Erde, da hierdurch der Stromweg unterbrochen wird. Für den Menschen können Stromstärken von 0,1 Ampere und darüber schon gefährlich, ja selbst tödlich wirken, wenn zwischen Ein- und Austrittsstelle des Stroms lebenswichtige Organe, im besonderen das Herz liegen. Demgegenüber würde z. B. ein Übergang vom Finger zur Schulter der gleichen Körperseite unter den nämlichen Umständen weniger bedenklich sein.

Die Gefahr wächst überdies mit der Dauer der Berührung und ferner mit dem Umfang der mit dem stromführenden Teil in Berührung stehenden Körperfläche (Fingerspitze, Handfläche). Flüchtiges Anstreifen kann daher unschädlich sein. Bewußte Berührungen sind oft ungefährlicher als unbewußte und überraschend kommende.

Es ist ein verbreiteter, verhängnisvoller Irrtum zu glauben, daß nur besonders hoch gespannte Ströme gefährlich werden können; die Erfahrung lehrt vielmehr, daß es häufig die im Haushalt üblichen, verhältnismäßig niedrigen Spannungen von 110 und 220 Volt sind, die Unheil anrichten. Selbst bei Spannungen von nur 50—60 Volt (Wechsel- und Gleichstrom) sind schon tödliche Unglücksfälle vorgekommen. Im allgemeinen gilt heute der Wechselstrom (mit der gebräuchlichsten Periodenzahl) für gefährlicher als der Gleichstrom). Bei Unfällen, die an Leitungen mit höherer Spannung erfolgt sind, ist schleunigst die nächste Stelle der Betriebsleitung zu benachrichtigen und ein Arzt herbeizuholen. Leitungen und Apparate mit höherer Spannung pflegen mit einem roten Blitzpfeil (↯) gekennzeichnet zu sein. Ist der Verunglückte bewußtlos, so ist sofort zum Arzte zu schicken und bis zu dessen Eintreffen für gute Lüftung des Raumes, in dem der Verunglückte sich befindet, zu sorgen. Alle den Körper beengenden Kleidungs- und Wäschestücke (Kragen, Hemd, Gürtel, Beinkleider, Unterzeug, Strumpfbänder usw.) sind zu öffnen. Man lege den Verunglückten auf den Rücken und bringe ein Polster aus zusammengelegten Decken oder Kleidungsstücken unter die Schultern und den Kopf derart, daß dieser ein wenig niedriger liegt. Ist die Atmung regelmäßig, so ist der Verunglückte genau zu überwachen und nicht allein zu lassen. Bevor das Bewußtsein zurückgekehrt ist, gebe man keine Flüssigkeiten. Fehlt die Atmung oder ist sie sehr schwach, so ist **künstliche Atmung** einzuleiten. Diese (vgl. 249) ist so lange fortzusetzen, bis die regelmäßige, natürliche Atmung wieder eingetreten ist, was manchmal erst nach Ablauf vieler Stunden erfolgt. Jedenfalls muß die künstliche Atmung mindestens bis zum Eintreffen des Arztes oder bis zum Auftreten sicherer Merkmale des Todes (Totenstarre, Leichenflecke usw.) fortgesetzt werden. Aber auch nach dem Wiedereinsetzen der natürlichen Atmung ist der Verunglückte noch längere Zeit zu überwachen und zu beobachten. Die Unterschenkel und Füße können von Zeit zu Zeit mit einem rauhen warmen Tuche oder einer Bürste gerieben werden. Auch nach der Rückkehr des Bewußtseins ist der Verunglückte in liegender oder halbliegender Stellung unter Aufsicht zu belassen und von stärkeren Bewegungen abzuhalten. Sind Verletzungen, z. B. Knochenbrüche vorhanden, so übe man bei der Behandlung des Verunglückten besondere Vorsicht. Liegt eine Verbrennung vor, so ist nach Abschn. 245 zu verfahren.

Auch im **Haushalt** kann es bei unvorschriftsmäßig installierten elektrischen Geräten oder durch sonstige mißliche Umstände zu Unglücksfällen durch den elektrischen Strom kommen. Derartige Ereignisse sind aber meist nur möglich, wenn eine Person einen unter Strom stehenden Teil des Leitungsnetzes, z. B. eine mangelhaft isolierte Lampe od. dgl. berührt und **gleichzeitig** mit ihrem Körper, z. B. mit der anderen, wohl gar feuchten und dadurch besonders schlecht isolierten Hand, leitend mit der Erde verbunden ist. Das kommt am häufigsten vor in der Nähe von Wasserleitungshähnen, Zentralheizungskörpern usw. Grundsätzlich soll man, im Bade sitzend, einen stromführenden Teil (Lampenfassung, Lichtschalter od. dgl.) nicht anfassen. In solchen Fällen kann auch bei verhältnismäßig niedriger Stromspannung eine so große Strommenge durch lebenswichtige Teile des Körpers (Herz!) gehen, daß der Tod eintritt. Man vermeide also grundsätzlich vor allem die gleichzeitige Berührung einer Stromquelle und einer mit der Erde in Verbindung stehenden metallischen Ableitung! Hilfeleistungen, wie sie bei Behandlung eines durch elektrischen Strom Verunglückten beschrieben wurden, sind auch bei den vom Blitz getroffenen Personen anzuwenden. Diese werden gewöhnlich im Zustand des Scheintodes gefunden, erholen sich aber nicht selten unter dem Einfluß der Wiederbelebungsversuche; zuweilen bleiben zwar anfangs Lähmungen einzelner Gliedmaßen zurück, aber auch diese schwinden meist unter geeigneter Behandlung.

185. Klima und Jahreszeit. Verschiedene Krankheiten stehen hinsichtlich ihrer Entstehung in nachweislichen Beziehungen zu Klima und Jahreszeit. So häufen sich in unseren Breiten Brustkrankheiten, wie Katarrhe und Lungenentzündung, während der kalten Jahreszeit und im Frühling. Gelbfieber, Ruhr und Malaria sind in tropischen Gegenden entweder ausschließlich oder doch am meisten verbreitet; Darmtyphus, Brechdurchfall, Kinderdiarrhöe werden in der heißen Jahreszeit häufiger als sonst beobachtet. Wer sich bei einem Klimawechsel nicht einer geregelten Lebensweise befleißigt, wer es verabsäumt, sich, den veränderten Lebensbedingungen entsprechend, dem Rate erfahrener und sachverständiger Personen anzupassen, macht seinen Körper für Krankheiten empfänglich, wie andererseits aber auch derjenige, der in unverständigem, übertriebenem Eifer die erprobten, zu seinem Wohlbefinden erforderlichen Gewohnheiten plötzlich von Grund aus ändert, ebenfalls leicht Erkrankungen anheimfällt.

III. Infektionskrankheiten.

a) Im allgemeinen.

186. Wesen und Verbreitungsart der Infektionskrankheiten. Die wesentliche Ursache solcher Krankheiten ist in Kleinlebewesen zu suchen, die, in unseren Körper eindringend, ihn „anstecken" oder „infizieren". Man faßt alle diese Krankheiten unter dem Begriffe der Infektionskrankheiten zusammen.

Die Übertragung der Ansteckungsstoffe auf gesunde Menschen geschieht entweder direkt durch Ausscheidungen erkrankter Personen (Auswurf, Nasenschleim, Kot, Harn, Eiter) oder durch Vermittlung von Gegenständen oder Stoffen, auf oder in die der Krankheitserreger gelangt ist, so durch Wäsche, Kleider, Geräte, Staub, Nahrungsmittel, Trinkwasser, Milch usw., oder durch Tiere, die Ansteckungsstoffe verschleppen. Auch gesunde Menschen können die Krankheitserreger übertragen, indem sie diese von erkrankten Personen, mit denen sie in Berührung kamen, weiterbefördern (Pflegepersonal, Besucher) oder indem sie nach überstandener Erkrankung den Krankheitsstoff weiter beherbergen und ausscheiden (Dauerausscheider); ja es ist bei einzelnen Krankheiten (z.B. Typhus, Diphtherie) beobachtet worden, daß Menschen, ohne je die Erscheinungen dieser Krankheiten gezeigt zu haben, deren Erreger ausscheiden (Bazillenträger).

Die Verbreitung der meisten Infektionskrankheiten erfolgt sowohl durch unmittelbare wie durch mittelbare Übertragung. Die Hauptquelle der Ansteckung ist der kranke Mensch.

187. Die Krankheitskeime. Bei einer Reihe von Infektionskrankheiten ist es gelungen, die Krankheitserreger in Gestalt mikroskopisch kleiner Lebewesen, von denen noch näher die Rede sein wird, zu ermitteln. Der Beweis dafür, daß bestimmte Keime eine bestimmte Krankheit verursachen, wurde dadurch geliefert, daß die jeweilige Keimart nur bei derjenigen Krankheit festgestellt werden konnte, die durch sie erregt wurde, und daß sie andererseits, auf Fleischbrühe oder Gelatine und ähnlichen künstlichen Nährböden in Reinkultur gezüchtet, bei der Verimpfung auf Tiere die für diese Krankheit eigentümlichen Erscheinungen hervorbrachte. Auch sind schon öfters bei Menschen, die mit Kulturen von Krankheitskeimen arbeiteten, die betreffenden Erkrankungen hervorgerufen worden, wenn infolge eines unglücklichen Zufalls oder von Unvorsichtigkeit oder bei Versuchen am eigenen Körper die Erreger aufgenommen wurden.

Unsere Kenntnisse über das Verhalten der Krankheitserreger in- und außerhalb des erkrankten Organismus sind das Ergebnis der Forschungen der letzten 6 Jahrzehnte; sie bauten sich vor allem auf den Arbeiten von Robert Koch und seinen Schülern auf. Diesen Arbeiten verdanken wir es, daß manche früher häufig wiederkehrende Seuchen aus den Kulturländern verschwunden sind, andere, deren Ausrottung noch nicht völlig gelang, wenigstens erfolgreich bekämpft werden.

Die Mehrzahl der bisher als Krankheitserreger beschriebenen Lebewesen ist pflanzlicher Natur und gehört zu der Gattung der Spaltpilze (Bakterien vgl. Abb. 34). Sie kommen bald einzeln, bald in Haufen oder in kettenförmiger Anordnung vor; ihrer Form nach sind sie teils Stäbchen (lateinisch „Bazillen"), teils Kugeln (Kokken); einige haben eine gekrümmte (Kommabazillen, Vibrionen), andere eine schlangen- oder schraubenförmig gewundene Gestalt (Spirillen). Manche Arten besitzen eine mehr oder weniger starke Eigenbewegung, andere sind unbeweglich. Die Vermehrung der Bakterien erfolgt durch Querteilung; die dabei entstehenden jungen Organismen wachsen bis zu der Größe des Mutterbakteriums aus, um sich

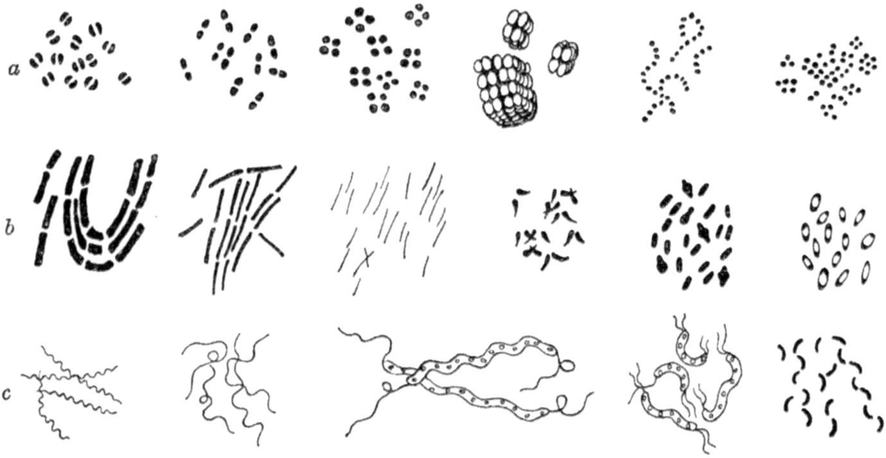

Abb. 34. Verschiedene Formtypen der Spaltpilze: a Kokken, b Bazillen, c Spirillen. (Aus Flügge, „Grundriß der Hygiene", 10. Aufl. Berlin: Julius Springer 1927.)

dann von neuem zu teilen. Dieser Vorgang wiederholt sich so schnell, daß aus einer geringen Zahl von Bakterien innerhalb weniger Stunden eine Unzahl gleicher Mikroorganismen entstehen kann. Manche Arten bilden Dauerformen (Sporen), indem sich in der Mitte oder am Ende des einzelnen Bakteriums ein gewöhnlich kugel- oder eiförmiges Gebilde abscheidet, das beim Zerfall des Mutterorganismus sich erhält und der Einwirkung von Hitze und Kälte sowie vieler den Bakterien schädlicher Stoffe größeren Widerstand als die Mutterzelle zu leisten vermag. Wird eine solche, dem Samen einer Pflanze vergleichbare Spore unter geeignete Lebensbedingungen gebracht, so wächst sie wieder zum vermehrungsfähigen Bakterium aus. In Form der Sporen können daher auch Krankheitskeime, die sonst nur innerhalb des Körpers gedeihen, außerhalb desselben ihre Entwicklungsfähigkeit behalten und sich, sobald sie in einen anderen Körper eindringen, wieder vermehren (Milzbrand, Wundstarrkrampf usw.).

Alle krankheiterregenden Bakterien sind so klein, daß sie nur in sehr starker Vergrößerung erkannt werden; durch Behandlung mit gewissen Farbstoffen macht man sie leichter sichtbar. Wenn man ein Stückchen Körpergewebe, getrocknetes Blut u. dgl. in entsprechender Weise färbt und dann auswäscht, so bleiben in dem wieder entfärbten Gewebe die Bakterien allein gefärbt; auf solche Weise gelingt es dann, die Spaltpilze unter dem Mikroskop leichter als in ihrem natürlichen Zustand zu erkennen.

In bestimmten Flüssigkeiten vermehren sich die Bakterien in solchem Maße, daß sie auch dem bloßen Auge als Trübung sichtbar werden. Auf festen Nährböden bilden sie durch ihr Wachstum Anhäufungen, die jedesmal aus Einzelgebilden bestehen, dem unbewaffneten Auge aber nur als Tröpfchen, Pünktchen, Knöpfchen oder zarte Auflagerungen erkennbar werden. Wenn man z. B. eine durchgeschnittene gekochte Kartoffel einige Minuten an der Luft stehen läßt und dann unter einer Glasglocke aufbewahrt, so bemerkt man auf der Schnittfläche schon nach einiger Zeit solche Bakterienkolonien, die sich aus einzelnen aus der Luft herabgefallenen Keimen entwickelt haben.

Durch ihr Wachstum verändern die Bakterien die Zusammensetzung ihres Nährbodens, indem sie diesem gewisse zu ihrem Aufbau notwendige Stoffe entziehen und so mannigfache neue chemische Verbindungen entstehen lassen. Sie bedingen auf solche Weise, ähnlich wie die früher erwähnten Hefepilze, viele Gärungs- und Fäulnisvorgänge. Manche Bakterienarten zeichnen sich durch die Abscheidung giftiger Stoffe aus, die schon in sehr geringen Mengen verderbliche Wirkungen auf den menschlichen Körper ausüben.

Außer solchen Spaltpilzen besitzen manche sog. Sproßpilze und Schimmelpilze die Fähigkeit, Krankheiten zu erzeugen.

Auch durch einige tierische Kleinlebewesen, Protozoen genannt, werden bestimmte Erkrankungen im menschlichen Körper hervorgerufen. Die Protozoen sind zumeist erheblich größer als die Bakterien, für das bloße Auge jedoch gleichfalls nicht sichtbar. Manche von ihnen besitzen die Fähigkeit, die Form ihres Körpers zu verändern und Bewegungen auszuführen. Die Vermehrung findet durch Zellteilung statt. Der Übertragung parasitisch lebender Protozoen von einem Menschen auf den andern dienen vielfach sog. Zysten, d. h. von einer festen Hülle umgebene Körperchen, die bis zu einem gewissen Grade Austrocknung und andere ungünstige Einflüsse vertragen können. Durch eine oder mehrere Zellteilungen innerhalb der Zystenhülle können Sporen entstehen, deren jede noch von einer besonderen Hülle umschlossen ist. Zu den parasitischen Protozoen gehören z. B. die Erreger einer besonders in den Tropen vorkommenden Form der Ruhr, ferner die Erreger des Wechselfiebers (Malariaparasiten, vgl. 214), der in Mittelafrika vorkommenden Schlafkrankheit und der in den Subtropen und Tropen beobachteten Leishmaniosis.

Weiterhin kommen als Krankheitserreger schraubenförmig gewundene Mikroorganismen (Spirochäten) vor, die sich von den oben genannten Spirillen durch die Art ihres Aufbaus und ihrer Fortbewegung unterscheiden. Zu dieser Art von Krankheitskeimen, über deren Stellung im System der Kleinlebewesen noch nicht völlige Übereinstimmung herrscht, gehören die Erreger der Syphilis und des Rückfallfiebers.

Erwähnt sei noch, daß es eine Reihe von Infektionskrankheiten gibt, deren Erreger mikroskopisch nicht sichtbar zu machen sind und bakteriendichte Filter passieren. Man nennt einen solchen Krankheitserreger: Virus. Zu diesen Krankheiten gehören z. B. die Pocken und die Maul- und Klauenseuche (vgl. 241).

Immerhin gibt es nur verhältnismäßig wenige der Gesundheit schädliche Arten von Mikroorganismen. Ihnen stehen die unendlich großen Mengen von Kleinlebewesen gegenüber, die fast überall in der Natur vorkommen und in ihrem Haushalt eine bedeutungsvolle Rolle spielen. Fortlaufend werden von ihnen große Massen pflanzlicher und tierischer Substanz durch Gärung und Fäulnis zerlegt. Diese Gärungsvorgänge sind teils von Nutzen, indem sie uns z. B. bei der Herstellung mancher Nahrungs- und Genußmittel unterstützen (Brot, Käse, Kefir, Bier, Wein), teils sind sie schädlich, indem sie viele Nahrungsmittel rasch in einen ungenießbaren Zustand überführen. Auch im menschlichen Körper — Mundhöhle und Darm — sowie auf der Haut finden sich zahllose Mikroorganismen, die aber zumeist harmlose Schmarotzer sind, im Darm aber teilweise sogar nützliche Arbeit leisten, indem sie die Verdauung unterstützen. Der Kreislauf alles Lebendigen in der Natur würde sofort zum Stillstand kommen, und die Menschheit müßte in ihrem eigenen Unrat ersticken, wenn nicht die Bakterien das Tote abbauten und Bausteine für neues Leben schüfen. An allen biologischen Prozessen, die wir als „Selbstreinigung" bezeichnen, sind die Mikroorganismen in hervorragendster Weise beteiligt.

188. Vorbedingungen für die Infektion. Das häufige Auftreten von Infektionskrankheiten an einzelnen Orten (Endemien) oder das plötzliche Umsichgreifen solcher Krankheiten (Epidemien) und ihr Wiedererlöschen, schließlich das Verschontbleiben mancher Örtlichkeiten von bestimmten Krankheiten kann nicht immer nur mit dem Vorhandensein, der Einschleppung oder dem Fehlen der entsprechenden Mikroorganismen erklärt werden. Vielmehr müssen, damit es zu Infektionen kommt, noch weitere Bedingungen erfüllt sein.

Diese vielfach noch der Erforschung harrenden Umstände, die bei Endemien oder Epidemien die Ausbreitung der Krankheitskeime zu gewissen Zeiten, an gewissen Orten oder auf gewisse Personen oder Bevölkerungsgruppen fördern, bezeichnet man vorläufig als zeitliche, örtliche oder persönliche Disposition. Eine zeitliche Disposition wird z. B. durch Witterungseinflüsse, wie außergewöhnliche Hitze, Luftfeuchtigkeit u. dgl. geschaffen, die für die Vermehrung und Wirksamkeit (Virulenz) der Krankheitskeime vorübergehend günstige Bedingungen gewähren. Eine örtliche Disposition finden viele Seuchen u. a. in der Umgebung von Sümpfen, in ungesunden oder überfüllten Wohnungen, bei schlechter Trinkwasserversorgung und bei mangelhafter Beseitigung der Abfallstoffe.

Groß ist endlich die Bedeutung der individuellen oder persönlichen Disposition. Man beobachtet bei Epidemien, daß nur ein Teil der der Seuchengefahr ausgesetzten Bevölkerung erkrankt, und trifft in manchen Familien eine größere Neigung zu bestimmten infektiösen Leiden als in anderen an. Wenngleich beim Zustandekommen oder Ausbleiben von Erkrankungen der Zufall vielfach mitspielt und das Verschontbleiben bestimmter Personen, z. B. der Ärzte, in Epidemien durch ihr zweckmäßiges Verhalten meist zwanglos erklärt werden kann, so muß man doch eine Unempfänglichkeit (Immunität) vieler Menschen und eine gesteigerte Empfänglichkeit (Prädisposition) anderer für einzelne Infektionskrankheiten annehmen. Die Unempfänglichkeit kann angeboren sein oder erworben werden, unter bestimmten Verhältnissen, z. B. infolge von Strapazen oder mangelhafter Ernährung, aber auch verlorengehen. Es ist bekannt, daß die meisten Menschen nach dem Überstehen mancher Infektionskrankheiten, z. B. der Pocken, der Masern, nicht zum zweitenmal von ihnen heimgesucht werden (erworbene Immunität). Von der Tatsache, daß sich durch Behandlung von Personen mit abgeschwächten oder abgetöteten Krankheitserregern ein Schutz gegen eine Infektion durch die betreffenden Keime für gewisse Zeit erreichen läßt, wird bei der Immunisierung (Schutzimpfung) gefährdeter Personen, insbesondere bei Pocken, Diphtherie, Typhus und Cholera Gebrauch gemacht.

Man hat ferner gefunden, daß die Einverleibung des Blutwassers (Serum) von Tieren, die durch Überstehen bestimmter Infektionen oder unter gewissen Behandlungsverfahren gegen einzelne Arten von Erkrankungen unempfänglich geworden sind, auch anderen Tieren oder den Menschen Widerstandskraft gegen diese Krankheiten verleiht und zuweilen sogar bei bereits erfolgter Erkrankung Heilung herbeiführt (Serumtherapie). Man ist bemüht, diese Wahrnehmung zur Bekämpfung der Infektionskrankheiten noch weiter zu verwerten.

189. Vorbeugungsmaßregeln gegen Infektionskrankheiten. Früher richteten die Seuchen weit gewaltigere Verheerungen an als jetzt. Der schwarze Tod soll im 14. Jahrhundert 25 Millionen, d. i. etwa den vierten Teil aller damals in Europa lebenden Menschen, fortgerafft haben. Blattern und Hungertyphus allein verursachten regelmäßig mehr Todesfälle als jetzt alle Infektionskrankheiten zusammen. Die Bestrebungen zur Abwehr von Infektionskrankheiten hatten aber bereits zu Erfolgen geführt, ehe die Rolle der Mikroorganismen für das Zustandekommen von Infektionen erkannt worden war. Im besonderen war die Zahl der durch Seuchen bedingten Krankheitsfälle überall da, wo man die Forderungen der Hygiene beachtete, deutlich zurückgegangen.

So erkrankten in dem preußischen Heere im Jahre 1869 noch 22218, 10 Jahre später nur noch 11467, nach Ablauf eines weiteren Jahrzehnts jährlich nur 4695 Soldaten an Infektionskrankheiten (ausschließlich Tuberkulose, Grippe und Mumps), obwohl die Kopfstärke des Heeres seit 1870 beträchtlich vermehrt worden war.

Die Stadt München galt früher für sehr ungesund; denn in dem 6. Jahrzehnte des vergangenen Jahrhunderts starben jährlich 213, im Jahre 1858 sogar 334 und in der Zeit von 1867—1875 noch 130 von je 100000 Einwohnern an Darmtyphus. Dem Rate v. Pettenkofers folgend, entschloß man sich, die hygienischen Verhältnisse der Stadt zu verbessern; es wurde für eine zweckmäßigere Beseitigung der Abfallstoffe gesorgt, man verbot die Hausschlächtereien und schaffte durch Anlage einer Hochquellenleitung gutes Trinkwasser. Seitdem nahm die Zahl der Todesfälle an Typhus beständig ab; in der Zeit von 1876—1878 starben im jährlichen Durchschnitt 42, 1926—1929 nur noch 2 und 1930 starb nur noch 1 von je 100000 Einwohnern an jener Krankheit. Ähnliche Erfolge hinsichtlich der Abnahme der Infektionskrankheiten hatten die hygienischen Verbesserungen, die nach und nach in fast allen Städten Deutschlands, z. B. in Berlin, ausgeführt wurden.

Wie beim einzelnen Menschen die Widerstandskraft des Körpers gegen Seuchen durch eine richtige Lebensweise und zweckmäßige Ernährung gekräftigt werden kann, so findet man auch in der gesundheitsmäßigen Anlage und Verwaltung der Ansiedlungen ein wirksames Mittel zur Bekämpfung der Infektionskrankheiten. Trotzdem ist man ohne weitere besondere Abwehrmittel nicht ausreichend gegen sie geschützt.

Die gesetzliche Bekämpfung der übertragbaren Krankheiten ist reichseinheitlich für die sogenannten gemeingefährlichen Krankheiten (Aussatz, Cholera, Fleckfieber, Gelbfieber, Pest und Pocken) durch das Reichsseuchengesetz vom 30. Juni 1900 und für die Papageienkrankheit durch das Gesetz vom 3. Juli 1934 geregelt. Das Reichsimpfgesetz vom 8. April 1874 hat die zwangsweise Durchführung der Schutzimpfung gegen die Pocken, das Reichsgesetz vom 18. Februar 1927 die Bekämpfung der Geschlechtskrankheiten einheitlich festgelegt.

An Stelle der früheren Seuchengesetze der deutschen Länder ist auf Grund der Verordnung zur Bekämpfung übertragbarer Krankheiten vom 1. Dezember 1938 vorgeschrieben, daß jede Erkrankung, jeder Verdacht einer Erkrankung und jeder Todesfall an 1. Kindbettfieber, 2. Kinderlähmung, 3. bakterielle Lebensmittelvergiftung, 4. Milzbrand, 5. Paratyphus, 6. Rotz, 7. Ruhr, 8. Tollwut, 9. Tularämie, 10. Typhus dem zuständigen Gesundheitsamt innerhalb von 24 Stunden nach Erlangung der Kenntnis anzuzeigen ist. Bei 11. Tuberkulose besteht die Anzeigepflicht für jede Erkrankung, jeden Verdacht einer Erkrankung und jeden Todesfall an a) ansteckender Lungen- und Kehlkopftuberkulose, b) Hauttuberkulose und c) Tuberkulose anderer Organe.

Ferner sind meldepflichtig jede Erkrankung und jeder Todesfall an 12. Bangscher Krankheit, 13. Diphtherie, 14. übertragbarer Gehirnentzündung, 15. Genickstarre, 16. Keuchhusten, 17. Körnerkrankheit, 18. Malaria, 19. Rückfallfieber, 20. Scharlach, 21. Trichinose und 22. Weilsche Krankheit sowie die Bazillenträger der bakteriellen Lebensmittelvergiftung, des Paratyphus, der Ruhr und des Typhus.

Zur Anzeige sind der zugezogene Arzt, der Haushaltsvorstand, die Krankenpflegeperson, die Wohnungsinhaber und der Leichenschauer verpflichtet.

190. Bekämpfung der Infektionskrankheiten. Bereits unter Ziffer 164 ist geschildert worden, in welcher Weise man der Verschleppung der Seuchen von Ort zu Ort und von Land zu Land vorzubeugen sucht. Um eine am Orte oder im Lande ausgebrochene Seuche wirksam bekämpfen zu können, ist es erforderlich, daß jeder einzelne durch sie verursachte oder jeder darauf verdächtige Krankheitsfall rechtzeitig erkannt und zur Kenntnis der Behörde gebracht wird; er muß dann weiterhin so überwacht werden, daß er nicht den Ausgangspunkt weiterer Erkrankungen bilden kann. Die wesentlichsten Mittel, deren man sich zur Erreichung dieser Zwecke bedient, sind die den Ärzten, den Angehörigen des Kranken oder anderen für ihn verantwortlichen Personen auferlegte Pflicht zur Anzeige der Erkrankung, ferner die Absonderung des Kranken und nötigenfalls der mit ihm verkehrenden Personen von der gesunden Bevölkerung endlich die Vernichtung oder Unschädlichmachung der Krankheitskeime in den Ausleerungen des Kranken, an seiner Wäsche und Kleidung und an allen Gegenständen, an denen der Ansteckungsstoff haften kann (Desinfektion).

Ein Desinfektionsverfahren muß wirksam, billig, für die damit behandelten wertvolleren Gegenstände unschädlich und für die mit seiner Ausführung betrauten Personen gefahrlos sein. Wirksam ist eine Desinfektion, wenn sie den Ansteckungsstoff vernichtet oder unschädlich macht, ein Ziel, das in der Regel nur unter Leitung sachkundiger Personen sicher erreicht wird.

Zur Desinfektion sind folgende Verfahren in Gebrauch:

1. Erhitzen im Wasserdampf. Man verwendet hierzu meist feststehende Dampfkessel in besonderen Desinfektionsanstalten; behelfsmäßig können aber auch bewegliche dampferzeugende Vorrichtungen, wie Lokomobilen und einfachere tonnen- oder kastenartige Dampffässer mit ausreichendem Erfolg zur Dampfdesinfektion benutzt werden. Dampfapparate, von denen eine zuverlässige Wirkung erwartet werden soll, müssen sowohl bei der Anschaffung als auch später in regelmäßigen Zeiträumen von Sachverständigen geprüft und von geschulten Personen bedient werden. Das Dampfverfahren vernichtet bei Verwendung gutgearbeiteter und wohlbedienter Vorrichtungen die Krankheitskeime mit großer Sicherheit und besitzt den Vorzug, daß es die meisten Gegenstände nicht beschädigt; Lederwaren, Pelzwerk, Gummisachen, geleimte, polierte und fournierte Gegenstände, einige Metallwaren und manche Nahrungsmittel werden dabei jedoch unbrauchbar und sollen daher auf diese Weise nicht desinfiziert werden. Feinere Kleidungsstücke bedürfen nach Einwirkung des Dampfes der Ausbesserung und des Ausbügelns; in Tuchsachen und Wäschestücken, die vor dem Einbringen in den Dampfapparat mit Blut, Eiter, Körperausleerungen oder in anderer Weise verunreinigt waren, bleiben in der Regel untilgbare Flecke zurück; derartige Verunreinigungen müssen daher vor der Dampfbehandlung auf geeignete Weise (z. B. durch Einlegen der Gegenstände in Lösungen keimtötender Mittel) entfernt werden. Empfindliche Gegenstände, die durch Dampf desinfiziert werden sollen, schützt man vorteilhaft durch Umhüllungen, z. B. mit Sackleinwand, vor dem bei der Abkühlung sich abscheidenden Niederschlagswasser.

2. Auskochen. Man legt die zu desinfizierenden Gegenstände in siedendes Wasser, dem man einen Eßlöffel voll Soda auf je 1 Liter zusetzt. Das Verfahren ist leicht durchzuführen und bei hinreichender Dauer der Einwirkung zuverlässig, für viele Gegenstände indessen nicht anwendbar. Am besten eignet es sich für Wäschestücke, kleine Metallwaren, Eßgeschirr u. dgl.

3. Behandeln mit chemischen Mitteln. a) Verdünntes Kresolwasser. Zur Herstellung werden 50 ccm Kresolseifenlösung (des Deutschen Arzneibuchs) mit Wasser zu 1 Liter Desinfektionsflüssigkeit aufgefüllt und gut durchgemischt. Wäsche und andere dazu geeignete Stoffe weicht man darin ein, Holzmöbel, Fußböden, Zimmerwände, Schuhwerk und andere Lederwaren wäscht man damit ab. Den durch Kresolwasser verursachten Geruch entfernt man aus den desinfizierten Gegenständen und Räumen durch Auswaschen oder Lüften.

Außer der Kresolseifenlösung kommen, insbesondere bei Tuberkulose als Desinfektionsmittel für die Speigefäße, in Betracht: Alkalysol, Tb.-Bacillol, Chloramin in 5:100 Lösungen sowie Baktol, Sagrotan (beide fast geruchlos) und Karbolsäure in 3:100 Lösungen.

c) Kalkmilch. Frisch gebrannter Kalk wird unzerkleinert in ein geräumiges Gefäß gelegt und mit Wasser (etwa der halben Menge des Kalkes) gleichmäßig besprengt; er zerfällt hierbei unter starker Erwärmung und unter Aufblähen zu Kalkpulver. Die Kalkmilch wird bereitet, indem zu je 1 Liter Kalkpulver allmählich unter stetem Rühren 3 Liter Wasser hinzugesetzt werden. Falls frisch gebrannter Kalk nicht zur Verfügung steht, kann die Kalkmilch auch durch Anrühren von je 1 Liter gelöschtem Kalk, wie er in Kalkgruben vorhanden ist, mit 3 Liter Wasser bereitet werden; jedoch muß in diesem Falle die oberste, durch den Einfluß der Luft veränderte Kalkschicht vorher beseitigt werden. Die auf solche Weise bereitete Desinfektionsflüssigkeit muß in gut verschlossenen Gefäßen aufbewahrt und vor dem Gebrauch umgeschüttelt werden. Bei der Hantierung mit Kalkmilch hüte man sich davor, daß von ihr etwas in die Augen spritzt, weil sie eine starke, den Augen höchst verderbliche Ätzflüssigkeit ist. Die Kalkmilch ist vorzugsweise zur Desinfektion von Ausleerungen der Kranken geeignet. Mit diesen in ungefähr gleichen Mengenverhältnissen gründlich gemischt, tötet sie die darin enthaltenen Krankheitskeime (Mikroorganismen).

4. Sonstige Mittel. Einige weitere Desinfektionsverfahren können je nach Lage des Falles auf Anweisung des Arztes Anwendung finden; dazu gehört insbesondere der Formaldehyd.

Der Formaldehyd ist ein gasförmiger Körper, der sich leicht in Wasser löst und sowohl in wässerigen Lösungen, als auch in dampfförmigem Zustand angewandt wird. Für die Verwendung des Formaldehyds in Gasform zur Desinfektion sind mehrere Verfahren üblich, denen gemeinsam ist, daß nur die auf leicht zugänglichen Oberflächen (z. B. auf Tapeten) befindlichen Krankheitskeime sicher abgetötet werden. Der Formaldehyd wird in Dampfform zur Desinfektion des Krankenzimmers und in besonderen Kammern oder Apparaten zur Behandlung empfindliche Gegenstände, die durch Wasserdampf nicht ohne Schädigung desinfiziert werden können, angewandt.

Wertlose Gegenstände, die mit Krankheitskeimen behaftet sein können, werden zweckmäßig verbrannt. Bei einzelnen Krankheiten ist es erforderlich, das Ungeziefer zu vernichten, das sich am Kranken befindet oder mit ihm in Berührung gekommen sein kann, so bei Fleckfieber die Kleiderläuse. Bei der Anwendung der dazu gebrauchten gelösten oder gasförmigen Mittel verfährt man nach Anweisung des Arztes.

Leider finden einige durchaus unzuverlässige Desinfektionsverfahren immer noch gelegentlich Anwendung. So vermag das Verdampfen von Essig, eine Räucherung mit Chlorgas, das Zerstäuben von verdünnter Karbolsäure, das Umherstreuen von Chlorkalkpulver den beabsichtigten Zweck nicht zu erreichen, weil diese Mittel entweder ganz unwirksam sind oder nicht in genügender Menge einwirken.

In Krankheitsfällen soll die Desinfektion nicht erst ausgeführt werden, nachdem der Kranke genesen, in ein Krankenhaus gebracht oder gestorben ist (Schlußdesinfektion), sondern sie soll laufend, d. h. während der ganzen Dauer der Krankheit, ausgeübt werden (Desinfektion am Krankenbette). Die Pfleger haben durch Anlegen besonderer, nur im Krankenzimmer zu tragender Kleidung, durch sorgfältige Desinfektion ihrer Hände und des zur Beseitigung der Ausscheidungen des Kranken benutzten Aborts darauf zu achten, daß die Krankheitskeime, namentlich bei Darmkrankheiten, nicht weiter verschleppt werden. Die Entscheidung darüber, auf welche Gegenstände die Desinfektion sich zu erstrecken hat, mit welchen Mitteln sie vorzunehmen ist, und wie lange das angewendete Desinfektionsverfahren einwirken muß, kommt in jedem Falle einem Sachkundigen, in erster Linie also dem Arzte zu. Als sachkundig können auch die geprüften, amtlich angestellten Desinfektoren und Desinfektionsschwestern gelten. In zahlreichen Städten und ebenso in vielen Landkreisen sind außerdem besondere, mit Dampfapparaten ausgestattete Desinfektionsanstalten vorhanden, deren geschultes Personal die erforderlichen Mittel in die Wohnung des Kranken mitbringt, um diese und die in ihr befindlichen unbeweglichen Gegenstände an Ort und Stelle zu desinfizieren; Kleider, Bettzeug, Möbel, Gebrauchsgegenstände aus dem Krankenzimmer und andere bewegliche Dinge werden, wenn dies erforderlich erscheint, in wohlverschlossenen Wagen mitgenommen und etwa 24 Stunden später nach vollendeter Desinfektion zur Wohnung zurückbefördert.

Mit der Desinfektion wurde früher, namentlich zur Zeit einer Epidemie, Mißbrauch getrieben. Man bespritzte Reisende und ihr Gepäck mit Desinfektionsmitteln und übergoß die Straßen und die verschiedenartigsten Gegenstände, deren Behaftetsein mit Krankheitskeimen oft nicht im entferntesten zu vermuten war, mit solchen Flüssigkeiten. Abgesehen davon, daß ein solches Vorgehen ganz unnötig belästigte und zu einer maßlosen Verschwendung der Desinfektionsstoffe führte, versetzte es die Bevölkerung in die irrige Meinung, daß sie nun gegen die Seuche geschützt sei. Es unterblieben dann leicht die tatsächlich wirksamen Maßregeln zur Verhütung der Krankheitsverbreitung, insbesondere wurde im Vertrauen auf die Wirkung der Desinfektionsmittel die Reinlichkeit vernachlässigt, die in jedem Falle nutzbringender ist als eine schlechte Desinfektion.

191. Verlauf der einzelnen auf Infektion beruhenden Erkrankungen. Die wichtigste Vorbedingung für die Bekämpfung einer übertragbaren Krankheit beruht in der rechtzeitigen Erkennung jedes einzelnen Erkrankungsfalles. Demnächst ist es notwendig, über die Wege, auf denen die Krankheit fortzuschreiten pflegt, und die Art, wie sie in den menschlichen Körper eindringt, unterrichtet zu sein. So sehr die Infektionskrankheiten sich in dieser Hinsicht voneinander unterscheiden, so haben sie doch in ihrer Entstehung, ihren äußeren Merkmalen (Symptomen) und ihrem Verlauf viel Gemeinsames.

Die Krankheitskeime finden ihre Eingangspforte in den menschlichen Körper durch die größeren Körperöffnungen, insbesondere die Mündungen der Atmungs- und Verdauungswege (Nase, Mund), oder durch Wunden, oft durch kaum sichtbare Hautverletzungen, bisweilen auch durch die Haut selbst. Manche Keime beginnen ihre Wirksamkeit sofort an der Stelle des Eintritts oder wenigstens innerhalb derjenigen Organe, in die sie zunächst gelangen; andere treten in die Lymph- oder Blutbahn über, um entweder hier sich zu vermehren oder, durch den Kreislauf weitergeführt, sich in anderen

Teilen des Körpers anzusiedeln. In jedem Falle vergeht nach dem Eindringen der Keime eine zu ihrer Vermehrung und zur Bildung der Giftstoffe erforderliche Spanne, in der die befallene („infizierte") Person anscheinend noch gesund, häufig aber schon ansteckungsfähig ist; diese Zeit nennt man das Inkubationsstadium der Krankheit. Gegen Ende dieses Zeitraums, der für jede Infektionskrankheit eine verschiedene Dauer hat, zeigen sich zunächst Vorläufer der eigentlichen Krankheit (Prodromalstadium), wie Müdigkeit, Appetitmangel, allgemeine schmerzhafte Empfindungen, ein Gefühl der Unbehaglichkeit u. dgl. Alsdann erfolgt, zuweilen unter Erbrechen, Frösteln oder mit einem bis zum Zähneklappern gesteigerten „Schüttelfrost" der Ausbruch der Krankheit.

192. Fieber. Vielen Infektionskrankheiten ist eine Gesundheitsstörung eigentümlich, die als Fieber bekannt ist. Sie ist der äußere Ausdruck eines erhöhten Stoffumsatzes, einer gesteigerten Verbrennung in den Geweben des Körpers und bildet in manchen Fällen ein Hilfsmittel der Natur zur Bekämpfung der eingedrungenen Krankheitskeime und zur Vernichtung ihrer Giftstoffe. Das hervorstechendste Merkmal des Fiebers ist die meßbare Erhöhung der Körperwärme. Gewöhnlich bezeichnet man die morgens gemessene Achselhöhlentemperaturen von 38,5° als mäßiges, bis 39,5° als beträchtliches und über 39,5° als hohes Fieber. Temperaturen unter 36,0° werden Kollapstemperaturen genannt. Im Fieber vermehrt sich die Häufigkeit der Atemzüge und, entsprechend einer gesteigerten Herztätigkeit, die Zahl der Pulse. Die Kranken leiden an Durst, schwitzen zuweilen und entleeren nur geringe Mengen eines ziegelroten Harnes, der oft einen aus harnsauren Salzen bestehenden Bodensatz abscheidet; sie klagen über Kopfschmerzen und Schwindel, der Schlaf wird häufig unterbrochen und durch Träume gestört, zuweilen phantasieren sie, reden irre, greifen verwirrt um sich und wollen das Bett verlassen. Werden sie in solchem Zustand nicht ausreichend bewacht, so ist die Gefahr vorhanden, daß sie sich Schaden zufügen, aus dem Bette fallen, wohl gar aus dem Fenster springen u. dgl.

Bei manchen Infektionskrankheiten währt das Fieber in nahezu gleichmäßiger Höhe mehrere Wochen, bei anderen sinkt die Körperwärme morgens regelmäßig um einen Grad oder mehr herab, um abends wieder anzusteigen, bei noch anderen verschwindet das Fieber nach mehreren Stunden oder wenigen Tagen; Anstieg und Abfall erfolgen bald allmählich, bald rasch. Einen plötzlichen, in der Regel von Schweißentwicklung und tiefem Schlaf begleiteten Fieberabfall nennt man eine Krise. Von einer völligen Entfieberung nach einer Infektionskrankheit kann man erst sprechen, wenn die Achselhöhlentemperatur abends dauernd unter 37,0° bleibt.

Die Infektionskrankheiten heilen entweder, oder es bleiben nach ihrem Ablauf Störungen in der Tätigkeit einzelner Organe, Nachkrankheiten, langwierige Entkräftung, dauernde Gebrechen zurück, oder sie enden mit dem Tode.

b) Einzelne Infektionskrankheiten.

193. Akute Ausschlagskrankheiten. Einzelne Infektionskrankheiten, die in ihren äußeren Erscheinungen, ihrer Verbreitungsweise und ihrem Verlaufe manches Gleichartige besitzen, pflegt man zu Gruppen zusammenzufassen. So bezeichnet man die Masern, Röteln, das Scharlachfieber, die Pocken und die Windpocken gemeinsam als akute Ausschlagskrankheiten, weil alle diese Krankheiten sich rasch (akut) entwickeln und sich von anderen durch das Auftreten von Hautausschlägen in auffälliger Weise unterscheiden. Die erwähnten Ausschlagskrankheiten sind „ansteckend"; sie verbreiten sich in der Regel durch unmittelbare Übertragung vom Kranken aus, werden indessen auch durch gesundbleibende Personen, die mit dem Kranken in Berührung gekommen sind, oder durch die von diesem benutzten Kleider, Wäschestücke u. dgl. verschleppt. Der Ansteckungsstoff einzelner der bezeichneten Krankheiten haftet auch an den Krankenzimmern und kann so ihren späteren Bewohnern gefährlich werden. Im übrigen besitzt jede dieser Ausschlagskrankheiten eine durchaus eigenartige Natur.

194. Masern. Bei den *Masern* pflegt etwa 10 Tage nach erfolgter Ansteckung Fieber, Lichtscheu, Schnupfen und ein eigentümlicher, oft bellender Husten aufzutreten; in dieser Zeit sind schon auf der Schleimhaut der Wangen und des Gaumens eigentümliche Flecken zu erkennen, die auf gerötetem Untergrunde kleine, weiße Schuppen zeigen. Nach 3—4 Tagen tritt dann, oft mit hohem Fieber, ein charakteristischer Hautausschlag in Gestalt unregelmäßig rundlicher und etwas erhabener roter Flecken auf. Er zeigt sich zunächst im Gesicht und verbreitet sich dann schnell über Hals, Rumpf und Gliedmaßen, so daß der ganze Körper wie rotgesprenkelt aussieht. Hat der Ausschlag seinen Höhepunkt erreicht, so fällt das Fieber, und während die Flecken allmählich abblassen, erneut sich die Oberhaut unter kleienartiger Abschuppung; etwa 8 Tage später befindet sich der Kranke in der Regel in voller Genesung.

Die Masern suchen nur selten ein und dieselbe Person zweimal während ihres Lebens heim; sie treten in der Regel als Kinderkrankheit auf, hauptsächlich wohl, weil nur wenige Personen bis zum reiferen Alter der Ansteckung entgehen. Oft bieten gemeinsame Spiele, Kindergärten und Schulen die Gelegenheit zur Übertragung; wird die Krankheit in eine Familie verschleppt, so ergreift sie dort nicht selten sämtliche Kinder nacheinander.

Wenngleich die Masern gewöhnlich heilen, insbesondere bei Kindern, so empfiehlt es sich doch, ihren Verlauf auch in leichten Fällen ärztlich überwachen zu lassen. Niemals darf man die Kranken früher als 2 Wochen nach dem Auftreten des Ausschlags, auch nicht, so lange der Husten andauert, als genesen betrachten; denn bei unvorsichtigem Verhalten entwickeln sich aus den die Krankheit begleitenden Katarrhen leicht schwere Folgezustände, namentlich Lungenerkrankungen, Augen- und Ohrenleiden.

Die Weiterverbreitung der Masern kann, wenn überhaupt, nur durch strengste Absonderung des Erkrankten und Desinfektion seines Auswurfs sowie der von ihm gebrauchten Wäsche, Kleider und Gegenstände aufgehalten werden. Geschwistern von Masernkranken ist der Schulbesuch durch behördliche Vorschrift untersagt. Bei gehäuftem Auftreten der Krankheit unter Schülern kann es notwendig werden, die betreffende Klasse oder die ganze Schule vorübergehend zu schließen; doch kommen die gegen die Verbreitung der Masern gerichteten Maßregeln häufig zu spät, weil die Krankheit bereits in ihren Anfängen, ehe sie durch den Ausschlag offenbar wird, sehr ansteckend ist. Zum Schutz der Kleinkinder gegen Masern hat sich die Einspritzung von Masern-Rekonvaleszentenserum bewährt.

Die *Röteln* sind mit den Masern nicht verwandt. Nach 18 Tagen tritt unter leichtem Fieber ein Ausschlag von einzelnen rosa Flecken auf, der bald unter Absinken der Temperatur abblaßt. Katarrhe fehlen meist ganz, doch treten bisweilen Drüsenschwellungen auf.

195. Scharlach[1]. Der *Scharlach* beginnt durchschnittlich 2—5 Tage nach erfolgter Ansteckung gewöhnlich mit hohem Fieber, dessen Eintritt zuweilen von Schüttelfrost oder Erbrechen begleitet ist. Die Kranken klagen infolge einer Anschwellung der Mandeln zunächst über Schlingbeschwerden; bald verbreitet sich, zumeist vom Rumpfe oder von den Beinen aus, ein ziemlich gleichmäßiger, himbeerfarbener Ausschlag über den Körper, und die Zunge zeigt, soweit sie nicht mit einem weißen Belage bedeckt ist, ebenfalls eine himbeerrote Farbe; *immer läßt der Ausschlag aber die Umgebung von Nase, Mund und Kinn frei* (Scharlachmaske). Nach mehreren Tagen, zuweilen schon nach wenigen Stunden, beginnt der Ausschlag abzublassen, und gleichzeitig verschwindet bei günstigem Verlaufe das Fieber. Schließlich tritt eine bis zu mehreren Wochen dauernde Abschuppung der Haut ein.

Bisweilen kommt der Scharlachausschlag nur undeutlich oder gar nicht zur Beobachtung, und es kann dann nur aus dem sonstigen Verlauf und aus nachgewiesenen Beziehungen zu anderen Scharlachfällen auf das Vorhandensein dieser Krankheit geschlossen werden.

[1] Vgl. „Scharlach-Merkblatt" (siehe 4. Umschlagseite).

Der Scharlach ist stets als eine sehr ernste Krankheit aufzufassen; zuweilen führt er schon während der ersten Tage den Tod herbei; häufiger wird er durch Begleit- und Folgekrankheiten verderblich. Eine auch in Fällen, die zunächst ganz leicht und ohne Ausschlag verlaufen, oft zu beobachtende Begleitkrankheit ist eine der Diphtherie (vgl. 206) ähnliche Erkrankung der Mandeln; als Nachkrankheiten stellen sich nicht selten Herzerkrankungen, Ohrenleiden, Gelenkschmerzen, sogar eitrige Gelenkentzündung, ferner eitrige Entzündung der Lymphdrüsen an den Kiefern und Nierenentzündung ein. Letztere tritt häufig mit („wassersüchtiger") Anschwellung der Haut im Gesicht oder an den Beinen auf.

Mit Rücksicht auf solche Gefahren sollten die Scharlachkranken stets ärztlich beobachtet und behandelt, vor allem mehrere Wochen lang in gleichmäßiger Bettwärme vor schädlichen äußeren Einflüssen geschützt werden. Ein unvorsichtiges Verhalten, z. B. ein zu frühzeitiges Aufstehen, begünstigt die Entwicklung von Nachkrankheiten, die gerade nach anscheinend leichten Scharlachfällen oft schon Siechtum oder Tod verursacht haben.

Der Scharlach bevorzugt das kindliche und jugendliche Alter, befällt indessen auch erwachsene Personen. Mit Rücksicht auf den häufig schweren Verlauf der Krankheit sollte nichts verabsäumt werden, was ihre Verbreitung hindert, zumal, da man bei solchem Bemühen eher als den Masern gegenüber auf Erfolg rechnen darf, denn der Scharlach erlangt erst nach seiner vollkommenen Ausbildung die höchste Ansteckungsfähigkeit. Die Maßregeln kommen also nicht so leicht zu spät wie bei den Masern. Scharlachkranke sind lange bis in die Rekonvaleszenz hinein streng abzusondern. Zur Verhütung einer Weiterverbreitung durch die Schulen werden behördlicherseits geeignete Maßregeln ergriffen. Die Desinfektion der Ausleerungen des Kranken, der von ihm benutzten Gegenstände und des Krankenzimmers erscheint um so mehr geboten, als es feststeht, daß der Ansteckungsstoff durch leblose Gegenstände (Eßwaren, Eßgeschirr, Krankenbetten u. a.) verschleppt werden kann und an den Räumlichkeiten längere Zeit haftet.

196. Pocken. Die Pocken oder Blattern pflegen in der Regel 10—13 Tage nach der Aufnahme des Ansteckungsstoffes auszubrechen. Die Erkrankung beginnt mit Schüttelfrost, hohem Fieber, großer Abgeschlagenheit, Kopfschmerzen, Schluckbeschwerden und ziehenden Schmerzen im Kreuz. Nach wenigen Tagen zeigen sich unter Nachlassen des Fiebers zunächst im Gesicht, dann auch auf der übrigen Körperoberfläche und auf den Schleimhäuten rote Knötchen, aus denen bald Bläschen von eigentümlicher Form (auf der Kuppe bilden sie eine Delle) mit klarem Inhalt entstehen. In den folgenden Tagen trübt sich der Inhalt der Bläschen, um etwa am 9. Krankheitstage unter einem neuen Ansteigen des Fiebers eitrige Beschaffenheit anzunehmen. Ungefähr am 12. Tage beginnen diese „Pusteln" unter allmählichem Nachlassen des „Eiterfiebers" einzutrocknen; es bilden sich Schorfe, die demnächst abfallen und strahlige „Pockennarben" hinterlassen. Vom Beginn der Krankheit bis zur vollkommenen Genesung verstreichen bei ungestörtem Verlauf etwa 6 Wochen.

Oft führen die Pocken zum Tode, besonders häufig dann, wenn sie als sog. „schwarze Blattern" auftreten, d. h. der Inhalt der Pusteln sich durch Beimengung von Blut dunkel färbt, oder wenn Erkrankungen des Gehirns, der Halsorgane, der Lungen oder der Nieren sich anschließen. Das Auftreten von Pusteln an den Augen kann vollkommene oder teilweise Erblindung, ihr Erscheinen in den Gehörorganen Taubheit oder Schwerhörigkeit zur Folge haben.

Es gibt auch eine leichte Form der Pocken, die seit Jahren besonders in England beobachtet wird und die Bezeichnung kleine Pocken (Variola minor) erhalten hat. Bei dieser Krankheit vollzieht sich die Entwicklung des Pockenausschlages, falls ein solcher überhaupt zustande kommt, auffallend schnell und kann in jedem Stadium zum Stillstand kommen. Eiterfieber und ausgebreitete Pustelbildung sind selten. Die Pocken in dieser andauernd milden Form können ebenso wie die schweren Pocken sowohl Ungeimpfte als auch Geimpfte, bei denen die Impfung längere Zeit zurückliegt, befallen.

Die im Einzelfalle durch die Schutzpockenimpfung (vgl. 197) abgeschwächten Formen der Pocken werden „modifizierte Pocken" (Varioloiden) genannt. Zwar sind die Anfangserscheinungen auch hier oft schwer, jedoch ist der weitere Verlauf gewöhnlich kürzer und gutartig, die Pusteln sind auch hier weniger zahlreich, manchmal ganz vereinzelt, das Eiterfieber unbedeutend, die Schleimhäute nur wenig an der Erkrankung beteiligt. Die im Einzelfall leichte Form der Krankheit darf jedoch hinsichtlich der Maßregeln nie zur Sorglosigkeit gegen eine Weiterverbreitung führen; denn selbst ein leichter Fall der gewöhnlichen Pocken kann die Krankheit in der schwersten Form auf andere Personen übertragen.

Die Pocken in ihrer schweren Form gehören zu den am meisten gefürchteten Infektionskrankheiten. Nicht selten raffen sie mehr als die Hälfte der Kranken hinweg und hinterlassen den dem Tode Entronnenen Siechtum und Gebrechen; zudem ist die Seuche außerordentlich leicht übertragbar, da die Ansteckung nicht nur von Person zu Person — insbesondere durch Tröpfcheninfektion beim Sprechen, Husten, Niesen — erfolgt, sondern das Pockengift auch durch die von dem Kranken berührten Gegenstände verbreitet wird.

Die Schrecken der Pockenepidemien werden in zahlreichen Berichten aus früheren Zeiten geschildert. Die Seuche durchwanderte, oft ganze Länder entvölkernd, in fast regelmäßiger Wiederholung die Gebiete der alten Welt. Wer ihr nicht zum Opfer fiel, war durch die zurückbleibenden Narben für sein ganzes Leben entstellt; und wer etwa bisher verschont geblieben war, mußte damit rechnen, bei dem nächsten unausbleiblichen Seuchenzuge befallen zu werden. Noch am Ende des 18. Jahrhunderts wurde die Zahl der jährlichen Opfer in Europa auf 400000 geschätzt! Durchschnittlich der 10. Teil aller Kinder und eine große Anzahl der Erwachsenen erlagen den Blattern. Vergeblich bemühte man sich, der Seuche durch strenge Absonderung der Erkrankten Einhalt zu tun; mit leblosen Gegenständen, deren Desinfektion nach dem damals üblichen Verfahren nicht gelingen konnte, noch mehr durch die mit den Kranken verkehrenden Gesunden wurde das Blatterngift immer wieder aus den Krankenzimmern verschleppt und rief fortgesetzt die verheerendsten Massenerkrankungen hervor.

197. Schutzpockenimpfung. Kurz vor Ende des 18. Jahrhunderts erhielt die Welt in der Schutzpockenimpfung ein Mittel, durch das es gelingen sollte, der Seuche ihren Schrecken zu nehmen. Im Jahre 1798 veröffentlichte der englische Arzt Jenner die von ihm näher erforschte, in seiner Heimat, der Grafschaft Gloucester, und in Schleswig-Holstein schon lange bekannte Tatsache, daß eine Impfung mit dem Inhalt der an dem Euter der Kühe zuweilen vorkommenden pockenähnlichen Pusteln, der sog. „Kuhpocken", einen Schutz vor der Erkrankung an echten Pocken verleiht. Seine Beobachtungen fanden bald Bestätigung, doch zeigte sich später, daß die Schutzkraft, die durch die Impfung erworben wurde, allmählich abnimmt. Durchschnittlich rechnet man mit einer Schutzdauer von 10 Jahren. Die Impfung muß daher, wenn der Körper dauernd vor der Blatternkrankheit bewahrt bleiben soll, durch Wiederholung des Verfahrens erneuert werden.

Durch das im Deutschen Reiche 1874 erlassene Reichsimpfgesetz ist vorgeschrieben, daß jedes Kind vor dem Ablauf des auf sein Geburtsjahr folgenden Kalenderjahres geimpft und jeder Zögling einer Lehranstalt innerhalb des Jahres, während dessen er sein zwölftes Lebensjahr vollendet, wieder geimpft werden soll. Durch Anstellung von Impfärzten, deren Gebühren aus öffentlichen Mitteln gezahlt werden, ist jedermann die Möglichkeit gegeben, kostenlos der Impfpflicht zu genügen.

Als Impfstoff benutzt man in Deutschland nur noch den Inhalt der bei Kälbern durch Impfung erzeugten Kuhpocken selbst (Tierlymphe, animale Lymphe). Die strenge Überwachung der Impfstoffgewinnung und der dafür eingerichteten, unter staatlicher Leitung oder Aufsicht stehenden Anstalten bürgt dafür, daß nur Impfstoff von gesunden Tieren zur Verwendung kommt.

Als Stelle der Impfung wird in der Regel der Oberarm gewählt. Die Entwicklung der Blattern beginnt am 4. Tage nach der Impfung unter Fieber, manchmal auch mit Rötung und Schwellung der benachbarten Haut. Die geimpften Kinder sind zu dieser Zeit in ihrem Befinden gestört, erlangen aber ihr Wohlsein bald zurück.

Bei der Pflege der Impflinge achte man hauptsächlich auf Reinlichkeit und verhüte das Wundwerden der Impfstelle. Die Impfschnitte verkleben nach wenigen Minuten und bleiben dann gewöhnlich dauernd vor Verunreinigungen geschützt, da die später entstehenden Blattern sich nicht öffnen, sondern unter Bildung eines trockenen Schorfes heilen. Es ist in der Regel nur notwendig, daß die Impfstelle vor der Impfung sorgfältig mit Wasser und Seife gewaschen und nachher mit reinlichen, nicht beengenden Kleidungsstücken bedeckt wird; ein reiner, nicht wollener Hemdärmel ist die zweckmäßigste Bedeckung. Auch nach der Impfung sind die Kinder reinzuhalten und wenigstens einmal am Tage unter Schonung der Blattern behutsam, aber gründlich abzuwaschen; ferner hindere man die Kinder am Aufkratzen der Impfschnitte (Fingernägel kurz halten!) oder der sich entwickelnden Bläschen. Bei unregelmäßigem Verlauf der Schutzpocken ist ein Arzt zuzuziehen und der Impfarzt in Kenntnis zu setzen. Man hüte sich davor, die Impfstellen mit unsauberen Verbandmitteln zu bedecken oder mit Fetten, Ölen, Salben u. dgl. zu bestreichen, weil dadurch leicht Wundkrankheiten entstehen können.

Der Impfstoff kann auch von der Impfstelle verschleppt werden. Die Pflegepersonen der Impflinge sind daher dringend davor zu warnen, die Impfstellen zufällig oder absichtlich zu berühren oder die in den Impfpusteln enthaltene Flüssigkeit auf wunde oder mit Ausschlag behaftete Hautstellen oder in die Augen zu bringen. Haben sie die Impfstellen trotzdem berührt, so sollen sie nicht unterlassen, sich sogleich die Hände sorgfältig zu waschen. Gebrauchte Watte und gebrauchtes Verbandzeug sind zu verbrennen.

Ungeimpfte Kinder und solche, die an Hautausschlägen leiden, dürfen nicht mit Impflingen in nähere Berührung kommen, insbesondere nicht mit ihnen in demselben Bette schlafen. Die gedruckten Verhaltungsvorschriften, die bei der Impfung den Angehörigen der Impflinge ausgehändigt werden, sind aufmerksam durchzulesen und genau zu beachten.

In Ausnahmefällen haben sich nach der Impfung hier und da Hautausschläge oder Wundkrankheiten eingestellt, wie solche sich zuweilen an oberflächliche Verletzungen jeder Art anschließen. Derartige Vorkommnisse sind unter Umständen einer Vernachlässigung in der Pflege der Impflinge zuzuschreiben und können bei Beobachtung der Verhaltungsvorschriften vermieden werden. Wenn gelegentlich Krankheiten des kindlichen Alters, z. B. Masern, Keuchhusten, Brechdurchfall, einige Tage nach der Impfung aufgetreten sind, so darf daraus nicht etwa auf einen ursächlichen Zusammenhang mit der Impfung gefolgert werden. In den letzten Jahren sind vereinzelt Erkrankungen des Zentralnervensystems im Anschluß an die Impfung beobachtet worden, bei denen ein Zusammenhang mit der Impfung nicht abgelehnt werden kann. In derartigen Fällen ist es besonders geboten, sofort einen Arzt hinzuzuziehen und den Impfarzt zu benachrichtigen.

Seit Einführung des Impfgesetzes sind die Pocken in Deutschland fast verschwunden, während sie in den Ländern, in denen der Impfzwang bisher nicht in gleicher Weise durchgeführt ist, z. B. in Spanien und Portugal alljährlich immer noch beträchtliche Verluste an Menschenleben bedingen.

Im Deutschen Reiche betrug die Zahl der ermittelten Pockentodesfälle:

im Durchschnitt der Jahre		im Durchschnitt der Jahre	
1816—1855	3 499	1906—1915	36
1856—1865	5 284	1916—1920	334
1866—1875	22 061	1921—1922	64
1876—1885	647	1923—1927	3
1886—1895	116	1928—1932	0
1896—1905	25	1933—1938	0

Absonderung der Kranken und sorgfältige Desinfektionsmaßregeln dürfen in Erkrankungsfällen trotz des der Bevölkerung verliehenen Impfschutzes mit Rücksicht auf die noch ungeimpften Kinder und die nicht wiedergeimpften älteren Personen nicht unterlassen werden[1].

198. Windpocken. Eine von den echten Pocken verschiedene Krankheit sind die sog. Windpocken oder Wasserblattern. Sie sind gleichfalls übertragbar, befallen in der Regel Kinder unter 10 Jahren und kennzeichnen sich durch ein nur von leichtem Fieber begleitetes schubweises Auftreten von kleinen Bläschen im Gesicht, an den Armen und anderen Körperstellen. Das Allgemeinbefinden ist nur wenig gestört. Der Ausschlag verschwindet meist ohne Hinterlassung von Narben in kurzer Zeit. Trotzdem gehören an Windpocken erkrankte Kinder ins Bett. 13–17 Tage.

199. Fleckfieber. Das Fleckfieber oder der Flecktyphus ist während des Weltkrieges und in der ersten Nachkriegszeit durch Kriegsgefangene und Flüchtlinge wiederholt nach Deutschland eingeschleppt worden.

Die Erkrankung verläuft unter dauernd hohem Fieber und ist durch einen masernähnlichen Ausschlag gekennzeichnet, der mit zahlreichen rötlichen bis linsengroßen Flecken nach 3—5 Krankheitstagen hervorbricht. Mit halb offenem Munde und Auge, trockener brauner Zunge, in meist tiefer Benommenheit liegen die Kranken teilnahmslos da und erreichen einen hohen Grad von Schwäche und Erschöpfung. Die Dauer des Fiebers beträgt in günstigen Fällen etwa 2 Wochen. Besonders gefährdet sind Personen über 40 Jahre.

Der wissenschaftlichen Forschung ist es gelungen, die Verbreitungsweise dieser Krankheit festzustellen. Es hat sich gezeigt, daß sie durch Vermittlung von Kleiderläusen von einem Menschen auf den anderen übertragen wird. Dadurch erklärt sich auch die alte Erfahrung, daß in den von der Krankheit befallenen Ländern die Schlafstellen der umherziehenden Bevölkerung, die Herbergen und Asyle die hauptsächlichsten Brutstätten der Seuche sind. Auch wird es begreiflich, daß gerade in Kriegszeiten die Krankheit stark zunehmen kann. Das wirksamste Schutzmittel gegen eine Weiterverbreitung des Fleckfiebers ist eine gründliche und nötigenfalls wiederholte Befreiung des Kranken von Läusen[2].

200. Unterleibstyphus[3]. Paratyphus. Der Unterleibstyphus, auch Darmtyphus oder schlechtweg Typhus genannt, führt seinen Namen nach einem griechischen Worte, das ursprünglich mit Rauch oder Dunst zu übersetzen ist, in übertragener Bedeutung aber die Trübung des Bewußtseins bezeichnet. Die Krankheit ist dank den Verbesserungen auf dem Gebiete der öffentlichen Gesundheitspflege in Deutschland immer mehr zurückgegangen. Im Jahre 1926 traten im ganzen Reich 12388 Erkrankungen und 1102 Sterbefälle an Unterleibstyphus auf, davon entfielen über 2500 Erkrankungen und 263 Sterbefälle allein auf die Typhusepidemie in Hannover. Im Jahre 1930 wurden nur 4856 Erkrankungen und 556 Sterbefälle, im Jahre 1938 nur noch 2945 Erkrankungen und 338 Sterbefälle an Typhus gemeldet. 7–21 Tage

Der Typhus kommt meist 2—3 Wochen nach der Ansteckung zum Ausbruch und beginnt in der Regel schleichend mit Kopfweh, Appetitlosigkeit, Verdauungsbeschwerden und Mattigkeit. Das Fieber, das sich alsdann einstellt, nimmt von Tag zu Tag zu und bleibt 2—3 Wochen gleichmäßig auf der Höhe. Der Kranke klagt über heftige Kopfschmerzen, starken Durst und unruhigen Schlaf. Sehr oft sind Durchfälle von eigentümlicher, erbsenbreiartiger Beschaffenheit vorhanden. In der zweiten Woche treten meist Erscheinungen

---

[1] Nähere Auskunft über einschlägige Fragen gibt die im Reichsgesundheitsamt bearbeitete gemeinverständliche Denkschrift „Blattern und Schutzpockenimpfung", 4. Aufl. 1925, Verlag Julius Springer Berlin W 9. Preis RM 3.—.

[2] Eine „Anweisung zur Entlausung bei Fleckfieber" findet sich als Anlage 3 bei der im Reichsgesundheitsamt bearbeiteten „Anweisung zur Bekämpfung des Fleckfiebers (Flecktyphus)". Verlag Julius Springer, Berlin W 9. Preis RM 1.20.

[3] Vgl. „Typhusmerkblatt" (siehe 4. Umschlagseite).

von seiten des Nervensystems, wie Benommenheit oder starke Unruhe, sowie ein rotfleckiger Hautausschlag am Rumpfe auf. Mit der dritten Woche beginnt das Fieber langsam und stufenweise abzufallen, so daß die Krankheit bei günstigem Verlauf meist am Ende der vierten Woche beendet ist. Jedoch bedürfen die Genesenden zu ihrer völligen Wiederherstellung oft einer monatelangen Erholung.

Bisweilen — namentlich bei Kindern — kommt es nur zu leichten Krankheitserscheinungen (Frösteln, Unbehagen, vereinzelten Durchfällen). Diese Leichtkranken sind für die Ausbreitung des Unterleibstyphus besonders gefährlich. Nicht selten finden sich, vor allem in der Umgebung von Typhuskranken, sog. „gesunde Bazillenträger", die, ohne selbst krank zu sein, Typhusbazillen im Stuhlgang oder Harn ausscheiden und zur Weiterverbreitung der Krankheit nicht unerheblich beitragen.

Beim Typhuskranken ist eine sorgfältige Pflege und Behandlung von größter Bedeutung. Fehler in der Ernährung können die an sich bereits vorhandene Neigung zu Darmblutungen in gefährlicher Weise steigern und infolge Zerreißens des Darms an den Geschwürsstellen selbst den Tod herbeiführen. Gute Lagerung des Kranken und peinliche Sauberkeit sind notwendig, um die Gefahr des Durchliegens zu vermeiden. Wegen der Schwierigkeit einer sorgfältigen Krankenpflege und einer ausreichenden Absonderung von den übrigen Familienmitgliedern in der Wohnung liegt die Überführung in ein Krankenhaus schon im Interesse des Kranken selbst.

Die Übertragung des Typhus erfolgt meist durch die mit Stuhlgang oder Harn verunreinigten Hände des Kranken oder ungenügend geschulter Pflegepersonen. Deshalb soll jeder, der einen Kranken, dessen Wäsche oder Bett berührt hat, unmittelbar nachher seine Hände gründlich mit einer desinfizierenden Flüssigkeit reinigen. Zur Übertragung der Krankheit genügen selbst Spuren der Ausscheidungen. Gelangen diese auf die Leib- und Bettwäsche, die Kleider, den Fußboden, auf Eß- und Trinkgeschirre, besonders aber auf Nahrungsmittel, wie Milch, Gemüse, Obst, so können die Krankheitskeime leicht von anderen Personen aufgenommen werden. Explosionsartige Massenerkrankungen mit Hunderten oder Tausenden von Krankheitsfällen können auftreten, wenn der Krankheitskeim auf größere Mengen allgemein benutzter Nahrungsmittel — Trinkwasser — übergeht.

Krankenpflegepersonen ist dringend anzuraten, sich rechtzeitig der Schutzimpfung gegen Typhus mit einem aus abgetöteten Typhusbazillen hergestellten Impfstoff zu unterziehen.

An Typhus erkrankt gewesene Personen können nach der klinischen Genesung mit dem Stuhlgang, seltener dem Harn, noch jahrelang Typhusbazillen ausscheiden. Solche „Dauerausscheider" können die Krankheit ebenso wie die Kranken übertragen; sie sind daher wiederholt bakteriologischen Untersuchungen zu unterwerfen und über die Ansteckungsfähigkeit eingehend zu belehren. Im Nahrungsmittelgewerbe, besonders in Milchwirtschaften und Molkereien, dürfen gesunde Bazillenträger und Dauerausscheider wegen der durch sie bedingten hohen Infektionsgefahr nicht tätig sein.

Der Paratyphus ist eine dem Typhus ähnliche Krankheit, als deren Erreger eine Gruppe von Paratyphusbazillen gilt, die den Typhusbazillen nahestehen. Man unterscheidet zwei Arten von Paratyphusbazillen. Die Vorbeugung und Behandlung des Paratyphus unterscheidet sich nicht wesentlich von der Behandlung des Unterleibstyphus.

201. Brechdurchfall. Er verläuft oft in Form einer nur leichten Gesundheitsstörung, ohne Nachwirkungen zu hinterlassen, tritt jedoch auch als eine lebensgefährliche Krankheit auf und wird dann als „einheimische Cholera" (Cholera nostras) bezeichnet. Erkrankungen solcher Art werden namentlich bei Kindern des frühesten Lebensalters häufiger beobachtet und führten früher, besonders zur Sommerzeit und in den Städten, eine nicht unerhebliche Zahl von Todesfällen kleiner Kinder herbei.

202. Lebensmittelvergiftung. Eine auf mehrere Personen gleichmäßig wirkende Ursache, z. B. der Genuß verdorbener oder verunreinigter Lebensmittel, hat zuweilen das Auftreten von Gruppenerkrankungen zur Folge. Die Krankheitserscheinungen gleichen bisweilen denjenigen einer Vergiftung oder eines choleraähnlichen Brechdurchfalls.

203. Cholera[1]. Die asiatische Cholera, die in Asien, insbesondere in Indien, schon seit langer Zeit einheimisch ist, hat in Europa erst während des 19. Jahrhunderts Eingang gefunden. Sie erzeugte in vielen Ländern unseres Erdteils Epidemien, die nach einigen Jahren erloschen, um später nach erneuter Einschleppung von neuem auszubrechen. Als Beispiel für den Umfang der von der Seuche angerichteten Verheerungen sei angeführt, daß die Choleraepidemie des Jahres 1892 in dem kleinen hamburgischen Staatsgebiet binnen wenigen Wochen etwa 18000 Erkrankungen mit 8000 Todesfällen verursacht hat.

Das Bild eines schweren Falles von Cholera ist etwa folgendes: Die Krankheit tritt oft schon mehrere Stunden, in der Regel wenige Tage nach Aufnahme des Cholerakeims mit heftigem Erbrechen und Durchfall auf. Die immer häufiger abgehenden Entleerungen gewinnen bald ein farbloses Aussehen und entziehen dem Körper so beträchtliche Flüssigkeitsmengen, daß die Harnabscheidung aufhört und die Haut trocken wird. Zugleich stellen sich schmerzhafte Muskelkrämpfe besonders an den Waden ein; unter rasch zunehmender Erschöpfung wird der Kranke gegen alles, was mit ihm und um ihn her vorgeht, vollkommen gleichgültig, und oft tritt nach wenigen Stunden in solchem Zustand der Tod ein. In weniger schweren Fällen hört das Erbrechen nach einiger Zeit auf, die Darmentleerungen werden allmählich wieder seltener, nehmen die gewöhnliche Beschaffenheit an, und nach 14 Tagen bis 3 Wochen kann volle Genesung erfolgt sein.

Zur Erforschung der Seuche wurde im Jahre 1883 eine Studienkommission von Reichs wegen nach Ägypten und Indien entsendet. Robert Koch als dem Führer dieser Kommission gelang es, den Krankheitskeim der Cholera in Gestalt des Kommabazillus zu entdecken. Dieser Spaltpilz entwickelt sich unter günstigen Bedingungen ungemein rasch und verbreitet sich auf den gleichen Wegen wie der Typhuskeim, insbesondere nicht selten durch Vermittlung des Trink- und Gebrauchswassers.

Zur Verhütung einer Verbreitung der Seuche muß die Absonderung des Kranken und die Desinfektion durchgeführt werden. Insbesondere müssen außer den Darmentleerungen des Kranken auch die Ausscheidungen der scheinbar gesunden aber möglicherweise bereits infizierten Personen seiner Umgebung unschädlich gemacht werden; denn die Erfahrung lehrt, daß der Ansteckungsstoff der Cholera von solchen Keimträgern, auch wenn sie selbst nicht offensichtlich erkranken, doch auf andere übertragen werden kann, die dann von der Seuche befallen werden.

Als nützlich haben sich der Cholera gegenüber Schutzimpfungen sowie die im Abschnitt 164 erwähnten, auf Überwachung des Verkehrs gerichteten Vorschriften erwiesen.

204. Aussatz, Gelbfieber. Der Aussatz (Lepra) wird durch den Leprabazillus hervorgerufen, der dem Tuberkelbazillus äußerst ähnlich ist. Das Leiden kennzeichnet sich in entstellenden Knoten oder Ausschlägen der Haut und kommt in Deutschland nur äußerst selten vor.

Das Gelbfieber ist eine schwere Infektionskrankheit, die hauptsächlich in den Küstenländern von Mittel- und Südamerika sowie in Westafrika vorkommt. Der Erreger des Gelbfiebers ist ein filtrierbarer Krankheitserreger, der durch eine Stechmücke übertragen wird. In Deutschland kommt die Krankheit nicht vor.

205. Ruhr[2]. Zu den auf krankhaften Veränderungen des Darmkanals beruhenden, seuchenartig auftretenden Krankheiten gehört auch die Ruhr, die in Deutschland ausschließlich durch Ruhrbazillen hervorgerufen wird. Bei Ruhrkranken finden sich Entzündungen und Geschwüre im Dickdarm, besonders im Mastdarm. Die Kranken verfallen in mehr oder weniger hohes Fieber und werden von ständigem Stuhldrang gepeinigt; den häufig und unter Schmerzen entleerten Darmabgängen ist Schleim, Eiter und Blut

[1] Vgl. „Choleramerkblatt" (siehe 4. Umschlagseite).
[2] Vgl. „Ruhrmerkblatt" (siehe 4. Umschlagseite).

beigemengt. Günstigenfalls tritt in 2—3 Wochen, oft erst nach längerer Zeit, allmählich Genesung ein; schwere Erkrankungen können den Tod zur Folge haben. Der Ansteckungsstoff der Ruhr wird nur durch den Stuhlgang ausgeschieden. Der wirksamste Schutz gegen die Ruhr ist Sauberkeit der Hände, insbesondere beim Herrichten der Speisen; die Nahrungsmittel sind vor Fliegen zu bewahren. Die beste Pflege findet ein Ruhrkranker im Krankenhause.

206. Diphtherie[1]. Mandelentzündung. Eine gefürchtete Krankheit des Kindesalters, die aber auch erwachsene Personen nicht verschont, ist die *Diphtherie* oder *Rachenbräune*, die durch den im Jahre 1884 von *Löffler* entdeckten *Diphtheriebazillus* hervorgerufen wird. Die Zahl der durch sie vernichteten Menschenleben betrug im Deutschen Reich im Jahre 1938 5286, d. i. 0,8 auf je 10000 Lebende bei einer Gesamtzahl von 149424 Diphtherieerkrankungen im gleichen Jahre; auf 100 Erkrankte trafen hiernach 4 Sterbefälle.

Die Erkrankung beginnt gewöhnlich mit Fieber und Halsschmerzen; auf den geröteten und geschwollenen Mandeln erscheinen grauweiße, unregelmäßig begrenzte Flecke, die sich bald zu einem gleichmäßigen Belage vergrößern und meist auch das Zäpfchen nebst der übrigen Rachenwand überziehen. Zugleich schwellen die Halslymphdrüsen an, die Ausatmungsluft des Kranken wird übelriechend, und die Nase verstopft sich. Bei Säuglingen besteht im Anfange häufig nur ein starker Schnupfen. Oft erfolgt der Tod in wenigen Tagen entweder durch Herzschwäche oder weil häutige Auflagerungen auf der Schleimhaut des Kehlkopfes und der Luftröhrenäste die Atmung unmöglich machen. In anderen Fällen führen Folgekrankheiten, wie Lungenentzündung, Nierenentzündung und Lähmungen, den Tod oder auch lang dauerndes Siechtum herbei. Infolge einer Lähmung der Kehlkopfmuskeln kann sich eine meist vorübergehende Heiserkeit oder Stimmlosigkeit einstellen.

Jede Erkrankung an Diphtherie ist lebensgefährlich; wohl aber vermag eine frühzeitig[2] eingeleitete zweckmäßige Behandlung Erfolge zu erzielen. Auch kann der Arzt die Erstickungsgefahr oft abwenden, indem er durch den *Luftröhrenschnitt* unterhalb des von den Belägen verstopften Kehlkopfes der Luft Zutritt zu den Lungen verschafft; doch wird hierdurch das Leben nicht immer gerettet, da mit der Verhütung der Erstickung nur eine der mannigfachen, durch die Diphtherie bedingten Gefahren beseitigt wird. Unbedingt zu empfehlen ist die ärztliche Anwendung des von *Behring* und *Wernicke* im Jahre 1894 eingeführten „Diphtherieheilserums", d. i. des Blutwassers von Pferden, die durch wiederholte Einspritzung des Diphtheriegiftes eine hohe Widerstandsfähigkeit gegen die Erkrankung erlangt haben.

Zur Verhütung einer Verbreitung der Diphtherie empfehlen sich die bei Schilderung des Scharlachs bezeichneten Vorkehrungen; besonders ist aber darauf zu halten, daß der Auswurf der Kranken und die von ihnen benutzten Taschentücher sofort in geeigneten Flüssigkeiten desinfiziert werden. Das Küssen diphtheriekranker Personen ist streng zu vermeiden. Zum Schutze der Umgebung, namentlich der Geschwister der erkrankten Kinder, hat sich die *vorbeugende Impfung mit Diphtherieheilserum* bewährt. Neuerdings wird auch die Vornahme einer Diphtherieschutzimpfung mit Mischungen von Diphtheriegift und Gegengift (aktive Immunisierung gegen Diphtherie) bei den gesunden Schulkindern empfohlen. Die aus zahlreichen Ländern, darunter auch aus Deutschland, darüber berichteten Erfahrungen lauten im allgemeinen dahin, daß die Impfstoffe, wenn sie in zweckmäßiger Weise und in genügender Menge angewandt werden, einen wirksamen Schutz gegen die Erkrankung verleihen.

Die *Mandelentzündung* tritt oft mit hohem Fieber und einer recht bedeutenden Anschwellung der dunkelgeröteten Mandeln auf, wobei sich auf diesen auch weißliche Beläge, ähnlich den diphtherischen Auflagerungen, zeigen können. Bisweilen kommt es zu einer

[1] Vgl. „Diphtheriemerkblatt" (siehe 4. Umschlagseite).

[2] Deshalb empfiehlt es sich, jedem Kinde auch bei nur leichtem Unwohlsein in den Hals zu sehen (vgl. Abb. 3).

Eiteransammlung innerhalb der Mandeln, die, wenn nicht ein rechtzeitiger Einstich geschieht, unter quälenden Schmerzen allmählich in die Mundhöhle durchbricht. Meist läuft die Mandelentzündung indessen in wenigen Tagen günstig ab, ohne Folgen zu hinterlassen.

Nach vorliegenden Erfahrungen ist diese Krankheit von Person zu Person übertragbar. Ihre Keime haften vorzugsweise an den Rachenbelägen, geraten von hier in die Mundflüssigkeit der Kranken, auch in den Nasenschleim, und scheinen sich mit eingetrocknetem Auswurf lange Zeit in Wohnzimmern, an Wäsche, Kleidung und Gebrauchsgegenständen in infektionsfähigem Zustand zu halten.

207. Keuchhusten[1]**.** Eine fast ausschließlich bei Kindern auftretende Infektionskrankheit ist der *Keuchhusten* oder *Stickhusten*. Die Erkrankung beginnt mit den Erscheinungen eines gewöhnlichen Luftröhrenkatarrhs; etwa nach einer Woche stellen sich heftige und lang dauernde Hustenanfälle ein, unter denen die Kinder sich im Gesicht blau verfärben und zu ersticken scheinen. Mit einer tiefen, pfeifenden Einatmung, nach der die Krankheit den Namen Keuchhusten erhalten hat, pflegt jeder Anfall zu enden. Durch den Husten wird in der Regel nur wenig Schleim entleert; doch bewirkt der heftige Reiz oft Erbrechen. Die Anfälle, die meist auch nachts den Schlaf der Kinder stören, werden nach einiger Zeit seltener und leichter und bleiben endlich ganz aus; Rückfälle sind häufig. Bei ungünstigem Verlauf erfolgt, besonders bei schwächlichen Kindern, der Tod durch Erschöpfung oder infolge hinzutretender Lungenentzündung. Von Keuchhusten Genesene sind für andere Infektionskrankheiten, insbesondere Tuberkulose, sehr empfänglich und müssen daher sorgfältig behütet werden.

Der Ansteckungsstoff des Keuchhustens haftet, wie man annimmt, an den schleimigen Absonderungen, die der Hustende, oft nur in feinster Verteilung, hinausbefördert. Die Krankheit überträgt sich leicht, sei es unmittelbar durch den Verkehr der erkrankten Kinder mit gesunden, sei es durch Vermittlung von Taschentüchern u. dgl. Keuchhustenkranke Kinder sollen daher nach Möglichkeit abgesondert werden und sind vor allen Dingen vom Schulbesuch zurückzuhalten.

208. Die Grippe[2]**.** Die epidemische *Grippe*, auch *Influenza* genannt, ist eine überaus leicht übertragbare Krankheit, die von Zeit zu Zeit in gewaltigen Seuchenzügen ganze Länder und Erdteile heimsucht.

Die Übertragung des noch nicht mit Sicherheit festgestellten Ansteckungsstoffes erfolgt in erster Linie durch den kranken Menschen selbst.

Der offenbar sehr flüchtige Krankheitserreger findet sich auf den Schleimhäuten des Mundes und des Rachens, der Nase und der übrigen Luftwege und wird beim Husten oder Niesen mit winzigen Schleimtröpfchen in die Luft geschleudert.

Um der Ansteckung mit Grippe vorzubeugen, meide man nach Möglichkeit den Verkehr mit Grippekranken sowie überhaupt größere Menschenansammlungen. Besonders achte man darauf, nicht von anderen Personen angehustet zu werden, da es bei der Grippe auch gesunde Träger des Ansteckungsstoffes gibt.

Ferner ist in Zeiten einer Grippeepidemie auf Reinlichkeit des Körpers, regelmäßige Mund- und Zahnpflege, öfteres Lüften und Reinhalten der Aufenthaltsräume besonders Bedacht zu nehmen. Auch ist häufiges Gurgeln mit desinfizierenden Lösungen zu empfehlen.

Der Krankheitsverlauf der Grippe ist außerordentlich wechselvoll.

Die typische Grippe äußert sich in einem plötzlich einsetzenden Fieberanfall von ein- bis mehrtägiger Dauer, verbunden mit heftigen Kopfschmerzen, Schwindel, Rücken- und Gliederschmerzen, mit starker Hinfälligkeit und darniederliegendem Appetit.

Auch die einzelnen Epidemien an sich zeigen durchaus wechselnden Charakter, indem manchmal von vornherein die leichten, manchmal die schweren Formen vorherrschen; bald werden mehr jüngere, bald ältere Personen von der Grippe befallen.

---

[1] Vgl. „Keuchhusten-Merkblatt“ (siehe 4. Umschlagseite).

[2] Vgl. „Grippe-Merkblatt“ (siehe 4. Umschlagseite).

Die gefürchtetste Form der Grippeerkrankung ist die Grippe-Lungenentzündung, die beispielsweise während der großen Weltepidemie im Jahre 1918 zahllose Todesopfer forderte. Bekannt ist ferner die sog. Magendarmgrippe und die Grippe des Nervensystems mit schweren Störungen von seiten des Gehirns und Rückenmarks.

Bei der Behandlung der Grippe ist die wichtigste Forderung, daß die fiebernden Kranken sich unverzüglich zu Bett legen und auch nach erfolgter Entfieberung noch einige Tage Bettruhe halten, um die Gefahr eines Rückfalles oder von Nachkrankheiten zu verhüten. Auch die im Anschluß an eine Grippeerkrankung meist auftretende körperliche Erschöpfung läßt es durchaus ratsam erscheinen, das Bett nicht zu früh zu verlassen. Die rechtzeitige Inanspruchnahme eines Arztes ist auch in anscheinend leichten Erkrankungsfällen dringend geboten, da der unberechenbare Verlauf stets die Gefahr weiterer Neben- und Nachkrankheiten in sich birgt. Wenn es die Wohnungsverhältnisse irgendwie gestatten, ist dem Kranken ein besonderes Zimmer, zum wenigsten aber ein eigenes Bett, einzuräumen.

Bei allen schwer verlaufenden Fällen, wie auch bei Personen, die unter ungünstigen häuslichen Verhältnissen leben, ist nach Möglichkeit Krankenhausaufnahme anzustreben.

209. Lungenentzündung. Brustfellentzündung. Bauchfellentzündung. Die sowohl als selbständige Krankheit wie im Anschluß an andere Infektionskrankheiten auftretende Lungenentzündung erscheint je nach ihrer Ursache in ihren Kennzeichen, ihrem Verlauf und ihren Ausgängen sehr ungleich.

Unter der Bezeichnung Lungenentzündung faßt man verschiedenartige krankhafte, in der Regel mit Fieber verlaufende Vorgänge zusammen, bei denen infolge Ausfüllung der Lungenbläschen mit Absonderungen bald kleine, bald größere Abschnitte der Lunge unfähig werden, an dem Atmungsvorgange teilzunehmen, so daß die Kranken beschleunigt atmen (Atemnot).

Die gewöhnlich als akute Lungenentzündung bezeichnete Krankheit beginnt in der Regel mit einem heftigen Schüttelfrost und kennzeichnet sich durch hohes Fieber, Seitenstiche und Atemnot. Unter quälendem Husten entleeren die Kranken anfangs nur spärliche, später reichliche Mengen eines zähen und durch Beimengung von Blut dem Eisenrost ähnlich gefärbten Auswurfs. Bei zweckmäßigem Verhalten des Kranken nimmt die Lungenentzündung öfter, als es bei den schweren Erscheinungen der Krankheit erwartet werden sollte, einen günstigen Ausgang, indem etwa eine Woche nach dem Beginn bei steilem Abfall des Fiebers und reichlichem Schweißausbruch (Krise) die Atemnot aufhört und bald danach unter Nachlaß der Brustschmerzen und des Hustens Genesung erfolgt. Bei solchem Verlauf werden die Absonderungen teils allmählich ausgehustet, teils von den Lymphgefäßen aufgesogen. In schwereren Fällen kann es zu lebensgefährlicher Eiterung und anderweitigen Zerstörungen in den Lungen kommen. Zuweilen erfolgt auch bereits nach wenigen Tagen der Krankheit der Tod, besonders bei bejahrten oder dem Trunke ergebenen Personen.

Die Lungenentzündung wurde früher allgemein den Erkältungskrankheiten zugezählt, wird jedoch jetzt für eine Infektionskrankheit gehalten, deren Entstehung zwar durch Witterungseinflüsse begünstigt wird, indessen doch an belebte Keime gebunden ist.

Bisweilen schließt sich an die Lungenentzündung eine Brustfellentzündung an, eine nicht selten auch selbständig auftretende lebensgefährliche Krankheit, bei der es zur Absonderung von Flüssigkeit in den Raum zwischen Lungen- und Rippenfell kommen kann, und zwar oft in so großen Mengen, daß durch Behinderung der Lungenbewegungen die Atmung erschwert oder unmöglich wird. In manchen Fällen zeigt die Absonderung eine blutige oder eitrige Beschaffenheit.

Auch bei der Bauchfellentzündung oder Unterleibsentzündung, die sich bald an Verletzungen, bald an andere Erkrankungen der Bauchdecken oder Unterleibsorgane anschließt, wird von dem Bauchfell eine wässerige oder eitrige Flüssigkeit abgeschieden. Die Kranken haben meist heftige Schmerzen und erliegen häufig dem ernsten Leiden.

Besonders oft tritt eine Bauchfellentzündung im Verlauf einer gewöhnlich rasch in Eiterung übergehenden Entzündung des am Blinddarm befindlichen Wurmfortsatzes auf.

In manchen Fällen dieser als Blinddarmentzündung bezeichneten Krankheit werden im Wurmfortsatz eingeschlossene eingedickte Kotmassen, sog. Kotsteine, als Anlaß zu der Erkrankung angesehen; zuweilen gelten als Krankheitsursache verschluckte Fremdkörper, z. B. kleine Obstkerne, Fischgräten od. dgl., die in den Wurmfortsatz hineingeraten sind. Die Blinddarmentzündung äußert sich in heftigen Leibschmerzen, die meist plötzlich in der rechten unteren Bauchgegend auftreten, und in starker Druckempfindlichkeit dieser Stelle bei gleichzeitig bestehendem, mehr oder weniger hohem Fieber. Lassen derartige Erscheinungen das Vorhandensein einer Blinddarmentzündung befürchten, so hole man unverzüglich einen Arzt, denn nur durch eine frühzeitige ärztliche Behandlung kann eine ernste Gefährdung des Lebens abgewendet werden. Vornehmlich bei Beginn der Erkrankung bringt eine operative Behandlung recht günstige Erfolge; sie schützt außerdem infolge der Beseitigung des Wurmfortsatzes den Erkrankten vor sonst leicht eintretenden Rückfällen.

210. Epidemische Genickstarre[1]. Als epidemische Genickstarre bezeichnet man eine fieberhafte Infektionskrankheit, die auf einer Entzündung der das Gehirn und Rückenmark umgebenden Haut beruht und mit Erbrechen, heftigen Kopf-, Genick- und Gliederschmerzen, Steifigkeit des Nackens und Lähmung einzelner Muskeln verläuft. Die Krankheit, deren Erreger der Weichselbaumsche Meningokokkus ist, tritt von Zeit zu Zeit, besonders während des Winters und Frühjahrs, in größerer Verbreitung auf, betrifft namentlich Kinder (im allgemeinen bis zum 4. Lebensjahr) und jugendliche Personen und endet in über der Hälfte der Erkrankungen oft schon nach wenigen Tagen tödlich; in Genesungsfällen bleiben nicht selten Taubheit, Blindheit, Lähmungen oder Geistesstörung zurück. Vielfach hat man bei gesunden Personen aus der Umgebung von Erkrankten die Krankheitserreger auf der Schleimhaut des Nasenrachenraums nachweisen können; solche Personen (Bazillenträger) scheinen bei der Verschleppung der Krankheit in hohem Maße beteiligt zu sein. Hierdurch läßt sich die eigentümliche, sprunghafte Verbreitung der Genickstarre erklären, wobei häufig selbst solche Personen befallen werden, die niemals mit Kranken in Berührung gekommen sind.

211. Epidemische Gehirnentzündung. Die epidemische Gehirnentzündung ist eine Infektionskrankheit, deren Erreger noch unbekannt ist. Sie wird vermutlich von Mensch zu Mensch übertragen. Die Krankheit beginnt häufig im Laufe von Grippeepidemien, mitunter auch außerhalb solcher, mit Fieber, Kopfschmerzen, Schwindel und rheumatischen Beschwerden; das klassische Symptom, das zunächst der Krankheit den Namen gab, ist eine auffallende Schlafsucht von mitunter wochen- bis monatelanger Dauer, ferner kommen zeitweilige Lähmungen im Bereich des Gesichts vor. Gelegentlich kann sich auch eine veitstanzähnliche Unruhe am ganzen Körper oder an einzelnen Teilen bemerkbar machen. Die Krankheit führt in etwa einem Fünftel der Fälle nach Tagen oder Wochen zum Tode.

An die akuten Erscheinungen schließt sich oft ein chronisches Stadium mit Versteifung der Bewegungen, Zittern, Speichelfluß u. a. m., nicht selten auch mit seelischen Störungen an.

Die Übertragung der Krankheit erfolgt wahrscheinlich durch Nasenrachenschleim und Speichel.

212. Epidemische Kinderlähmung. Diese Krankheit tritt bald nur vereinzelt, bald aber auch in Epidemien auf. Als Erreger sind Organismen zu betrachten, die in ihrer Größe noch unter den Bakterien stehen und durch bakteriendichte Filter hindurchgehen. Auf etwa 10 Erkrankungen kommt 1 Todesfall.

Die Krankheit befällt hauptsächlich Kinder im Alter von 1—4 Jahren, verschont aber die Erwachsenen keineswegs. Sie beginnt in der Regel mit einem plötzlichen Anstieg der Körpertemperatur sowie mit Erbrechen und Stuhlverstopfung, oft geht ihr eine Halsentzündung voraus. Die Wirbelsäule, der Nacken und die Beine sind bei Bewegung stark schmerzempfindlich. Nach wenigen Tagen stellen sich alsdann Lähmungserscheinungen in den verschiedensten Teilen des Körpers ein. Die Kranken lassen bald den Kopf haltlos nach der Seite oder nach hinten fallen, bald sind sie nicht imstande, sich

[1] Vgl. „Genickstarre-Merkblatt" (siehe 4. Umschlagseite).

aufzurichten oder aufrecht zu sitzen. In diesem Falle sind fast stets auch die Gliedmaßen von der Lähmung betroffen. Nach einigen Tagen bis zu 2 Wochen ist das akute Krankheitsstadium abgelaufen, und es beginnt das Stadium der Rückbildung, in dem die Lähmungen mehr oder weniger zurückgehen. In diesem Zeitpunkt ist es von größter Wichtigkeit, daß durch geeignete Lagerungs- und Bewegungsmaßnahmen das Auftreten von Zwangsbeugestellungen (Kontrakturen) verhindert wird.

Die Kinderlähmung verbreitet sich in ähnlicher Weise wie die epidemische Genickstarre. Der Ansteckungsstoff ist im Nasen- und Rachenschleim, im Stuhl und Urin enthalten. Zu ihrer Bekämpfung sind die in 190 angegebenen Maßregeln anzuwenden. Erkrankte Kinder sind erst nach völliger Genesung, jedenfalls nicht vor Ablauf von 6 bis 8 Wochen nach Abklingen der akuten Erscheinungen zum Schulbesuch wieder zuzulassen. Auch empfiehlt es sich, die Geschwister der Kranken für diese Zeit vom Unterricht in Lehranstalten auszuschließen, um eine Übertragung des Ansteckungsstoffes auf Mitschüler zu verhüten. Die vor Eintritt der Lähmungen vorzunehmende Einspritzung von Rekonvaleszentenserum, d. h. Serum von Personen, die eine akute epidemische Kinderlähmung überstanden haben, scheint einen günstigen Einfluß auf den Verlauf zu haben. Auch Einspritzungen von Elternblut werden als vorteilhaft bezeichnet.

213. Papageienkrankheit[1]. Die Papageienkrankheit ist eine ursprünglich in Südamerika heimische Krankheit, die Ende des vorigen Jahrhunderts nach Europa eingeschleppt wurde. Der Erreger ist sehr klein und gehört zu derselben Gruppe von Organismen wie die Erreger der epidemischen Kinderlähmung, der Masern, der Pocken und der Maul- und Klauenseuche. Überträger der Seuche sind die Sturmvögel auf den Faröer-Inseln, Papageien und in Deutschland besonders die Wellensittiche, in deren Speichel und Kot sich der Erreger findet. Das Krankheitsbild hat große Ähnlichkeit mit dem der Grippe; in der zweiten Woche der Erkrankung treten häufig Komplikationen von seiten des Herzens und der Lungen auf. Wegen der Gefährlichkeit und zunehmenden Verbreitung wurde im Jahre 1935 auch für diese Infektionskrankheit die polizeiliche Meldepflicht eingeführt.

214. Wechselfieber. Eine Krankheit, die ebenfalls belebten Keimen besonderer Art ihre Entstehung verdankt, ist das Wechselfieber (Malaria). Es wird auf den Menschen durch den Stich gewisser Stechmücken oder Schnaken übertragen, in denen die Erreger der Krankheit, die Malariaparasiten, einen Abschnitt ihrer Entwicklung durchmachen. Das Wechselfieber beobachtet man besonders in sumpfigen, der Überschwemmung ausgesetzten Gegenden, d. h. solchen, die das Auftreten der Stechmücken begünstigen. Gelegentlich kommt es in einigen Teilen Deutschlands vor, erzeugt jedoch in unserem Klima gewöhnlich keine lebensgefährlichen Erkrankungen. Im heißen Klima dagegen tritt dieses „Fieber" — wie es dort schlechtweg genannt wird — in weit größerer Ausdehnung und in schwererer Form auf und ist in manchen Gegenden die häufigste Krankheits- und Todesursache.

Die bei uns beobachteten Erkrankungen kennzeichnen sich durch mehrstündige, jeden 3. oder 4. Tag wiederkehrende und in der Regel durch Schüttelfrost eingeleitete Anfälle von hohem Fieber, durch die das Wohlbefinden der erkrankten Personen allmählich auch in den fieberfreien Zeiten beeinträchtigt wird. Statt der Fieberanfälle stellen sich zuweilen heftige, gleichfalls durch Pausen unterbrochene Nervenschmerzen, besonders in der Stirngegend, ein. Durch zweckmäßige Anwendung des Chinins, eines Arzneimittels, das aus der Rinde des in Südamerika heimischen Chinabaumes gewonnen wird, gelingt es fast immer, den Verlauf solcher bei uns vorkommenden Erkrankungen günstig zu beeinflussen. Außer der sorgfältigen Behandlung jedes Malariafalles mit Chinin oder anderen gleichwertigen Präparaten trägt zur erfolgreichen Bekämpfung der Krankheit die Vernichtung der die Parasiten beherbergenden Stechmücken bei. Sie wird am sichersten durch die Beseitigung der stehenden Gewässer erreicht, die den Stechmücken als Brutplätze dienen. So ist durch die Trockenlegung von Sümpfen, Flußregulierungen und andere Maßnahmen die Krankheit in einigen früher stark heimgesuchten Gegenden zum Verschwinden gebracht worden. Über die Bekämpfung der Mücken vgl. 236e.

[1] Vgl. „Merkblatt über die Papageienkrankheit" (siehe 4. Umschlagseite).

215. Pest. Die Pest, auch orientalische Beulenpest genannt, hat ihre Heimat außerhalb unseres Erdteils, im Innern von Asien und Afrika. Ihr Erreger ist der Pestbazillus. Sie hat sich von China aus verbreitet und besonders in Ostindien zahlreiche Opfer an Menschenleben gefordert. In den letzten Jahrzehnten ist sie an den verschiedensten Stellen sämtlicher Erdteile aufgetreten und hat auch auf europäischem Boden in einigen Häfen des mittelländischen Meeres geherrscht, wo sie immer wieder von neuem erscheint. In früheren Jahrhunderten hat sie Europa mit schweren Epidemien heimgesucht, und im besonderen hat der „schwarze Tod", eine mit der heutigen Pest wahrscheinlich gleichbedeutende Krankheit, unsägliche Schrecken verbreitet. Die Pest kennzeichnet sich durch hohes Fieber, Benommenheit und Anschwellung der Lymphdrüsen am Halse, in den Achselhöhlen oder Leistenbeugen (Drüsenpest); in einigen Fällen ruft sie auch die Erscheinungen einer schweren Lungenentzündung hervor (Lungenpest). Die geschwollenen Drüsen nehmen die Form roter Beulen an, vereitern, brechen auf und werden brandig; die Mehrzahl der Kranken stirbt innerhalb der ersten Woche.

Die Pest kann von einer angesteckten Person durch Vermittlung blutsaugender Insekten (Flöhe) auf gesunde Menschen übertragen werden. Mit Recht gefürchtet wegen der besonderen Ansteckungsgefahr ist die Lungenpest, die durch den Auswurf übertragen wird.

Außer dem Menschen sind gewisse Tiere für die Ansteckung mit dem Pestbazillus empfänglich, in erster Reihe Nagetiere und unter ihnen besonders die Ratten, denen die größte Bedeutung bei der Verbreitung der Krankheit zukommt. Von pestkranken Ratten wird die Seuche in der Regel durch Vermittlung der Rattenflöhe auf den Menschen übertragen.

Die Ausbreitung der Pest wird durch strenge Absonderung der Kranken und ihrer Umgebung sowie durch gründliche Desinfektion der mit Pestkranken in Berührung gekommenen Gegenstände bekämpft. Als besonders wichtig hat sich auch die planmäßige Vernichtung der Ratten und der Rattenflöhe erwiesen.

216. Wundkrankheiten. Eine Reihe von Infektionskrankheiten bezeichnet man als Wundkrankheiten, weil ihre Entstehung an das Vorhandensein von Hautverletzungen gebunden ist; ihre Erreger finden sich fast überall u. a. im Staub, Schmutz und unreinen Wasser. Als Quelle für diese Krankheitskeime sind am gefährlichsten Kranke mit eiternden Wunden, ferner solche, die an Wundrose usw. leiden. Das Eindringen der Krankheitskeime verhütet man, indem man jede Berührung der Wunden selbst möglichst vermeidet, deren Umgebung sorgfältig säubert und zum Verbande nur aseptische (keimfreie) Verbandstoffe (Mull, Watte und Binden) verwendet. Auch verabsäume man nicht, sich vor Anlegen eines Verbandes die Hände gründlich mit Seife und Bürste zu reinigen und zuvor den Schmutz unter den Nägeln zu entfernen. Die von zuverlässiger Stelle zu beschaffenden Verbandstoffe sollten jedesmal aus frisch geöffneten Päckchen entnommen und mit einer bei der Herausnahme nicht berührten Fläche auf die Wunde gelegt werden. Gebrauchte Verbandstoffe sind zu verbrennen, jedenfalls nicht mehr zu einem neuen Verband zu verwenden, abgesehen vielleicht von Binden, die durch Kochen und Waschen gereinigt worden sind, und mit der Wunde nicht in Berührung kommen. Die Beachtung der bezeichneten Vorsichtsmaßregeln wird, wie das Verbinden selbst, nicht ohne einige Übung erlernt, deshalb sollte die Wundbehandlung, wo es irgend angängig ist, geschulten Händen überlassen bleiben. Die sich an Verwundungen anschließenden Wundkrankheiten, als deren Erreger gewisse kugelförmige Mikroorganismen (Staphylokokken und Streptokokken) anzusehen sind, waren früher sehr häufig und mit Entzündungsschmerz sowie Entzündungsfieber (Wundschmerz und Wundfieber) fast regelmäßig gepaart. Diese Begleiterscheinungen des Heilverlaufs hielt man für unvermeidbar, und verschiedene, auch schwere Wundkrankheiten traten in Lazaretten unter den Verwundeten epidemisch auf. Erst seit Einführung der sog. antiseptischen (fäulniswidrigen) Wundbehandlung durch den englischen Arzt Lister kamen jene Krankheiten nur in Ausnahmefällen zur Beobachtung. Jetzt ist an Stelle der antiseptischen die aseptische (vgl. oben) Wundbehandlung getreten.

217. Entzündung. Eiterung. Panaritium. Furunkel. Karbunkel. Die häufigste Wundkrankheit ist eine einfache Entzündung der Weichteile in der Umgebung der Wunde, deren Kennzeichen Schmerz, Schwellung, Rötung und Hitze sind; zu diesen Kennzeichen gesellt sich nicht selten Eiterung. Die Ansammlung des Eiters in dem teilweise von ihm zerstörten Unterhautzellgewebe kann, besonders auch unter unbemerkt gebliebenen oberflächlichen Verletzungen oft eine beträchtliche Ausdehnung gewinnen, ehe eine Durchbrechung der widerstandsfähigen Lederhaut und Entleerung nach außen erfolgt. Ein vom Arzt vorgenommener rechtzeitiger Einschnitt vermag in solchen Fällen Dauer und Umfang einer Eiterung zu beschränken.

Unter Fingergeschwür, Wurm oder Panaritium versteht man eine Entzündung, die, meist von unbeachteten kleinen Verletzungen ausgehend, in der Regel an der Beugeseite der Finger auftritt und leicht zu Eiterung, bei Vernachlässigung auch zu ernsteren Folgezuständen, wie Zerstörung von Sehnen, zurückbleibender Steifheit der Finger, des Handgelenkes, Schwäche oder Unbrauchbarkeit des Armes, führen, ja sogar beim Fortschreiten auf andere Körperteile das Leben bedrohen kann. Man versäume nicht, vorkommendenfalls rechtzeitig ärztliche Behandlung nachzusuchen.

Eine abgeschlossene Eiteransammlung nennt man Abszeß oder Eiterbeule; eine umschriebene Hautentzündung, deren Ausgangspunkt in einer den Entzündungserregern zugänglich gewordenen Talgdrüse in der Haut zu suchen ist, wird als Blutschwär oder Furunkel bezeichnet. Liegen mehrere Furunkel dicht beieinander, so vereinigen sie sich zu dem zuweilen lebensgefährlichen Karbunkel, der Faustgröße erreichen kann und fast immer chirurgische Behandlung erfordert. Karbunkel entwickeln sich mit Vorliebe in der Nacken- und Rückengegend.

218. Lymphgefäßentzündung. Lymphdrüsenentzündung. Eiterfieber (Blutvergiftung). **Kindbettfieber. Sepsis.** Gelangen die in der Wunde oder in der entzündeten Hautstelle befindlichen Krankheitskeime in die Lymphgefäße, so entsteht die Lymphgefäß- und im weiteren Verlauf die Lymphdrüsenentzündung. Die Lymphgefäße werden als schmerzhafte, durch die Haut rot durchschimmernde Stränge bemerkbar, die zu den der Wunde am nächsten gelegenen Lymphdrüsen verlaufen. Diese schwellen an, werden schmerzhaft und können schließlich vereitern. Zunächst wirken die Lymphdrüsen als Schutz für den übrigen Körper, indem sie, wie ein Filter, die Krankheitserreger abfangen und den Krankheitsprozeß dadurch lokalisieren (örtlich begrenzen). Wird dieses schützende Filter durchbrochen, oder gelangen gewisse Entzündungserreger durch die Wand der kleinen Adern unmittelbar in das Blut und mit diesem in andere Organe, so können sich die als Eiterfieber (Blutvergiftung) bezeichneten schweren Erkrankungen des ganzen Körpers einstellen, die in der Mehrzahl der Fälle rasch zum Tode führen. Hierher gehört auch das Kindbettfieber, eine Krankheit der Wöchnerinnen, die durch Einwanderung von Entzündungserregern in die bei der Geburt verletzten Teile entsteht und daher, wie jede Wundkrankheit, nur durch große Sorgsamkeit und peinliche Beobachtung aller Reinlichkeitsvorschriften seitens der hilfeleistenden Personen vermieden werden kann. Stark vermehrt wurden diese Erkrankungen im letzten Jahrzehnt vor allem durch die zur Beseitigung der Schwangerschaft vorgenommenen künstlichen Eingriffe, die, namentlich wenn sie von nicht sachverständiger Hand ausgeführt werden, eine ernste Gefährdung der weiblichen Gesundheit bedeuten.

219. Rose und Wundbrand. Die Rose, durch Streptokokken hervorgerufen, tritt zunächst in der Umgebung der Wunde als eine durch Schwellung und eigentümlich rosenrote Färbung ausgezeichnete schmerzhafte Entzündung der Haut auf, breitet sich bald weiter aus und überzieht zuweilen als „Wanderrose" einen großen Teil der Körperoberfläche. In einzelnen Fällen hebt sich die Oberhaut in Blasen ab. Die Krankheit wird gewöhnlich durch Schüttelfrost eingeleitet, verläuft unter hohem Fieber und ist daher eine schwere Erkrankung. Auch die früher vielfach als Erkältungskrankheiten angesprochenen Formen der Gesichts- und Kopfrose sind Wundkrankheiten, deren Ausgangspunkt geringfügige Verletzungen, z. B. kleine, infolge von Schnupfen wund gewordene Stellen der Nasenschleimhaut, bilden. Meist verläuft die Erkrankung günstig, indem nach ungefähr einer Woche das Fieber aufhört und die Oberhaut an den betroffenen Teilen sich abschuppt. Waren behaarte Hautstellen erkrankt, so pflegen die Haare auszufallen, jedoch allmählich wieder nachzuwachsen.

Ein nach Verletzungen bisweilen erfolgendes örtliches Absterben von Körperteilen wird als Wundbrand (Gangrän) bezeichnet. Es kommt hierbei zur vollkommenen Vernichtung der der Wunde benachbarten Teile, nicht selten zum Verlust ganzer Gliedmaßen, ja zum Tode der befallenen Personen; der Name rührt von der eigentümlich dunklen, fast schwarzen Farbe der ergriffenen Körperteile her. Ähnliche Krankheitserscheinungen stellen sich auch zuweilen aus anderen Anlässen, z. B. Erfrierungen (vgl. 182), oder auch scheinbar selbständig durch Kreislaufsstörungen (Greisenbrand infolge hochgradiger Arterienverkalkung) oder allgemeine Erkrankungen (fortgeschrittene Zuckerkrankheit) ein.

220. Wundstarrkrampf. Der Wundstarrkrampf ist wegen seines meist tödlichen Ausganges und der dem Kranken drohenden Qualen eine der schrecklichsten Wundkrankheiten. Sein Erreger ist der nur bei Luftabschluß gedeihende Tetanusbazillus, der ein äußerst starkes Gift bildet. Durch krampfhafte Zusammenziehung der Kiefermuskeln wird das Öffnen des Mundes und das Kauen erschwert; in mehr oder weniger rascher Folge breiten sich diese Krämpfe auf weitere Muskelgruppen und schließlich auf den ganzen Körper aus. Bisweilen löst sich zwar die Starre, doch genügen Berührungen, Bewegungen, ja sogar Schall- oder Lichtempfindungen, um sie blitzartig schnell wieder hervorzurufen. Die Pflege erfordert darum besondere Ruhe und Sorgfalt. Die einzelnen Anfälle, die, den ganzen Körper stoßartig durchlaufend, sich unablässig wiederholen, erschöpfen die Kräfte in so hohem Maße, daß nur wenige Kranke das Leiden überstehen. Schleunige und wiederholte Behandlung mit Wundstarrkrampf-Heilserum kann Rettung bringen; daher wende man sich schon bei den ersten Anzeichen der Erkrankung an den Arzt. Da die Erreger des Wundstarrkrampfes (s. oben) sich in der obersten Erdschicht, im Straßenschmutz u. dgl. oft aufhalten, so ist zur Verhütung der Krankheit vor allem eine Verunreinigung von Wunden mit Erde, Schmutz usw. zu vermeiden. Bei Quetsch- und Rißwunden, insbesondere allen Weichteilverletzungen, die infolge von Straßenunfällen entstehen, sollte vorbeugend eine Schutzimpfung mit Wundstarrkrampf-Heilserum vorgenommen werden, wodurch einer Erkrankung an Wundstarrkrampf sicher vorgebeugt wird.

221. Gasbrand oder Gasödem. Ebenso wie der Wundstarrkrampf wird auch die als Gasbrand oder Gasödem bezeichnete, besonders bei schweren, mit Gewebszerreißungen oder Quetschungen einhergehenden Verletzungen auftretende und häufig tödlich verlaufende Wundkrankheit durch Bazillen hervorgerufen, die im Erdboden weit verbreitet sind und durch Beschmutzen der Wunde in die Gewebe gelangen. Die Gasbranderreger siedeln sich mit Vorliebe in dem halb abgestorbenen Gewebe zerfetzter Wunden an; durch die Bildung von Giftstoffen bringen sie immer weitere Gewebsbezirke zum Absterben. Im Bereich des Krankheitsherdes kommt es zu Flüssigkeitsausschwitzungen und zu Gasentwicklung, woher die Erkrankung ihren Namen bekommen hat. Bei den erwähnten Verletzungen, besonders wenn die Wunden beschmutzt sind, ist es ratsam, zum Schutz gegen die Gasbrandinfektion ein spezifisches entgiftendes Serum zu verwenden, das auch bei schon ausgebrochener Erkrankung mit Erfolg zur Behandlung benutzt wird.

222. Übertragbare Augenkrankheiten. Ähnlich wie bei den Wundkrankheiten erzeugen Krankheitserreger auch Entzündungen am Auge. Zuweilen bilden sich am

Rande der Augenlider kleine furunkelartige Anschwellungen, die sog. **Gerstenkörner**. Bei **Entzündung der Augenbindehaut** rötet sich die Schleimhaut, die Tränen- und Schleimabsonderung vermehrt sich, es entsteht das Gefühl von Druck im Auge und Lichtscheu, in schweren Fällen Eiterabsonderung. Wird die Hornhaut Sitz der Entzündung, so erscheinen auf ihr Geschwüre, die undurchsichtige, das Sehvermögen störende Narben, die sog. Hornhautflecke, hinterlassen oder sogar infolge Durchbruchs zur Vernichtung des Sehvermögens führen können; anscheinend leichte Fälle von Hornhautentzündung können durch Miterkrankung der Regenbogenhaut das Sehvermögen gleichfalls schädigen. Nach Verletzungen des Augapfels, bei denen Krankheitserreger in das Augeninnere gelangten, kann eine Vereiterung des ganzen Auges mit Erblindung eintreten; auch das andere unverletzte Auge wird in solchen Fällen nicht selten von der Erkrankung mitergriffen.

Die gefährlichste Form der Bindehautentzündung ist die ansteckende Augenkrankheit der Neugeborenen; bei Erwachsenen kommt mitunter ein gleichartiges Leiden vor. Eine andere ansteckende Form, die kontagiöse oder epidemische Augenkrankheit, auch Trachom genannt, ist ein weit verbreitetes, langwieriges, den Sehapparat gefährdendes Leiden, das schon in uralter Zeit in Ägypten herrschte. In diesem Lande wurden zu Ende des 18. Jahrhunderts die Soldaten Napoleons I. davon befallen. In Europa ist die Krankheit seit vielen Jahrhunderten heimisch; in Deutschland kommt sie unter dem Namen der ägyptischen oder granulösen Augenkrankheit (Körnerkrankheit) noch in Ostpreußen häufig vor. Sie beginnt mit einem einfachen Bindehautkatarrh. Die Übertragung erfolgt durch Vermittlung der Hände, Handtücher u. dgl. Der Kranke sollte deshalb ein eigenes Bett, jedenfalls aber eigene Waschgeräte, Hand- und Taschentücher haben. Auch dann hüte man sich aber vor der Berührung solcher Kranken und benutze von ihnen gebrauchte Wäschestücke niemals ohne vorausgegangene Desinfektion (Auskochen). Der Verbreitung der Krankheit wird am sichersten vorgebeugt, wenn jeder von ihr Betroffene sich unverzüglich einer ärztlichen Behandlung unterzieht.

223. Geschlechtskrankheiten. a) Die Syphilis ist eine schleichende Infektionskrankheit, die durch die im Reichsgesundheitsamt von Fritz Schaudinn im Jahre 1915 entdeckte Spirochaeta pallida verursacht wird. Dieser Krankheitserreger vermag sich in den verschiedensten Organen des Körpers anzusiedeln und zu vermehren und ist imstande, schwere Schädigungen und Zerstörungen der Gewebe hervorzurufen. Die Übertragung der Krankheit erfolgt meist durch den Geschlechtsverkehr, wobei der Krankheitserreger durch geringfügige Verletzungen der Haut oder Schleimhaut seinen Eingang in den Körper findet. Auch durch Küsse und durch das Stillen kann die Krankheit übertragen werden. Endlich sind Ärzte, Hebammen und Pflegepersonen bei der Berührung syphilitischer Kranker einer Berufsinfektion mit Syphilis ausgesetzt. Außer der unmittelbaren Übertragung der Krankheit besteht auch die Möglichkeit einer mittelbaren Infektion durch Gebrauchsgegenstände. So kann die Syphilis übertragen werden durch ärztliche oder zahnärztliche Instrumente, Rasiermesser, Kämme, Schwämme, Gabeln, Löffel, Trinkgefäße, Tabakspfeifen, Blasinstrumente usw. Nach dem Verschwinden der ersten Krankheitserscheinungen verläuft die Syphilis häufig ohne äußere Anzeichen weiter und kann noch nach Jahren schwere Krankheitserscheinungen (z. B. Rückenmarksschwindsucht und Gehirnerweichung) hervorrufen. Die Krankheit kann von der Mutter auf die Nachkommenschaft übertragen werden.

b) Der Tripper (Gonorrhöe), dessen Erreger 1879 in Breslau entdeckt worden ist, wird fast ausschließlich durch den Geschlechtsverkehr übertragen und äußert sich beim Mann zunächst durch einen eitrigen Ausfluß aus der Harnröhre. Namentlich bei vernachlässigter Behandlung kommt es im weiteren Verlauf der Krankheit zu Entzündungen benachbarter Teile, z. B. der Harnblase. Greift die Entzündung auf die Nebenhoden oder bei der Frau auf das Innere der Gebärmutter über, so kann Zeugungsunfähigkeit und Unfruchtbarkeit die Folge sein. Bei Frauen bedarf es unter Umständen schwieriger Operationen, um die Erkrankten vor dauerndem Siechtum zu bewahren.

c) **Der weiche Schanker** tritt in Form von Geschwüren an den Geschlechtsteilen auf und führt häufig zur Vereiterung der Leistendrüsen. Die Krankheit wird durch einen kettenförmigen Bazillus hervorgerufen und kann bei sachgemäßer Behandlung in wenigen Wochen geheilt werden. Bei Vernachlässigung des Leidens kommt es jedoch zu gesundheitlichen Störungen, auch zu brandigem Zerfall der Gewebe. Von dem weichen Schanker ist der harte Schanker zu unterscheiden, der die örtliche Erscheinung der beginnenden Syphilis darstellt.

d) **Vierte Geschlechtskrankheit** (Lymphogranuloma inguinale). Es handelt sich hierbei um eine übertragbare Geschlechtskrankheit, deren Erreger nicht näher bekannt ist. Zwei bis vier Wochen nach der Infektion, die vorwiegend bei Männern vorkommt, entwickeln sich meist ausgedehnte Drüsenschwellungen im Bereich der Leistengegend. Häufig vereitern die Drüsen, es bilden sich Abszesse, die nach außen durchbrechen. Die Krankheit kann viele Monate oder Jahre dauern.

Wie schützt man sich vor Geschlechtskrankheiten? Der beste Schutz gegen die Gefahren der Ansteckung ist der Verzicht auf jeden außerehelichen Geschlechtsverkehr, der die Hauptursache der Übertragungen bildet. Personen, die aus dem Geschlechtsverkehr ein Gewerbe machen, erkranken fast ausnahmslos, ebenso solche, die ein lockeres Geschlechtsleben führen.

Geschlechtliche Enthaltsamkeit ist nicht gesundheitsschädlich.

Die Ansteckung mit Tripper kann — namentlich bei kleinen Mädchen — auch durch verunreinigte Bettlaken, Handtücher, Badeschwämme usw. vermittelt werden. Bezüglich der eitrigen Augenentzündung der Neugeborenen, die durch eine Ansteckung mit Tripper hervorgerufen wird, vgl. 222.

Häufig führt Alkoholmißbrauch zur Ansteckung, da seine Einwirkung sittliche Hemmungen lockert und unter seinem Einfluß etwaige Schutzmittel unrichtig oder gar nicht angewandt werden. Diese Schutzmittel können übrigens die Gefahren des außerehelichen Verkehrs wohl vermindern, jedoch nicht aufheben. Wer auch nur die geringste Veränderung an seinen Geschlechtsteilen (Ausfluß, Brennen, Abschürfungen, Geschwüre, Risse, Knötchen usw.) bemerkt, soll sofort einen Arzt aufsuchen; nur diesem ist die Behandlung von Geschlechtskrankheiten und von allen Krankheiten und Leiden der Geschlechtsorgane gestattet. Er stellt durch mikroskopische Untersuchung fest, ob eine Ansteckung vorliegt. Frühzeitig und richtig behandelte Geschlechtskrankheiten sind fast immer gut heilbar. Durch sofortige Erkennung und Behandlung der ersten Krankheitserscheinungen wird schweren Leiden vorgebeugt. Um des dauernden Erfolges sicher zu sein, müssen die Kranken oft lange behandelt oder wenigstens von Zeit zu Zeit untersucht werden. Dieses gilt auch dann, wenn sie sich schon ganz gesund fühlen und äußere Krankheitserscheinungen nicht mehr vorhanden sind. Wer das nicht beachtet, hat es sich selbst zuzuschreiben, wenn er schwer krank wird oder sich wegen Gefährdung seiner Mitmenschen strafbar macht. Den Geschlechtskranken stehen besondere Beratungsstellen zur Verfügung. Diese weisen dem Kranken eine kostenlose Heilbehandlung nach, dehnen die Fürsorge auf Familienangehörige aus und überwachen die Dauerbehandlung der ihnen bekannt gewordenen Kranken. Die Beratungsstellen erteilen auch über Schutzmaßnahmen sachgemäße Auskunft.

Wer seine Behandlung nicht so gründlich durchführen läßt, daß die Gefahr einer Weiterverbreitung seiner Krankheit vermieden wird, kann nach den gesetzlichen Vorschriften zwangsweise einem Heilverfahren unterworfen und nötigenfalls in ein Krankenhaus verbracht werden.

Wer geschlechtskrank war, muß dies bei jeder späteren Erkrankung, gleichviel welcher Art, dem Arzt auch ungefragt mitteilen. Wer geschlechtskrank war, muß sich vor Wiederaufnahme des Geschlechtsverkehrs und ganz besonders vor seiner Verheiratung wenigstens noch einmal einer genauen ärztlichen Untersuchung unterziehen. Ebenso müssen weibliche Personen, die an Syphilis gelitten haben, sich bei Eintritt einer Schwangerschaft durch einen Arzt untersuchen lassen.

Ausführliche Merkblätter und Schriften über die Geschlechtskrankheiten sind bei der Geschäftsstelle der „Deutschen Gesellschaft zur Bekämpfung der Geschlechtskrankheiten", Berlin W 62, Einemstr. 11, ferner bei den Gesundheitsbehörden, Beratungsstellen, Kliniken und Ärzten erhältlich.

224. Tuberkulose[1]. Die Tuberkulose ist die schwerwiegendste aller übertragbaren Krankheiten. Kein Land, keine Volksklasse, kein Alter, kein Beruf wird von ihr verschont. Man schätzt die Zahl der ansteckungsfähigen Tuberkulösen im Deutschen Reich zur Zeit auf über 200000. Es starben im Jahre 1936 an Tuberkulose insgesamt 47507 Personen, davon 35191 im Alter von 15—60 Jahren; damit verursachte die Tuberkulose in dieser Altersgruppe über 15 auf 100 Sterbefälle überhaupt. Also etwa jeder siebente aus dieser Altersgruppe in Deutschland Verstorbene erlag der Tuberkulose. Diese Krankheit wird durch Ansteckung (Infektion) mit den von Robert Koch im Jahre 1882 im Reichsgesundheitsamt entdeckten Tuberkelbazillen hervorgerufen. Sie befällt meist die Lungen, unter Umständen kann jedoch auch jedes andere Organ des Körpers von ihr ergriffen werden. Breitet sich die Tuberkulose innerhalb des ganzen Körpers aus, so spricht man von „allgemeiner" oder „Miliartuberkulose".

Die Hauptquelle für die Weiterverbreitung der Krankheit stellen diejenigen Personen dar, die beim Husten mit in ihrem Auswurf die Krankheitserreger ausscheiden. Es liegt dann „offene" Tuberkulose vor im Gegensatz zur „geschlossenen" Tuberkulose, bei welcher der Kranke keine Tuberkelbazillen absondert.

Angesichts der starken Verbreitung der Tuberkulose ist jeder Mensch der Gefahr ausgesetzt, den Keim der Krankheit in sich aufzunehmen. Nicht jede Ansteckung muß aber zu einer Erkrankung führen. Ein gesunder kräftiger Körper wird mit wenigen, nur gelegentlich und vielleicht schon in abgeschwächtem Zustand in ihn eindringenden Tuberkelbazillen verhältnismäßig leicht fertig, ja er erhält dadurch unter Umständen sogar einen gewissen Schutz gegen spätere Ansteckungen. Trifft die Ansteckung aber einen geschwächten Körper oder erfolgt sie oft oder mit besonders zahlreichen frisch ausgeschiedenen Bazillen, so werden auch die stärksten Abwehrkräfte versagen.

Die Tuberkulose, ausgenommen die sog. galoppierende Schwindsucht und die Miliartuberkulose, verläuft meist langsam. Daher erstreckt sich die Ansteckungsmöglichkeit durch jeden Bazillen ausscheidenden Tuberkulösen über viele Jahre. Für seine nähere Umgebung (Angehörige, Mitarbeiter) besteht also bei nicht zweckmäßigem Verhalten des Kranken die Gefahr einer häufigen, in kurzen Zeiträumen sich wiederholenden Aufnahme von Krankheitskeimen. Ganz besonders gefährdet sind kleine Kinder, wenn sie mit tuberkulösen Personen, die sie pflegen, in besonders enge Berührung kommen.

Der Tuberkelbazillus wird durch hohe Hitzegrade (Kochen), strömenden Wasserdampf oder chemische Desinfektionsmittel vernichtet. Auch dem Tageslicht, insbesondere der Sonnenwirkung, widersteht er nicht lange.

a) Die Ansteckungswege der Tuberkulose. Angeborene Tuberkulose ist äußerst selten, wohl aber kann eine erhöhte „Disposition" (Anfälligkeit für Tuberkulose) ererbt werden. Die Haupteintrittsstellen für die Tuberkelbazillen sind Mund und Nase. Die Ansteckung geht fast immer von einem Kranken mit offener Tuberkulose aus, der beim Husten — in seltenen Fällen auch beim Sprechen und Niesen — winzige, tuberkelbazillenhaltige Schleimtröpfchen verstreut. Atmet ein anderer Mensch diese in der Luft schwebenden Tröpfchen ein, so können die Krankheitskeime sich in seinem Körper ansiedeln und vermehren (Tröpfcheninfektion).

Die Tuberkelbazillen können aber auch durch Staub, der mit eingetrocknetem Auswurf von Schwindsüchtigen beim Ausfegen oder Ausklopfen aufgewirbelt wird, in die Atmungsorgane Gesunder gelangen (Staubinfektion).

[1] Vgl. das im Reichsgesundheitsamte bearbeitete „Tuberkulosemerkblatt". Verlag des Reichs-Tuberkulose-Ausschusses Berlin W 62, Einemstr. 11.

Außerdem können die Krankheitserreger durch unreine Hände oder unreine Geräte, namentlich Gebrauchsgegenstände des Kranken (Eß- und Trinkgeschirr, Kleidungs- und Wäschestücke), übertragen werden (Schmierinfektion). Besonders gefährlich ist das Kriechen der Kinder auf dem Fußboden des Krankenzimmers, das Anfassen auswurfbeschmutzter Gegenstände mit nachfolgendem Einführen der Finger in Mund oder Nase (Fingerlutschen, Nägelkauen, Fingerlecken beim Umblättern, Bohren in der Nase und ähnliche Untugenden) sowie das Abwischen des Mundes und der Nase von Kindern mit gebrauchten Taschentüchern hustender Menschen.

Auch unmittelbar von dem Kranken können die Tuberkelbazillen, z. B. beim Küssen, auf andere übergehen. Besondere Vorsicht ist deshalb beim Liebkosen von Kindern nötig, die man am besten niemals auf den Mund, sondern auf Stirn oder Wangen küßt. Tuberkulöse Mütter sollen das Stillen ihrer Kinder vermeiden. Kleine Kinder können unter Umständen auch durch den Genuß von Milch, die von Kühen mit Eutertuberkulose (Perlsucht) stammt, angesteckt werden.

Die Ansteckungsgefahr wächst, je länger und dichter Gesunde und Tuberkulöse zusammen wohnen.

b) Einzelne Formen der Tuberkulose. Bei Erwachsenen ist die Lungentuberkulose am häufigsten. Diese macht in ihrem Beginn oft nur wenig ausgeprägte äußere Erscheinungen, die in leichtem Husten (trocken oder mit Auswurf), Brust- oder Rückenstichen, unregelmäßigem geringem Fieber, Mattigkeit, Appetitmangel, Abmagerung bestehen. Mit fortschreitender Erkrankung nehmen Husten und Auswurf zu, es stellen sich Kurzatmigkeit, höheres Fieber, Nachtschweiße und stärkere Abmagerung ein. Nicht selten bewirkt das Leiden eine Zerstörung feinerer Blutgefäße der Lunge, die sich durch blutige Färbung des Auswurfs bemerkbar macht (Blutspucken, Bluthusten). Zuweilen nehmen die entleerten Blutmengen sogar einen lebensgefährlichen Umfang an (Blutsturz). Im jugendlichen Alter tritt die Tuberkulose meist zunächst als eine Erkrankung der Drüsen (z. B. am Halse, an der Lungenwurzel oder im Unterleibe) auf; im Anschluß daran kann die Krankheit auf andere Körperorgane übergreifen. Bei der Knochentuberkulose kommt es gelegentlich zu ausgedehnten Zerstörungen des Knochengewebes. Werden die Rückenwirbel hiervon betroffen, so bildet sich durch Einsinken der zerfallenden Wirbelkörper ein dem Gebiete der Erkrankung entsprechender spitzer Buckel. Zugleich kann es zu einer Quetschung oder Miterkrankung des Rückenmarkes und infolgedessen zu einer Lähmung der unteren Gliedmaßen sowie zu Störungen der Harn- und Stuhlentleerung kommen. An den Gliedern verbindet sich mit der Knochentuberkulose leicht eine Gelenkerkrankung, die im weiteren Verlauf Eiterung und Vernichtung des Gelenkes, ja selbst den Tod herbeiführen kann.

Die vorzugsweise bei jüngeren Kindern vorkommende Hirnhauttuberkulose (tuberkulöse Hirnhautentzündung) äußert sich anfangs in Verstimmung und Verdauungsstörungen; bald wird jedoch das Bewußtsein getrübt, Zuckungen und Lähmungen treten hinzu, und fast ausnahmslos führt das Leiden schon in wenigen Wochen den Tod herbei. Oft noch rascher verläuft die allgemeine (akute Miliar-) Tuberkulose, die entsteht, wenn Tuberkelbazillen mit dem Blutstrom plötzlich den ganzen Körper überschwemmen; unter hohem, typhusähnlichem Fieber erfolgt in der Regel nach kurzer Zeit der Tod. Auch die Tuberkulose des Darmes, des Netzes und des Bauchfells (Unterleibsschwindsucht) kann dem Leben rasch ein Ende setzen.

Von den tuberkulösen Erkrankungen der Haut ist der Lupus zu erwähnen, eine ebenfalls meist im jugendlichen Alter und vorzugsweise im Gesichte vorkommende Erkrankung, die, sich selbst überlassen, umfangreiche Zerstörungen und schwere Entstellungen an Nase, Lippen oder Ohren nach sich ziehen kann. Bei frühzeitiger Behandlung sind, namentlich in Lupusheilstätten, gute Heilerfolge zu erzielen.

c) Schutzmaßregeln gegen die Übertragung der Tuberkulose. Kinder, besonders solche der ersten Lebensjahre, sind durch die Tuberkulose am stärksten gefährdet und daher sorgfältig vor Ansteckung zu bewahren. In vielen Fällen ist die Tuberkulose der Erwachsenen auf eine in der Kindheit erfolgte Ansteckung zurückzuführen.

Ein Tuberkulöser, der bazillenhaltigen Auswurf hat, sollte mindestens über ein eigenes Schlafzimmer verfügen; in keinem Falle darf er sein Bett oder seine sonstige Lagerstelle mit anderen Personen oder gar mit Kindern teilen. Die Frage, ob ein Kranker Tuberkelbazillen aushustet, ist sowohl für ihn selbst wegen rechtzeitiger ärztlicher Behandlung als auch für seine Umgebung wegen der zu treffenden Vorsichtsmaßnahmen von der größten Wichtigkeit. Daher ist in allen verdächtigen Fällen möglichst bald für eine ärztliche Untersuchung einschließlich einer bakteriologischen Untersuchung des Auswurfs Sorge zu tragen.

Jeder, mag er gesund oder krank sein, sorge für gefahrlose Beseitigung des Auswurfs, weil dem Auswurf nie angesehen werden kann, ob er Tuberkelbazillen enthält oder nicht. Also nicht auf den Boden spucken, namentlich nicht in geschlossenen Räumen (auch nicht in Straßen- und Eisenbahnwagen) oder auf verkehrsreichen Wegen! Die Füllung von Spucknäpfen (Wasser, feuchte Sägespäne od. dgl.) ist in kurzen Zeiträumen unschädlich zu beseitigen. Beim Husten ist das Taschentuch oder sonst der Handrücken vor Mund und Nase zu halten. Geschieht dies nicht, so wende man sich von dem Hustenden ab. Im allgemeinen werden die Hustentröpfchen nicht über 1 Meter weit, also ungefähr auf Armlänge, von dem Kranken herausgeschleudert. Bei Handreichungen trete man an schwer hustende Kranke von hinten heran; man spreche mit ihnen in einem Abstande von mindestens Armlänge! Kleidungsstücke sind stets sauber zu halten! *Tuberkulöse sollten ihre eigenen Eß- und Trinkgeräte sowie eigenes Waschgerät und Handtuch haben!* Die von ihnen benutzten Taschentücher müssen ebenso wie ihre Handtücher, Leib- und Bettwäsche nach beendetem Gebrauch alsbald desinfiziert werden, was leicht durch gründliches Auskochen geschehen kann. Trockenes Fegen der Stuben und Gänge soll durch nasses Aufnehmen, nötigenfalls durch Scheuern mit heißer Soda- oder ebensolcher Schmierseifenlösung ersetzt werden. Jede Staubentwicklung in der Wohnung und der Arbeitsstätte ist auf ein möglichst geringes Maß zu beschränken. Kinder sind aus staubigen Werkstätten und von staubentwickelnder Arbeit (Teppichklopfen!) fernzuhalten!

Milch muß, sofern sie nicht ärztlicherseits für einwandfrei erklärt ist, vor dem Genuß kurz aufgekocht werden. Die gekochte Milch ist vor Verunreinigung geschützt kühl aufzubewahren.

Tuberkulöse sollen ohne ärztliche Einwilligung weder in Schulen usw. Unterricht erteilen, noch als Pflege- oder Wartepersonen bei Kranken, in Kinderheimen, Krippen, Kinderbewahranstalten, Pensionaten und ähnlichen Stätten tätig sein; sie dürfen auch nicht als Kinderwärterinnen oder Ammen beschäftigt oder zur Annahme und Pflege von Haltekindern zugelassen werden.

d) Ratschläge für tuberkulös erkrankte Personen. Treten Erscheinungen auf, die den Verdacht einer nicht bloß vorübergehenden Erkrankung der Atmungswege erwecken: wiederkehrender Husten (trocken oder mit Auswurf), häufige Schmerzen im Halse, in der Brust oder im Rücken, anhaltende Mattigkeit oder Neigung zur Ermüdung ohne vorangegangene Anstrengung, Mangel an Eßlust, Abmagerung, wiederkehrendes Fieber, namentlich zur Abendzeit, Nachtschweiße (selbst bei nur mäßiger Körperbedeckung), Blutspuren im Auswurf oder gar reichlicheres Blutspeien, so ist *baldigst eine gründliche Untersuchung durch den Arzt* (auch des Auswurfs auf Tuberkelbazillen) herbeizuführen. Bestätigt sich der Verdacht, so sind in erster Reihe die vom Arzte erteilten Verhaltungsmaßregeln zu beachten.

Unentgeltliche Untersuchung und Unterstützung mit Rat und Tat finden Lungenkranke in den *Fürsorgestellen*; dort wird insbesondere die Untersuchung des Auswurfs unentgeltlich ausgeführt oder vermittelt. Es sollte nicht vorkommen, daß jemand monatelang Auswurf hat, ohne sich je auf Tuberkulose ärztlich untersuchen zu lassen.

Nach dem Ehegesundheitsgesetz vom 18. Oktober 1935 ist bei ansteckender Tuberkulose die Eheschließung verboten.

Beginnende Tuberkulose ist oft heilbar, vorgeschrittene dagegen seltener und oft nur durch besondere chirurgische Eingriffe. Bei Kranken mit ausgesprochener Tuberkulose wird die Heilung am sichersten in einer von einem sachkundigen Arzte geleiteten Lungenheilstätte oder in einer eigens dazu eingerichteten Abteilung eines Krankenhauses erreicht.

Bei beginnenden Krankheitsformen kann die Heilung auch ohne Anstaltsbehandlung durch geeignete Maßnahmen, vor allem durch kräftige Ernährung, gesundheitsgemäße Lebensweise, reichlichen Aufenthalt im Freien und andere Einwirkungen (z. B. Tuberkulinkuren, Licht- und Sonnenbestrahlung) erzielt werden, deren Einzelheiten je nach Art der Erkrankung nur der Arzt bestimmen kann.

225. Rückfallfieber, Weilsche Krankheit. Das Rückfallfieber ist eine in Deutschland sehr seltene Infektionskrankheit, die in wiederholten mehrtägigen Fieberanfällen verläuft und durch die Obermeiersche Spirochäte verursacht wird. Die Übertragung der Spirochäte erfolgt durch Läuse, Flöhe, Wanzen und andere Insekten. — Die Vorbeugung erfordert Vernichtung des Ungeziefers (Entlausung) und Absonderung des Kranken.

Die Weilsche Krankheit oder ansteckende Gelbsucht wird durch die im Jahre 1915 entdeckte Spirochaeta icterogenes hervorgerufen. Die Übertragung erfolgt meist durch Baden in Flußläufen, Kanälen oder durch Abwässer, die mit Urin von Ratten verunreinigt sind, da diese häufig die Erreger mit dem Harn ausscheiden. Die Sterblichkeit ist im allgemeinen gering.

226. Aktinomykose. Zu eigenartigen Neubildungen führt beim Menschen (wie auch bei Rindern, Schweinen und Pferden) die Aufnahme des Strahlenpilzes (Aktinomyzes) in die Mundhöhle (Zähne), die Atmungs- und Verdauungswege. Wahrscheinlich gelangen die Pilze mit frischen Pflanzenteilen, z. B. wenn Grashalme, Getreideähren, Kiefernadeln usw. in den Mund genommen und zerkaut werden, in den Körper. Sie führen gewöhnlich zu langwierigen eitrigen Entzündungen, die sich weit verbreiten können und nicht selten nach außen durchbrechen. Der häufigste Ort der primären Aktinomyzeserkrankung ist die Unterkiefer- und seitliche Halsgegend.

IV. Andere Krankheiten.

227. Nerven- und Geisteskrankheiten. Die Gruppe der Nervenleiden umfaßt zahlreiche, zum Teil erst in neuerer Zeit genauer erforschte Krankheiten. Sie können das Gehirn, das Rückenmark oder die Nerven befallen und somit als Störungen des Seelenlebens, der Sinnesorgane, der Muskeltätigkeit oder der verschiedenen Gefühlseigenschaften in Erscheinung treten. Die Krankheitszeichen sind z. B. Störungen des Bewußtseins, des Denkvermögens, der Merkfähigkeit, des Gedächtnisses, des Gemütes, bzw. der Gemütslage oder der Stimmung, der Empfindungen (Sinnestäuschungen, krankhafte Vorstellungen, Wahnideen), ferner Blindheit, Taubheit, auch wohl Überempfindlichkeit gegen Licht und Geräusche, Schmerzen oder Gefühllosigkeit, Muskellähmungen oder -schwäche, erhöhte Muskelspannung oder Krämpfe und ungeordnete Bewegungen, die zwangsweise ausgeführt werden u. a. m. Viele dieser Störungen können auf die Erkrankung bestimmter Stellen des Gehirns, des Rückenmarks oder bestimmter Nerven zurückgeführt werden.

In den meisten Fällen handelt es sich um Erbkrankheiten, angeborene Krankheiten oder Systemschwächen. Viele Störungen treten aber auch im Anschluß an erworbene Krankheiten, Infektionen, Gefäßkrankheiten usw. auf. Ebenso können gewisse krankmachende Schädlichkeiten, wie Durchnässungen, Erkältungen und belebte Krankheitserreger, körperliche und geistige Überanstrengungen, Überreizungen, Ausschweifungen, gewerbliche und andere Gifte, stark wirkende Arzneien (Rauschgifte), auch Alkohol dafür verantwortlich gemacht werden.

Eine Anzahl von Nervenleiden ist heilbar; bei anderen gelingt es wenigstens, den Verlauf günstig zu beeinflussen und das Leben zu verlängern. Daher ist es angezeigt, wenn sich nervöse Störungen bemerkbar machen, ärztlichen Rat einzuholen. Insbesondere gilt das für Fälle, in denen auffallende Gedächtnisschwäche, Reizbarkeit, verstandeswidrige Handlungen und andere Merkmale den Beginn einer Geisteskrankheit vermuten lassen; oft kann das drohende Leiden noch abgewendet oder doch gemildert werden; jedenfalls trägt seine rechtzeitige Erkennung dazu bei, den Kranken an Handlungen zu verhindern, die für ihn und seine Angehörigen verderbliche Folgen haben können.

Besonders wichtig ist es in allen Fällen, festzustellen, ob es sich lediglich um allgemeine Nervenschwäche (Neurasthenie, Hysterie, Psychopathie) oder um eine organische Gehirn-, Rückenmarks- oder Nervenstörung handelt. Diesen verschiedenen Krankheiten können gleichartige Krankheitszeichen gemein sein. Besonders wichtig ist die frühzeitige Erkennung der sog. Gehirnerweichung der Syphilitiker (Paralyse), die durch neuere Behandlungsarten weitgehend gebessert werden kann.

228. Blutkrankheiten. Die Blutkrankheiten lassen sich wohl zum Teil auf angeborene Schwäche der blutbereitenden, bzw. blutzerstörenden Organe zurückführen. Eine sicher ererbte Krankheit ist die Bluterkrankheit (Hämophilie), die sich vom Vater über die Tochter auf deren Söhne fortpflanzt und darin besteht, daß im Anschluß an unbedeutende Verletzungen starke, oft unstillbare Blutungen auftreten. Eine gewisse Neigung zu Blutungen (hämorrhagische Diathese) kann auch in Begleitung von Infektionskrankheiten und bei Ernährungsstörungen (Avitaminosen, Skorbut), Erkrankungen des Knochenmarks, bzw. der Bildungshemmung bestimmter Blutbestandteile, der Blutplättchen, als scheinbar selbständige Krankheit vorkommen. Hier ist die Feststellung der Grundkrankheit durch einen erfahrenen Arzt von großer Wichtigkeit.

Im übrigen kann sich eine angeborene oder erworbene Schwäche des blutbereitenden Organsystems darin äußern, daß dauernd zu wenig Blutfarbstoff gebildet wird, was früher namentlich bei jungen Mädchen vorkam (Bleichsucht).

Wesentlich ernstere Bedeutung haben die Krankheiten der blutbereitenden Organe, die zu einer krankhaften, wahrscheinlich überstürzten Zerstörung und Neubildung von roten und weißen Blutkörperchen führen, bei denen, wie bei der bösartigen Blutarmut (perniziösen Anämie) der Zerstörung der roten Blutkörperchen nicht durch gleichmäßig sich erneuernde Blutbildung entgegengearbeitet wird. Die frühzeitige Erkennung dieser Krankheit ist deshalb besonders notwendig, weil es dem Arzt in neuerer Zeit möglich ist, durch Behandlung mit Leberpräparaten die schweren Folgen und den tödlichen Ausgang des Leidens vielfach lange Zeit hinauszuziehen. — Eine besondere Form der schweren Blutarmut wird durch einen kleinen Eingeweidewurm, Ankylostoma duodenale (vgl. 239) hervorgerufen.

Wenn die Bildung der weißen Blutkörperchen gestört ist, z. B. dadurch, daß sie in zu großer oder zu geringer Zahl im Blut erscheinen, so machen sich gleichfalls schwere Allgemeinstörungen bemerkbar, die in absehbarer Zeit zum Tode führen. Diese Erkrankungen und ihre Ursachen sind noch wenig geklärt. Manchmal treten sie nach Infektionskrankheiten auf, so die Verminderung der weißen Blutzellen (Aleukie oder Agranulozytose), die in ähnlicher Weise auch durch besondere Vergiftungen (Benzol) veranlaßt werden kann. In den meisten Fällen, namentlich der starken zahlenmäßigen Vermehrung der weißen Blutzellen, kennen wir die Ursachen nicht. Bei ihnen erscheinen die in den Lymphknoten gebildeten Lymphzellen oder die vorwiegend im Knochenmark gebildeten Leukozyten oft in sehr großen Mengen als fertige und unreife Zellen im Blut (Leukämie).

229. Erkrankungen der Blutgefäße. Bei der großen Bedeutung, die den Blutgefäßen für die Ernährung und damit auch für die Tätigkeit der Organe zukommt, ist es verständlich, daß Krankheiten der Gefäße sich leicht als Krankheiten der Organe geltend machen. Hierbei ist zu berücksichtigen, daß die Durchblutung des Körpers und seiner Teile ebenso wie deren Leistungen weitgehend vom Nervensystem abhängig ist. Die Strömung in den Blutgefäßen wird durch die Tätigkeit von Nerven geregelt, die eine Erweiterung oder Verengerung der Gefäße bewirken. Die Durchströmung von Organen, die sich in Ruhe befinden, ist verhältnismäßig gering und nur auf die Erhaltung ihres Ernährungsstoffwechsels abgestimmt. Sie wird gesteigert, wenn die Organe sich in lebhafter Tätigkeit befinden; dementsprechend sind dann die Gefäße stärker beansprucht. Langdauernde übermäßige Beanspruchung, d. h. Überanstrengung der Gefäße wirkt nachteilig auf ihren Wandaufbau; die Wände zeigen daher mit zunehmendem Alter an sich schon, besonders aber bei allzu starker Inanspruchnahme Abnutzungserscheinungen, die sich als knotige Innenwandverdickungen, Verfettungen und Verkalkungen der besonders beanspruchten Stellen, d. h. als Schlagaderverhärtung oder -verkalkung äußern (Arteriosklerose). Die dabei auftretenden Veränderungen wirken ihrerseits wieder nachteilig auf die Gefäßtätigkeit, da sie örtliche Verengerungen der Lichtung der Gefäße bedingen und in schweren Fällen das Blut zum Stocken, zum Gerinnen bringen. Derartige Schlagaderverstopfungen rufen in den Organen, bzw. in dem durch die kranken Schlagaderäste versorgten Bezirke umschriebene Blutleeren hervor, die sich an lebenswichtigen Organen besonders störend auswirken. So kommt es im Gehirn zum raschen Absterben des Gewebes und damit zum Erlöschen von Teilleistungen, die sich als Lähmungen bemerkbar machen (Schlaganfall durch umschriebene Gehirnerweichung). Sehr gefährlich sind solche Gefäßverstopfungen auch bei den das Herz ernährenden Schlagadern (Kranzschlagadern). Sie können den plötzlichen Tod oder in leichteren Fällen Herzangstanfälle mit Krampfschmerzen (Angina pectoris) zur Folge haben. Aber auch ohne völlige Verstopfungen macht die Aderverkalkung in den verschiedenen Organen Beschwerden. Viele Alterserscheinungen sind Folgen dieses Leidens.

Die Menschen zeigen nach langer Lebensdauer nicht stets die gleichen Grade der Aderverkalkung, also der Abnutzung ihrer Gefäße. Man führt das einmal auf die verschieden große Veranlagung, dann auch auf die verschiedene Beanspruchung zurück. Der Grad der Erkrankung kann auch bei den einzelnen Organen sehr stark wechseln, indem bei der einen Person mehr die Gefäße des Gehirns erkrankt sind, bei der andern mehr die des Herzens oder auch anderer Körperteile, etwa der Beine, wo Schlagaderverkalkung mit Blutgerinnung zum Gliedmaßenbrand führt. Nach alten Erfahrungen wird auch verschiedenen Giftstoffen eine nachteilige Wirkung auf die Gefäßwände zugeschrieben, so dem Alkohol, dem Nikotin und den Bakteriengiften.

Gewisse Krankheitskeime können örtliche Gefäßschäden durch Zerstörung von Wandelementen verursachen, so daß das Gefäß dem in ihm herrschenden Blutdruck nachgibt, sich ausweitet und unter Umständen platzt. Das sehen wir in seltenen Fällen bei Infektionskrankheiten und namentlich bei Herzklappenentzündungen. In großer Ausdehnung vermag die Syphilis das Gefäßsystem zu schädigen, so daß z. B. die große Körperschlagader weitgehend verunstaltet und zur Arbeitsleistung untüchtig wird. Diese Erkrankung führt nicht selten 10 und mehr Jahre nach der Ansteckung mit Syphilis zu schwerem Herzleiden und zum Tode.

Wahrscheinlich wirkt bei der Abnutzungskrankheit der Schlagadern, der Aderverkalkung, das Gefäßnervensystem wesentlich mit, weil es die stärkere Beanspruchung letzten Endes zu leisten hat. Sicher spielt es eine große Rolle bei einer weiteren Schlagaderkrankheit, die mit Erhöhung des Blutdrucks und mit Vergrößerung des Herzens einhergeht. In diesen Fällen sind unter der Wirkung der Gefäßnerven die Wände namentlich der kleinen Schlagadern dauernd stark angespannt. Sie verdicken sich allmählich, und ihre Lichtung verengert sich daher allgemein. So erwächst dem hindurchströmenden Blut und damit dem treibenden Motor, dem Herzen, ein erhöhter Widerstand. Der stetig hohe Blutdruck führt zur Vergrößerung des Herzens, sein Muskel wächst, um den höheren Anforderungen gerecht zu werden, bis schließlich die Grenze der Leistungsfähigkeit erreicht ist und Schwächeerscheinungen sich einstellen. Das ursprünglich zu starke Herz erlahmt schließlich. Der erhöhte Blutdruck wird lange Jahre anstandslos ertragen. Er kann dadurch gefährlich werden, daß die an sich zarten Gefäße des Gehirns dem hohen Druck nicht mehr standhalten und an irgendeiner Stelle das Blut in die Gehirnmasse durchtreten lassen. Es kommt dann zur Hirnblutung, die Teile des Gehirns zerstört und somit Lähmung hervorruft (Schlaganfall durch Blutung). Von sonstigen Körperorganen werden beim sog. Hochdruck besonders häufig die Nieren mitergriffen; auch hier sterben Gewebsteile ab, so daß die Niere insgesamt kleiner wird (Nierenschrumpfung). Die Ursache dieser Gefäßkrankheit ist, wie gesagt, unbekannt. Eine gewisse Veranlagung muß gleichwohl vorhanden sein. Meistens handelt es sich um kräftige vollblütige Menschen. Giftstoffe, z. B. Alkoholmißbrauch, scheinen fördernd zu wirken. Den Menschen mit hohem Blutdruck gegenüber machen die mit Aderverkalkung meistens einen schlaffen, eher blutarmen Eindruck, so daß man die Typen verhältnismäßig leicht voneinander unterscheiden kann.

Die genannten Gefäßkrankheiten mit ihren verschiedenen Krankheitszeichen können durch ärztliche Behandlung günstig beeinflußt werden, so daß die nachteiligen und schwersten Folgen in vielen Fällen sehr wohl hinauszuschieben sind.

230. Stoffwechselkrankheiten. Die wichtigsten Stoffwechselkrankheiten betreffen den Fettstoffwechsel, den Kohlehydratstoffwechsel und den Eiweißstoffwechsel. Übermäßige Ernährung, Erkrankungen der Schilddrüse, des Hirnanhangs, des Zwischenhirns oder seiner näheren Umgebung können zu Fettsucht führen, die auch nach Entfernung der Keimdrüsen, bzw. Erlöschen ihrer Funktion auftritt. Dabei spielen Erbfaktoren eine wichtige Rolle. Der normale Körper besteht zu etwa 15 vH aus Fett, das überwiegend im Unterhautzellgewebe abgelagert wird. Das Übergewicht der Fettsüchtigen besteht nicht nur aus Fett, sondern ein großer Teil ist immer Wasser. Der Wassergehalt des Fettgewebes kann zwischen 5 und 71 vH schwanken. Die Fettanhäufungen treten diffus, fleckenweise oder seltener in Form umschriebener Geschwulstknoten auf, die im Gegensatz zu den übrigen Fettanhäufungen auch bei Abmagerung fortbestehen und nicht oder nur in geringem Umfang dem Stoffwechsel des Gesamtorganismus zur Verfügung gestellt werden können. Die Fettablagerungen im Inneren des Körpers und die fettige Entartung der Herzmuskelfasern behindern die Funktion der lebenswichtigen Kreislauf- und Atmungsorgane und sind im Zusammenhang mit den Schädigungen anderer Organe und Organsysteme Ursache des frühzeitigen Todes des Fettsüchtigen. Einschränkung der Nahrungs- und besonders der Flüssigkeitsaufnahme können neben Bewegungsbehandlung weiteren Fettansatz bei dazu Veranlagten verhindern. Entfettungskuren sollten nur auf ärztliche Verordnung und unter ärztlicher Kontrolle vorgenommen werden, weil sonst schwere gesundheitliche Schädigungen eintreten können. Bei der Zuckerharnruhr (Diabetes) ist die Fähigkeit des Körpers, die Kohlehydrate richtig zu verwerten, zum Teil verloren gegangen. Die Veranlagung dazu wird vererbt. Die Juden erkranken besonders häufig daran. Unter ungünstigen äußeren Bedingungen kommt die Erkrankung zum Ausbruch, die in jedem Lebensalter auftreten kann, aber die höheren Lebensjahrzehnte bevorzugt. Die Störungen bestehen bei dieser Stoffwechselerkrankung darin, daß im Blut und im Harn größere Mengen Zucker (Traubenzucker) erscheinen, die nicht weiter verbrannt werden können und dem Gesamtstoffwechsel verloren gehen. In schweren Fällen wird der Zucker auch aus den Eiweißstoffen des Körpers mit der zugeführten Nahrung gebildet und es häufen sich schädliche Mengen von Säuren aus dem Fettstoffwechsel im Blute an. Durst und starkes Hungergefühl, dauernde Ausscheidung großer Harnmengen, Kräfteverfall und Gewichtsabnahme weisen auf das Vorliegen einer Zuckerkrankheit hin, die in den meisten Fällen auf einer Organminderwertigkeit der Bauchspeicheldrüse beruht. Das Hormon, das in bestimmten Teilen dieser Drüse gebildet wird, genügt in seiner Menge nicht mehr den Anforderungen des Kohlehydratstoffwechsels. Die Zuckerkranken sind durch Infektionskrankheiten, besonders durch eiterige Entzündungen und Tuberkulose, stark gefährdet; Haut-, Augen- und Nierenleiden können sich als Folge der Stoffwechselstörung einstellen. Die Krankheit ist im allgemeinen im Alter weniger gefährlich als in der Jugend. Durch geeignete Ernährung und Gaben des Hormons der Bauchspeicheldrüse (Insulin) nach einem vom Arzt aufzustellenden Plan, der sich nach der Schwere des Krankheitsbildes richtet, können die Gefahren der Säurevergiftung verhindert werden und die Kranken bei Innehaltung der Diät vollarbeitsfähig sein. Die Gicht ist eine selten vorkommende Krankheit, bei der Teilvorgänge des Eiweißstoffwechsels gestört sind. Es gibt akute und chronische Formen. Die Veranlagung spielt hier ebenfalls eine große Rolle. Man findet Stoffwechselstörungen überdurchschnittlich häufig unter den Familienmitgliedern von Gichtkranken. Bei den akuten Gichtanfällen treten vornehmlich an Sehnen und Gelenkkapseln, so z. B. am Grundgelenk der großen Zehe, heftige Schmerzen auf. Die Zellkerneiweißstoffe sind die Muttersubstanz der harnsauren Salze, die vor und zum Teil auch während der Anfälle im Blut vermehrt vorhanden sind und schließlich in den Gelenken und umgebenden Weichteilen, aber auch in den Knochen und Knorpeln, abgelagert werden. Allmählich bilden sich an den Gelenken Gichtknoten aus. Diese oft unförmigen Auftreibungen behindern die Bewegungen stark. Kleinere Knoten finden sich fast regelmäßig an den Ohrmuscheln. Durch einfache Lebensweise und Diätregelung kann die Krankheit günstig beeinflußt werden.

231. Krebs. Der Krebs ist eine bösartige Geschwulst, die im höheren Lebensalter eine der wichtigsten Sterbeursachen ist. Neben den Herz- und Gefäßkrankheiten ist der Krebs das häufigste Leiden, an dem die Menschen jenseits des 50. Lebensjahres zugrunde gehen. Jeder fünfte bis sechste Todesfall ist durch dieses Leiden bedingt. Rund 70 vH aller Krebse gehen von Magen und Darm aus. Bei den Frauen sind Gebärmutterkrebs, Brust- und Magenkrebs am häufigsten. Vom Beginn der Erkrankung bis zum Tode vergehen ein bis drei, in seltenen Fällen fünf bis sieben Jahre. Die Häufigkeit dieser Erkrankung ist nahezu die gleiche geblieben. Doch werden immer mehr Krebserkrankungen durch die Fortschritte der Medizin, die Verbesserung der Untersuchungsmethoden, erkannt. Viele Erkrankungen von sog. Altersschwäche erweisen sich bei genauer Untersuchung als durch Krebsgeschwulst bedingte Leiden. Überall im Körper können bösartige Geschwülste entstehen. Nicht mehr den Einflüssen übergeordneter Zentren gehorchende Zellen fangen an, sich wild und unregelmäßig zu vermehren, entziehen dem Körper die Nährstoffe, die sie zu ihrem Bau und ihrer Fortpflanzung brauchen, erzeugen Gifte, die durch die Blut- und Lymphwege in alle Teile des Körpers gelangen. Vom Entstehungsort werden Krebsteile überallhin verschleppt, erzeugen oft an ferngelegenen Stellen Tochtergeschwülste, die die gleichen Eigenschaften haben wie die Muttergeschwulst. Es besteht kein harmonischer Zusammenhang zwischen diesen krebsigen Zellverbänden und dem übrigen Körpergewebe, das durch den Krebs geschädigt, verdrängt, schließlich sogar am Entstehungsort der Geschwulst zerstört wird und die ihm zugewiesenen Funktionen nicht mehr erfüllen kann. Die Schädigungen sind nach Sitz, Masse, Wachstumsdauer und Ausbreitungsart verschieden. So kann eine Geschwulst der Speiseröhre oder des Magens die Ernährung unmöglich machen, eine Geschwulst des Darms den Durchgang des Speisebreis verhindern durch Zerstörung von Blutgefäßen kann es zu gefährlichen Blutungen kommen. Tochtergeschwülste in Knochen können zu Knochenbrüchen führen. Man kennt noch nicht die Ursachen für die Entstehung des Krebses, aber viele Bedingungen, die das Angehen von bösartigen Geschwülsten begünstigen. In neuerer Zeit werden Stoffwechselstörungen immer mehr zur Erklärung der Krebsentstehung herangezogen. Man weiß ferner, daß durch chronische Reize, die mechanischer, chemischer, thermischer, parasitärer oder strahlenbiologischer Natur sein können, Geschwülste entstehen können, wenn eine Veranlagung dazu besteht. Durch den Reiz der Pfeife kann bei Rauchern Lippen- oder Zungenkrebs entstehen. Arbeiter in Anilinfabriken erkranken gelegentlich an Blasenkrebs, solche in Paraffin- und Ölfabriken, desgleichen Schornsteinfeger und Brikettarbeiter an Hautkrebsen. Teer, Paraffin und Arsen sind als krebserregende Stoffe bekannt. Doch entwickelt sich die Geschwulst meist erst nach einem Zeitraum von über 10 Jahren. In alten Brandnarben und Geschwüren, auf dauernd gereizten oder entzündeten Hautstellen kann Krebs entstehen. Der Alkohol und die Geschlechtskrankheiten schädigen den Körper und begünstigen in hohem Grade die Geschwulstbildung. Gastwirte und Brauer erkranken weitaus häufiger als andere Berufe an Krebs. Bei Menschen mit langdauernden Gallen- oder Nierenleiden entsteht vereinzelt Gallenblasen- oder Nierenkrebs. Durch längeres Arbeiten mit Röntgenstrahlen ohne ausreichenden Schutz sind Erkrankungen an Hautkrebs vorgekommen, die in einer großen Zahl von Fällen später zum Tode geführt haben. Das Geschwulstgewebe unterscheidet sich in seinem Bau und seiner Funktion wesentlich vom normalen Gewebe. Die Krebszelle hat einen ganz anderen Stoffwechsel als die normale Zelle. Nicht die Verbrennung, sondern die Gärung ist vorherrschend. Aus dem der Krebszelle zugeführten Zucker entsteht zum größten Teil Milchsäure, die sich im Krebsgewebe anhäuft und das schrankenlose Wachstum begünstigt. Das Geschwulstgewebe enthält mehr Kalium und weniger Kalzium und braucht zu seinem Wachstum keinen Sauerstoff. Der Blutzuckergehalt ist beim Krebskranken erhöht, die Fähigkeit des Blutserums, Krebszellen aufzulösen herabgesetzt. Es sind also durch den Krebs im menschlichen Körper tiefgreifende Veränderungen im Stoffwechsel vor sich gegangen, die die wirksame Bekämpfung der Krebsgeschwulst unmöglich machen. Man kennt wohl vereinzelte Fälle, in denen sich der Krebs wieder von allein zurückbildete, doch gehören solche Beobachtungen zu den größten Seltenheiten. Es ist vielmehr wahrscheinlich so, daß der Körper, der zu Krebs neigt, bis zu dem Zeitpunkt, wo die Geschwulst entsteht, in der Lage war, dank seiner noch ungeschwächten Abwehrkräfte, das beginnende Wachstum von Geschwulstkeimen zu verhindern. Im Alter, wo die Stoffwechselvorgänge nicht so lebhaft, die Abwehrkräfte des Organismus nicht mehr so stark sind, vermag der Körper den Wachstumsdrang der krankhaften Zellen nicht mehr aufzuhalten, die dann ihrerseits wieder den Körper noch weiter schwächen. Daß der Krebs besonders an den abgenutzten, chronisch gereizten und dadurch geschädigten Stellen des menschlichen Körpers entsteht, ist dabei nur natürlich, weil dort der lokale Widerstand am leichtesten gebrochen werden kann. Das gleiche gilt für Organe, die von vornherein anlagemäßig Schädigungen leichter zugänglich werden. Eine wichtige Rolle spielt auch die Vererbung beim Krebs, doch hängt das Entstehen bösartiger Geschwülste nicht allein von den Erbanlagen ab, sondern ebenso von einer Vielzahl äußerer Faktoren, von denen wir nur die auffälligsten kennen.

Wir kennen verschiedene Möglichkeiten, den Krebs zu beeinflussen. Die Aussichten sind um so besser, je eher der Krebskranke in ärztliche Behandlung kommt. Bei fortgeschrittenen Erkrankungsfällen ist meist keine Hilfe mehr möglich. Bei jeder Störung im höheren Lebensalter, die mit stärkerer Gewichtsabnahme und Schwächegefühl, von seiten des Verdauungskanals mit Schluckbeschwerden, Aufstoßen, Erbrechen, Widerwillen gegen Fleisch, Blähungen oder Durchfällen von längerer Dauer, von seiten der Fortpflanzungsorgane bei der Frau mit anhaltenden Blutungen oder blutigem Ausfluß und Rückenschmerzen einhergeht, besteht Krebsverdacht. Knoten in der Brust, wunde Stellen oder Geschwüre an der Lippe, der Zunge, der Wangenschleimhaut, den Geschlechtsorganen, Schwellungen und Verhärtungen können beginnender Krebs sein und bedürfen dann sofortiger Behandlung. Bei den bösartigen Geschwülsten kann eine frühzeitige Operation oder Bestrahlung Heilung bringen oder wenigstens das Leben verlängern und schwere Qualen verhindern. Selbst in fortgeschrittenen Fällen vermag ärztliche Hilfe noch zu lindern und lebensverlängernd zu wirken. Neben chirurgischen Eingriffen kommen dabei Bestrahlungen mit Radium, Mesothorium und Röntgenstrahlen in Frage. Auch die Operation in Verbindung mit Strahlenbehandlung wird mehr und mehr angewandt. Der überwiegende Teil der Geschwulstkranken kommt leider zu spät in die Behandlung. Nur in den Anfangsstadien ist der Krebs erfolgreich zu bekämpfen und dann in vielen Fällen sogar zu heilen.

232. Die Konstitution. Bei dem Krankheitsgeschehen fallen die im Organismus selbst gelegenen Bedingungen für den Krankheitsablauf unter den Begriff der Konstitution, die sich also aus dem Zusammenwirken von Erbanlage und Umwelteinflüssen ergibt und infolgedessen auch dauernden Änderungen unterworfen ist. Aus dem Wechselspiel von inneren und äußeren Faktoren wird die Konstitution oder die Reaktionsbereitschaft des Individuums, die seine Leistungs- und Anpassungsfähigkeit bedingt, geformt. Die vorhandenen Erbanlagen bedingen bestimmte Reaktionsmöglichkeiten auf die jeweiligen Einflüsse der Umwelt. Die Konstitution wird durch Einflüsse aller Art, durch das Klima, die Jahreszeit, die Art der Beschäftigung, die Ernährung und durch Krankheiten verändert. Besonders überstandene Krankheiten sind von Bedeutung für den Ablauf späterer Erkrankungen. Sie können die Körperverfassung in der Weise verändern, daß die gleiche Krankheit nicht wieder auftritt oder in einer anderen Form abläuft. Die Forschungen der letzten Zeit haben immer mehr die Wichtigkeit der erblichen Faktoren für die Entstehung und den Verlauf von Krankheiten erwiesen. Nicht jede Anlage braucht als Krankheit in Erscheinung zu treten und die Entwicklung der Anlage zur Krankheit wird von den Umwelteinflüssen oft wesentlich mitbestimmt. Das gilt in besonderem Maße für alle Infektionskrankheiten, die nur dann auftreten können, wenn der Körper vom Krankheitserreger befallen wird. Ob eine Infektion im Sinne einer Erkrankung auftritt und in welcher Form sie abläuft, hängt von der persönlichen Empfänglichkeit ab, die ihrerseits wieder mehr oder weniger erblich verankert sein kann. In welchem Umfange die Anlage an der Entstehung von Krankheiten beteiligt ist, konnte für eine Reihe einzelner Krankheitsbilder auf Grund von Untersuchungen an erbgleichen Zwillingen und durch Familienuntersuchungen festgestellt werden. Für den Diabetes, die Gicht, manche Formen der Fettsucht, die Bluterkrankheit, die Tuberkulose, einen Teil der Mißbildungen und Schilddrüsenerkrankungen und vor allen Dingen für die meisten Geisteskrankheiten und zahlreiche Nervenkrankheiten konnten solche erblichen Faktoren mit Sicherheit nachgewiesen und bei einzelnen Krankheiten sogar der genaue Erbgang festgelegt werden. Innere Ursachen sind auch von entscheidender Bedeutung bei den Abnutzungs- und Alterskrankheiten. Die sich aus allen inneren Faktoren ergebende Bereitschaft zu einer bestimmten Erkrankung bezeichnet man auch als Disposition. Dieser Begriff ist also nicht scharf abzugrenzen von dem der Konstitution. Die Krankheitsbereitschaft ist auf anlagemäßig minderwertige Organe oder Organsysteme zurückzuführen, die die Anfälligkeit verständlich machen. Nicht die Krankheit wird vererbt, sondern die Krankheitsanlage. Bei eintretenden äußeren Schädigungen werden also diejenigen Menschen, deren Organfunktionen in irgendeiner Weise gestört sind, eher und schwerer erkranken, weil sie nicht genügend starke Abwehrkräfte entwickeln können. Zwischen der Konstitution und dem Körperbau bestehen wichtige Beziehungen. Man fand bei den Geisteskrankheiten, daß sich einzelne Krankheiten und Krankheitsgruppen bestimmten Körperbauformen zuordnen ließen. Nach charakteristischen körperlichen Merkmalen wurden von Kretschmer drei Grundtypen des Körperbaus unterschieden, der Leptosome, schmal, zart, in die Länge entwickelt, der Pykniker, gedrungen, mehr in die Breite entwickelt, und schließlich der Athletiker mit derbem Knochenbau und besonders stark entwickelter Muskulatur. Der leptosome Typ zeigt häufiger Erkrankungen an Spaltungsirresein (Schizophrenie), während der Pykniker mehr zu manisch-depressivem Irresein neigt. Man stellte diese Unterschiede im Körperbau bei Geisteskranken fest, dann aber in ihren Grundzügen auch bei den Gesunden, deren Körperbautyp wertvolle Rückschlüsse auf ihre seelische Eigenart zuließ. Diese Kretschmerschen Typen kommen natürlich in zahlreichen Misch- und Übergangsformen vor. Auch für die Fettsucht, den Diabetes, die Arterienverkalkung, manche Gelenkerkrankungen und die Tuberkulose wurden solche Zusammenhänge zwischen Körperbau und Krankheitsbereitschaft aufgedeckt, deren Erforschung wichtige Hinweise zur Verhütung von Krankheiten geben kann.

V. Tiere als Krankheitserreger und Krankheitsüberträger.

233. Tiere als Krankheitserreger und Krankheitsüberträger im allgemeinen. In mannigfacher Weise können Tiere für die Entstehung von Erkrankungen des Menschen in Frage kommen.

Größere Tiere — Säugetiere, Vögel, Schlangen — können beispielsweise durch Bisse Verletzungen herbeiführen; die Bisse mancher Schlangen können durch das hierbei übertragene Gift unter Umständen besonders gefährlich werden (vgl. 234—235). Wieder andere Tiere können vor allem durch Verschleppung (Stubenfliegen) oder Übertragung und Einimpfung von Krankheitskeimen den Menschen schädigen; gewisse Infektionskrankheiten werden sogar ausschließlich durch bestimmte Insekten (Mücken, Läuse) und Milben (Zecken) übertragen. Manche von diesen Tieren sind echte Schmarotzer (Parasiten), die sich zum Teil dauernd auf und in dem Körper des Menschen aufhalten (Flöhe, Läuse, Milben) oder wenigstens an die menschlichen Wohnungen gebunden sind (Wanzen). Eine andere Gruppe von Schmarotzern lebt dauernd in den inneren Organen des menschlichen Körpers und es ist leicht verständlich, daß vor allem diese Tiere unter Umständen zu mehr oder weniger schweren Erkrankungen Veranlassung geben können (z. B. Bandwürmer, Spulwürmer, Trichinen u. a.; vgl. 237). Einige mikroskopisch kleine Formen, die wegen gewisser Eigenheiten ihres Körperbaues als sehr niedrig stehende tierische Lebewesen aufgefaßt werden müssen, rufen Krankheiten hervor, die sich ihrer Erscheinung nach an die von Bakterien verursachten Erkrankungen anreihen und wie diese als Infektionskrankheiten (vgl. 186) zu bezeichnen sind (Wechselfieber; vgl. 214). Schließlich können in einzelnen Tieren Krankheitskeime, die auch den Menschen gefährden, unter Umständen lange Zeit weiter bestehen bleiben, bis sie dann unter bestimmten Bedingungen zu neuen Krankheits- oder Seuchenausbrüchen beim Menschen Veranlassung geben (Milzbrand, Pest, Rotz, Trichinen, Finne des Hundebandwurms).

Daß Tiere oder Teile und Erzeugnisse von Tieren, die als Nahrungsmittel aufgenommen werden, durch in ihnen enthaltene Giftstoffe oder durch giftige Stoffe, die sich bei ihrer Zersetzung bilden, oder schließlich durch Krankheitskeime, die in ihnen eingeschlossen sind, Vergiftungserscheinungen oder durch Bakterien verursachte Infektionskrankheiten hervorrufen können, wurde schon früher erwähnt (vgl. 77).

234. Verletzungen durch Tiere. Verletzungen durch Bisse von Tieren entstehen in Deutschland meist nur im näheren Umgange mit Haustieren (Hunde, Katzen, seltener Pferde), gelegentlich auch durch Ratten, Mäuse und Schlangen; für die in der Regel nur leichteren Verletzungen durch Krallenhiebe kommen fast ausschließlich Katzen in Betracht. Alle diese Verletzungen werden im allgemeinen wie andere Wunden behandelt (vgl. 243); da sie unter Umständen jedoch durch krankheitserregende Bakterien verunreinigt sein können, erfordern sie eine besonders sorgfältige Behandlung und Desinfektion. Bisse von Hunden bedürfen namentlich dann sofortigen Eingreifens, wenn sie von wutkranken oder wutverdächtigen Tieren herrühren (vgl. 238).

235. Bisse, Stiche und andere Beschädigungen durch Tiere, die Giftstoffe absondern. Bei Giftschlangen handelt es sich in Deutschland im wesentlichen nur um die Kreuzotter.

Die Kreuzotter kommt in vielen Gegenden vor, in manchen findet sie sich sogar ziemlich häufig; sie liebt besonders Heide- und Moorland. In einem Bezirke Mitteldeutschlands, in dem eine Fangbelohnung ausgesetzt war, wurden in 16 Jahren 37565, in einem Jahre sogar über 3300 Stück erlegt. Der Biß der Kreuzotter ist nur selten tödlich, unter allen Umständen aber als ernste Verletzung anzusehen und erfordert deshalb möglichst schleunige Hilfe. Die anderen in Deutschland verbreiteten Schlangen (Ringelnatter und glatte Natter) sind nicht giftig; ihre Bisse werden wie andere Bißwunden behandelt.

Bei Bissen der Kreuzotter ist es ratsam, sofort das Glied zwischen der Bißstelle und dem Herzen abzubinden, die Wunde mit Tüchern zu bedecken, die mit Weingeist oder Salmiakgeist befeuchtet sind, und so schnell wie möglich einen Arzt hinzuzuziehen.

Auch kann man versuchen, die Bißstelle auszudrücken oder auszuwaschen, am besten mit einer Lösung von übermangansaurem Kalium (2—3 vH) in Wasser (nicht mit dem Munde auszusaugen!). Vor allem aber kommt für die Behandlung der Kreuzotterbisse die Anwendung eines antitoxischen Serums, das in den kreuzottergefährdeten Gegenden von Apotheken, Krankenhäusern und Ärzten vorrätig gehalten wird, in Betracht. Die therapeutische Wirkung des unter die Haut oder in einen Muskel, in bedrohlichen Fällen auch in eine Blutader ein- oder mehrmals einzuspritzenden Serums beruht darauf, daß es das in den Körpersäften kreisende Schlangengift abfängt und neutralisiert; je früher das Serum angewandt wird, um so ausgesprochener ist seine Wirkung. Die Einführung größerer Mengen starker Alkoholika ist nicht nur unzweckmäßig, sondern vielfach sogar schädlich. Bei Kollapszuständen muß unter Umständen künstliche Atmung vorgenommen werden.

Von alters her gelten Kröten und Molche als giftig. Tatsächlich enthalten die schleimigen Absonderungen der Haut von Kröten, Unken, Fröschen, Land- und Wassermolchen (Salamander) Stoffe, die an sich giftig sind. Als eigentliches Gift für den Menschen ist dieser Schleim aber nicht anzusehen. Er kann zwar auf empfindliche Hautstellen, z. B. ins Auge gerieben, Schmerzen, auf der Zunge beißendes Brennen verursachen; da sich aber die Wirkung hierauf beschränkt und nur bei unvorsichtigem Umgehen mit solchen Tieren, z. B. im Glase gehaltenen Laubfröschen, eintreten kann, so ist die vielfach verbreitete Furcht vor ihnen, besonders vor Kröten, die im Garten und Feld sogar recht nützlich sind, übertrieben und unberechtigt.

Von Fischen können nur die auch an den deutschen Küsten vorkommenden „Petermännchen" und „Knurrhähne" durch die teils an den Kiemendeckeln, teils an den Flossen sitzenden Giftapparate den Menschen, vor allem beim Fischfang beschäftigte Personen, schädigen.

Unter den Insekten werden durch ihren am Hinterende des Körpers gelegenen Stachel vornehmlich die Bienen, Hummeln, Wespen und Hornissen mitunter recht unangenehm. Beim Einstechen des Stachels in die Haut wird der giftig wirkende Saft einer Drüse eingespritzt, der am Orte des Stiches die Bildung einer Quaddel, Schmerz, Rötung und Schwellung verursacht; bisweilen kann sich diese Giftwirkung auf das ganze Glied ausdehnen. Sehr zahlreiche Stiche können unter Umständen zu bedrohlichen Erscheinungen führen. Auch manche Ameisen besitzen einen Giftstachel, mit dem sie den Menschen verletzen können.

Die Raupen mancher Schmetterlinge, besonders des „Prozessionsspinners", rufen durch ihre „Haare" auf der Haut, besonders aber auf den zarten Schleimhäuten heftige und schmerzhafte Entzündungen hervor.

Unter den Spinnen gibt es besonders in wärmeren Ländern Arten, deren Biß gefährlich werden kann; von unseren einheimischen Spinnen ist indes keine — auch nicht die bekannte Kreuzspinne — in diesem Sinne zu bewerten.

Durch eigentümliche mikroskopisch kleine Gebilde, sog. „Nesselkapseln" sind Quallen imstande, empfindlich brennende Schmerzen hervorzurufen; beim Baden in der Nord- und Ostsee kann man gelegentlich mit diesen Tieren Bekanntschaft machen, doch ist die Wirkung nicht derartig gefährlich, wie bei manchen ähnlichen, in den Meeren wärmerer Gegenden lebenden.

236. Ungeziefer. Im Gegensatz zu den bisher besprochenen Tieren, die meist nur in einzelnen Fällen und mehr gelegentlich dem Menschen unangenehm werden, können andere durch ihr massenhaftes Auftreten am Körper, in der Kleidung, in den Wohnungen oder deren Umgebung, teilweise auch durch Stechen und Blutsaugen, nicht nur äußerst lästig werden, sondern dadurch, daß sie selbst Krankheitserscheinungen hervorrufen oder belebte Krankheitserreger übertragen, auch Anlaß zu gesundheitlichen Schädigungen geben. Zu diesen als „Ungeziefer" bezeichneten Tieren gehören von den Insekten oder Kerbtieren die Läuse, Wanzen, Flöhe, Fliegen, Stechmücken und Schaben (Kakerlaken), von den spinnenartigen Tieren die Milben und von den Wirbeltieren (Säugetieren) die Ratten und Mäuse.

a) Läuse. Beim Menschen schmarotzen 3 verschiedene Läusearten: Die Kopf-, die Kleider- und die Filzlaus.

Die Kopflaus (Männchen 2—3 mm, Weibchen 2,5—3,5 mm groß), die hauptsächlich Kinder und alte Leute und Frauen häufiger als Männer befällt, lebt vor allem auf der behaarten Kopfhaut, kommt aber bei starker Verlausung schließlich auch in den Kleidern vor. In Familien und Schulen kann sie sich stark verbreiten. Um dauernd lebensfähig zu bleiben, muß sie alle

2—3 Stunden strömend warmes Blut saugen. Ihre heftig juckenden Stiche verursachen fortgesetztes Kratzen, das häufig Ausschläge der Kopfhaut und zuweilen, bei sehr starker Vernachlässigung, infolge Verklebung der Haare durch Borken usw. die Entstehung eines sog. Weichselzopfes zur Folge hat. Die der Kopflaus recht ähnliche, aber etwas größere Kleiderlaus (Männchen 3—3,5 mm, Weibchen 4—4,5 mm groß) lebt hauptsächlich in den Kleidungsstücken sowie in der Leib- und häufig auch in der Bettwäsche. Die Hautoberfläche des Menschen sucht sie nur auf, um Blut zu saugen. Starkes Kratzen der durch ihre Stiche erzeugten heftig juckenden Quaddeln kann Hautausschläge und eiternde Geschwüre hervorrufen.

Durch Übertragung des Fleckfiebers und des Rückfallfiebers kann die Kleiderlaus, in geringerem Grade aber auch die Kopflaus, zu einer Gefahr für die menschliche Gesundheit werden.

Das Vorkommen der Filzlaus (Männchen 0,8—1 mm, Weibchen bis 1,5 mm groß) ist im allgemeinen auf die mit stärkeren Haaren bewachsenen Körperstellen (Unterleib, Achselhöhle, Bart, Augenbrauen) beschränkt. Einmal angesaugt, hält sie sich meist ständig an einer und derselben Stelle auf.

Die tönnchenförmigen, mit einem Deckel versehenen, weißlich bis gelblich gefärbten Eier („Nisse" oder „Nissen") werden von allen 3 Läusearten mittels einer sehr festen Kittmasse an Haare oder Stoffasern geklebt. Die Eier der Kopflaus finden sich vornehmlich an den Kopfhaaren, aber auch an Stoffasern aller Art, z. B. an Kopftüchern, Hals- und Haarbändern u. dgl. m.; die Eier der Kleiderlaus werden vor allem an Stoffasern, namentlich an solchen von wollenen, gewalkten oder filzigen Stoffen, besonders an den Nähten und Falten angeklebt. Die Filzlaus kittet ihre Eier an die Körperhaare. Die Entwicklungsdauer ist bei den Läusen in hohem Maße von der Temperatur abhängig.

Alle Läuse können durch näheren Verkehr, vor allem aber auch durch Benutzung schmutziger Leib- und Bettwäsche, übertragen werden. Die wirksamsten Mittel gegen Kleiderläuse und ihre Eier sind Reinlichkeit und Körperpflege (Waschungen, häufigerer Wechsel und sorgfältige Reinigung der Wäsche, die durch $^1/_4$stündiges Kochen in Wasser mit etwas Soda, aber auch schon durch einen $^1/_2$stündigen Aufenthalt in 60° warmem Wasser oder durch 1stündiges Einlegen in eine 3%ige Kresolseifenlösung läusefrei wird). Für die Entlausung nicht waschbarer Kleidungsstücke kommen Dampfdesinfektion und einstündige Einwirkung trockener Hitze von 70—110° in Betracht; recht wirksam ist heißes Bügeln. Ein gutes, aber wegen seiner schädigenden Wirkung auf Farben und Metalle nicht immer anwendbares Entlausungsmittel ist auch schweflige Säure. Kopfläuse lassen sich u. a. durch Einreiben des Kopfes mit gutem Sabadillessig, Holzessig, Petroleum, Cuprex, Lysollösung (3 vH) usw. bekämpfen; nach der Einreibung wird der Kopf zweckmäßig eine halbe Stunde lang mit einer Gummi-Badekappe oder einer aus Papier hergestellten Haube bedeckt. Zur Entfernung der Nisse aus dem Haar ist der „Nißka"-Kamm sehr geeignet. Filzläuse kann man durch Einreibungen mit grauer Quecksilbersalbe oder Cuprex beseitigen.

b) Wanzen. Die meist kurzweg als Wanze bezeichnete Bettwanze (Männchen etwa 5 mm lang und 3 mm breit, Weibchen etwa 6 mm lang und etwas breiter als das Männchen) hält sich in vernachlässigten menschlichen Wohnungen hinter Scheuerleisten, Tapeten, Bildern, in Dielenritzen, Polstern, Bettstellen und anderen Möbeln, auch in Büchern auf Wandgestellen usw. auf.

Diese Verstecke, in denen die Wanze auch ihre walzenförmigen Eier ablegt, verläßt sie nachts, um an schlafenden Menschen Blut zu saugen. Ihr Stich erzeugt eine ziemlich stark juckende Quaddel; die Empfindlichkeit gegen Wanzenstiche ist aber nicht bei allen Menschen gleich groß. In stark verwanzten Räumen werden Wände, Tapeten, Bilder, Betten usw. häufig durch den Wanzenkot in ekelerregender Weise beschmutzt. Unangenehm kann auch der durch die Absonderungen von sog. „Stinkdrüsen" erzeugte Wanzengestank werden.

Für eine Reihe von ansteckenden Krankheiten, z. B. Rückfallfieber, kommt die Wanze als Überträger in Betracht. In noch nicht verwanzte Räume werden Wanzen infolge der Mannigfaltigkeit der Orte, an denen sie sich aufhalten und ihre Eier ablegen, sehr leicht, z. B. durch alte Möbel und Portieren, verschleppt.

Mittel zur Wanzenbekämpfung sind: Heißes Wasser, überhitzter Wasserdampf von + 105° C Hitze, wie er in Dampfdesinfektionsapparaten zur Anwendung kommt, oder trockene Hitze, der die zu entwanzenden Gegenstände mindestens $1^1/_2$ Stunden ausgesetzt werden müssen. Ferner Chemikalien, wie Benzin, Benzol, Chloroform, Kresol, Petroleum, Schwefeläther, Terpentin, Tetrachlorkohlenstoff, Xylol usw.; auch unverfälschtes Insektenpulver und Trikresolpuder können gute Dienste leisten. Schweflige Säure ist zur Ausräucherung von verwanzten Räumen wegen ihrer schädigenden Wirkung auf Farben und Metalle nur in beschränktem Maße anwendbar. Das sicherste und radikalste Mittel gegen Wanzen ist die Blausäureräucherung und die Verdampfung von Äthylenoxyd, die aber wegen der hohen Giftigkeit der Gase nur von Personen oder Betrieben ausgeführt werden dürfen, denen eine diesbezügliche staatliche Genehmigung erteilt wurde. Es darf also nicht jeder geprüfte Desinfektor oder Kammerjäger sie ausführen. Unter Umständen kann man Wanzenbrut auch durch lange Aushungerung beseitigen.

c) Flöhe. Außer dem Menschenfloh (Männchen etwa 2 mm, Weibchen 2,5 bis 3,5 mm groß) befallen den Menschen auch andere Floharten, z. B. der Hunde- und der Katzenfloh, sowie der gewöhnliche Ratten- und der Rattenpestfloh. Die beiden letztgenannten Floharten übertragen den Pesterreger von Ratte auf Ratte und von der Ratte auf den Menschen; aber auch der Menschenfloh kommt als Pestüberträger in Frage.

Die Flöhe nähren sich ausschließlich von Blut, ihr Stich erzeugt lebhaften Juckreiz. Die länglich-runden Eier des Menschenflohes werden in Spalten und Ritzen der Dielen und des Mauerwerkes unreinlich gehaltener Wohnungen, in Falten und Nähte von Kleidungsstücken, in Betten, Matratzen usw. abgelegt, die der Tierflöhe finden sich vor allem im Haarkleid der Wirtstiere. Die madenförmigen, mit langen Borsten besetzten, weißen Larven, die sehr lichtscheu sind, nähren sich von organischen Abfällen, z. B. Kehricht, und bedürfen, um leben zu können, einer gewissen Feuchtigkeit (aber nicht Nässe!); sie können ohne Schädigung tagelang hungern. Die von einem Kokon umsponnene Puppe verwandelt sich, je nach der Temperatur, binnen etwa einer Woche oder erst im Laufe mehrerer Wochen oder Monate in den fertig entwickelten Floh.

Die Bekämpfung muß sich vor allem gegen die Flohbrut richten. Am einfachsten vernichtet man diese durch wiederholtes, sehr nasses Aufwischen mit Schmierseifenlösung oder Kresol- oder Karbolwasser (3—5 vH), das man in den Fußboden, vor allem auch in die Dielenritzen einziehen läßt. In Kleidern und Betten kann man die Flohbrut durch Dampfdesinfektion oder trockene Hitze, aber auch schon dadurch vernichten, daß man diese Gegenstände den Sonnenstrahlen aussetzt. Unter Umständen kommen hierfür auch chemische Mittel, wie Benzin, Chloroform, Petroleum usw. sowie die Räucherung mit schwefliger Säure in Betracht. Das beste Mittel gegen die Flohplage ist peinlichste Sauberkeit, vor allem an Orten mit starkem Verkehr (Schulen, Theater, Warteräumen usw.). Sehr wichtig ist namentlich die Beseitigung von Kehricht aller Art und die sorgfältige Körperpflege verflohter Hunde und Katzen.

d) Fliegen[1]. In der Umgebung des Menschen, vor allem in dessen Wohnungen kommen am häufigsten die gewöhnliche Stubenfliege (Männchen 6—7 mm, Weibchen 7—8 mm lang) und die ihr an Größe und Aussehen sehr ähnliche, namentlich auf dem Lande häufige gemeine Stechfliege vor. Beide Arten legen ihre Eier mit Vorliebe in den Mist der Haustiere, namentlich der Pferde ab. Der gewöhnlichen Stubenfliege dienen aber auch häusliche Abfälle, Müll usw., sofern sie in Zersetzung befindliche organische Stoffe, z. B. Pflanzenreste, enthalten, als bevorzugte Brutstätte. Auf Fleisch entwickelt sich die Brut der durch ihre Größe und ihre schön metallischblau schillernde Färbung ausgezeichneten Schmeißfliege, während die Käsefliege ihre Eier an Käse, Speck usw. ablegt. Die weißen, fußlosen Fliegenlarven (sog. Maden) verwandeln sich in dunkelbraune, tönnchenförmige Puppen, denen nach einiger Zeit die fertig entwickelte Fliege entschlüpft.

Die gewöhnliche Stubenfliege nährt sich von menschlichen Nahrungsmitteln der verschiedensten Art, aber auch von menschlichem und tierischem Kot, Auswurf, Eiter usw. In den letztgenannten Stoffen etwa vorhandene Krankheitserreger, z. B.

[1] Näheres über die Fliegenplage enthält die vom Reichsgesundheitsamt herausgegebene Druckschrift „Die Fliegenplage und ihre Bekämpfung", 2. Ausgabe. Verlag Julius Springer, Berlin W 9. Preis RM 0.75 (siehe auch 4. Umschlagseite).

Typhus-, Ruhr-, Cholera-, Tuberkelbazillen usw., können daher durch sie unter Umständen auf menschliche Nahrungsmittel verschleppt und so mittelbar auf den Menschen übertragen werden. Die gemeine Stechfliege nimmt ausschließlich Blut als Nahrung auf. Sie kann nicht nur durch ihre recht schmerzhaften Stiche Mensch und Tier stark belästigen, sondern sie vermag auch aus dem Blut eines kranken Menschen oder Tieres lebende Krankheitserreger, z. B. Milzbrandbazillen, einem gesunden Menschen oder Tier durch ihren Stich unmittelbar einzuimpfen.

Ein wichtiges Vorbeugungsmittel gegen die Entstehung einer Fliegenplage besteht in der regelmäßigen, mindestens einmal wöchentlich stattfindenden Entfernung aller als Brutstätte dienenden Stoffe aus der näheren Umgebung menschlicher Wohnstätten oder in der Unterbringung solcher Stoffe in dicht verschließbare Dunggruben, Müllkästen usw. Im Mist kann die Brut ohne Schädigung der Dungwirkung vernichtet werden, wenn man sie der Hitze der schon in Zersetzung befindlichen Massen aussetzt. Man versenkt zu diesem Zweck den frischen Stallabfall ins Innere eines Dunghaufens und bedeckt ihn mit einer etwa 30 cm dicken Schicht in Gärung befindlichen, heißen Mistes. Zum Fang in Wohnungen und Ställen verwendet man zweckmäßig mit Fliegenleim bestrichene Papierstreifen, Holzstücke usw. Durch Zerstäuben von gutem, fein gemahlenem Insektenpulver oder von flüssigen Fliegenmitteln sowie durch Aufstellen flacher Schalen mit für die Fliegen giftigen Flüssigkeiten, z. B. mit einer Mischung von 15 Teilen Formalin, 25 Teilen Milch und 60 Teilen Wasser, läßt sich unter Umständen ein sehr erfolgreicher Vernichtungsfeldzug führen. Auch Klatsche und Staubsauger sind brauchbare Werkzeuge hierfür. Aus Wohnräumen vertreibt man die Fliegen durch Erzeugung mäßiger Zugluft, namentlich abends nach Sonnenuntergang. Durch ausgiebige Benutzung von Drahtgazefenstern und durch Geschlossenhalten aller von der Sonne beschienenen Türen und Fenster hält man sie von Wohnräumen, Küchen und Ställen usw. fern. Nahrungsmittel, z. B. Fleisch, Käse, Obst, Brot, Butter, Milch usw., sind durch Unterbringung in sog. Fliegenschränken oder durch Bedecken mit Drahtgaze- oder Glasglocken oder mit Mullgaze zu schützen. Sehr wichtig ist die Vernichtung aller im Winter auftretenden Fliegen, weil dadurch verhindert wird, daß überlebende Weibchen durch Ablage ihrer Eier im Frühjahr zur Entstehung einer neuen sommerlichen Plage beitragen.

e) Stechmücken[1]. Die Stechmücken (Schnaken, Moskitos usw.), deren Weibchen das Blut von Menschen und Tieren saugen, während die Männchen sich von Pflanzensäften nähren, können durch ihre stark juckenden Stiche und die durch sie verursachte Störung des Schlafes vielerorts zu einer großen Plage werden. Im Innern von Häusern sitzen sie tagsüber in der Regel still an Decken und Wänden, meist an dunkleren Stellen, erst in den Abendstunden werden sie lebhafter und stechlustiger. Die am häufigsten in menschlichen Wohnungen und ihrer Umgebung auftretende Mückenart ist die gemeine Stechmücke oder Singschnake. Gewisse Mückenarten, z. B. die sog. Gabelmücke, übertragen durch ihren Stich das auch in einzelnen Gegenden Deutschlands noch vorkommende Wechselfieber (Malaria). Die Entwicklung der Mücken findet in stehendem oder nur schwach fließendem Wasser statt.

Die wirksamste Maßnahme zur Bekämpfung der Mücken ist die Beseitigung ihrer Brutstätten (Tümpel, Pfützen, Jauchegruben, Abwasseransammlungen, Regentonnen usw.). Die im Wasser lebenden Larven und Puppen lassen sich durch chemische Mittel oder durch Einsetzen von Fischen in die Brutgewässer der Mücken vernichten. Soweit die fertig entwickelten Mücken in größeren Mengen in Kellerräumen, Schuppen, Garagen usw. überwintern (sog. Hausmücken), kann man sie durch Zerstäuben von gutem, fein gemahlenem Insektenpulver oder von flüssigen Vertilgungsmitteln abtöten. Einen merkbaren Erfolg wird die Bekämpfung der Mückenplage aber immer nur dann haben, wenn sie einheitlich organisiert und planmäßig durchgeführt wird. Es empfiehlt sich daher, daß Gemeinde- oder andere Behörden die Leitung der Mückenbekämpfung übernehmen, eine Regelung, die sich schon an vielen Orten bewährt hat.

f) Haus- und Küchenschaben. Von den Schaben kommen als Wohnungsungeziefer bei uns vor allem die kleinen 10—14 mm langen, gelblichbraunen, sog. deutschen

---

[1] Nähere Angaben enthält die Druckschrift „Die Mückenplage und ihre Bekämpfung", herausgegeben vom Reichsgesundheitsamt, 4. Ausgabe. Verlag Julius Springer, Berlin W 9. Preis RM 0.30 (siehe auch **4. Umschlagseite**).

Hausschaben (Schwaben, Preußen, Russen, Franzosen) und die großen 22—26 mm langen, schwarzbraunen, sog. orientalischen Küchenschaben (Kakerlaken) vor.

Bevorzugte Aufenthaltsorte dieser Insekten sind warme Räume, z. B. Küchen, Bäckereien, Heizungsanlagen usw., vorausgesetzt, daß ihnen dort eine gewisse Feuchtigkeit, die sie unbedingt zum Leben brauchen, zur Verfügung steht. Sie halten sich tagsüber versteckt und gehen erst in der Dunkelheit auf Nahrungssuche aus. Als Nahrung bevorzugen sie Kartoffeln, Rüben und Brot, überhaupt feuchte Nahrungsstoffe, während sie Mehl, Getreide usw. verschmähen. Die Eikokons der Schaben enthalten bei der kleinen Hausschabe 20—40, bei der großen Küchenschabe etwa 16 Eier. Die Larven häuten sich fünfmal, verpuppen sich aber nicht.

Als Mittel zur Schabenbekämpfung wird ein Gemisch von Borax und Zucker zu gleichen Teilen oder von 2 Teilen Borax, 1 Teil Salizylsäure und 3 Teilen Erbsenbrei empfohlen, das man abends auslegt. Auch Phosphorlatwerge und Kieselfluornatrium (zu gleichen Teilen mit Mehl oder Zucker vermischt) sowie Insektenpulver sind gute Vernichtungsmittel; die beiden erstgenannten müssen aber ihrer Giftigkeit wegen mit größter Vorsicht angewandt werden.

g) Milben. Die in der Haut des Menschen schmarotzende Krätzemilbe (Männchen knapp $^1/_4$ mm, Weibchen bis zu $^1/_2$ mm lang) verursacht die Krätze, eine höchst lästige Hautkrankheit. Die Behandlung des Leidens, das durch Kleider, Wäsche, Handtücher, Betten und den persönlichen Verkehr übertragen wird, ist Sache des Arztes. In Kleidern, Wäsche usw. tötet man die Insekten am besten durch Dampf- oder Heißluftdesinfektion oder, soweit das angängig ist, durch Vergasen mit schwefliger Säure.

Der menschlichen Krätze entspricht die als Räude bezeichnete Hautkrankheit verschiedener Haustiere, z. B. der Pferde und Hunde, deren ebenfalls zu den Milben gehörende Erreger zuweilen auch den Menschen befallen können.

Die unter dem Namen „Gras-“ oder „Erntemilbe“ bekannte Larvenform einer im erwachsenen Zustand frei lebenden Art ruft als ein mehrere Tage an einer Stelle festsitzender, blutsaugender Schmarotzer auf der Haut des Menschen eine mit lästigem Jucken verbundene Erkrankung, das sog. Herbsterythem, hervor, das bei Kindern und schwächlichen Personen mit Fieber verbunden sein kann. Die Krankheit kommt vor allem auf dem Lande bei Garten- und Erntearbeitern vor, kann aber auch in der Stadt bei Personen auftreten, die sich häufiger in Gärten an Strauchwerk, namentlich Stachelbeerbüschen, betätigen („Stachelbeerkrankheit“). Zur Abtötung der Schmarotzer werden Einreibungen mit Öl, Perubalsam, Schwefelsalben, Alkohol und Benzin empfohlen. Gärten und Felder, die von den Milben befallen sind, sollten zur Verhütung von Erkrankungen nach Möglichkeit gemieden werden.

Zu den Milben gehören auch die Zecken, von denen bei uns der gemeine Holzbock am häufigsten vorkommt. Die 6beinige Holzbocklarve schmarotzt vor allem an kleineren Tieren, namentlich Eidechsen; die 8beinige zweite Entwicklungsform dieser Zeckenart befällt dagegen, ebenso wie der fertig entwickelte Holzbock beiderlei Geschlechts, größere Tiere, wie Rinder, die auf Busch- und Waldweiden gehen, Hunde, Füchse, Eichhörnchen, Igel und nicht selten auch den Menschen. Die Holzbockweibchen können eine Woche und länger auf einem Wirt festgesogen bleiben und während dieser Zeit durch Blutaufnahme bis zu Erbsen- oder Bohnengröße anschwellen. In vollgesogenem Zustand lassen sie von ihrem Wirt ab und verkriechen sich am Boden, um nach einiger Zeit mehrere tausend Eier abzulegen.

Der Mensch wird von ihnen besonders leicht beim Durchstreifen von Gebüsch oder bei einer Wanderung durch mit Unterholz und Gras bestandene Laubwaldung befallen. Der Stich ruft etwas Jucken und eine Schwellung hervor, kann aber zuweilen auch Eiterungen zur Folge haben. Da der beim Abreißen festgesogener Exemplare häufig in der Haut stecken bleibende Kopf Entzündungen hervorrufen kann, tötet man die Holzböcke besser erst durch etwas Fett (z. B. Butter), Terpentin oder ähnliches ab und entfernt sie dann am folgenden Tage.

In Taubenschlägen findet sich in Deutschland zuweilen die sog. Taubenzecke, die nächtlicherweile an den Tauben Blut saugt, tagsüber aber in Ritzen und anderen Schlupfwinkeln sich verborgen hält; gelegentlich befällt sie auch den Menschen mit ihren schmerzhaften Stichen.

h) Ratten und Mäuse[1]. Zum „Ungeziefer“ werden endlich die Ratten und Mäuse gerechnet, die mit einer Reihe anderer Säugetierarten in der Gruppe der Nagetiere vereinigt sind.

[1] Nähere Angaben über Ratten und Mäuse und ihre Bekämpfung enthält die vom Reichsgesundheitsamt herausgegebene Druckschrift „Die Bekämpfung der Ratten und Hausmäuse“, 4. Ausgabe. Berlin: Julius Springer 1930. Preis RM 0.60 (siehe auch 4. Umschlagseite).

Als sog. „Wohnungsratten" kommen in Deutschland die Wanderratte und die Hausratte vor, von denen jene die größere und kräftigere Art darstellt und einen ziemlich dicken Schwanz besitzt, der kürzer als der Rumpf ist, während der verhältnismäßig dünne Schwanz der Hausratte den Rumpf an Länge etwas übertrifft. Ferner erreichen die Ohren der letzteren, nach vorn an den Kopf angedrückt, das Auge, die Ohren der anderen dagegen nicht. In ihrer Lebensweise stimmen beide im wesentlichen überein.

Außer sehr erheblichen wirtschaftlichen Schädigungen, die z. B. dadurch entstehen, daß diese Tiere Lebensmittel der Menschen in großer Menge vertilgen oder in ekelerregender Weise benagen oder beschmutzen, so daß sie genußuntauglich werden, kann die Rattenplage für den Menschen auch schwere gesundheitliche Schädigungen zur Folge haben. Als Wirte der den Pest-Erreger übertragenden Floharten spielen die Ratten bei der Weiterverbreitung der Pest eine höchst gefährliche Rolle. Aber sie können auch zur Verschleppung anderer ansteckender Krankheiten, z. B. der Trichinenkrankheit (Trichinose), die Schweine und Hunde häufig durch den Genuß trichinöser Ratten erwerben, der als Weilsche Krankheit bezeichneten ansteckenden Gelbsucht usw., unter Umständen beitragen.

Außer durch Katzen, Hunde und Fallen verschiedenster Art bekämpft man diese Nager durch das Auslegen von Stoffen, die für sie giftig sind, wie Meerzwiebel, Phosphorlatwerge, Thalliumpräparate („Zeliopaste"), Xanthinderivate („Sokial") u. a. m. Zur Rattenvertilgung auf Schiffen, die wegen der Gefahr der Pesteinschleppung von besonderer Wichtigkeit ist, werden in der Regel giftige Gase, wie Blausäure, Kohlenoxyd und Schwefeldioxyd, angewandt. In Großstädten, z. B. in Berlin, wird neuerdings die Rattenbekämpfung auf polizeiliche Anordnung an bestimmten „Rattengroßkampftagen", meist zweimal jährlich, allgemein durchgeführt.

Die Hausmaus ist für den Menschen in gesundheitlicher Beziehung kaum von Bedeutung. Ihre wirtschaftliche Schädlichkeit aber ist derjenigen der Ratte gleichzusetzen. Sie muß deshalb, vor allem auch im Hinblick auf ihre große Vermehrungsfähigkeit, ebenfalls bekämpft werden. Das geschieht am besten durch scharfe Katzen und die möglichst ausgiebige Verwendung von Fallen, doch kommen auch Gifte in Betracht, deren Abgabe an das Publikum aber an gewisse Voraussetzungen geknüpft ist.

237. Innere Schmarotzer[1]. Während Flöhe, Läuse und manche Milben auf der äußeren Körperoberfläche des Menschen leben, verbringen andere Parasiten, die sämtlich zur Gruppe der Würmer gehören, ihr Leben im Innern des menschlichen Körpers. Die Jugendformen dieser Lebewesen befinden sich z. T. im Fleisch von Tieren, das zur Nahrung dient. Voraussetzung für ihre Weiterentwicklung im Körper des Menschen ist, daß das genossene Fleisch nur ungenügend durchgekocht oder sonst in einer zur Abtötung der Schädlinge nicht geeigneten Weise zubereitet ist. Andere Arten werden im Eistadium mit Früchten, Gemüsen usw. aufgenommen oder können sogar unter bestimmten Bedingungen durch die äußere Haut in den menschlichen Körper eindringen.

Werden innere Schmarotzer oder Teile von solchen, z. B. Bandwurmglieder, in den Abgängen des Körpers beobachtet oder besteht sonst Verdacht auf ihr Vorhandensein, so ist ärztliche Hilfe in Anspruch zu nehmen, da die Behandlung sich nach der spezifischen Art richtet und die Behandlungsmittel, namentlich solche gegen Bandwürmer, bei unrichtiger Anwendung, besonders bei Personen, die durch die Parasiten schon geschwächt sind, schwere Gesundheitsstörungen verursachen können. Vor dem Gebrauch von Mitteln gegen Bandwürmer usw., die durch Reklame angepriesen werden, ist zu warnen!

a) Bandwürmer und Finnen. Die Bandwürmer, von denen einige beim Menschen vorkommende Arten eine Länge bis zu mehreren Metern erreichen können, zeigen eine meist abgeflachte Körperform.

---

[1] Vgl. „Wurm-Merkblatt" und „Haustier-Schmarotzer-Merkblatt" (siehe 4. Umschlagseite).

Der kleine „Kopf" ist mit Haftapparaten, insbesondere mit Saugnäpfen versehen, mit denen die Würmer sich an der inneren Darmoberfläche festsaugen (Abb. 35). An ihn schließt sich ein zunächst dünner, immer mehr an Breite zunehmender Abschnitt an, indem ständig neue einzelne „Glieder" gebildet werden. Diese Glieder werden, nachdem sich in ihrem Innern Eier entwickelt haben, einzeln oder gruppenweise abgestoßen und gelangen mit dem Kot nach außen.

Das Vorhandensein eines oder gar mehrerer Bandwürmer kann zu mannigfachen Beschwerden, wie Leibschmerzen, Appetitlosigkeit, Verstopfung, Durchfall Veranlassung geben und ernste Ernährungsstörungen verursachen; ärztlicher Rat ist unverzüglich einzuholen.

In den von einer Hülle umgebenen Bandwurmeiern entwickeln sich kleine Embryonen, die in einem geeigneten Wirtstier oder im Menschen zu einer „Finne" heranwachsen. Wird z. B. finniges Fleisch roh verzehrt, so entsteht aus der Finne wieder ein Bandwurm.

Um der Entwicklung und Vermehrung der Bandwürmer vorzubeugen, ist sorgfältige Fleischbeschau, ausreichendes und genügend langes Kochen von Fleisch, das Finnen enthalten kann, und geeignete Behandlung der mit dem Kote nach außen abgegangenen Bandwurmglieder nötig. Auch ist Vorsorge zu treffen, daß die Bandwurmeier von Haustieren, in denen sie sich zu Finnen entwickeln können, nicht aufgenommen werden.

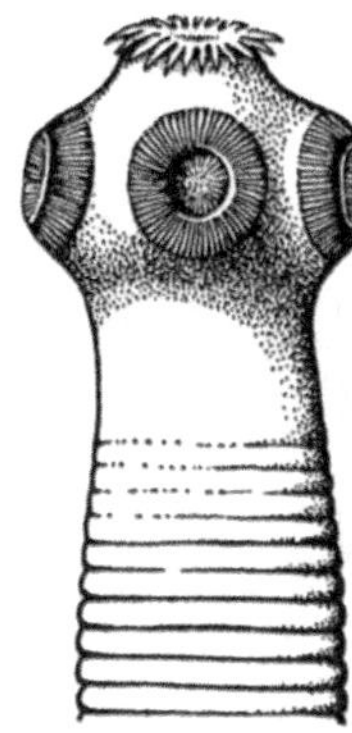

Abb. 35. Schweinefinnenbandwurm. Kopf mit 4 Saugnäpfen und Nackenkranz.

Als ausgebildete Bandwürmer kommen in Deutschland beim Menschen folgende Formen vor: 1. Der Rinderfinnenbandwurm, der am häufigsten ist und 4—8, ja bis zu 10 m lang werden kann. Seine im Fleisch des Rindes lebende, nur 7,5—9 mm lange und 5,5 mm breite Finne wird leicht übersehen. 2. Der Schweinefinnenbandwurm (Abb. 36), der 2—3 m lang wird. Seine Finne, eine Blase von 6—20 mm Länge und 5—10 mm Querdurchmesser, kann sich außer im Schwein auch im Menschen entwickeln, und zwar nicht nur im Muskelfleisch, sondern auch im Gehirn, Auge usw. Die Aufnahme der Eier erfolgt in solchem Falle entweder mit Gemüse, Salat usw., die mit Wurmeier enthaltender Jauche begossen wurden, oder, bei Menschen, die Träger eines Bandwurmes sind, durch Unsauberkeit bei der Stuhlentleerung sowie schließlich durch innere Selbstansteckung, wenn bei Erbrechen in der Nähe des Magens liegende reife Bandwurmglieder aus dem Darm in den Magen gelangen. 3. Der Gurkenkernbandwurm, eine nur 15—35 cm lange, bei Hunden und Katzen häufige Form, die in selteneren Fällen auch beim Menschen, meistens bei Kindern, vorkommt. Die in Haarlingen und Flöhen von Hunden und Katzen lebende Finne kann durch dieses Ungeziefer auf den Menschen übertragen werden. 4. Der „breite Bandwurm" (Länge bis 9 m und darüber ist nur selten und im wesentlichen auf die Küstengebiete von Ostpreußen und benachbarte Gegenden beschränkt. Die Finne gelangt durch den Genuß roher oder ungenügend gekochter oder gebratener Fische (Hecht, Barsch, Quappe u. a.) oder Fischteile — besonders des sog. Hechtkaviars — in den Menschen.

Von Finnenstadien der Bandwürmer kommt außer der schon erwähnten Finne des Schweinefinnenbandwurmes besonders der „Hülsenwurm" (Echinokokkus) beim Menschen vor, der zu sehr gefährlichen Erkrankungen Anlaß geben kann.

Der kleine, nur fadendicke und wenig über 1 cm lange Bandwurm, aus dessen Eiern sich der Hülsenwurm entwickelt, lebt im Darm des Hundes. Durch Lecken kann der Hund die Eier des Bandwurmes auf den Menschen übertragen, in dessen Darm dann die in den Eiern enthaltenen Entwicklungsformen ausschlüpfen. Diese wachsen in der Leber, Lunge, Leibeshöhle, Gehirn usw. zu Blasen bis zur Größe eines Apfels und darüber heran, in denen sich unter Umständen noch weitere, sog. Tochterblasen, bilden können.

Sitzen die Blasen an einer der Operation unzugänglichen Stelle innerhalb lebenswichtiger Organe (Leber, Gehirn usw.), so können sie langwieriges, schweres Siechtum verschulden und sogar das Leben gefährden. Beim Verkehr mit Hunden ist daher größte Vorsicht am Platze. Vor allem sollten Kinder verhindert werden, sich von Hunden lecken zu lassen, zumal in manchen Gegenden Deutschlands bis zu 4 vH der Hunde diesen Bandwurm beherbergen, aus dem die Hülsenwürmer sich entwickeln.

b) Leberegel. Die blattförmigen, mit zwei Saugnäpfen versehenen *Leberegel* sind in Deutschland nur in sehr seltenen Fällen als Schmarotzer des Menschen beobachtet worden. Bei Rindern, Schafen, Rehen und Ziegen kommen dagegen der „*große Leberegel*" und der „*kleine Leberegel*" in manchen Gegenden Deutschlands sehr häufig vor; sie halten sich in der Leber auf und können, namentlich bei massenhaftem Auftreten, erhebliche Gesundheitsstörungen bedingen.

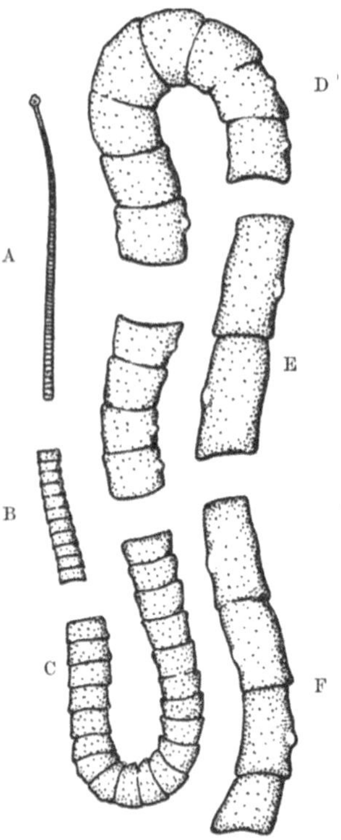

Abb. 36. Schweinefinnenbandwurm. A Kopf und Hals, B—F junge bis reife Glieder.

Die Entwicklung der Leberegel findet teils im Wasser (Pfützen, Tümpel, langsam fließende Gewässer), teils in kleinen *Wasserschnecken* (Zwergschlammschnecken) statt und führt schließlich zur Bildung von sog. Zysten, die einen kleinen Egel enthalten. Werden diese Zysten von Rindern, Schafen usw. aufgenommen, so schlüpft in deren Magen oder Darm der junge Egel aus und gelangt in die Gallengänge der Leber.

Die mit Leberegeln durchsetzten oder dadurch veränderten Teile der Leber geschlachteter Wiederkäuer müssen, da sie in ihrem Aussehen ekelerregend und zum Genuß für Menschen untauglich sind, nach den Regeln der Fleischbeschau vernichtet werden; gesundheitsschädlich sind sie nicht, können auch Leberegel auf den, der sie verzehrt, nicht übertragen.

Der in einigen Gegenden bei Katzen, Hunden und verschiedenen wild lebenden Säugetieren schmarotzende *Katzenegel* kann auch den Menschen befallen und seine Gesundheit schwer schädigen. Seine Entwicklung findet in Fischen statt. Durch den Genuß von rohen oder ungenügend gekochten oder gebratenen Fischen, die mit den Larven behaftet sind, gelangt der Egel in Katzen, Hunde oder in den Menschen.

c) Spulwürmer; Madenwürmer; Haken- oder Grubenwürmer; Trichinen. Alle diese ihrer Größe und zum Teil auch ihrer äußeren Form nach recht verschiedenen Würmer werden ihres inneren Baues wegen den „*Fadenwürmern*" zugerechnet.

Der in frischem Zustande rötlichgelbe oder graugelbe *Spulwurm* (Männchen 15—17 cm, Weibchen 20—25 cm und darüber), ist auch in Deutschland häufig; er findet sich besonders bei Kindern mittleren Alters und mehr in der Land- als der Stadtbevölkerung.

Die Anwesenheit einzelner oder weniger Spulwürmer im Dünndarm verursacht meist keine krankhaften Erscheinungen, die von vielen (zuweilen mehrere hundert) dagegen Appetitlosigkeit, Leibschmerzen, Erbrechen und Abmagerung. Wenn die Würmer in den Magen einwandern, aus dem sie öfters durch Erbrechen entleert werden, oder in den Kehlkopf, die Luftröhre, den Mund und die Nase gelangen oder in die Gallen- und Harnwege eindringen, können bedrohliche Erscheinungen auftreten.

In Wasser oder feuchter Erde entwickeln sich in den mit dem Kot entleerten Spulwurmeiern „Larven", die mit Speisen — mit Jauche übergossenen Salaten und sonstigen roh verzehrten Gemüsen — in den Darm eintreten und hier ihre Entwicklung vollenden.

Abgegangene Würmer sind nicht in den Abort zu werfen, sondern zu verbrennen.

Die kleinen, weißlichen *Madenwürmer* (Männchen 3—5 mm, Weibchen 9—12 mm lang) finden sich besonders bei Kindern häufig im Dünn- und Blinddarm sowie im Wurmfortsatz.

Die Weibchen kriechen zur Eiablage aus dem After und rufen daselbst ein unangenehmes Jucken hervor, das häufiges Kratzen zur Folge hat. Durch die mit Wurmeiern beschmutzten Finger kann es immer wieder zur Selbstansteckung oder zur Übertragung auf andere Menschen kommen. Die erste Ansteckung erfolgt meist durch roh genossene Früchte (Erdbeeren), Gemüse und Salate, auf die beim Begießen mit Jauche die Eier der Madenwürmer gelangten.

Der früher in Deutschland bei Arbeitern gewisser Betriebe — Bergwerke, Ziegeleien, Tunnelbauten — ziemlich weit verbreitete, im Leben blaß fleischrote, 10—15 mm lange Hakenwurm, der, wenn er in großen Mengen im Dünndarm vorhanden ist, schwere Gesundheitsschädigungen verursachen kann („Wurmkrankheit" der Grubenarbeiter, „Tunnelkrankheit"), spielt heutzutage bei uns als Krankheitserreger keine wesentliche Rolle mehr.

Seine im Wasser sich entwickelnden Larven werden entweder mit verunreinigten Nahrungsmitteln, durch beschmutzte Hände, seltener wohl auch mit dem Trinkwasser in den Darm eingeführt, oder sie durchdringen die Haut unbedeckter Körperteile — Hände, Arme, Füße — und kommen schließlich ebenfalls in den Darm, an dessen Schleimhaut sie sich festsetzen.

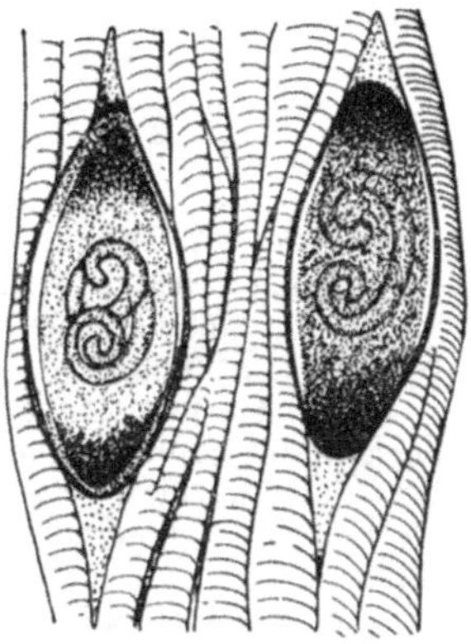

Abb. 37. Eingekapselte Muskeltrichinen mit beginnender und vorgeschrittener Verkalkung. Etwa 100:1.

Zu den häufigsten Schmarotzern des Menschen gehört der 40—50 mm lange Peitschenwurm, der sich mit seinem fadenförmigen Vorderende in die Darmschleimhaut einbohrt, während sein etwas dickeres Hinterende frei in dem Darmkanal hängt. Er gilt vielfach als harmlos, kann aber bei zahlreichem Vorhandensein auch ernstere Krankheitserscheinungen auslösen.

Die Ansteckung erfolgt durch die in Wasser oder feuchtem Boden gereiften Eier, die durch die mit Erde usw. verunreinigten Hände oder Nahrungsmittel wieder in den Darm des Menschen gelangen.

Die Trichine ist unter den Fadenwürmern der kleinste, aber trotzdem der im allgemeinen gefährlichste Feind des Menschen. Als Larve lebt sie im Muskelfleisch verschiedener Tiere (Schwein, Wildschwein, Hund, Katze, Dachs, Fuchs, Bär, Iltis, Marder, Igel, Hamster, Ratte und Maus), durch dessen Genuß sie anderen Tieren oder den Menschen übermittelt wird. Ratten und Mäuse sind in dieser Hinsicht besonders wichtig, weil sie nicht selten von Schweinen gefressen werden, die sich auf diese Weise anstecken können. Dadurch, daß Ratten und Mäuse auch die Kadaver ihrer Artgenossen verzehren, kann sich bei ihnen die Trichinenansteckung erhalten, ohne daß sie erst anderes befallenes Fleisch aufnehmen.

Während des Larvenzustandes sind die „Muskeltrichinen" (Abb. 37) in kleine, mit der Zeit verkalkende und dann dem bloßen Auge gerade noch als weiße Pünktchen sichtbare Kapseln eingeschlossen, in denen sie lange am Leben bleiben und sogar längerer Kälteeinwirkung sowie gelindem Pökeln und Räuchern widerstehen. Lebend in den Magen des Menschen oder eines geeigneten Tieres gelangt, werden die Trichinen durch Auflösung der Kapseln frei und, nach Übertritt in den Darm, geschlechtsreif. In der Wand des Dünndarmes gebären dann die 0,8—1 mm langen Weibchen dieser „Darmtrichinen" mehr als 1000 lebendige Junge, die mit der Lymphe und dem Blut im ganzen Körper verteilt werden, sich schließlich im Muskelfleisch festsetzen und zu „Muskeltrichinen" heranwachsen, während die „Darmtrichinen", von denen sie abstammen, zugrunde gehen.

Die Vermehrung und Verteilung der Trichinen im menschlichen Körper erzeugt nicht selten tödlich verlaufende Krankheitserscheinungen, namentlich Übelkeit, Erbrechen, Durchfall, Leib- und Muskelschmerzen sowie Fieber.

Zur Bekämpfung der Trichinengefahr ist in Deutschland die mikroskopische Untersuchung des Schweinefleisches (Trichinenschau) eingeführt. Die gefährlichsten Verbreiter der Trichinenkrankheit, die Ratten, sind nach Möglichkeit zu vertilgen und die

Schweineställe so einzurichten, daß sie jenen keinen Unterschlupf bieten. In Abdeckereien sollten Schweine überhaupt nicht gehalten werden, weil hier die Gefahr einer Übertragung von Kadavern trichinöser Tiere auf Ratten und Schweine besonders groß ist.

238. Tollwut. Die Hundswut oder Tollwut ist eine Krankheit, die bei uns am häufigsten bei Hunden beobachtet wird, die aber gelegentlich auch bei anderen Haustieren (Katzen, Pferden, Rindern) oder bei wilden Tieren (Füchsen, Wölfen) auftritt und von diesen verbreitet werden kann. Der Ansteckungsstoff ist in dem Speichel der kranken Tiere enthalten und gelangt mit diesem durch Belecken wunder Hautstellen oder Biß auch auf den Menschen. Übertragungen dieser Art haben in einer erheblichen Anzahl der Fälle eine schwere Erkrankung zur Folge, deren Ausbruch in der Regel 20—60 Tage, oft noch längere Zeit nach der Ansteckung erfolgt. Die erkrankenden Personen empfinden zunächst Mattigkeit, Kopfschmerzen, Beängstigung und Beschwerden beim Schlucken oder Sprechen. Nach wenigen Stunden oder Tagen kommt es zu Krämpfen der Schlund- und Atmungsmuskeln, besonders beim Versuche zum Trinken, später sogar schon bei dem Gedanken an Trinken oder Schlucken (Wasserscheu). Auch auf andere geringfügige Reize, wie Luftzug, Erblicken glänzender Gegenstände, plötzliche Berührung u. dgl., können diese Anfälle eintreten. Ihre häufige Wiederholung bedingt eine rasch zunehmende Schwäche und führt an sich nach wenigen Tagen den Tod der Kranken herbei. Um der Entstehung der Krankheit vorzubeugen, sind Wunden, die durch den Biß krankheitsverdächtiger Tiere entstanden sind, auszuschneiden, auszubrennen oder auszuätzen.

In Deutschland bestehen in Berlin, Breslau und Wien Institute zur Schutzimpfung gegen die Tollwut.

Jeder, der von einem tollen oder der Tollwut verdächtigen Tiere gebissen worden ist, sollte sich sofort an die zuständige Polizeibehörde wenden. Diese ist in der Lage, dem Verletzten die in Betracht kommende Behandlungsstation namhaft zu machen und die sofortige Aufnahme in diese zu veranlassen. Je frühzeitiger die Gebissenen den Instituten überwiesen werden, um so sicherer ist die Heilung.

239. Bangsche Krankheit. Die Bangsche Krankheit (Mittelmeerfieber) wird durch die Erreger des seuchenhaften Verwerfens der Rinder (Brucellosen) übertragen. Ansteckungen können auch durch den Verzehr von Rohmilch, die Bangbakterien enthält, erfolgen. — Die Krankheit kann nach wenigen Wochen ausheilen, dauert aber im allgemeinen mehrere Monate. Todesfälle sind selten.

240. Milzbrand. Rotz. Der Milzbrand kommt vorzugsweise bei Rindern und Schafen, seltener bei Schweinen und Pferden vor; er wird durch einen stäbchenförmigen Spaltpilz (Bazillus) erzeugt, der in großen Mengen im Blut und in manchen Organen der kranken Tiere enthalten ist und auch außerhalb des Körpers künstlich fortgezüchtet werden kann, ohne an Wirksamkeit zu verlieren. Da der „Milzbrandbazillus" Sporen (vgl. 187) bildet, so ist der Ansteckungsstoff der Krankheit, z. B. in eingetrocknetem Blut, lange Zeit haltbar. Seine Übertragung auf den Menschen kann auch durch Vermittlung von Fleisch, Hörnern oder Häuten erfolgen, wobei zumeist das Schlachten oder Abhäuten der Tiere und das Verarbeiten des Fleisches, der Felle und Haare die Veranlassung gibt; auch durch den Stich von Insekten, die zuvor von kranken oder verendeten Tieren Blut gesogen haben, scheint der Ansteckungsstoff in den menschlichen Körper eindringen zu können.

Beim Menschen äußert sich die Krankheit meist in dem sog. Milzbrandkarbunkel, einer umschriebenen, äußerst heftigen, mit Blasenbildung und brandiger Zerstörung einhergehenden Entzündung der Haut, oder in der unter ähnlichen Erscheinungen verlaufenden, aber mehr ausgedehnten Milzbrandschwellung. Der Übertritt von Krankheitsstoffen aus dem ursprünglichen Herde in die Blutbahn kann unter hohem Fieber eine lebensgefährliche Allgemeinerkrankung zur Folge haben. Ähnlich wie letztere verlaufen Erkrankungen, die nach dem Genusse des Fleisches von Milzbrandtieren entstehen und sich anfangs durch heftiges Erbrechen und Durchfall zu äußern pflegen.

Der Rotz kommt bei Pferden und anderen Einhufern vor (ausnahmsweise können auch Fleischfresser erkranken) und kann durch deren Nasenausfluß, die Absonderungen ihrer Hautgeschwüre (Hautrotz), durch Blut, auch durch Schweiß, Speichel und Harn auf den Menschen übertragen werden, am häufigsten, indem der Ansteckungsstoff in oberflächliche Verletzungen eindringt. Die Krankheit führt fast ausnahmslos bald in kürzerer Zeit, bald nach längerer, über Monate oder selbst Jahre sich erstreckender Dauer zum Tode.

241. Maul- und Klauenseuche. Tularämie. Die Maul- und Klauenseuche befällt bei uns am häufigsten Rinder, Schweine, Schafe und Ziegen. Die Krankheit führt zur Bildung von Blasen im Bereich der Lippen und der Maulschleimhaut, sowie am Euter und den Klauen der Tiere. Bei bösartigem Verlauf der Seuche treten gehäuft plötzliche Todesfälle unter den erkrankten Tieren auf. Der Ausbruch der Seuche und schon der Verdacht müssen sofort der Polizeibehörde angezeigt werden.

Die Krankheit ist auch auf den Menschen übertragbar und äußert sich bei ihm neben mittelgradigem Fieber im Auftreten von etwa linsengroßen Blasen an den Lippen und auf der Mundschleimhaut. Zuweilen entstehen auch Blasen an der Handinnenfläche und der Fußsohle. Der Verlauf ist im allgemeinen gutartig. Die Ansteckung des Menschen erfolgt vornehmlich bei landwirtschaftlich tätigen Personen durch Berührung mit kranken Tieren oder deren Ausscheidungen, im übrigen durch den Genuß roher Milch. Eine der wichtigsten Maßregeln der veterinärpolizeilichen Bekämpfung, die damit zugleich dem Schutze der Menschen dienen, ist daher die Vorschrift der Erhitzung der Milch vor dem Verlassen des Seuchengehöftes. Da der Ansteckungsstoff schon einige Zeit vor dem offensichtlichen Ausbruch der Seuche in der Milch vorhanden sein kann, empfiehlt es sich, in Gegenden und Zeiten besonderer Seuchengefahr die Milch im Haushalt kurz aufzukochen, wenn man ihrer vorherigen Erhitzung nicht sicher ist.

Die Tularämie tritt seuchenhaft hauptsächlich bei Nagetieren auf. Durch Berührung mit erkrankten Tieren, z. B. geschossenen Hasen und Kaninchen, kann der Krankheitserreger, ein kleines Bakterium, auch auf den Menschen übergehen; häufig wirken auch Stechfliegen und Zecken als Krankheitsüberträger. Beim Menschen äußert sich die Ansteckung vorwiegend in Lymphdrüsenschwellungen und Vereiterungen an den befallenen Gliedmaßen oder am Kopfe. Während die Tularämie bei den Nagetieren fast immer tödlich verläuft, kommt es beim Menschen meist zu einer, wenn auch oft stark verzögerten Genesung.

VI. Unglücksfälle.

242. Häufigkeit der Unglücksfälle. Wert der ersten Hilfeleistung. Verschiedene Arten von Unglücksfällen. Unter den den Menschen gefährdenden äußeren Einflüssen nehmen die Unglücksfälle einen hervorragenden Platz ein. Von je 100000 Einwohnern der deutschen Gemeinden mit 15000 und mehr Einwohnern starben im Jahre 1936 30 infolge von „Verunglückung"; für das ganze Deutsche Reich betrug diese Unfallziffer im Jahre 1936 43, bei dem männlichen Geschlecht 64, bei dem weiblichen Geschlecht 23 während der gleichen Zeit. Die Zahl der durch Unglücksfälle herbeigeführten vorübergehenden oder dauernden Gesundheitsschädigungen ist naturgemäß weit höher zu veranschlagen.

In welcher Weise man Unfälle zu verhüten sucht, wurde an anderer Stelle (vgl. 174) mitgeteilt. Im Anschluß daran sei noch hervorgehoben, daß in den deutschen Ländern durch gleichlautende Vorschriften über den Handel mit Giften (Arsenik, Zyankalium, konzentrierte Mineralsäure, Lysol usw.) der Bezug insbesondere auch der technisch gebrauchten giftigen Stoffe gewissen Sicherheitsmaßregeln unterworfen ist. Die Beseitigung oder Milderung der Folgen eines Unfalls hängt nicht zum geringsten Teile von der Schnelligkeit ab, mit der dem Verunglückten sachgemäße Hilfe gewährt wird. Jeder Zeitverlust kann dem von einem Unfall Betroffenen nachteilig werden, daher kann nicht immer der Arzt abgewartet, sondern es muß so bald wie möglich zum Vorteil des Verunglückten eingegriffen werden. Dies kann aber nur geschehen, wenn die zur ersten Hilfe anwesenden Personen die notwendigen Verhaltungsmaßregeln kennen und ihr Wissen mit Besonnenheit verwerten. Man sucht daher das Verständnis für erste Hilfe bei Unglücksfällen möglichst weiten Kreisen der Bevölkerung zugänglich zu machen und die hierzu notwendigen Kenntnisse durch gedruckte Belehrungen wie durch mündlichen Unterricht in besonderen Kursen und Lehrgängen zu verbreiten.

Zu den durch Unfall herbeigeführten Gesundheitsschädigungen gehören die Verletzungen durch äußere Gewalt, die Verbrennungen, Ätzungen und Erfrierungen, die Vergiftungen, die leichten und schweren Grade der Ohnmacht, die verschiedenen Arten des sog. Scheintodes und das Eindringen von Fremdkörpern in die natürlichen Öffnungen des menschlichen Körpers. Auf die großen Gefahren von Benzin und anderen Reinigungsmitteln macht ein im Reichsgesundheitsamt bearbeitetes Merkblatt[1] aufmerksam.

Obwohl häufig genug auf die überaus leichte Entzündungsfähigkeit des Benzins hingewiesen wird, berichten die Tageszeitungen immer wieder über schwere Unglücksfälle, die sich im Haushalt beim Waschen oder Reinigen von Kleidungsstücken mit Benzin ereignen. Es ist stets daran zu denken, daß schon beim offenen Stehen von Benzin an der Luft und im besonderen Maße beim Gebrauch dieser Flüssigkeit (Waschen, Abreiben oder Entflecken von Kleidern) unsichtbare, ungemein leicht entzündliche Benzindämpfe entstehen und sich im Raum verbreiten. Kommen diese mit einer Flamme, einem Sparbrenner, einer brennenden Zigarette, einer Glutstelle im Herd oder Ofen oder mit einem elektrischen Funken, der bei Betätigung eines Lichtschalters oder der Benützung einer Steckdose entstehen kann, in Berührung, so wird unweigerlich eine Benzinexplosion mit allen ihren schweren Folgen ausgelöst. Auch mit der Gefahr einer Selbstentzündung ist bei diesen Hantierungen zu rechnen. Darum vergewissere dich, daß jede Entzündungsmöglichkeit ausgeschlossen ist, bevor du eine Benzinflasche öffnest.

Verwende stets nur eine möglichst kleine Benzinmenge. Benutze Benzin nur bei geöffnetem Fenster, wenn es nicht möglich ist, die beabsichtigte Arbeit im Freien, etwa auf dem Balkon, vorzunehmen.

Gieße das benützte Benzin nicht leichtsinnig in den Ausguß, weil hierdurch unvorhergesehene Entzündungs- und Explosionsgefahren entstehen können.

Entferne nach Beendigung der Arbeit alle Benzindämpfe durch gründliche Lüftung, bevor im Raum eine offene Flamme angezündet wird.

Neben dem Benzin sind für diese Zwecke noch andere Reinigungsmittel im Gebrauch, die weniger oder gar nicht explosionsgefährlich sind. Es sind das bestimmte organische Kohlenstoffverbindungen, vor allem der Tetrachlorkohlenstoff (häufig kurz „Tetra" genannt), der in den meisten unter verschiedenen Handelsbezeichnungen (Benzinoform, Spektrol, Asordin usw.) käuflichen Entfleckungsmitteln enthalten ist. Der Tetrachlorkohlenstoff, der nicht entzündbar und in dieser Hinsicht also ungefährlicher ist als das Benzin, ist aber ebenfalls leicht flüchtig! Bei seinem Gebrauch im geschlossenen Raum können sich leicht so große Mengen seiner Dämpfe ansammeln, daß die Einatmung dieser Luft gesundheitsschädlich wird. Die Dämpfe des Tetrachlorkohlenstoffes sind schwerer als Luft und reichern sich daher in den fußbodennahen Luftschichten (spielende Kinder!) stärker an. Wer also aus Gründen der Feuer- und Explosionssicherheit den Tetrachlorkohlenstoff vorzieht, muß sich dieser Gefahr stets bewußt bleiben.

243. Wunden und Blutungen. Verletzungen, bei denen die Haut durchtrennt wird, nennt man Wunden. Ihre Bedeutung hängt von ihrem Umfang und ihrer Tiefe, dem Orte der Verletzung und endlich vom Heilungsverlauf ab. Die Vernarbung erfolgt am schnellsten, wenn, wie bei vielen Schnittwunden, die Wundränder miteinander verkleben können; langsamer geht der Heilungsverlauf bei ausgedehnten Wunden vor sich, deren Wundfläche sich zunächst mit roten „Fleischwärzchen" (bei starker Wucherung auch „wildes Fleisch" genannt) ausfüllen muß, ebenso bei Quetschwunden, deren

[1] Sonderdruck aus dem Reichs-Gesundheitsblatt 1938, Heft 9 „Vorsicht mit Reinigungsmitteln".

mehr oder weniger beschädigte Wundränder sich von dem gesund gebliebenen Gewebe allmählich abstoßen. Durch Wundkrankheiten (vgl. 216) kann der Heilungsverlauf auch bei leichten Verletzungen erheblich verzögert werden.

Man soll Wunden nicht berühren. Auch verwende man nicht die hier und da zur Blutstillung benutzten Volksmittel, da sie die Wunde nur verunreinigen. Auch die im Haushalt etwa vorhandenen Verbandstoffe sind, sofern sie sich nicht in noch ungeöffneter Originalverpackung befinden, selbst wenn sie ganz sauber zu sein scheinen, in der Regel nicht so rein, daß ein Vorhandensein gefährlicher Keime in ihnen ausgeschlossen werden kann. Im Notfalle nehme man frisch gewaschene und geplättete Taschentücher od. dgl. Verunreinigte Wunden bedürfen sachkundiger Behandlung. Sie sind nicht mit desinfizierenden Flüssigkeiten auszuspülen, höchstens kann man grobe Verunreinigungen, z. B. Steinchen, Splitter, Kotbrocken, mit einer ausgekochten Pinzette entfernen. Die Wundränder und ihre Umgebung sind vorsichtig mit sterilem Mull oder Watte und Äther, Benzin oder Spiritus zu reinigen, eventuell mit Jodtinktur zu bestreichen.

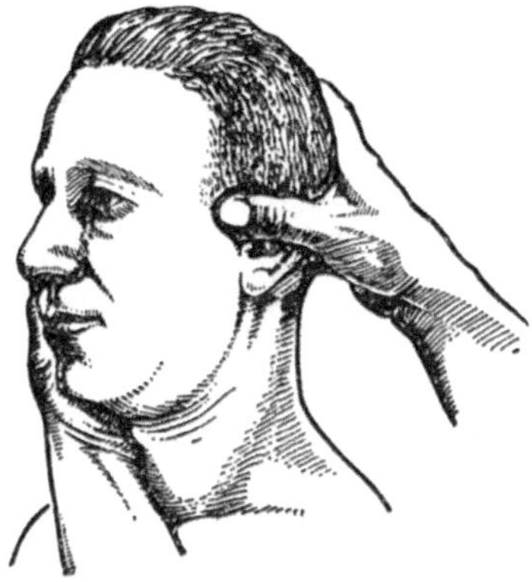

Abb. 38. Zudrücken der Schläfenschlagader.

Oberflächliche kleine Wunden heilen meist rasch unter einer Bedeckung mit sterilem Mull, der mit Pflasterstreifen befestigt wird; größere Wunden schütze man bis zur Ankunft eines Sachkundigen durch einen mit Hilfe einer Binde oder eines Verbandtuches befestigten sterilen Verbandstoff gegen Verunreinigung; zuweilen machen indessen Blutungen ein weiteres, schnelles Eingreifen erwünscht.

Die Beschaffenheit und Gefahr einer **Blutung** hängt von der Art und Größe der verletzten Gefäße ab. Rieselt das Blut aus der Wunde gleichmäßig, jedoch nicht in stärkerem Strahle, so sind nur Haargefäße und kleine Adern verletzt; ein leichter Druck, z. B. mittels eines durch Binden auf der Wunde befestigten sterilen Verbandstückes, genügt dann gewöhnlich, um die Blutung zum Stehen zu bringen. Ein ähnlicher, nur fester anzulegender Druckverband stillt die Blutung aus einer verletzten **Blutader**, deren Kennzeichen in dem stärkeren Hervorquellen **dunklen Blutes** besteht. Spritzt das Blut in **hellrotem** Strahle aus der Wunde oder erfolgt die Blutung, dem Herzschlag entsprechend, stoßweise, so ist eine **Schlagader** verletzt, und der einfache Verband genügt in der Regel nicht, um das unter dem Druck der Herzkraft aus dem eröffneten Gefäß ausströmende Blut zurückzuhalten. Bis zum Eintreffen des Arztes, der die verletzte Ader in der Wunde aufzufinden und abzubinden vermag, kann man das Ausfließen des Blutes verhindern, indem man den Stamm der nächstgelegenen größeren Schlagader auf seinem Wege zwischen dem Herzen und der Wunde mit den Fingern gegen einen benachbarten Knochen drückt und so verschließt. Man drückt also:

1. bei Blutungen an der Stirn die Schläfenschlagader dicht vor dem Ohr an das Schläfenbein (Abb. 38);
2. bei stärkeren Blutungen am Halse die Halsschlagader in der neben dem Kehlkopf befindlichen Grube an die Wirbelsäule (Abb. 39);
3. bei Blutungen an der Schulter und Achsel die Schlüsselbeinschlagader unter gleichzeitigem starken Zug des Armes nach unten und rückwärts gegen die erste Rippe (Abb. 40);
4. bei Blutungen am Arm und an der Hand die Oberarmschlagader an der Innenseite neben dem dicken Beugemuskel gegen den Oberarmknochen (Abb. 41);
5. bei Blutungen am Oberschenkel die Oberschenkelschlagader in der Mitte der Leistenbeuge gegen das Becken (Abb. 42).

Schlagaderblutungen am Vorderarm und an der Hand bringt man auch zum Stehen, indem man durch starkes Beugen des Armes im Ellbogengelenk und möglichste Zurückdrängung des Oberarmes nach dem Rücken die Armschlagader zusammendrückt.

Wo das Zusammenpressen einer Ader längere Zeit hindurch notwendig wird, muß man den Druck des leicht ermüdenden Fingers durch einen harten Körper (Pelotte),

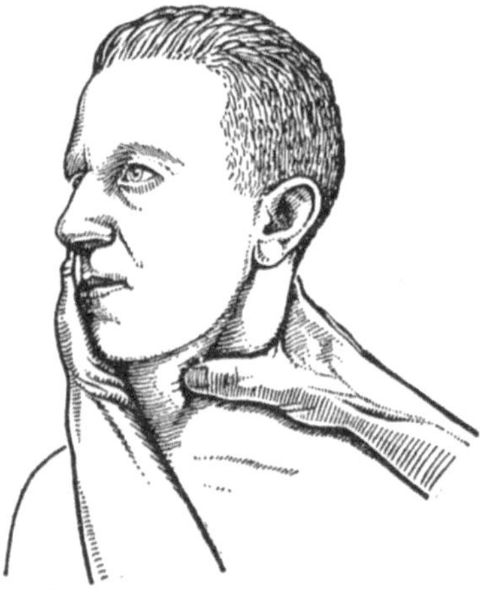

Abb. 39. Zudrücken der Halsschlagader.

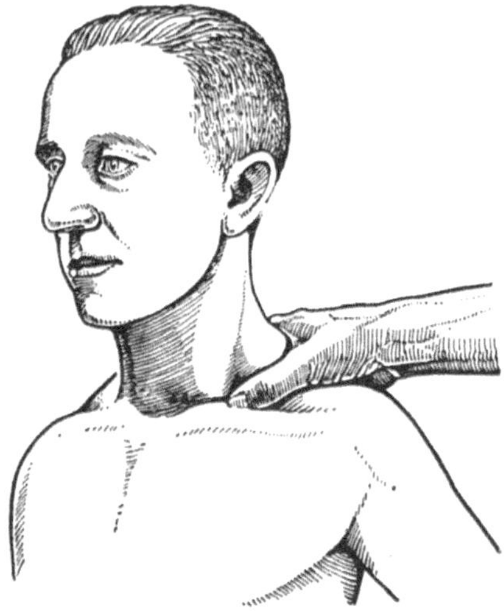

Abb. 40. Zudrücken der Schlüsselbeinschlagader.

z. B. einen glatten Stein, der zur Vermeidung einer Quetschung der Haut vorher in ein Tuch eingewickelt wird, oder durch eine zusammengerollte Binde ersetzen. Zweckmäßig wählt man die Stelle, an der man die Schlagader pulsieren fühlt. Zur Befestigung des den Druck ausübenden Körpers verwendet man dann ein dehnbares breites Band (Hosenträger) oder ein Tuch, das an der der Schlagader gegenüberliegenden Seite des Gliedes zusammengeknüpft und durch wiederholte Umdrehung eines unter den Knoten geschobenen Knebels fest angezogen wird (Abb. 43). Man nennt eine solche Einrichtung eine Aderpresse. Mit einem zweiten Tuch wird nach Aufhören der Blutung der Knebel in seiner Lage fixiert, um ein Zurückschnellen zu vermeiden. Außer der Aderpresse verwendet man zu Abschnürverbänden die elastische Binde oder die Drahtfederbinde. Diese besteht aus einer Flanellbinde, die in ein federndes Drahtgeflecht übergeht. Die Binden werden herzwärts von der Verletzung in Kreisgängen fest angelegt, am Bein dicht unterhalb der Schenkelbeuge, am Arm unterhalb der Achselhöhle. Aderpresse und Abschnürbinden dürfen nur zwei bis drei Stunden liegenbleiben, da die durch sie bewirkte Blutleere sonst das Gewebe schädigt und schließlich zum Absterben bringt. Ist nach dieser Zeit ärztliche Versorgung nicht möglich, so muß man durch Lockerung oder vorübergehendes Abnehmen der Abschnürverbände wieder Blut einströmen lassen. Durch Druck auf das verletzte Gefäß muß dabei Blutverlust nach Möglichkeit vermieden werden. Danach kann die Blutleere wieder für mehrere Stunden angelegt werden.

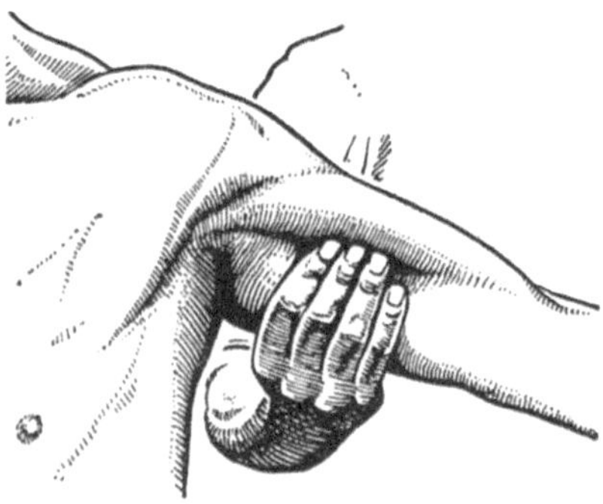

Abb. 41. Zusammenpressen der Oberarmschlagader.

Bei **Nasenbluten** ist der Kopf erhöht zu lagern und die Halsbekleidung zu lockern. Hört die Blutung nicht bald von selbst auf, so mache man kalte Umschläge auf Nase und

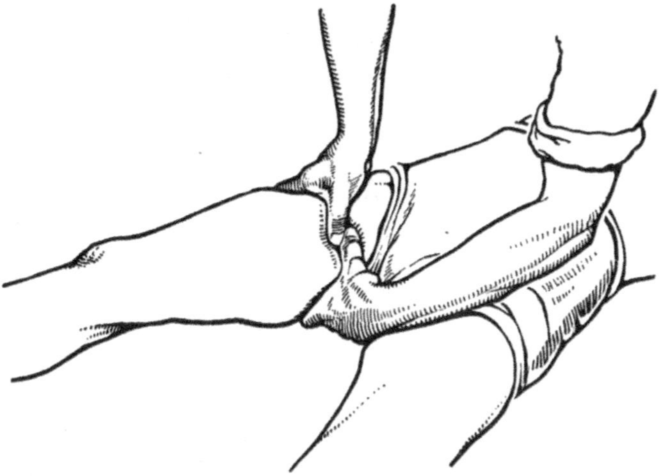

Abb. 42. Zusammenpressen der Oberschenkelschlagader.

Stirn oder auf die Nackengegend. Zweckmäßig ist es auch, den Nasenflügel der blutenden Seite 5—10 Minuten lang fest gegen die Nasenscheidewand zu drücken. Hilft das nicht,

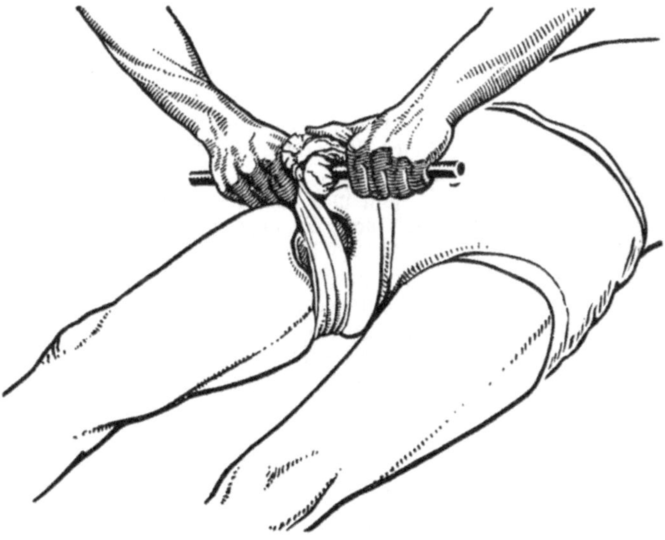

Abb. 43. Aderpresse.

so bringe man einen Watte- oder Mullstreifen, etwa von der Länge und Dicke des kleinen Fingers des Erkrankten, möglichst weit in das blutende Nasenloch und ersetze den Streifen durch einen neuen nur, wenn das Blut hindurchtropft. Gelingt es nicht, auf solche Weise die Blutung zum Stehen zu bringen, so ist ärztliche Hilfe in Anspruch zu nehmen.

Über *Schlangenbisse* vgl. 235.

244. Knochenbrüche. Verrenkungen. Verstauchungen. *Knochenbrüche* nennt man einfach, wenn die über der Bruchstelle befindlichen Weichteile ohne offene Wunden sind, sonst spricht man von einem komplizierten (offenen) Knochenbruch. Der komplizierte Knochenbruch ist darum gefährlicher als der einfache, weil durch die Hautverletzung sehr leicht Eitererreger von außen in die Wunde gelangen und Entzündung, Eiterung oder sogar Blutvergiftung mit tödlichem Ausgang hervorrufen können. Sobald ein Knochen gebrochen ist, verliert der betroffene Körperteil seinen Halt. Auf einem gebrochenen Bein kann man nicht stehen, ein gebrochener Arm kann nicht selbständig erhoben werden, während durch andere Verletzungen die Tätigkeit des Gliedes wohl infolge von Schmerz erschwert, aber doch nicht ganz unmöglich gemacht wird. Ein gebrochenes Glied erscheint, da sich die Knochenenden nebeneinanderschieben, häufig verkürzt und in der Gegend der Verletzung verdickt (vgl. Abb. 44). Die Haut über der Bruchstelle pflegt anzuschwellen und von ausgetretenem Blut eine bläuliche Farbe anzunehmen. Bei dem Versuch, ein gebrochenes Glied zu erheben, fühlt und hört man oft ein Knirschen der aneinanderreibenden Bruchstücke, zugleich bemerkt man, daß an der Bruchstelle eine ungewohnte Beweglichkeit des Gliedes besteht. Die letztbezeichneten Merkmale eines Knochenbruches sollen indessen nur von dem mit der Behandlung solcher Verletzungen vertrauten Arzte festgestellt werden, da jede Bewegung eines gebrochenen Gliedes schmerzhaft ist und schaden kann[1].

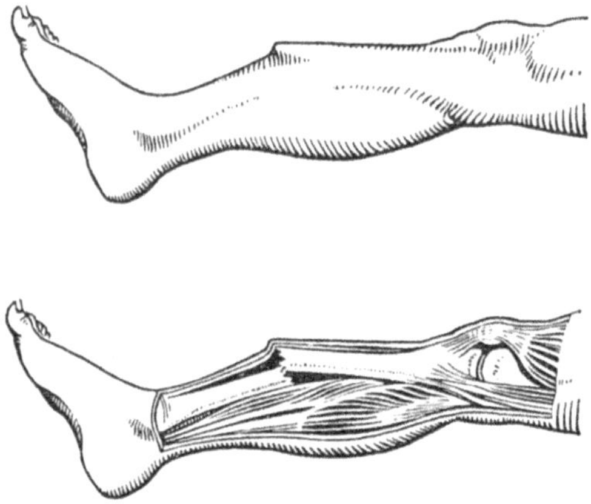

Abb. 44. Gebrochener Unterschenkel (äußerlich und innerlich).

Vor Eintreffen ärztlicher Hilfe nützt man dem Verunglückten am besten, wenn man für Ruhe des verletzten Körperteiles sorgt, ein gebrochenes Bein auf ein Kissen lagert und durch daneben gelegte Sandsäcke, Polster od. dgl. stützt, einen gebrochenen Oberarm mit Binden oder großen Tüchern am Rumpf befestigt, einen gebrochenen Vorderarm in ein dreieckiges Tuch legt, das mit zwei Zipfeln um den Hals geschlungen und auf der Schulter des unverletzten Armes geknotet wird (Abb. 45).

Zur Behandlung der Schwellung und Schmerzhaftigkeit kann es, sofern es sich nur um einen einfachen Bruch handelt, nützlich sein, Umschläge mit kaltem Wasser an der Bruchstelle anzuwenden. Ist es notwendig, den *Verletzten fortzuschaffen* (z. B. in seine Wohnung oder in ein Krankenhaus), so stützt man den gebrochenen Teil zunächst durch Schienen, die man aus Holz oder Pappe zurechtschneidet, durch Umwicklung polstert und mit Tüchern festbindet. Ein solcher Stützverband wird zweckmäßig aus zwei Schienen zusammengesetzt, deren eine länger ist und an der Außenseite befestigt wird, während die kürzere die Innenseite des Gliedes stützt. Wenn möglich sollen beide Schienen, jedenfalls aber die äußere, so lang sein, daß sie die beiden der Bruchstelle

[1] Ärztlicherseits wird zur Erkennung schwer feststellbarer Knochenbrüche und Verrenkungen sowie zur Auffindung von Fremdkörpern und zu ähnlichen Zwecken die Durchleuchtung des Körpers mittels der von Röntgen entdeckten Strahlen angewandt.

zunächst gelegenen Gelenke überragen und außerhalb derselben befestigt werden können. Bei Beinbrüchen wird alsdann der Verunglückte auf der Trage oder im Wagen, möglichst gegen Stöße geschützt, gelagert. Beim Aufheben des Verletzten sollen stets mehrere Personen Hilfe leisten; ein Träger unterstützt ausschließlich das gebrochene Glied, und zwar mit einer Hand oberhalb, mit der anderen unterhalb der Bruchstelle; eine Bewegung der gebrochenen Knochenenden gegeneinander oder ein Druck auf die Stelle der Verletzung dabei sorgsam zu vermeiden.

Ähnlich wie bei Knochenbrüchen verfährt man bei Verrenkungen und Verstauchungen. Als Verrenkungen bezeichnet man Verletzungen, durch die das Austreten eines Knochens aus seiner Gelenkverbindung, meist durch einen in der Kapsel entstehenden Riß, bewirkt wird. Dem Verletzten wird dadurch die Fähigkeit, das betroffene Gelenk zu gebrauchen, genommen, oder sie ist bedeutend eingeschränkt. Die Umgebung des Gelenks pflegt mehr oder weniger stark anzuschwellen; das verrenkte Knochenende ist an ungewohnter Stelle fühlbar und an der entstandenen Geschwulst auch sichtbar; der vorher von dem Knochenende eingenommene Platz erscheint dagegen als Vertiefung. Die Einrenkung, d. i. die Zurückführung des Knochens in sein Gelenk, erfordert Sachkenntnis und Übung, der Versuch ihrer Ausführung von unkundiger Hand bereitet dem Verletzten unnötige Schmerzen und kann leicht Schaden anrichten.

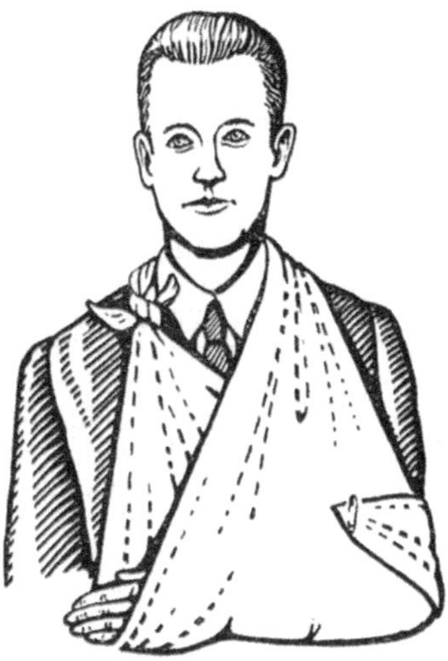
Abb. 45. Armverband mit Tuch.

Unter Verstauchungen versteht man Verletzungen, die durch Quetschung eines Gelenks oder durch Zerrung seiner Bänder zustande kommen, z. B. beim Umknicken des Fußes. Das verstauchte Gelenk schmerzt bei Druck oder Bewegungsversuchen, seine Umgebung schwillt an. Die Heilung erfordert oft lange Zeit. Zur Behandlung dienen zunächst kalte Umschläge und Ruhigstellung des Gelenks durch einen nicht zu festen Verband. Kalte Umschläge tun auch bei Quetschungen gute Dienste. Ist infolge einer Quetschung ein vorher nicht bemerkter Unterleibsbruch plötzlich hervorgetreten, so ist unbedingte Ruhelage im Bett zu empfehlen und sofort ein Arzt hinzuzuziehen.

245. Verbrennungen und Ätzungen. Verbrennungen entstehen durch die Wirkung der Flamme, siedenden Wassers, heißer Gegenstände u. dgl. Sie sind äußerst schmerzhaft und kennzeichnen sich je nach der Heftigkeit und Dauer der Einwirkung der Hitze in Rötung der Haut, Blasenbildung oder vollkommener Vernichtung der Gewebe. Verbrannte Körperstellen mit Ausnahme von phosphorverbrannter Haut bedecke man mit in Öl getränktem Verbandstoff. Brandblasen sollten nach Möglichkeit nicht verletzt, keinesfalls aber sollte die Oberhaut vorzeitig entfernt werden; Brandblasen oder nässende Stellen behandelt man zweckmäßig mit austrocknenden Verbänden (Brandbinde).

Wer in brennende Gebäude eindringen will, trage nasse Kleider und verbinde das Gesicht mit nassen Tüchern, so daß nur die Augen frei bleiben. Menschen mit brennenden Kleidern sollen sich auf den Boden werfen und durch Hin- und Herrollen die Flammen zu ersticken suchen; hierbei helfe man ihnen dadurch, daß man dicke Decken, Teppiche auf sie wirft und fest andrückt, sofern nicht reichlich Wasser zum Übergießen zur Hand ist. Sind die Flammen durch Decken erstickt, so übergieße man die glimmenden Kleider mit Wasser. Die verkohlten Kleidungsstücke müssen abgeschnitten, dort aber, wo sie an der Haut haften umschnitten werden.

Den Verbrennungen ähnlich sind die Ätzungen, die durch Kalk, Säuren, Laugen u. dgl. entstehen. Die erste Hilfeleistung nach solchen Verletzungen sollte darin bestehen, daß man die schädlichen Stoffe durch Abtupfen mit Watte oder Tüchern von der Körperoberfläche entfernt. Dann spüle man die verletzte Stelle mit Wasser und verfahre wie nach einer Verbrennung. Wo ungelöschter Kalk oder Schwefelsäure eingewirkt haben, macht Abspülen mit verdünntem Essig den Kalk, Bestreuen mit Kreide, Asche, Seife, Magnesia oder Übergießen mit Milch die Schwefelsäure unschädlich; Wasser würde die Ätzwirkung nur erhöhen.

Besonders zu erwähnen ist noch die Ätzung des Auges durch Einwirkung anilinfarbenhaltiger Gebrauchsartikel. Nicht gar selten kommen beim unvorsichtigen Spitzen von Kopierstiften Schädigungen dadurch zustande, daß in das Auge eingedrungene kleine Teilchen der anilinfarbenhaltigen Graphitmasse zu Entzündungen der Bindehaut, oder sogar zu Erkrankungen der Hornhaut Anlaß geben. Möglichst umgehende Ausspülung des Bindehautsackes mit 5—10%iger Tanninlösung pflegt die ungünstige Wirkung des Farbstoffes zu verhindern.

Behandlung Erfrorener vgl. 182.

246. Vergiftung und Berauschung. Auf Ätzwirkung beruhen zum größten Teil die Vergiftungen durch sog. scharfe Gifte. Man versteht darunter vornehmlich Schwefelsäure (Vitriolöl), Salpetersäure (Scheidewasser), Salzsäure, Königswasser (Gemisch von Salpeter- und Salzsäure), Laugen und andere Stoffe, deren Verschlucken eine Verätzung der berührten Schleimhaut im Munde, in der Speiseröhre und im Magen bewirkt, ferner Arsenik. Oft erkennt man aus den Ätzspuren an den Lippen oder im Munde oder auf der Haut des Kinnes, des Halses oder der Brust die Art des genommenen Giftes. Vor Eintreffen des bei allen Vergiftungen schleunigst herbeizurufenden Arztes kann man in solchem Falle zur Linderung der Beschwerden Milch, Hafer- oder Gerstenschleim oder auch Speiseöl, im Notfalle auch nicht zu reichliche Mengen Wasser trinken lassen. Säuren und Laugen können insofern gegeneinander zu Heilzwecken benutzt werden, als man bei Vergiftung durch Säuren unschädliche laugenhafte Flüssigkeiten (z. B. eine Aufschwemmung von gebrannter Magnesia, eine Lösung geschabter Seife, Kalkwasser, Selterwasser, einen Holzaschenauszug — Pottasche — oder mit Wasser angerührte Kreide, Zahnpulver, wenn letzteres Kreide, präparierte Muschelschalen od. dgl. enthält), dagegen nach Verschlucken von ätzenden Laugen, verdünnten Essig, Zitronensaft oder sauren Wein reicht.

Eine Sonderstellung nimmt die Behandlung der Zuckersäure(Kleesalz-)vergiftung ein; sie besteht in der Darreichung von Kalkwasser oder Magnesia- oder Kreideaufschwemmung.

Für Arsenikvergiftung wird in den Apotheken ein bestimmtes Gegengift (Magnesia usta und Eisenoxydhydrat) verabfolgt.

Ist Phosphor genommen, so wird man fetthaltige Flüssigkeiten nicht einflößen dürfen, weil diese das Gift auflösen und seinen Übertritt in das Blut erleichtern; für solche Fälle empfiehlt sich die Verabreichung von Hafer- oder Gerstenschleim und die halbstündlich zu wiederholende Gabe von 30 Tropfen gewöhnlichen Terpentinöls.

Eine Vergiftung durch stark wirkende Pflanzengifte (Alkaloide) äußert sich in Verlust des Bewußtseins und in Verengerung der Pupille (Morphium und Opium) oder in anfänglicher Unruhe, Aufregungszuständen und Erweiterung der Pupille (Atropin, Tollkirsche) oder in Muskelkrämpfen, die sich bis zum Starrkrampf steigern können (Strychnin). Wenn sich bei diesen Vergiftungsfällen Erbrechen nicht bereits eingestellt hat, suche man es zur Herausbeförderung des Giftes zu erregen, indem man einen umwickelten Finger tief in den Mund des Vergifteten einführt, die Rachenwand mit einem Federbart kitzelt oder — aber dies nur bei erhaltenem Bewußtsein — ein aus der Apotheke beschafftes Brechmittel eingibt. Bei Vergiftungen durch Opium und Morphium verhindere man nach Möglichkeit das Einschlafen des Vergifteten. Betäubte sind in ein warmes Zimmer zu bringen und durch Einhüllen in wollene Decken zu erwärmen; ist das Gesicht blaß, so wird der Kopf tief gelagert, bei gerötetem Gesicht lagert man ihn hoch; außerdem empfehlen sich kalte Umschläge, Übergießungen des Nackens, Waschungen des Gesichts und der Brust oder starke Riechmittel. Bei stockender Atmung ist die Einleitung der künstlichen Atmung angezeigt (vgl. 249); selbst bei zunächst hoffnungslos aussehenden Fällen vermag der Arzt durch Gegengifte, Auspumpen des Magens und andere Mittel oft noch den ungünstigen Ausgang abzuwenden. Ist der Vergiftete bei Bewußtsein, so verabreiche man ihm starken heißen Kaffee oder Tee.

Eine besondere Art von Vergiftung, die in ihren höchsten Graden gleichfalls lebensgefährlich sein kann, ist die Berauschung durch Mißbrauch geistiger Getränke. Sie äußert sich zunächst in Erregungszuständen mannigfacher Art und führt allmählich zur vollkommenen Betäubung. Man vermeide es, aufgeregte Berauschte zu reizen, und suche ihnen alles zu entziehen, womit sie sich und anderen Schaden zufügen können. Wenn bei eingetretener Betäubung unregelmäßige Atmung oder andere Umstände Gefahr für das Leben vermuten lassen, sorge man für ärztliche Hilfe. Bei Kindern kann eine durch geistige Getränke hervorgerufene Betäubung sogar lebensgefährlich werden.

247. Ohnmacht und Krampfzustände. Unter Ohnmacht versteht man einen plötzlichen Verlust des Bewußtseins, der u. a. durch Einwirkung schlechter Luft, Schreck, Blutverlust, große Anstrengung, Erschütterungen des Unterleibs durch Schlag, Stoß oder Fall eintreten kann und meist die Folge einer Blutleere des Gehirns ist. Nach vorausgegangenem Schwindelgefühl mit Übelkeit und Ohrensausen pflegen die betroffenen Personen plötzlich besinnungslos umzusinken. Einem Ohnmächtigen löse man zunächst alle beengenden Kleidungsstücke; alsdann lagere man ihn an einem luftigen Ort, und zwar mit tiefliegendem Kopf. Ist Bewußtlosigkeit infolge eines Falles oder Schlages auf den Kopf eingetreten, so muß für unbedingte Ruhelage des Verletzten bei erhöhtem Oberkörper gesorgt werden.

Zur Beseitigung der Ohnmacht sind Einreibungen der Stirn mit Kölnischem Wasser und Vorhalten von Riechmitteln, wie Salmiakgeist oder Essig, mit denen man Tücher tränkt oder die Hand befeuchtet, am Platze. Niemals soll man indessen dem Ohnmächtigen diese Flüssigkeiten in der Flasche so unter die Nase halten, daß sie bei Bewegungen des Erwachenden oder beim Niesen in die Nase fließen und Erstickungserscheinungen verursachen können. In schwereren Fällen von Ohnmacht sind Reizmittel der Haut, wie Reiben, Bürsten, Auflegen von Senfpapier in der Herzgegend, vorteilhaft. Tritt Erbrechen ein, so ist der Kopf schnell zur Seite zu drehen, damit Erbrochenes nicht in den Kehlkopf gelangt. Sobald der Ohnmächtige erwacht ist, veranlasse man ihn, noch einige Zeit ruhig liegen zu bleiben und gebe ihm Wasser oder belebende Getränke, z. B. einige Teelöffel starken Kaffee oder Wein oder auch 15 Tropfen Ätherweingeist (Hoffmannstropfen) in einem Eßlöffel Wasser.

Mit der Ohnmacht dürfen Krampfzustände, insbesondere epileptische Krämpfe, die sich neben Bewußtlosigkeit durch Zuckungen der Gliedmaßen, Verdrehen der Augäpfel, Ballen der Fäuste u. a. kennzeichnen, nicht verwechselt werden. Von Krämpfen befallene Personen lege man möglichst auf eine weiche Unterlage, entferne harte oder kantige Gegenstände, an denen sie sich Schaden tun können, aus ihrer Nähe und warte das Ende des Anfalls ruhig ab. Versuche, die zusammengeballten Hände aufzubrechen, sind als zwecklos zu unterlassen. Nach Aufhören der Krämpfe folgt häufig ein mehrstündiger Schlaf, während dessen die Kranken noch zu beobachten sind.

248. Scheintod. Hilfe bei Gaserkrankungen. Als Scheintod bezeichnet man einen mit gänzlichem Ausbleiben der Atembewegungen und äußerster Herabsetzung der Herztätigkeit verbundenen Zustand tiefer Bewußtlosigkeit, der leicht in den wirklichen Tod übergehen kann. Herbeigeführt wird der Scheintod u. a. durch Ertrinken, Erhängen, Erdrosseln, Einatmen von Gasen, die giftig sind (Leuchtgas, Kohlendunst, Kohlensäure in Gärkellern), ferner durch Verschüttetwerden, Erfrieren, Hitzschlag, Sonnenstich, Blitzschlag und Einwirkung elektrischer Starkströme

Liegt Scheintod vor, so beseitige man sofort seine Ursache. Personen, die bewußtlos aus dem Wasser gezogen werden, befreie man daher zunächst von dem im Munde und den Atmungswegen befindlichen Wasser und Schlamm, indem man sie auf einer Unterlage von Decken auf die Seite oder auf den Bauch legt, die im Munde befindliche Flüssigkeit ausfließen läßt und demnächst die Mund- und Rachenhöhle mit dem umwickelten Finger reinigt. Niemals darf man solche Verunglückte, um das Ausfließen des Wassers zu erleichtern, auf den Kopf stellen. Erhängten löse man den den Hals umschnürenden Strick, indem man ihn abschneidet, zugleich stütze man den hängenden Körper, damit nicht anderweitige Beschädigungen entstehen können, wenn er herabstürzt. Einem durch Einatmung schädlicher Luftarten Verunglückten verschaffe man sofort frische Luft, indem man ihn, wenn irgend möglich, ins Freie trägt; doch beachte man das in 249 unter „Erstickungsgefahr" Gesagte.

Die Hilfe bei Gaserkrankungen richtet sich nach der Art der Gase. Man unterscheidet:

1. Reizstoffe; Tränengase und Nasen-Rachenreizstoffe (Blaukreuzgruppe, „Adamsit") rufen stärkste Reizung der Augen und der Atemwege hervor mit Tränen der Augen, Husten, Niesen, Atemnot und Beklemmung.

Behandlung: für die Augen Borwasser 3 vH., für die Luftwege Gurgeln mit 3 vH. Natr. bicarbonatlösung; keine künstliche Atmung.

2. Erstickende Gase (Grünkreuzgruppe), Hauptvertreter Phosgen; Phosgen kann unbemerkt eingeatmet werden. Einatmung zunächst symptomlos; erst nach Stunden Schädigung der Lungen in Form des gefährlichen Lungenödems bemerkbar, das besonders nach Bewegungen auftritt. Phosgenkranke oder -verdächtige dürfen nicht stehen oder gehen, sondern sind liegend zu transportieren, also absolute Muskelruhe. Gasverseuchte Kleidung entfernen. Keine künstliche Atmung; bei Erstickungssymptomen Sauerstoffzufuhr ohne Druck. Weitere Behandlung nur durch den Arzt.

3. Gelbkreuzgruppe („Yperit", „Lost", „Senfgas"); Gelbkreuz ist eine Flüssigkeit, die nur langsam verdampft. Schädigungen durch verdampfendes Gelbkreuz und durch Spritzer, die in Wasser kaum löslich sind, sie haften tagelang an Gräsern und Sträuchern, daher längere Zeit gefährlich für Fußgänger; durchdringen Kleider und Leder. Hautbehandlung sofort (innerhalb der ersten 10 Minuten) erfolgreich mit Chlorkalkbrei oder Seifenlösung, sonst tiefe, schwer heilende Geschwüre. Gegen Augenschädigung Spülungen mit Natr. bicarbonatlösung. Vorsichtig Kleider und Schuhe, die mit Chlorkalk zu bestreuen sind, entfernen. Vorsicht bei der Berührung der mit Gelbkreuz benetzten Körperteile und Kleidungsstücke. Schutzhandschuhe benutzen.

4. Kohlenoxyd; völlig geruchlos in Motorabgasen, im Leuchtgas und Explosionsgasen enthalten. Behandlung: Verbringen in frische Luft, künstliche Atmung, lange dauernde Sauerstoffinhalationen.

249. Künstliche Atmung. Verhalten bei Rettung aus Erstickungsgefahr. Fremdkörper in den natürlichen Körperöffnungen. Die zweite Hilfeleistung, die beim Scheintod ungesäumt erfolgen muß, ist die Einleitung der künstlichen Atmung.

A. Rippenverfahren. Man legt den Verunglückten nach Entblößung seines Oberkörpers und Beseitigung aller den Leib einschnürenden Kleidungsstücke rücklings auf den Fußboden, eine Decke oder Matratze und erhöht dabei das Kreuz durch ein untergeschobenes Bündel, so daß die Magengrube am höchsten steht und der untere Rand des Brustkorbes hervortritt. Die Zunge wird aus dem Munde hervorgezogen und von einer bei der Hilfeleistung beteiligten Person festgehalten (das Abgleiten ist durch Umwicklung der Zunge mit einem Taschentuche zu verhindern), damit sie nicht beim Zurückfallen den Zugang zum Kehlkopf verschließt. Am einfachsten wird die Verlegung der Luftwege durch die Zunge dadurch vermieden, daß man den Kopf seitwärts lagert. Man achte auf ein etwa vorhandenes künstliches Gebiß sowie auf sonst im Munde befindliche Fremdkörper (Kautabak) und entferne sie. Hierauf kniet der Helfer, der die künstliche Atmung ausführt, rittlings über den Hüften des Scheintoden, mit dem Gesicht diesem zugekehrt, nieder, und drückt mit den unterhalb und seitlich von den Brustwarzen flach aufgelegten Händen (die Daumen entlang dem vorderen unteren Rippenrand, die übrigen Finger auf den unteren Rippen) langsam, aber mit voller Kraft die unteren

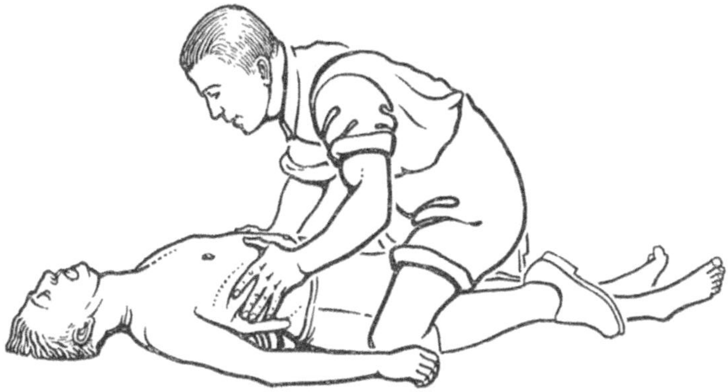

Abb. 46. Künstliche Atmung. Rippenverfahren, Ausatmung.

Rippen gegen den Rücken und etwas zum Kopf hin, so daß hörbar Luft aus den Lungen entweicht. Dieser die Ausatmung nachahmende Druck wird 2—3 Sekunden lang ausgeübt und kann durch Anstemmen der Ellbogen an die eigenen Oberschenkel und Vornüberbeugen des Oberkörpers noch verstärkt werden (Abb. 46). Alsdann richtet sich der Helfer

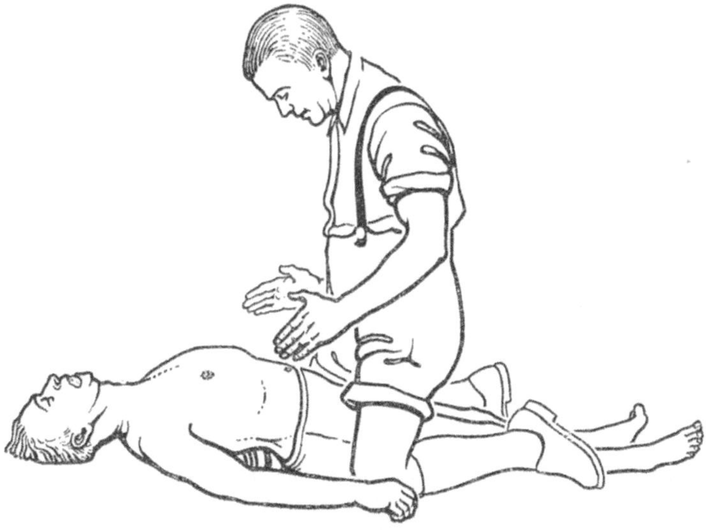

Abb. 47. Künstliche Atmung. Rippenverfahren, Einatmung.

unter Loslassen der Hände plötzlich auf, der zusammengedrückte Brustkasten des Verunglückten dehnt sich nach Aufhebung des Druckes wieder aus und veranlaßt dadurch die Lungen, sich gleichfalls wie bei der natürlichen Einatmung durch Aufnahme von Luft zu erweitern (Abb. 47). Nach wieder 2—3 Sekunden beginnt das Verfahren von neuem; es wird etwa 15mal in der Minute wiederholt und so lange fortgesetzt, bis die Atembewegungen sich ohne Hilfe wieder auf natürliche Weise vollziehen, oder bis nach sachverständigem Urteil infolge des Eintritts des wirklichen Todes eine Rettung nicht mehr möglich erscheint. Das Verfahren ist bei Rippenbruch nicht anzuwenden.

B. Zwei-Arm-Verfahren. Unter die Schultern des auf dem Rücken liegenden Scheintoten legt man eine kleine feste Unterlage aus zusammengelegten Decken oder

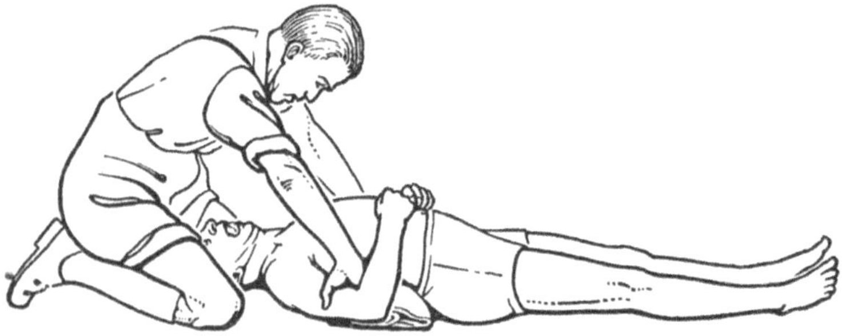

Abb. 48. Künstliche Atmung. Zwei-Arm-Verfahren, Ausgangsstellung.

Kleidungsstücken. Dann kniet oder — falls der Verunglückte auf einem Tisch, einer Bank od. dgl. liegt — stellt man sich oberhalb des Kopfes des Scheintoten, ergreift seine Oberarme dicht über den Ellbogen (Daumen nach außen, die übrigen vier Finger nach innen, vgl. Abb. 48), führt sie sanft und gleichmäßig in der horizontalen Ebene, also so, daß sie nahezu mit dem Boden oder der Unterlage in Berührung

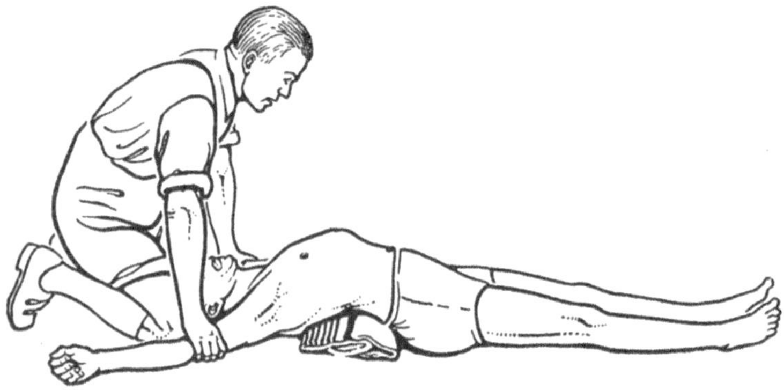

Abb. 49. Künstliche Atmung. Zwei-Arm-Verfahren, Einatmung.

bleiben, nach außen und bis über den Kopf nach hinten zurück und hält sie möglichst weit nach hinten oberhalb des Kopfes zwei Sekunden lang ausgestreckt (vgl. Abb. 49). Durch dieses Verfahren kommt Luft in die Lunge (Einatmung). Dann führt man die Arme zurück und preßt sie nun kräftig gegen den Brustkorb; dadurch wird die Ausatmung nachgeahmt (vgl. Abb. 50). Man wiederholt beide Bewegungen ebenfalls etwa 15mal in der Minute. Das Verfahren ist nicht anzuwenden, wenn der Verunglückte einen Armbruch erlitten hat.

Zwischen den beiden angegebenen Verfahren soll, wenn möglich, abgewechselt werden, bis Atmung eintritt. Sind zwei Helfer zur Stelle, so ist es vorteilhaft, die zuerst angegebene Art der künstlichen Atmung durch die andere zu unterstützen. Die künstliche Atmung ist nötigenfalls mehrere Stunden fortzusetzen.

Bewährt hat sich bei Wiederbelebungsversuchen, insbesondere bei Unglücksfällen infolge Einatmung giftiger Gase (z. B. von Leuchtgas, Rauchgasen, Kohlenoxydgas) auch die Anwendung gewisser Atmungsapparate, die den Lungen, zum Teil selbsttätig, Sauerstoff zuführen (u. a. der Drägersche Pulmotor). Solche Apparate gehören bereits seit längerer Zeit zur Ausrüstung der Unfallstationen, Rettungswachen und Feuerwehr.

Sobald der Verunglückte wieder atmet, sucht man unter Anwendung der für Ohnmachtsfälle empfohlenen Mittel sein Bewußtsein zurückzurufen. Der erste Schlaf eines Geretteten muß überwacht werden, weil die Atmung wieder aussetzen kann.

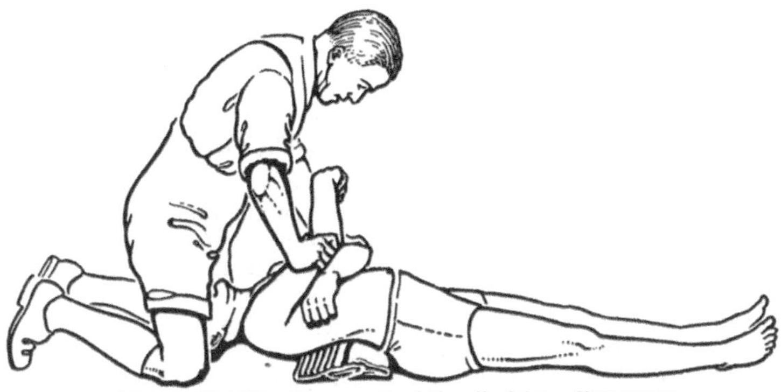

Abb. 50. Künstliche Atmung. Zwei-Arm-Verfahren, Ausatmung.

Wo es gilt, in Erstickungsgefahr befindlichen Personen Hilfe zu bringen, müssen die mit dem Rettungswerke Beschäftigten zu ihrem eigenen Schutze gewisse Vorsichtsmaßregeln beobachten. Bevor man Räume, die mit schädlichen Luftarten erfüllt sind, betritt, soll man für ausgiebige Lüftung sorgen, indem man die Türen weit öffnet und die Fenster nötigenfalls von außen einschlägt. Ist vorherige Lüftung nicht möglich, so halte man sich ein mit Wasser oder verdünntem Essig befeuchtetes Tuch vor den Mund, durcheile den Raum, öffne das Fenster und begebe sich erst zum Verunglückten, nachdem man wieder Luft geschöpft und kräftigen Durchzug hergestellt hat. Gilt es, Verunglückte aus Brunnen, Schächten, Gruben, Abzugsgräben, Kanälen, tiefen Kellern u. dgl. hervorzuholen, so lasse man sich beim Hinabsteigen ein Seil umbinden, mittels dessen man im Notfall zurückgezogen werden kann, auch suche man mit den Außenstehenden eine Verbindung durch eine am Arme befestigte Leine herzustellen, mit der man bei eigener Gefahr Zeichen gibt. Räume, in denen nach dem Geruch Leuchtgas vermutet wird, darf man niemals mit Licht betreten; in solchen Fällen ist zunächst der Haupthahn nebst allen andern offenstehenden Hähnen der Gasleitung zu schließen.

Bei der Rettung Verschütteter hüte man sich, unter nachstürzendem Sand, Schutt u. dgl. selbst Schaden zu leiden. Den Verunglückten hebe man behutsam auf, da er Knochenbrüche erlitten haben kann. Zur Erleichterung seiner Atmung entferne man etwa in Nase und Mund geratene Erde. Die Reinigung des Mundes hat mit umwickeltem Finger zu geschehen.

Erstickungsgefahr tritt zuweilen auch infolge Verschluckens von Fremdkörpern, wie Knochen, Gräten u. dgl., ein. Man versuche zunächst solche Gegenstände mit dem umwickelten Finger hervorzuholen, vermeide es aber, sich dabei beißen zu lassen, etwa indem man dem Verunglückten ein Stück Holz zwischen die Zahnreihen legt oder mit einer Hand eine Falte der Wange zwischen die Zahnreihen schiebt; gelingt es nicht, den

Fremdkörper zu erreichen, so kann er bisweilen durch kräftige Schläge auf den Rücken und Erregen von Erbrechen hinausbefördert werden. Steckt der Fremdkörper nicht in den Atmungswegen, sondern nur im Schlund, so gelingt es zuweilen, ihn mit einer Brotkrume, Kartoffelbrei oder mit etwas fetter Speise hinunterzuschlucken und so in den Magen zu befördern. In schweren Fällen vermag der Arzt durch Anwendung besonderer Werkzeuge, in höchster Gefahr noch durch den Luftröhrenschnitt zu helfen.

Ärztliche Hilfe wird auch in Anspruch genommen werden müssen, wenn Fremdkörper, Insekten u. dgl. in Augen, Ohren oder Nase gelangt sind, ein Vorkommnis, das man namentlich bei Kindern nicht selten beobachtet. Gelingt es nicht, die Gegenstände ohne weiteres zu entfernen, so unterlasse der Unkundige jeden gewaltsamen Versuch, weil durch stärkeres Ziehen, Zerren oder Bohren bedenkliche Verletzungen verursacht werden können.

Über die Behandlung des Hitzschlags, Sonnenstichs, ferner der Unfälle durch elektrische Betriebe oder durch Blitzschlag vgl. 184.

G. Vorkenntnisse zur Krankenpflege.

250. Bedeutung der Krankenpflege. Wenn wir die Lehren der Gesundheitspflege befolgen, vermögen wir zwar die Zahl der Krankheiten und Unglücksfälle zu beschränken, nicht aber sie vollkommen zu beseitigen. Es wird stets Kranke und Verletzte geben, die nach Herstellung ihrer Gesundheit oder Linderung ihrer Leiden verlangen und der Fürsorge ihrer Mitmenschen bedürfen.

Die Heilung dieser Personen ist im allgemeinen Aufgabe der Ärzte; denn die richtige Beurteilung einer Gesundheitsschädigung, die Entscheidung über das einzuschlagende Heil- und Pflegeverfahren, die Feststellung des von dem Kranken zu beobachtenden Verhaltens muß sich auf genaue Kenntnis der Teile und Verrichtungen des menschlichen Körpers sowie der Art und Wirkungsweise der bekannten Heilverfahren stützen. Die hierzu erforderlichen Kenntnisse können nicht ohne jahrelange fleißige, fachmännisch geleitete Arbeit erworben werden, ihre richtige Anwendung wird durch zunehmende Erfahrung verbürgt.

Neben Rat und Hilfe des Arztes ist indessen eine sorgsame Pflege für Verlauf und Ausgang einer Erkrankung wie für die Erleichterung der Beschwerden von großer Bedeutung. Nicht immer ist es möglich, den Kranken geschulten Wärtern oder Wärterinnen anzuvertrauen; ein jeder kann in die Lage kommen, die Pflege selbst übernehmen zu müssen, wenn eine in seiner Fürsorge befindliche Person erkrankt. Niemand sollte daher versäumen, sich mit den wesentlichsten Kenntnissen der Krankenpflege vertraut zu machen.

Wenn beschränkte Mittel und Wohnungsverhältnisse die Pflege in der eigenen Häuslichkeit erschweren, aber auch sonst bei ernsten Erkrankungen, ist die Überführung des Kranken in ein Krankenhaus anzuraten. Die vollkommeneren Einrichtungen solcher Anstalten, ihre Ausrüstung mit einem ständig anwesenden, geschulten Pflegepersonal und mit stets hilfsbereiten Ärzten eröffnen am ehesten Aussicht auf Genesung (vgl. 150).

251. Krankenzimmer. Das erste Erfordernis der Krankenpflege ist die Bereitstellung eines geeigneten Krankenzimmers. Der Kranke bedarf vor allem der Ruhe; daher räume man ihm ein möglichst abgesondert gelegenes Gemach ein, das nicht gleichzeitig von Gesunden bewohnt wird, und, falls es der Arzt für erforderlich erachtet, nur von den mit der Behandlung und Pflege betrauten Personen betreten werden darf. Das Zimmer soll möglichst geräumig sein, um dem Kranken hinreichend Luft zu gewähren; enge, kleine Räume bedrücken. Das Tageslicht soll reichlichen Zugang haben, und auch für die Abend- und Nachtstunden darf es an guten Beleuchtungsmitteln nicht fehlen; dabei muß es möglich sein, das Zimmer dunkel zu machen und den Kranken durch Lichtschirme, Fenstervorhänge u. dgl. vor zu grellem Licht zu schützen wie auch durch geeignete

Vorrichtungen die Sonnenhitze fernzuhalten. Zur Beleuchtung in der Nacht dient eine kleine Lampe, die leicht abgeblendet werden kann.

Wird ein Zimmer im Winter als Krankenraum verwendet, so soll es gute Heizvorrichtungen besitzen, die seine Wärme dauernd auf einer Höhe von durchschnittlich 18° zu halten vermögen.

Ganz besonders ist auf Reinlichkeit im Krankenzimmer zu achten. Staubfangende Gegenstände und überflüssige Möbel, die den Raum einengen und eine gründliche Reinigung erschweren, sind zu entfernen. Der Fußboden soll unter besonderer Rücksichtnahme auf den Kranken täglich feucht aufgewischt werden. Das Zimmer ist morgens und abends sowie nach jeder Stuhlentleerung des Kranken zu lüften. Üble Gerüche dürfen niemals durch Räucherungen verdeckt werden; diese bedeuten nur eine Luftverschlechterung und eine Belästigung für den Kranken. Ferner sind im Krankenraum Speisereste, benutzte Geschirre, Ausscheidungen, unsaubere Leib- und Bettwäsche des Kranken u. dgl. nicht zu dulden, sondern, erforderlichenfalls nach vorausgegangener Desinfektion oder unter anderen, die Verbreitung eines etwaigen Ansteckungsstoffes hindernden Vorsichtsmaßregeln, unverzüglich hinauszuschaffen.

252. Krankenbett. Das Krankenbett wird zweckmäßig so aufgestellt, daß es nur mit dem Kopfende die Wand berührt, auf den übrigen 3 Seiten aber frei zugänglich ist. Das Bett muß genügend hoch sein, ist es zu niedrig, so wird die Krankenpflege sehr erschwert. Es darf weder der unmittelbaren Ofenwärme noch einem lästigen Luftzug von der Tür oder den Fenstern her ausgesetzt sein und ist nötigenfalls durch große Bettschirme zu schützen. Es muß hinreichende Größe, zweckentsprechende Lagerungsvorrichtungen und gut gepolsterte Matratzen besitzen. Das möglichst nahtlose Laken muß um die Matratzenkante so fest geschlagen werden, daß es keine Falten bildet. Zum Zudecken ist eine Steppdecke, im Sommer eine leichte, im Winter eine schwerere oder eine Wolldecke in waschbaren Bezügen zu benutzen. Die Bettwäsche soll stets rein sein und muß daher häufig gewechselt werden. In Fällen, wo die Kranken ihre Ausleerungen unter sich lassen, schützt man die Matratze durch eine unter das Bettuch gelegte wasserdichte (z. B. Gummi-)Unterlage. Zur Unterstützung des Kopfes oder, wo es notwendig ist, des Oberkörpers eignen sich gut gefüllte Kissen, die nicht zu weich sein dürfen.

Im allgemeinen befindet sich der Kranke am wohlsten, wenn er mit etwas erhöhtem Kopf auf den Rücken gelagert wird. In Fällen von Atemnot erhöht man den Oberkörper durch untergelegte Polster oder einen mit der Lehne unter die Matratze geschobenen Stuhl. Zur Vermeidung des Abgleitens gebe man den Füßen dann eine Stütze durch fest gepolsterte Kissen, Holzklötze od. dgl. Kranke, die zu schwach sind, sich selbständig aufzurichten, bedienen sich gern eines am Fußende des Bettes befestigten Strickes mit einem Querholz als Handhabe, um sich daran emporzuziehen. Frostgefühl bekämpft man durch gewärmte Steine oder Wärmflaschen, d. h. mit warmem Wasser gefüllte, fest verschlossene Steinkruken oder Metallbehälter. Sehr geeignet für diesen Zweck ist ferner der Thermophor oder das elektrische Heizkissen. Solche Erwärmungsmittel werden den Kranken in das Bett gelegt, müssen jedoch, um die Haut nicht unmittelbar zu berühren, umwickelt werden. Elektrische Heizkissen sind gegen Durchfeuchtung außerdem durch wasserundurchlässige Überzüge zu schützen.

Die Unterlagen des Bettes sollen oft glatt gestrichen sowie von Brotkrumen, Sand u. dgl. gesäubert werden. Es empfiehlt sich, das Bett mindestens zweimal am Tage frisch zu richten. Vermag der Kranke sein Lager für die hierdurch beanspruchte Zeit nicht zu verlassen, so bettet man ihn zuvor auf ein anderes Bett, ein Sofa od. dgl. (vgl. 266). Das frisch gemachte Bett ist erforderlichenfalls zu wärmen.

253. Körperpflege des Kranken. Durchliegen. Große Sorgfalt ist auf Reinlichkeit und Körperpflege des Kranken zu verwenden. Schwache Kranke müssen durch den Pfleger an Gesicht und Händen, nötigenfalls auch am übrigen Körper mit lauwarmem Wasser unter Benutzung eines weichen Schwammes mindestens zweimal am Tage gewaschen werden. Auch sind die Haare zu kämmen. Ferner ist es notwendig, die Kranken anzuhalten, täglich den Mund auszuspülen und die Zähne zu reinigen. Solchen Kranken, die dazu nicht imstande sind, wischt der Pfleger mit einem angefeuchteten Tuche von Zeit zu Zeit den Mund aus. Fiebernden Personen ist es oft angenehm, wenn die trockenen Lippen mit Olivenöl oder Salbe bestrichen werden.

Bei allen Kranken, besonders solchen, die schwitzen, ist die Leibwäsche häufig zu wechseln. Dies darf aber erst dann vorgenommen werden, wenn das Schwitzen aufgehört hat und die Haut des Kranken unter der Bettdecke mit gewärmten Tüchern abgetrocknet ist. Das Hemd wird am besten nach Öffnen sämtlicher Knöpfe unter der Bettdecke bis zu den Schultern des leicht aufgerichteten oder angehobenen Kranken emporgezogen und alsdann schnell, aber vorsichtig, über Kopf und Arme abgestreift. In entsprechender Weise wird unmittelbar darauf das frische, angewärmte Hemd über Arme und Kopf des Kranken gestreift und dann unter der Bettdecke möglichst glatt über den übrigen Körper gezogen. Ist an einem verletzten und verbundenen Arm der Ärmel nicht überzustreifen, so wird eine Naht aufgetrennt und mit Bändern zum Zubinden versehen.

Reinlichkeitspflege und gewissenhafte Instandhaltung des Bettes ist für den Kranken nicht nur behaglich, sondern verhütet auch das gefürchtete Durchliegen. Bei Kranken, die lange Zeit bettlägerig sind, tritt nämlich an den hauptsächlich aufliegenden Körperteilen (Fersen, Kreuz, Gesäß und Gegend der Schulterblätter) alsbald Rötung und Empfindlichkeit der Haut auf; dann bemerkt man wunde Stellen, die sich rasch vergrößern und vertiefen, dem Kranken große Schmerzen bereiten und durch hinzutretende Wundkrankheiten gefährlich werden können. Solche unerwünschten Vorkommnisse stellen sich im Laufe einiger Krankheiten unausbleiblich ein, wenn man Körper, Leib- und Bettwäsche des Kranken nicht peinlich sauber hält und nicht dafür sorgt, daß die Unterlage stets glatt und faltenlos ist. Man kann den Druck dadurch mildern, daß man die Lage der Kranken häufiger wechselt, sie also auf die Seite, evtl. auch auf den Bauch legt. Sobald sich erst eine Wunde ausgebildet hat, macht ihre Heilung große Schwierigkeiten, da der Kranke oft gezwungen ist, weiter auf dieser Stelle zu liegen. Der Krankenpfleger soll daher gewissenhaft auf Hautverfärbung oder Schmerzen an den aufliegenden Körperteilen achten und vorkommendenfalls rechtzeitig ärztlichen Rat einholen. Oft ist es nützlich, die gerötete Haut mit Zitronensaft, Kampferwein oder Franzbranntwein zu befeuchten; besonders aber empfiehlt es sich, in langwierigen Krankheitsfällen Luft- oder Wasserkissen auf die Matratze zu legen, da auf solchen Unterlagen das Durchliegen nicht so leicht eintritt.

254. Krankenwachen. Verhalten des Pflegers. Bei Schwerkranken sollte dauernd ein Pfleger anwesend sein, der sie beobachtet und ihnen die notwendigen Handreichungen leistet. Insbesondere bedürfen aufgeregte und im Fieberwahn befangene Kranke einer unausgesetzten Überwachung, um an Handlungen verhindert zu werden, durch die sie sich und anderen Schaden zufügen können. Die Pfleger sollen in solchen Fällen die Kranken in ruhiger und gemessener Weise von unverständigem Beginnen zurückhalten. Im übrigen sollen die Pfleger still und geräuschlos ihres Amtes walten, die Kranken durch eigene Unsicherheit, Besorgnis oder Kummer nicht ängstigen und sich bei den Hilfeleistungen einer möglichst sanften Hand befleißigen. Sie haben ihre Verrichtungen streng nach der Anweisung des Arztes zu versehen und diesem beim nächsten Besuch alle ihre Wahrnehmungen über das Verhalten des Kranken zu berichten. Wenn vom Arzt Nachtwachen bei Kranken angeordnet werden, ist auf einen Wechsel des Pflegepersonals Bedacht zu nehmen, damit die mit der Wache Betrauten sich vorher genügend auszuruhen in der Lage sind. Auch nach Ablauf der Wachzeit darf die Pflegeperson das Krankenzimmer erst dann verlassen, wenn die Ablösung erscheint. Der Genuß geistiger Getränke vor und während der Krankenwache ist streng verboten, da er abspannt und ermüdet.

Bei der Pflege von Personen, die an übertragbaren Krankheiten leiden, vermeide man es, im Krankenzimmer zu essen, zu trinken oder die Hände zum Munde zu führen. Nach Berührung der Kranken wasche man die Hände unter Verwendung von Seife und Bürste, beim Verlassen des Krankenzimmers wechsle man, wenn angängig, die Kleidung. Ratsam ist es, während des Aufenthaltes beim Kranken jedesmal eine die Straßenkleidung bedeckende Schürze od. dgl. aus waschbarem Stoffe anzulegen.

255. Schlaf und Atmung des Kranken. Der Schlaf des Kranken soll in der Regel nicht gestört werden. In solchen Fällen, in denen ein zu langer Schlaf schädlich ist, oder der Kranke, z. B. zum Einnehmen der Arznei oder für seine Mahlzeiten, geweckt werden soll, wird der Arzt vorher entsprechende Anweisungen geben. Ein gut gelüftetes Zimmer, ein frisch hergerichtetes Bett, matte Beleuchtung und bei fiebernden Kranken die Verabreichung kühlenden Getränkes erleichtern das Einschlafen.

Der Atmung des Kranken ist rege Aufmerksamkeit zuzuwenden, um später berichten zu können, ob sie etwa beschleunigt oder mühsam und schmerzhaft unter Stöhnen und Bewegung der Nasenflügel erfolgte. Falls Rasseln auf der Brust eine Ansammlung von Schleim in den Luftwegen verrät, ist es nützlich, den Kranken von Zeit zu Zeit aufzurichten, um ihm das Aushusten zu erleichtern. Der Kranke ist anzuhalten, seinen Auswurf nicht zu verschlucken, sondern in Speigläser zu entleeren, die ihm der Pfleger mit der einen Hand vorhält, während die andere unter das Kopfkissen greift und den Oberkörper beim Aufrichten unterstützt. Der Auswurf ist bis zum nächsten Besuche des Arztes aufzuheben, diesem vorzuzeigen und nach Anweisung zu desinfizieren oder einfach zu beseitigen.

256. Blutungen. Besondere Hilfeleistungen sind bei stärkeren Blutungen aus dem Munde notwendig. Sie stammen in der Regel aus der Lunge, wenn sie unter Husten erfolgen und hellrotes, mit Luftbläschen gemischtes Blut entleeren (vgl. 224); dagegen pflegt erbrochenes Blut dunkelrot zu sein und aus einem durch geschwürige Vorgänge eröffneten Blutgefäß des Magens herzurühren. In jedem Falle eines Blutsturzes ist es notwendig, schnell den Arzt herbeizurufen, bis zu seiner Ankunft aber den Kranken zu einer möglichst ruhigen Rückenlage mit etwas erhöhtem Oberkörper anzuhalten, ihm jedes Sprechen zu untersagen und, je nach dem vermutlichen Sitz der Blutung, die Brust oder die Magengrube durch eiskalte Umschläge oder eine Eisblase zu kühlen (vgl. 263). Beim Auftreten von inneren Blutungen, die sich durch eine plötzliche, leichenähnliche Blässe des Kranken und unnatürliches Sinken der Körpertemperatur bemerkbar machen, ist gleichfalls für ruhige Lage und unverzügliche Benachrichtigung des Arztes zu sorgen. Zur Behebung lebenbedrohender Blutverluste ist die vom Arzt auszuführende Blutübertragung erforderlich; hierbei ist auf die Zusammensetzung des Blutes des „Spenders" und „Empfängers" zu achten. Alle Menschen lassen sich auf 4 Blutgruppen, die mit O, A, B, AB bezeichnet werden, verteilen (vgl. 30). Wird dem Blute eines Menschen einer bestimmten Blutgruppe das Blut von einem Menschen einer anderen Blutgruppe durch Übertragung zugeführt, so kann es zu gefährlichen Blutverklebungen kommen.

257. Herzschlag. Puls. Körperwärme. Oft ist es nötig, den Herzschlag des Kranken zu beobachten, seinen Puls von Zeit zu Zeit zu zählen und die Körperwärme zu messen, um den Arzt auf Grund entsprechender schriftlicher Vermerke regelmäßig unterrichten zu können. Die Körperwärme mißt man mit dem in Zehntelgrade eingeteilten Fieberthermometer (am besten sog. Maximalthermometer). Man überzeugt sich zunächst, daß die Quecksilbersäule 36,0° nicht übersteigt; sollte dies der Fall sein, so muß sie durch kräftiges Schwenken des am oberen Ende festgehaltenen Thermometers herabgeschleudert werden. Dann bringt man das Quecksilber enthaltende Ende in die sorgfältig ausgetrocknete Achselhöhle des Kranken, veranlaßt ihn, den Arm fest an den Körper anzulegen, wobei in Fällen von Schwäche oder Bewußtseinstrübung die Unterstützung des Pflegers notwendig ist, und liest nach Ablauf der Liegezeit — durchschnittlich 10 Minuten, bei vielen Thermometern nur 1 Minute — den Stand der

Quecksilbersäule ab. Es empfiehlt sich jedoch, das Thermometer noch etwas länger als vorgeschrieben verweilen zu lassen und festzustellen, ob die Quecksilbersäule endgültig ihren höchsten Stand erreicht hat. Fiebermessungen werden auch im Mastdarm, seltener im geschlossenen Munde vorgenommen. Die normale Achselhöhlentemperatur liegt zwischen 36,4 und 36,8°, die normale Temperatur im Mastdarm zwischen 37 und 37,5°.

258. Natürliche Entleerungen des Kranken. Klistiere und Darmeingießungen. Auf Anordnung des Arztes oder sobald etwa die Harnentleerung und der Stuhlgang des Kranken eine ungewöhnliche Beschaffenheit zeigen, müssen diese Ausleerungen (außerhalb des Krankenzimmers!) aufbewahrt werden; erfolgen sie nicht zur regelmäßigen Zeit, so ist dem Arzte zu berichten. Kranken, die das Bett nicht verlassen können oder dürfen, muß die Bettschüssel (angewärmt!) untergeschoben oder das Uringlas vorgelegt werden. Während der Entleerung sind die Kranken von dem Pfleger zu unterstützen. Wird dabei die Wäsche verunreinigt, so ist sie sofort durch frische zu ersetzen. Um ein solches Vorkommnis bei Kranken, die ihre Ausleerungen unter sich gehen lassen, möglichst zu verhüten, wendet man bei ihnen von Zeit zu Zeit auch ohne ihr Verlangen die zur Aufnahme der Entleerungen bestimmten Gefäße an. Kranke, die zur Harnentleerung und zum Stuhlgang aufstehen, sind durch Kleidung oder geeignete Umhüllung gegen Erkältung zu schützen.

Zur Beförderung des Stuhlganges müssen zuweilen Darmeingießungen mittels des sog. Irrigators verabreicht werden. Beim Ankauf der hierzu erforderlichen Gerätschaften achte man darauf, daß die Spitze des meist aus Hartgummi gefertigten Ansatzstückes des Irrigators abgerundet ist, damit Verletzungen des Darmes bei der Einführung vermieden werden. Auch verwende man ein derartiges Hilfsmittel niemals, ohne vorher für seine gründliche Reinigung gesorgt zu haben. Der Einlauf selbst wird in der Regel in folgender Weise vorgenommen: man lagert den Kranken in Seitenlage mit vorgestrecktem Gesäß auf das vorher durch wasserdichte Unterlagen gegen Befeuchtung geschützte Bett, hält hierauf mit der einen Hand die Hinterbacken des Kranken auseinander und führt mit der anderen die vorher eingeölte Spitze des Irrigatoransatzstückes vorsichtig in die Afteröffnung ein; schließlich läßt man unter mäßigem Erheben — etwa $^1/_2$ m — des Irrigators die Flüssigkeit einfließen. Als solche verwendet man, sofern nicht der Arzt eine anderweitige Anordnung gegeben hat, etwa $^1/_2$ l lauwarmes Wasser, dem man 1—2 Teelöffel Kochsalz oder etwas Seife zusetzen kann. Die Wirkung der Eingießung erfolgt um so zuverlässiger, je länger die Flüssigkeit vom Kranken zurückgehalten wird.

259. Erbrechen. Achtsamkeit auf Verbände. Ernährung des Kranken. Beim Erbrechen ist der Kranke durch Aufrichten und Halten des Kopfes zu unterstützen (vgl. 255). Man veranlasse ihn, den Brechreiz so lange wie möglich zu unterdrücken, weil es hierdurch gelingt, den Vorgang abzukürzen und das quälende Würgen zu lindern. Ist das Erbrechen vorüber, so müssen Nase und Mund gereinigt werden. Auch ist es nützlich, den Kranken mit kleinen Mengen kühlenden Getränkes zu erquicken. Das Erbrochene selbst ist bis zur Ankunft des Arztes aufzubewahren (nicht im Krankenzimmer!).

Auf Verbände, die dem Kranken angelegt sind, soll der Pfleger ein besonders wachsames Auge haben. Spricht eine plötzlich eintretende Rötung des Verbandes für eine stärkere Blutung, so muß der Arzt unverzüglich benachrichtigt werden. Bis zu seiner Ankunft ist nach den in 243 enthaltenen Vorschriften zu verfahren.

Von großer Bedeutung für das Wohl des Kranken ist die Art seiner Ernährung. Nichtbefolgen der Anweisungen des Arztes kann unter Umständen einen höchst nachteiligen Einfluß auf den Verlauf der Krankheit ausüben. In öffentlichen Krankenhäusern wird daher streng darauf gehalten, daß den Kranken durch Besucher keine unzuträglichen Nahrungsmittel und Leckerbissen mitgebracht werden. In der Regel wird man im Beginn einer Krankheit vor Eintreffen des Arztes gut daran tun, nur flüssige Nahrung, wie Milch und Suppen aus Gerstenschleim oder Haferschleim mit Zusatz von etwas Fleischbrühe, zu reichen, aber auch den Kranken zum Genusse derartiger

Nahrungsmittel nicht zu drängen. Als erfrischendes Getränk empfiehlt sich gekühltes Wasser mit etwas Zitronensaft und Zucker oder kalter Tee.

260. Eingeben von Arzneimitteln. Alle Heilmittel müssen streng nach Verordnung zu bestimmter Zeit und in abgemessener Menge gereicht werden. Flüssige Arznei ist nach Umschütteln der Flasche in einen vorher gut gereinigten Löffel oder Eingebebecher zu gießen und hierauf dem Kranken, während man ihn gleichzeitig beim Aufrichten unterstützt (vgl. 254), zu verabfolgen.

Pillen, Tabletten oder Kapseln werden am leichtesten mit einem Schluck Wasser eingenommen; schluckt der Kranke so kleine Stücke schwer, dann tue man sie in Semmelkrume. Pulver rührt man im Löffel mit etwas Wasser an, sofern man es nicht vorzieht, sie in Oblaten zu verabreichen. Hierbei wird die etwa in der Größe eines Kreises von 6 cm Durchmesser zurecht geschnittene Oblate auf einem Teller angefeuchtet und über dem auf ihre Mitte geschütteten Pulver zu einer Kugel zusammengefaltet, die dann mit etwas Wasser vom Kranken hinuntergeschluckt werden kann. Ölige Arzneien werden wegen ihres gewöhnlich schlechten Geschmackes und Geruches gern in Gelatinekapseln verabfolgt. Anwendung von Gewalt beim Eingeben der Arzneien an widerspenstige Kranke ist nur in seltenen, vom Arzte zu bestimmenden Fällen (z. B. bei Kindern) am Platze.

Leider hat eine Verwechslung von Arzneien schon oft zu Unglücksfällen geführt. Man lese daher jedesmal vor dem Eingeben die Aufschrift des an der Arzneiflasche befestigten Verordnungszettels, um Irrtümer sicher ausschließen zu können. Unzuverlässigen Kranken überlasse man niemals Arzneimittel zur freien Verfügung.

261. Einpinselungen. Einreibungen. Massage. Einpinselungen, Einreibungen sowie Knet- und Streichkuren (Massage) sind genau nach Anweisung des Arztes auszuführen. Die Massage erfordert, wie eine Reihe anderer bei der Krankenpflege notwendiger Verrichtungen, z. B. das Setzen von Schröpfköpfen, Übung und wird daher in der Regel geschulten Personen überlassen werden müssen. Kunstgerecht ausgeführt, kann sie in vielen Fällen, z. B. wo es gilt, Gelenkschwellungen, ältere Gewebsblutungen zu beseitigen, die Beweglichkeit von Gliedmaßen nach Heilung von Knochenbrüchen wiederherzustellen, geschwächte Muskulatur zu kräftigen, sehr nützlich sein. Da ihre Anwendung in ungeeigneten Fällen jedoch auch nachteilige Folgen haben kann, so ist eine solche Kur nur dann ratsam, wenn sie vom Arzte verordnet wird.

Mit der Ausführung von Einreibungen vermag sich jedermann leicht vertraut zu machen. Die hierzu verordneten Flüssigkeiten oder Salben werden entweder nur mit den Fingerspitzen oder mit dem Daumenballen oder mit der ganzen Hohlhand unter kreisförmigen Bewegungen und bald gelinderem, bald stärkerem, stets aber gleichmäßigem Drucke längere Zeit auf der Körperoberfläche verrieben. Behaarte Körperstellen sind möglichst zu vermeiden. Bei der Vornahme von Einreibungen mit stark wirkenden Stoffen bediene man sich lederner Handschuhe oder eines Reibelappens.

262. Senfteige und Blasenpflaster. Zuweilen werden den Kranken Senfteige oder Blasenpflaster verordnet. An Stelle der ersteren verwendet man gern das käufliche Senfpapier. Es wird an der bestrichenen Seite befeuchtet und in der Regel 10—15 Minuten lang auf die vom Arzte bezeichnete Hautstelle gelegt; nach seiner Abnahme ist die Haut, die, wenn das Mittel gewirkt hat, stark gerötet erscheint, mit lauem Wasser unter Anwendung eines weichen Schwammes abzuwaschen. Als Blasenpflaster verwendet man — nur noch selten — das Spanischfliegenpapier; es wird durch leichtes Andrücken befestigt und bleibt so lange liegen, bis sich eine Hautblase gebildet hat. Nachdem das Pflaster abgenommen ist, wird die Blase mit einem vorher ausgekochten Messer dicht am unteren Rande angeschnitten und nach Ausfließen der eingeschlossenen Flüssigkeit mit einem Salbenläppchen bedeckt. Eine Verunreinigung ist sorgfältig zu vermeiden, da die unter der Blase befindliche Hautstelle eine Wunde darstellt.

Zum Auflegen der Blasenpflaster und Senfpapiere dürfen Hautstellen, auf denen der Kranke liegt, Gelenkstellen und besonders empfindliche Körperstellen, wie die

Brustwarzen oder der Nabel, nicht gewählt werden; an behaarten Körperstellen sind die Haare vor Anwendung des Blasenpflasters zu entfernen.

263. Eisbeutel. Kalte Umschläge. Als Eisbeutel verwendet man Blasen, die aus undurchlässigem Stoffe, am besten aus Gummi gefertigt sind und durch Gummiringe abgedichtete Schraubverschlüsse haben. Zu ihrer Füllung benutzt man haselnuß- bis walnußgroße Eisstückchen, die man sich in der Weise herstellt, daß man ein in ein Tuch gewickeltes größeres Stück Eis durch Hammerschläge zertrümmert oder auf einem reinen Tuch mit einer starken Nadel zerkleinert. Der Eisbeutel ist auf die vom Arzte bezeichnete Hautstelle möglichst breit aufzulegen; um das zu ermöglichen, ist er nur etwa zur Hälfte zu füllen. Er muß in ein leinenes Tuch eingehüllt werden, weil der wasserdichte Stoff leicht beschlägt und dann durch seine Feuchtigkeit dem Kranken lästig wird. In manchen Fällen, z. B. beim Auflegen auf den Kopf, ist es zweckmäßig, den Eisbeutel durch eine Schnur, etwa am Bettpfosten, zu befestigen, damit er weder abgleiten kann noch zu sehr drückt. Das Eis muß erneuert werden, bevor es ganz geschmolzen ist. Von Zeit zu Zeit ist der Eisbeutel abzutrocknen.

Wo es an einem Eisbeutel fehlt, versucht man ihn durch kalte Umschläge zu ersetzen. Man legt ein mehrfach zusammengelegtes Handtuch oder Taschentuch auf ein Stück Eis oder in möglichst kaltes Wasser, drückt es nach einiger Zeit kräftig aus und bedeckt damit die zu kühlende Körperstelle. Da ein solcher Umschlag sich auf der Haut rasch erwärmt, muß er häufig, unter Umständen von Minute zu Minute, gewechselt werden.

264. Kalte Abreibungen und Einwicklungen. Feuchtwarme Umschläge. Trockene Wärme. Während die Eisbeutel und kalten Umschläge eine längere oder kürzere Zeit dauernde Abkühlung zum Zwecke haben, beruht die Wirkung der kalten Einwicklungen und Abreibungen zum Teil darauf, daß das durch die Kälte aus der Haut verdrängte Blut später in vermehrter Menge dahin zurückströmt. Hierdurch wird der Kreislauf sowie das Ausscheidungsvermögen der Haut und der Nieren gefördert und eine angenehme Wärme im Körper erzeugt. Sofern diese Mittel nicht von gesunden Personen zu Abhärtungszwecken verwendet werden, sollten sie jedoch nicht ohne ärztlichen Rat in Gebrauch genommen werden, da solche Kuren bei manchen Kranken nachteilig wirken können. Kalte Abreibungen des ganzen Körpers werden im allgemeinen mit Wasser von 22° und einem Laken vorgenommen, das mindestens 1,5 m breit und 2 m lang sein soll.

Eine dauernde Vermehrung des Blutgehaltes der Haut bezwecken die feuchtwarmen Umschläge. Sie bestehen in einer Einwicklung oder Bedeckung der Haut mit feuchter Leinwand, die durch eine Umhüllung von wasserdichtem Stoff gegen das Austrocknen geschützt und durch Binden oder Tücher befestigt wird. Ob zur Befeuchtung des Umschlages kaltes oder warmes Wasser genommen wird, ist in der Regel gleichgültig, da die Körperwärme sich jenem bald mitteilt. Wird bei den feuchtwarmen Umschlägen der wasserdichte Stoff fortgelassen und an seiner Stelle eine Lage Wollstoff (Flanell) über die feuchte Leinwand gewickelt, so haben wir es mit den sog. „Prießnitzschen" Umschlägen zu tun.

In manchen Fällen bedient man sich bei der Krankenbehandlung auch der trockenen Wärme, indem man erwärmte Tücher oder erwärmte Säckchen, die mit Sand, Kleie, Spreu oder Kräutern gefüllt sind, auf der Körperoberfläche befestigt; den gleichen Zweck erfüllen Thermophore und elektrische Heizkissen.

265. Bäder. Schwitzkuren. Eine ausgedehnte Anwendung finden in der Krankenpflege die Bäder. Man unterscheidet Vollbäder und örtliche Bäder, wie Halb-, Sitz-, Arm-, Hand- und Fußbäder. Das Badewasser wird bald heiß (37—40°), bald warm (31—36°), lauwarm (25—30°), kühl (21—24°), oder kalt (15—20°) angewandt. Man wählt je nach der Verordnung des Arztes gewöhnliches Wasser oder Wasser mit Zusatz von Mineralsalzen und anderen Stoffen. Die Dauer und Art jedes Bades sowie die damit in manchen Fällen zu verbindenden Übergießungen, Duschen u. dgl., bleiben der Anordnung des Arztes vorbehalten. Zuweilen werden Heißluft- (römische Bäder, elektrische Lichtbäder) und Dampf- (russische) Bäder verordnet, doch muß ihre

Anwendung in der Regel in besonderen Badeanstalten erfolgen. Sollen Bäder von Schwerkranken genommen werden, so ist es ratsam, starken Wein oder Kaffee bei der Hand zu haben, da sich zuweilen Schwächezustände ereignen.

Unmittelbar nach dem Bade muß der Gebadete schnell abgetrocknet und angekleidet oder in das Bett zurückgelegt werden. Von ansteckungsfähigen Kranken benutzte Badegefäße sind zu desinfizieren. Schwache Personen werden in das Badezimmer getragen. Alle Kranken müssen beim Einsteigen in die Wanne unterstützt werden.

Falls bestimmt wird, daß jemand nach dem Bade schwitzen soll, wird er in ein wollenes Tuch vollkommen eingehüllt und gut zugedeckt. Nach Beendigung des Schwitzens verfährt man in der in 250 bezeichneten Weise.

Zuweilen sucht man das Auftreten des Schweißes durch Verabreichung von heißen Getränken zu befördern. Die hierfür in Betracht kommenden Teearten (Fliedertee, Lindenblütentee) werden, wie andere ähnliche Aufgüsse, in der Weise zubereitet, daß man die benötigte Menge in einem vorher gut angewärmten Gefäß mit kochendem Wasser übergießt und nach einigen Minuten durch ein Sieb gehen läßt oder durch ein reines, leinenes Tuch seiht. Sehr wirkungsvoll ist heiße Zitronenlimonade.

266. Überführung von Kranken. Ist es notwendig, den Kranken nach anderen Räumlichkeiten überzuführen, so muß er hierbei durch geeignete Umhüllungen gegen Erkältung geschützt werden. Beim Aufheben und Tragen müssen 2 Personen behilflich sein, von denen die eine die Beine unterstützt, während die andere mit je einer Hand unter das Kreuz und die Schultern greift und sich von dem Kranken selbst um den Hals fassen läßt. Zur Überführung von Haus zu Haus sind entweder Tragen, Räderbahren oder gut federnde Wagen zu verwenden. Als Tragen kann man im Notfall eine ausgehobene Tür, eine Bank, einen großen Sack, durch den man beiderseits je eine lange Stange stößt, eine mit einer Matratze belegte Leiter u. dgl. verwenden. Wagen sollen vorsichtig und, wo es erforderlich ist, im Schritt fahren. In den Wagen werden die Kranken am zweckmäßigsten mitsamt der Trage hineingestellt.

H. Bevölkerungsbewegung, Gesundheitsverwaltung und Wohlfahrtspflege.

267. Aufbau und Bewegung der Bevölkerung. Mit Hilfe der Sterbetafel läßt sich errechnen, wieviele von 1000 lebendgeborenen Kindern im Laufe der weiteren Altersjahre vom Tode verschont bleiben; dabei ergibt sich ein zuerst rasches, bald verlangsamtes und schließlich wieder immer rascher fortschreitendes Einschmelzen dieser Zahl, bis nach 100 Jahren kaum einer von den tausend Menschen übrigbleibt. Nimmt man nun an, daß in einer Bevölkerung von jeher alljährlich 1000 Kinder geboren werden, so kann man voraussagen, welches Ergebnis eine Volkszählung in dieser Bevölkerung haben wird: die Zahl der Lebenden am Volkszählungstag muß in ihrer Altersverteilung dasselbe ergeben, was aus der Sterbetafel gefunden worden ist, nämlich die Ordnung der Überlebenden von 1000 Neugeborenen bis hinauf zu 0 Hundertjährigen. Zeichnet man diese Ordnung in übereinanderliegenden Stäben auf, von denen der unterste die Säuglinge, der darüberliegende die Kinder im zweiten Lebensjahr und jeder weitere das nächstfolgende Lebensjahr darstellt, so ergibt dieser „Altersaufbau" das Bild einer Pyramide.

Tatsächlich ist aus jedem Volkszählungsergebnis diese Grundform, wenn auch mehr oder weniger entstellt, zu erkennen. Doch sind gerade die Entstellungen, die an solchen Pyramiden wahrzunehmen sind, von besonderer Bedeutung; denn einerseits liegen hierin die Spuren einer hundertjährigen Volksgeschichte, andererseits wird die zukünftige Volksgeschichte auf längere Zeit von diesen Umformungen mitbestimmt.

Die deutsche Bevölkerungspyramide aus dem Jahre 1933, die in der beigegebenen Abbildung 51 dargestellt ist, zeigt namentlich an drei Stellen eine ungewöhnliche Form.

Bei den Männern macht sich unter den 35- bis 50jährigen eine Lücke geltend, die durch die Kriegsverluste hervorgerufen worden ist (2 Millionen deutsche Soldaten sind gefallen oder an Wunden gestorben), bei beiden Geschlechtern liegen zwischen 15 und 20 Jahren ganz schwach besetzte Jahrgänge, da in diesen Jahrgängen $3^1/_2$ Millionen Geburten durch den Krieg ausgefallen sind, und schließlich verschmälert sich dieses statistische

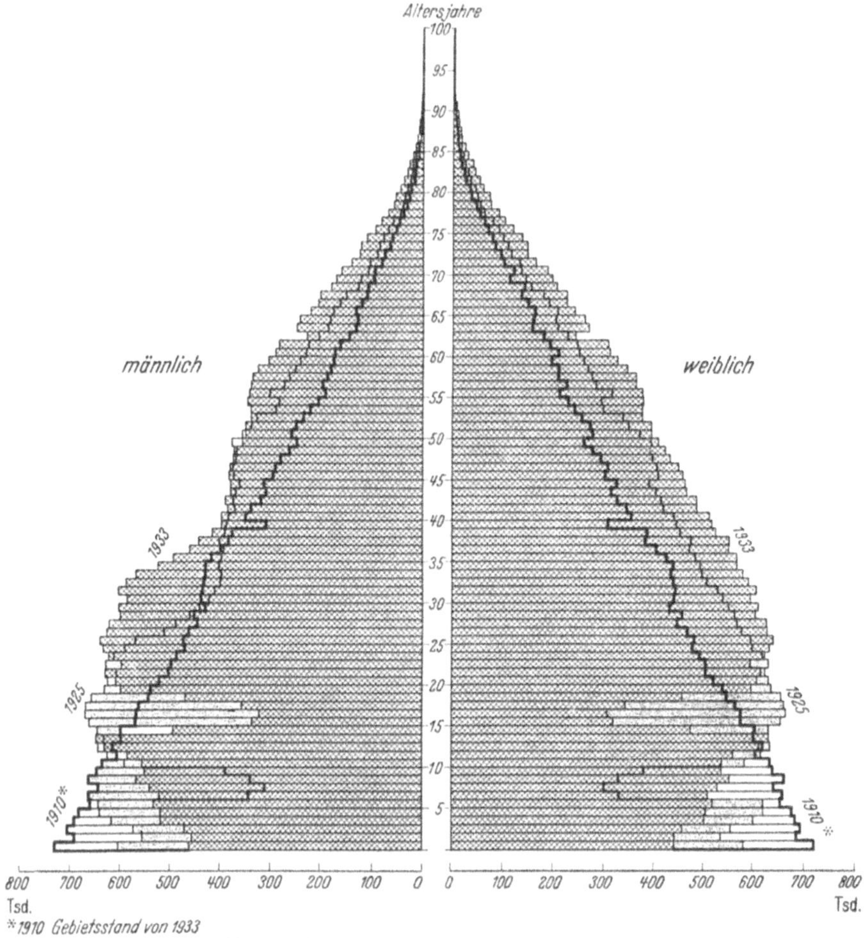

Abb. 51. Altersaufbau der Bevölkerung im Deutschen Reiche. 1910, 1925 und 1933.

Pyramidengebilde zusehends nach unten. Letztere Erscheinung ist von größter Bedeutung. Die Pyramide, die ja nach unten wächst, indem sie alljährlich einen neuen Geburtsjahrgang ansetzt, hat seit einigen Jahrzehnten fast regelmäßig von Jahr zu Jahr immer schmälere Jahrgänge hervorgebracht, bis endlich im Jahre 1934 zum ersten Male wieder ein breiterer Geburtsjahrgang erzielt wurde.

Betrachtet man nun jenen Lebenskern im Inneren der Pyramide, der für ihre Entwicklung verantwortlich ist, nämlich das Feld der Personen von etwa 20—50 Jahren, innerhalb deren wieder die Zahl der Verheirateten für die Fortpflanzung ausschlaggebend ist, so erkennt man, daß dieses Feld in Zukunft sich zusehends vermindern muß, da zunächst die Kriegsgeburtenjahrgänge hineintreten und sodann nach kurzer Wiederzunahme von Jahr zu Jahr kleinere Gruppen nachrücken. Damit würde unter sonst gleichbleibenden Verhältnissen ein immer fortschreitender Geburtenrückgang zu erwarten sein. Wenn das aber nicht der Fall ist, sondern die Zahl der Geburten vom Jahre 1934 ab ständig gestiegen ist, so ist das zum Teil auf die erhöhte Eheschließungshäufigkeit und zum anderen Teil auf die Zunahme der ehelichen Fruchtbarkeit zurückzuführen.

Der Geburtenrückgang ist im Deutschen Reiche um das Jahr 1900 eindeutig in Erscheinung getreten und hat seither bis zur nationalsozialistischen Revolution nahezu ungehemmte Fortschritte gemacht. Der Rückgang der Sterblichkeit hingegen hat schon vor langer Zeit eingesetzt und ist vom 18. über das 19. bis in das 20. Jahrhundert, bis heute, zu verfolgen; er hat im Laufe des vorigen Jahrhunderts eine ganz neuartige Bevölkerungsentwicklung gebracht, denn dadurch, daß stets weniger Menschen starben als geboren wurden, entstand in den Völkern eine unerhörte Aufladung mit Menschenkraft, ein merkwürdiges Gegenbild zu der Fruchtbarkeitsschwäche, die am Abschluß des 19. Jahrhunderts als die zweite ganz neue Erscheinung hinzutrat. Der Rückgang der Sterblichkeit war in der Hauptsache durch das Verschwinden großer Seuchen, wie Pocken und Fleckfieber, eingeleitet worden; gegen Ende des 19. Jahrhunderts begann auch die Kleinkindersterblichkeit, namentlich an Diphtherie, zu sinken, das Sterben an Tuberkulose verringerte sich rasch und die Säuglingssterblichkeit hat im 20. Jahrhundert immer kleinere Ziffern ergeben. Zu diesem Geschehen hat die Medizin mit immer neuen Erfolgen beigetragen; das Einsetzen aller naturwissenschaftlichen Erkenntnisse in den Dienst der Krankheitsbekämpfung, die Erkennung des Wesens der Krankheitsübertragung und der hierauf gegründete Schutz gegen Seuchen und Wunderkrankungen, die Nutzbarmachung der klinischen und hygienischen Errungenschaften für immer weitere Volkskreise und die hygienische Volksbelehrung kennzeichnen ein großes gesundheitliches Kulturwerk, das in dieser Zeit aufgebaut wurde. Doch hat die kulturelle Entfaltung überhaupt, die Umstellung der Lebensansprüche in der ganzen Bevölkerung, zu diesem Ergebnis beigetragen und gleichzeitig den Boden bereitet, auf dem dann der Geburtenrückgang sein großes Ausmaß erreichen konnte. Der Kulturanspruch hat technische Erfordernisse gebracht, und für diese sind Zentren der Arbeit in der Industrie, Zentren des Handels und Verkehrs in der Großstadt entstanden. Die großen Bevölkerungsüberschüsse des vorigen Jahrhunderts zogen sich dort zusammen. In der Stadt ist die Möglichkeit des Aufstiegs, aber auch die Gefahr des Untergehens größer als auf dem Lande; die Spannung zwischen solchen Extremen hat der modernen Bevölkerung einen rechnenden Charakter gegeben. Der Geburtenrückgang ist zuerst nicht bei jenen beobachtet worden, die in größter Not waren, sondern bei jenen, die am vorsichtigsten zu rechnen gewohnt waren, bei den oberen Schichten. Auf sie folgte der Mittelstand, dann die Arbeiterschaft und schließlich die Landbevölkerung, so daß allmählich in allen sozialen Gruppen der Weg zu demselben Geburtentiefstand beschritten wurde.

Eine einfache Bevölkerungsbilanz aus zwei beliebig herausgegriffenen Jahren zeigt folgendes Bild.

Das Deutsche Reich zählte

	im Jahre 1900	im Jahre 1930
Einwohner (rund)	56000000	64500000
Lebendgeborene	1996139	1126829
Sterbefälle	1236382	710905
Überschuß der Lebendgeborenen über die Gestorbenen	759757	415924

Obwohl die Bevölkerungszahl im Jahre 1930 größer war, als sie 30 Jahre früher in dem damaligen Reichsgebiet gewesen ist, haben sich die Geburten und die Sterbefälle vermindert, und der Zuwachs (der Geburtenüberschuß) ist dabei kleiner geworden. Wie sich diese Bewegung im Verhältnis zur Bevölkerungsmasse vollzogen hat, zeigen die Relativzahlen:

Auf 1000 Einwohner entfielen im Deutschen Reich

	im Jahre 1900	im Jahre 1930
Lebendgeborene	35,6	17,5
Sterbefälle	22,1	11,0
Mehr Lebendgeborene als Gestorbene	13,5	6,5

Jede der drei Ziffern hat sich im Laufe von dreißig Jahren um die Hälfte verringert.

In den letzten Jahren scheint nun der Rückgang der Sterbeziffer allmählich in einen Stillstand überzugehen; zwar sinkt in einzelnen Altersklassen die Sterblichkeit noch immer weiter, da jedoch der Anteil der alten Leute, die an sich eine hohe Sterblichkeit haben müssen, in der Bevölkerung immer größer wird, strebt gleichwohl das Gesamtergebnis auf eine Wiederzunahme der Sterblichkeit hin; diese hat, da sie nur von einer Verschiebung der Rechnungsgrundlage herkommt, die Bedeutung, daß der Gesundheitszustand zwar für die Gesamtbevölkerung, nicht aber für den einzelnen ungünstiger wird. Sie gewinnt auch Interesse für die rohe Bevölkerungsbilanz, weil bei fortschreitendem Geburtenrückgang und nicht ebenso rasch fortschreitendem Rückgang der Sterbeziffer das natürliche Bevölkerungswachstum (durch Geburtenüberschuß) immer langsamer werden und schließlich in eine Bevölkerungsverminderung umschlagen muß.

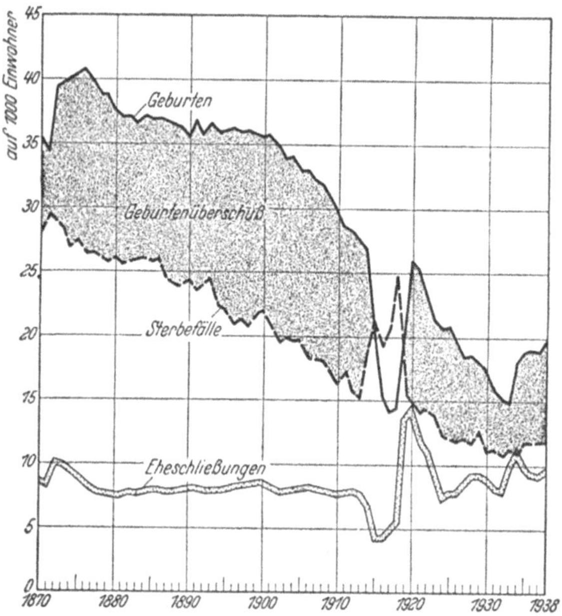

Abb. 52. Die natürliche Bevölkerungsbewegung im Deutschen Reiche von 1870—1938.

Falls diese Bevölkerungsminderung wirklich einmal eintreten sollte, so würde dieser Augenblick zwar ein äußerliches Zeichen einer geschichtlichen Wendung sein (da hiermit eine weit über hundertjährige Bevölkerungszunahme abgebrochen wäre), aber er würde doch nichts wesentlich Neues für die Bevölkerungsgeschichte bedeuten; denn im Innern des Volkskörpers ist der entscheidende Augenblick schon längst eingetreten. Mag mit Hilfe einer weiter gesteigerten Lebensverlängerung auch noch so lange die gesamte Kopfzahl des Volkes wachsen, so ist dieser Erfolg gering gegenüber der Tatsache, daß die Jugend des Volkes in raschem Einschmelzen begriffen ist, daß unsere Kindergenerationen, wie die Zahlenaufstellung zeigte, sich von jährlich zwei Millionen auf jährlich eine Million verkleinert haben. Das gegenseitige Gewicht von Jugend und Alter im Volke hat sich dadurch so sehr verschoben, daß im Jahre 1930 jeweils einem Greis 4 Kinder gegenüberstanden, während im Jahre 1900 einem Greis 7 Kinder gegenübergestanden waren.

Alles dies sind nur äußere, der Statistik besonders leicht zugängliche Kennzeichen dafür, wie völlig sich das Volksleben umgebildet hat. Zu den bedeutendsten Umbildungsvorgängen gehört die Wanderung, wobei heute die Wanderung über See und überhaupt über die Reichsgrenzen eine nicht so große Rolle spielt wie früher, während die Binnenwanderung innerhalb des Landes, namentlich die Wanderungsrichtung zu den Städten, maßgebend an der Änderung der allgemeinen Lebensbedingungen beteiligt war. Wie sich durch diesen Wanderungsvorgang das gegenseitige Mengenverhältnis zwischen Land- und Stadtvolk verändert hat, zeigt die beigefügte Abbildung.

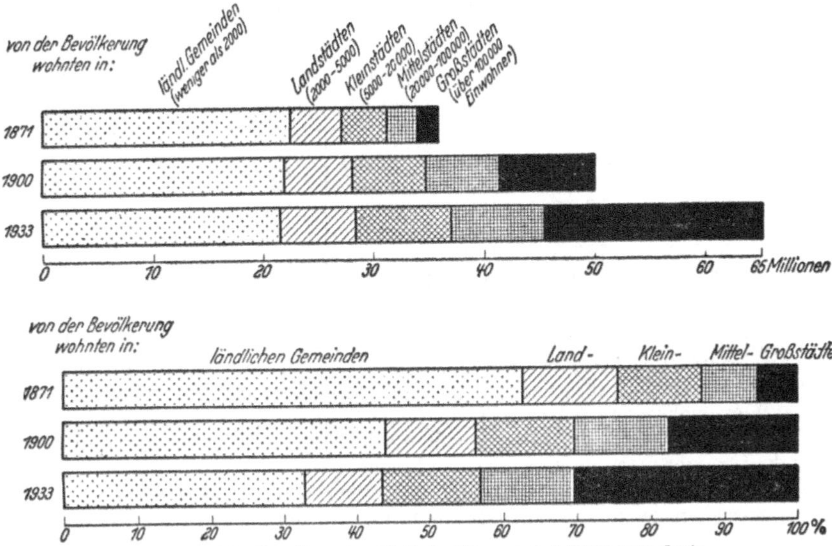

Abb. 53. Die Verteilung der Reichsbevölkerung auf Stadt und Land.

Die innerste Lebensbedingung der Bevölkerung liegt aber in den Ehen. Die Häufigkeit der Verheiratungen hat nicht ebenso wie die Geburtenziffer oder die Sterbeziffer eine langdauernde Rückgangsbewegung eingeschlagen, sie blieb vielmehr in ziemlich gleichmäßiger Höhe. Nur zweimal hat in der letzten Zeit diese Ziffer sich unter der Not der Verhältnisse stark vermindert; einmal während des Krieges und einmal in der Wirtschaftskrise vor der nationalsozialistischen Revolution. Beide Male hat sich aber nach Behebung des Notstandes der Ehenbestand in erheblichem Maße wieder ergänzt. Bis zum Ende des Jahres 1937 konnten alle infolge der Krisenzeit vor 1933 aufgeschobenen Familiengründungen nachgeholt werden. Im Jahre 1938 wurde eine erneute Steigerung der Heiratsziffer beobachtet, obwohl bereits die schwachbesetzten Kriegsjahrgänge in das heiratsfähige Alter eingetreten waren.

Der Grund des Geburtenrückganges war im wesentlichen nicht eine Abnahme der Ehen und somit der Familien, sondern innerhalb der Familie ist die Fruchtbarkeit verringert worden. Im Jahre 1900 entfielen auf 100 verheiratete Frauen im gebärfähigen Alter (von unter 45 Jahren) noch 28 ehelich lebendgeborene Kinder, im Jahre 1930 waren es nur noch 12 ehelich lebendgeborene Kinder. Im Gesamtdurchschnitt hat also eine verheiratete Frau im gebärfähigen Alter um die Jahrhundertwende alle drei Jahre geboren, um das Jahr 1930 dagegen nur noch alle 10 Jahre; da das gebärfähige Alter in der Ehe ungefähr 20 Jahre dauert, entfallen hiernach auf eine Ehe zwei Geburten, während auf eine Ehe in früherer Zeit sechs Geburten entfielen. Ob eine deutsche Ehe zwei oder sechs Geburten leistet, hängt ab von ihrer Stellung in Gesellschaft und Wirtschaft, ebenso aber von ihrem Inhalt an Willen und Glauben. Die folgerichtige Fortsetzung des Kulturwerkes, das zur Entfaltung des Volkes und seiner Gesundheit geleistet wird, muß auf die Erneuerung dieser vier Lebensbedingungen abgestellt sein, wie dies durch die Maßnahmen der nationalsozialistischen Staatsführung machtvoll eingeleitet worden ist.

Die Ergebnisse der ersten sechs Jahre nationalsozialistischer Bevölkerungspolitik gehen aus nachfolgenden Zahlen hervor.

Im Deutschen Altreich

Jahr	betrug die Zahl der			kamen auf 1000 Einwohner			
	Eheschließungen	Lebendgeborenen	Gestorbenen	Eheschließungen	Lebendgeborene	Gestorbene	Mehr Geborene als Gestorbene
1932	516793	993126	707642	7,9	15,1	10,8	4,3
1933	638573	971174	737877	9,7	14,7	11,2	3,5
1934	740165	1198350	724758	11,1	18,0	10,9	7,1
1935	651435	1263976	792018	9,7	18,9	11,8	7,1
1936	609770	1278583	795793	9,1	19,0	11,8	7,2
1937	620265	1277046	794367	9,1	18,8	11,7	7,1
1938	644363	1346911	800571	9,4	19,7	11,7	8,0

Die Zunahme der Heiratsziffer war schon im Jahre 1933, diejenige der Geburtenziffer im Jahre 1934 deutlich. Die Eheschließungsziffer mußte nach der Nachholung der vielen aufgeschobenen Eheschließungen wieder etwas zurückgehen, zumal die schmalen Kriegsgeburtenjahrgänge ins Eheschließungsalter eintraten, die Geburtenziffer dagegen hat den im Jahre 1935 erreichten Hochstand beibehalten. Der Geburtenüberschuß ist jetzt Jahr für Jahr mehr als doppelt so hoch, wie er im Jahre 1933 gewesen war. Allerdings ist der in früheren Jahren erreichte Stand der deutschen Fruchtbarkeit noch längst nicht wieder eingetreten; dies geht deutlich aus dem vorher gezeigten Kurvenbild hervor. Im Hinblick auf diese früheren Verhältnisse muß die Geburtenziffer als noch weiter steigerungsfähig angesehen werden. Diese Steigerung zu erreichen ist eine wichtige bevölkerungspolitische Aufgabe der Zukunft.

Eine Gesamtübersicht über die Ursachen des Sterbens gibt die beigefügte Tabelle für das Jahr 1936. In ihr sind die wichtigsten Krankheitsgruppen gesondert aufgeführt; diese sind nach dem Alterstypus der Krankheit (das heißt nach ihrem Vorherrschen im frühen, mittleren oder späten Alter) geordnet, wie dies aus der beigegebenen Prozentverteilung auf die Altersklassen ersichtlich ist.

Eine solche Aufstellung der Todesursachen gibt nur ein Teilbild über die vielerlei Krankheitsgefährdungen, von denen der Lebensweg umgeben ist. Bei manchen Krankheiten, wie der Tuberkulose, liegt der Ausbruch oft in weit früherem Alter als die tödlichen Ausgänge der Krankheit. Andere Krankheiten, wie die Grippe, bringen nur, wenn sie ältere Personen betreffen, erhöhte Lebensgefahr und haben daher nach der Todesursachenstatistik ihr Hauptgewicht im Alter, während die Häufigkeit ihres Auftretens auch bei jugendlichen Personen groß ist. Wieder andere Krankheiten führen überhaupt nur selten zum Tode, obgleich sie durch ihre Häufigkeit und ihren Alterstypus schwere Störungen des produktiven Volkslebens bedeuten können, wie beispielsweise der Rheumatismus.

Schon um die Geburten sind eine große Menge von Sterbefällen und anderen Schäden versammelt. Bei ihnen liegt die letzte Ursache oft weit zurück, teils in Mißbildungen oder Entwicklungsfehlern der Frucht, teils in Unzulänglichkeiten des mütterlichen

Die Ursachen der Sterbefälle im Deutschen Reich im Jahre 1936.

Todesursachen	Zahl der an nebenstehenden Todesursachen gestorbenen Personen: im ganzen	hiervon im Alter von 0—15 Jahren	15—60 Jahren	60 und mehr Jahren	Alter unbekannt	Von 100 an nebenstehender Todesursache gestorbenen Personen standen im Alter von 0—15 Jahren	15—60 Jahren	60 und mehr Jahren
rankheiten der Neugeborenen und angeborene Mißbildungen	44128	43903	194	31	—	99,5	0,4	0,1
armkatarrh der Säuglinge	8267	8267	—	—	—	100,0	—	—
nderkrämpfe	5462	5462	—	—	—	100,0	—	—
nfektionskrankeiten: Masern, Scharlach, Keuchhusten, Diphtherie	13654	12959	634	61	—	95,0	4,6	0,4
Tuberkulose	47507	4368	35191	7947	1	9,2	74,1	16,7
Grippe	19433	2695	5629	11109	—	13,9	29,0	57,1
Übrige Infektionskrankheiten	10994	2751	5521	2722	—	25,0	50,2	24,8
ungen-, Brustfellentzündung, Bronchitis	73609	19204	15868	38535	2	26,1	21,6	52,3
rankheiten der Schwangerschaft, Entbindung und des Wochenbetts	6074	—	6074	—	—	—	100,0	—
linddarmentzündung	5499	1344	3138	1017	—	24,4	57,1	18,5
brige Krankheiten der Verdauungswege und Verdauungsdrüsen	36266	3478	14654	18133	1	9,6	40,4	50,0
rankheiten der Harnwege und Geschlechtsorgane	25168	767	9113	15288	—	3,0	36,2	60,8
rebs und andere Neubildungen	103988	680	37472	65834	2	0,7	36,0	63,3
uckerkrankheit	12983	201	4060	8721	1	1,5	31,3	67,2
erz- und Gefäßkrankheiten	133054	1167	28443	103438	6	0,9	21,4	77,7
irnblutung	64722	65	9711	54942	4	0,1	15,0	84,9
brige Krankheiten	49607	8197	20764	20642	4	16,5	41,9	41,6
rankheiten zusammen	660415	115508	196466	348420	21	17,5	29,7	52,8
ußere Einwirkungen	49375	5223	30305	13818	29	10,6	61,4	28,0
ltersschwäche	71542	—	—	71542	—	—	—	100,0
odesursache unbestimmt	14461	2042	4144	8256	19	14,1	28,7	57,2
Sterbefälle im ganzen	795793	122773	230915	442036	69	15,4	29,0	55,6

Organismus, die zu Frühgeburt oder Geburtsverletzungen des Kindes führen können. Eine Lebensgefahr für den Säugling kann ferner aus der Art der Ernährung entstehen, doch hat man gegen diese Todesursache, der in früheren Zeiten jeder zehnte Säugling erlag, durch Pflege, Fürsorge und Belehrung große Erfolge erzielt. Eine große Menge von Sterbefällen im frühesten Kindesalter erfolgt noch heute unter den Krankheitserscheinungen der Lungenentzündung und der Krämpfe. In diesem Alter ist auch die Erkrankungshäufigkeit an Hautausschlägen und an einfachen fieberhaften Infektionen groß und namentlich die englische Krankheit (Rachitis) ungemein verbreitet.

Neben diesen Schäden erlangen in den folgenden Jahren des Kindesalters vier spezifische Infektionskrankheiten große Bedeutung: Keuchhusten, Masern, Diphtherie und Scharlach, welche man als die „Kinderkrankheiten" im engeren Sinne bezeichnet.

Im Schulalter sind tödliche Erkrankungen am seltensten; die gesundheitliche Sorge gilt hier anderen Formen von Störungen, so den zahlreichen Zahnkrankheiten und Störungen des Sehvermögens, insbesondere auch verschiedenen Entwicklungsfehlern, hierunter Veränderungen des Stützsystems wie Plattfuß oder Wirbelsäulenverkrümmungen, auch anderen hervortretenden Schwächen der Körperverfassung, Drüsenschwellungen verschiedener Ursache und geistig-seelischen Besonderheiten.

In der Zeit des beginnenden Berufslebens tritt der Tod an Tuberkulose — der häufigsten Ursache des Sterbens im mittleren Lebensalter überhaupt — in den Vordergrund. Die Geschlechtskrankheiten, deren Spuren nicht so sehr unter den Sterbefällen als unter den Fällen von Fortpflanzungsunfähigkeit und Siechtum zu finden sind, zeigen weite Verbreitung. Beim weiblichen Geschlecht ist das Alter der Reife durch Kindbettfieber und andere Störungen der Mutterschaft, insbesondere durch den häufigen Tod an Abtreibungseingriffen, gefährdet. Bei berufstätigen Männern und Frauen treten eine Anzahl von Berufskrankheiten und Unfällen ein, die auf den Gefahren der verschiedenen Arbeitsformen beruhen. Doch darf über den letztgenannten Erkrankungs- und Sterbefällen nicht übersehen werden, daß sowohl die Mutterschaft als auch die Berufsarbeit und das Wirken in einer Familie Grundpfeiler der Gesundheit sind, da aus diesen Gütern Ordnung, Zielstrebigkeit, Ruhe und Kraft entspringen.

Neben den genannten Krankheiten sind eine Anzahl von Dauerzuständen gestörter Organleistungen weit verbreitet. Hierzu gehören die bei manchen Menschen immer wiederholten Beschwerden der Verdauungsorgane, seien es Magen- oder Gallenleiden oder gehemmte Darmtätigkeit. Zum Teil hiermit verknüpft sind die zahlreichen nervösen Beschwerden, die kaum geringere Bedeutung haben. Als eine große Volkskrankheit sind auch die rheumatischen Leiden der Muskulatur und der Gelenke aufzufassen, die in leichter oder schwererer Form sich vielfach wiederholen, auch teils das Herz in Mitleidenschaft ziehen, teils zu gichtartigen Gelenkveränderungen führen können. Veränderungen der Leber und anderer innerer Organe treten namentlich bei Männern, zum Teil als Folge von Alkoholmißbrauch, mit zunehmendem Alter auf und bedingen ein rascheres Absterben der Männer.

Im Greisenalter nehmen die krankhaften Dauerzustände zu, so Arterienverkalkung, Gicht und Zuckerkrankheit, chronische Katarrhe der Lungen und der Harnorgane. Die Herzleiden, die meist schon im mittleren Alter, als Folge anderer Krankheiten, auftreten, werden oft Ursache des Todes. Die bösartigen Neubildungen (Krebs und ähnliche Geschwülste) stehen nicht nur im Greisenalter, sondern schon unter den Todesursachen des mittleren Alters mit an erster Stelle; ihre Bedeutung greift daher weit über diejenige anderer Alterskrankheiten hinaus. Jeder sechzehnte Sterbefall war im Jahre 1936 auf *äußere Einwirkungen* zurückzuführen. Diese Gruppe setzte sich zusammen aus 28916 Verunglückungen, 19280 Selbstmorden, 785 Sterbefällen durch Mord und Totschlag und 386 sonstigen und ungeklärten gewaltsamen Sterbefällen. Die *tödlichen Verunglückungen* sind durch die Steigerung des Straßenverkehrs, die Verstädterung und die Technisierung im Zunehmen begriffen. Nur durch die Arbeitseinschränkung vieler Betriebe in der letzten Wirtschaftskrise hatte sich die Sterbeziffer an Unfällen wieder vermindert. Drei Viertel der tödlich Verunglückten waren im Jahre 1936 männlichen Geschlechts; ein Sechstel waren Kinder und über die Hälfte standen im produktiven Alter von 15 bis 60 Jahren. Allein die durch Fahrzeuge verursachten Sterbefälle waren 11204; 83 vH der Opfer waren männlichen Geschlechts. 3204 Knaben und 1574 Mädchen unter 15 Jahren waren tödlich verunglückt, davon durch Fahrzeuge 943 Knaben und 435 Mädchen (vgl. 242).

Neben diesen Sterbefällen durch ungewollte Gewalt stehen heute in nicht viel geringerer Menge die gewollt herbeigeführten, die *Selbstmorde*. Ihre erhebliche Vermehrung im Laufe der Zeit ist auch von ernster gesundheitspolitischer Bedeutung, da in ihnen unter anderem ein Ausdruck für den seelischen Lebensraum der Menschen liegt. Während die Inflation besonders für das Greisenalter eine gesteigerte Selbstmordziffer hervorgerufen hatte, war die Zunahme solcher Sterbefälle in der letzten Wirtschaftskrise bei den Männern im mittleren erwerbsfähigen Alter am stärksten.

Über dieser Vielheit und scheinbaren Unordnung der Formen des Todes steht eine große statistische Regelmäßigkeit, in der das Sterben überhaupt als Bevölkerungsvorgang gestaltet ist. Wenn man nämlich den Tod etwa als einen ständigen Begleiter auf dem Lebenswege auffaßt, und wenn man sich orientieren will, welche Macht dieser Begleiter im Lauf dieser Wegstrecke auszuüben vermag — welche Abgaben ihm die Kindheit, die Jugend, die Reife und das Alter zahlen muß — so findet man immer und überall einen gleichartigen Kurvenverlauf der Macht des Todes. Im Augenblick der Geburt und den darauffolgenden Wochen und Monaten sind die Opfer, die er fordert, schwer, doch nehmen sie rasch ab, und erst gegen Ende des Schulalters beginnt er mit allmählich steigender Gewalt seine Anteile zu fordern, bis sich schließlich diese Alterskurve der Sterblichkeit im Greisenalter noch weit über den Stand, den sie beim Lebensbeginn hatte, erhebt. Jeder einzelne kann sich daher gewissermaßen aus dem Alter, in dem er steht, die Wahrscheinlichkeit oder Unwahrscheinlichkeit, in absehbarer Zeit zu sterben, ausrechnen, indem er feststellt, wieviele von einer in seinem Alter stehenden Personenmenge ein weiteres Jahr überleben und wieviele nicht.

Solche Ziffern werden in den einzelnen Ländern von Zeit zu Zeit im Zusammenhang mit den Volkszählungen aufgestellt und in Form großer Übersichten, sog. Sterbetafeln, veröffentlicht. Im Deutschen Reich wurde zuletzt für die Jahre 1932—1934 eine Sterbetafel berechnet. Eine Auswahl solcher Ergebnisse wird in der beigegebenen

Entwicklung der Sterbewahrscheinlichkeit bei der deutschen Reichsbevölkerung.

Alter (in vollendeten Lebensjahren)	Von 1000 männlichen Personen,				Von 1000 weiblichen Personen,			
	die im nebenbezeichneten Alter standen, starben im Laufe des nächstfolgenden Lebensjahres							
	nach den Sterbetafeln folgender Zeiten:							
	1871/72 bis 1880/81	1891 bis 1900	1910 bis 1911	1932 bis 1934	1871/72 bis 1880/81	1891 bis 1900	1910 bis 1911	1932 bis 1934
0	252,7	233,9	181,5	85,4	217,4	198,6	153,1	68,4
1	64,9	52,0	32,3	9,3	63,6	49,9	31,0	8,2
2	33,2	22,5	12,1	4,5	32,6	21,7	11,5	4,0
3	23,1	14,8	7,6	3,4	22,5	14,5	7,4	2,9
4	17,1	10,7	5,8	2,7	16,9	10,7	5,6	2,5
10	4,7	3,0	2,2	1,3	4,8	3,2	2,2	1,1
11	4,1	2,7	2,1	1,2	4,3	3,0	2,1	1,0
12	3,7	2,6	1,9	1,2	4,0	3,0	2,1	1,0
13	3,5	2,5	2,0	1,2	3,9	3,1	2,3	1,0
14	3,5	2,7	2,3	1,3	4,0	3,3	2,6	1,1
20	7,5	5,8	4,7	2,8	6,1	4,6	3,9	2,3
30	9,3	6,5	5,1	3,2	9,7	7,0	5,6	3,0
40	13,6	10,9	8,2	4,8	12,2	9,0	7,1	4,2
50	21,5	18,6	15,4	9,4	16,0	12,8	10,8	7,9
60	38,2	33,9	31,2	21,7	32,9	27,5	24,1	17,5
70	81,1	73,4	68,8	54,0	74,7	67,8	61,9	47,6
80	174,5	163,8	160,6	136,7	168,3	155,7	151,4	126,5
90	319,0	335,2	327,2	287,7	313,8	302,3	302,4	273,6
100	519,3	532,0	504,0	459,1	518,0	446,1	476,5	476,0

Tabelle dargestellt. Die hierzu herangezogenen deutschen Sterbetafeln liegen jeweils um etwa 20 Jahre auseinander, so daß die vier Zahlenreihen einen Zeitraum von rund 60 Jahren umspannen. Dabei sind der Kürze halber nur die Ziffern für jedes zehnte Jahr herausgegriffen, Stücke der ganzen Reihe sind nur in zwei wichtigen Zeitabschnitten dargestellt, nämlich vom 1. bis zum 5. und vom 11. bis zum 15. Lebensjahr. Die erste Zeile, das Alter „0 Jahre", bedeutet hierbei die Lebendgeborenen.

Die Tabelle zeigt drei Regelmäßigkeiten an: zunächst die schon erwähnte Alterskurve der Sterblichkeit, die am Lebensbeginn steil sinkt und ihren tiefsten Stand beim Alter von 11—13 Jahren erreicht (diese Jahre sind deshalb hier eingehender dargestellt). Die zweite Regelmäßigkeit ist der Geschlechtsunterschied der Sterbeziffern, wobei die Übersterblichkeit der Knaben im frühesten Kindesalter sehr hoch ist. Das weibliche Geschlecht hatte nach der neuesten Sterbetafel überhaupt in allen Altersklassen eine geringere Sterbenswahrscheinlichkeit als das männliche, und es hatte auch in früheren Jahrzehnten nur in der Pubertätszeit und einem Teil des gebärfähigen Alters höhere Ziffern als die Gleichalterigen des männlichen Geschlechts. Die dritte Regelmäßigkeit ist die Abnahme der Sterblichkeit, die während des ganzen dargestellten Zeitraums und in allen Altersklassen mit Ausnahme des höchsten Greisenalters angehalten hat. Von den Lebensgeborenen sind im ersten Jahrzehnt nach der Reichsgründung fast ein Viertel im ersten Lebensjahr gestorben, im Jahre 1933 nur mehr ein Dreizehntel. In den weiteren Jahren des Kindesalters war die Sterblichkeit stets weit weniger hoch, ihr Rückgang im Lauf der Jahrzehnte noch steiler. In den am wenigsten lebensgefährdeten Altersklassen (11—13 Jahre) fordert der Tod heute jährlich ein Opfer unter tausend Personen, früher forderte er deren vier. Bis zu den Hundertjährigen hinauf reicht die Rückgangsbewegung der Sterblichkeit; nicht wesentlich war allerdings der Sterblichkeitsrückgang bei den Neunzigjährigen, von denen ein Drittel im Lauf eines Jahres sterben, und bei den Hundertjährigen, von denen nur die Hälfte ein Jahr überleben.

Auf diese Berechnungen werden in der Sterbetafel noch weitere aufgebaut. Es läßt sich nämlich nun zahlenmäßig ausdrücken, wieviele von den Lebendgeborenen das zweite, das dritte, das vierte usw. Lebensjahr erreichen werden. Nach der neuen deutschen Sterbetafel würden von 1000 männlichen Lebendgeborenen (wenn ihr Lebensweg dauernd unter den Sterblichkeitsverhältnissen der Jahre 1932—1934 dahinginge) 888 das zehnte Lebensjahr vollenden, 763 das fünfzigste Lebensjahr, und im neunundsechzigsten Lebensjahr wäre die Hälfte von ihnen abgestorben; von 1000 weiblichen Lebendgeborenen würden 908 das zehnte Lebensjahr vollenden, 796 das fünfzigste Lebensjahr, und die Hälfte wäre im 72. Lebensjahr gestorben.

Schließlich läßt sich aus der Sterbetafel noch feststellen, wieviele von den Lebendgeborenen eine Lebenszeit von 1, 2, 3, 4 usw. Jahren vor sich haben, und der Durchschnitt dieser Lebenszeiten ergibt die *mittlere Lebenserwartung* eines Lebendgeborenen Kindes, drückt also in einer einzigen Zahl den jeweiligen Stand der Lebensaussichten aus. Im Deutschen Reich betrug die mittlere Lebenserwartung

in den Jahren	bei den lebendgeborenen Knaben	bei den lebendgeborenen Mädchen
1871/72—1880/81	35,6 Jahre	38,5 Jahre
1891—1900	40,6 „	44,0 „
1910—1911	47,4 „	50,7 „
1932—1934	59,9 „	62,8 „

Die Zunahme war besonders in den letzten zwei Jahrzehnten sehr rasch, wie dies ja in dem vorher gezeigten Rückgang der Sterbeziffern begründet liegt.

Diese kurze Übersicht über die Sterblichkeitsentwicklung im letzten Zeitraum der deutschen Geschichte zeigt Verhältnisse auf, die auch in vielen anderen Kulturländern nicht wesentlich anders sind. Es ist offensichtlich, daß ein solcher Rückgang der Sterblichkeit nicht immer bestanden haben und sich nicht auf beliebig lange Zeit fortsetzen kann; vielmehr wird hierdurch eine der wichtigsten Besonderheiten unserer Zeit gekennzeichnet.

268. Aufbau des öffentlichen Gesundheitswesens. Der Entwicklung des Deutschen Reiches entsprechend lag die gesetzliche Regelung des öffentlichen Gesundheitswesens vor der Machtergreifung teilweise und seine Durchführung gänzlich in der Hand der Länder.

Zur Beseitigung der Zersplitterung auf dem Gebiete des öffentlichen Gesundheitsdienstes wurde am 3. Juli 1934 das Reichsgesetz über die Vereinheitlichung des Gesundheitswesens erlassen, das die Schaffung eines der Staatshoheit voll zur Verfügung stehenden, nach einheitlichen Gesichtspunkten geleiteten Verwaltungsapparats zur Durchführung des öffentlichen Gesundheitsdienstes zunächst für die untere Verwaltungsinstanz bezweckte. Betreffend Aufgaben und Organisation durch das Gesetz neu geschaffenen Gesundheitsämter vgl. 269.

In der oberen und mittleren Verwaltungsinstanz ist bisher nur eine Vereinigung der Reichs- und Preußischen Gesundheitsbehörde erfolgt, während die übrigen Länder ihre eigene Behördenorganisation zunächst noch behalten haben.

Im Reiche werden die staatlichen gesundheitspolitischen Fragen in erster Linie durch das Reichsministerium des Innern bearbeitet. Die Abteilung für Volksgesundheit dieses Ministeriums untersteht dem Reichsgesundheitsführer als Staatssekretär; dieser ist gleichzeitig Leiter des Hauptamts für Volksgesundheit der NSDAP. und der Reichsärztekammer. Für die reichsgesetzliche Regelung des Arbeitsschutzes, der Sozialversicherung und des ärztlichen Versorgungswesens ist das Reichs-Arbeitsministerium zuständig.

Dem Reichsministerium des Innern steht als oberste gesundheitliche Fachbehörde das Reichsgesundheitsamt zur Seite. Der Präsident des RGA. ist gleichzeitig mit der Wahrnehmung der Geschäfte eines Präsidenten des Preuß. Instituts für Infektionskrankheiten „Robert Koch" und der Landesanstalt für Wasser-, Boden- und Lufthygiene beauftragt.

Dem Reichsministerium des Innern ist angegliedert der Reichsausschuß für Volksgesundheitsdienst, der sich in 2 Hauptabteilungen I. Volkspflege, für Erb- und Rasse, II Allgemeine Gesundheitspflege für Gesundheitsführung gliedert.

Der Abteilung I gehören an die Deutsche Gesellschaft für Rassenhygiene, der Nordische Ring, der Bund Kinderland, der Reichsbund der Kinderreichen Deutschlands zum Schutze der Familie und das Deutsche Hygiene-Museum in Dresden; zur Abteilung II gehören die Reichsarbeitsgemeinschaft für Mutter und Kind, die Reichsarbeitsgemeinschaft zur Bekämpfung des Krüppeltums, der Reichstuberkulose-Ausschuß, die Reichsarbeitsgemeinschaft für berufliche Gesundheitsführung, die Reichsarbeitsgemeinschaft für Volksernährung, die Reichsarbeitsgemeinschaft für Krebsbekämpfung, die Reichsarbeitsgemeinschaft zur Bekämpfung der Geschlechtskrankheiten, die Reichsarbeitsgemeinschaft für das Rettungswesen und die Reichsarbeitsgemeinschaft für Arznei- und Heilmittelwesen.

Zum Geschäftsbereich des Reichsministeriums des Innern gehören ferner u. a. der Reichskommissar für die freiwillige Krankenpflege, das Zentralnachweiseamt für Kriegsverluste und Kriegergräber, die Reichsstelle für das Auswanderungswesen, die Reichsleitung des Reichsarbeitsdienstes, die Technische Nothilfe, die Wissenschaftliche Gesellschaft der Ärzte des öffentlichen Gesundheitsdienstes, das Deutsche Rote Kreuz, die Reichsstelle für Sippenforschung und der Reichsausschuß zum Schutze des deutschen Blutes.

Für die Bearbeitung der Gewerbehygiene, insbesondere des Arbeiterschutzes und der übrigen Arbeiterfragen, der Sozialversicherung, des Versorgungswesens einschließlich Kriegsbeschädigten- und Kriegshinterbliebenenversorgung, der allgemeinen Wohlfahrtspflege und des Wohnungs- und Siedlungswesens ist das Reichsarbeitsministerium zuständig, dem das Reichsversicherungsamt (Sozialversicherung), die Reichsanstalt für Arbeitsvermittlung und Arbeitslosenversicherung, das Reichsversorgungsgericht die Reichsversicherungsanstalt für Angestellte und die Reichsknappschaft nachgeordnet sind. Mit Teilaufgaben aus dem Gebiete des Gesundheitswesens sind ferner betraut: das Reichsministerium für Ernährung und Landwirtschaft und die diesem nachgeordnete Biologische Reichsanstalt für Land- und Forstwirtschaft, das Reichskriegsministerium mit dem Heeressanitätsinspekteur, dem Sanitätschef der Marine und dem Chef des Sanitätswesens der Luftwaffe, und das Reichsverkehrsministerium, dem die gesundheitspolizeiliche Beaufsichtigung der verschiedenen Verkehrszweige obliegt. Dem Reichswirtschaftsministerium untersteht das Statistische Reichsamt, dem u. a. die technische Aufbereitung bestimmter Teile der Medizinalstatistik in Zusammenarbeit mit dem Reichsgesundheitsamt obliegt.

In Preußen werden die Angelegenheiten des Gesundheitswesens von dem Reichsministerium des Innern mitbearbeitet, dem auch das Institut für Infektionskrankheiten Robert Koch, die Landesanstalt für Wasser-, Boden- und Lufthygiene, die hygienischen Institute in Landsberg und Beuthen, die Landesanstalt für Lebensmittel-, Arzneimittel- und gerichtliche Chemie, der Landesgesundheitsrat, die Staatsakademie des öffentlichen Gesundheitsdienstes und 12 Medizinaluntersuchungsämter unterstehen. In den preußischen Provinzen führt der Oberpräsident die Aufsicht über die Provinzialanstalten wie Heil- und Pflegeanstalten (für Geisteskranke), Blinden-, Taubstummen-, Entbindungs-, Hebammenlehr- usw. Anstalten, über die Ärztekammer, das ärztliche Ehrengericht und über die Apothekerkammer, während die Aufsicht in allen medizinal- und sanitätspolizeilichen Angelegenheiten den Regierungspräsidenten — in Berlin dem Polizeipräsidenten — übertragen ist, denen medizinische Referenten beigegeben sind. In den Kreisen ist dem Landrat als technischer Beirat der dem Regierungspräsidenten unterstellte Amtsarzt beigeordnet. Die unterste Instanz auf gesundheitspolizeilichem Gebiete ist die Ortspolizeibehörde.

In Bayern ist für das gesamte Gesundheitswesen das Ministerium des Innern zuständig, nur der Landesgewerbearzt untersteht dem Wirtschaftsministerium; in den 7 Regierungsbezirken bestehen Kreismedizinalausschüsse. In Sachsen sind für das Gesundheitswesen und die Wohlfahrtspflege das Ministerium des Innern sowie das Arbeits- und Wohlfahrtsministerium mit dem Landesgewerbearzt und einem Landeswohlfahrts- und Jugendamt zuständig, in Württemberg, Baden, Thüringen und Hessen obliegen die betreffenden Aufgaben dem Ministerium des Innern und in den übrigen Ländern entsprechenden Zentralstellen.

Die Hauptträger der kommunalen Gesundheits- und Wohlfahrtspflege sind zunächst die durch die Reichsverordnung über die Fürsorgepflicht vom 13. Februar 1924 angeordneten Landesfürsorgeverbände, die die preußischen Provinzen, in anderen Ländern die größeren Verwaltungsbezirke oder die Länder selbst umfassen. Die Landesfürsorgeverbände gliedern sich in Bezirksfürsorgeverbände, die im allgemeinen von den Gemeinden innerhalb der einzelnen unteren Verwaltungsbezirke gebildet werden.

269. Aufgaben der Gesundheitsämter. Zur Durchführung des öffentlichen Gesundheitsdienstes sind in allen Stadt- und Landkreisen in Anlehnung an die untere Verwaltungsbehörde Gesundheitsämter unter staatlicher Führung als einheitliche Träger des Staatswillens eingerichtet, mit denen alle übrigen Verbände, die Volkswohlfahrt und Gesundheitsfürsorge betreiben, ihre Tätigkeit im grundsätzlichen in Einklang bringen müssen.

Leiter des Gesundheitsamtes ist ein „staatlicher Amtsarzt", d. h. ein vom Staat hauptamtlich angestellter beamteter Arzt.

Neben dem Amtsarzt als ärztlichem Leiter des Gesundheitsamtes können für besondere Aufgaben oder Fachgebiete, z. B. Schulgesundheitspflege, Tuberkulose-, Säuglings- und Kleinkinderfürsorge, Hilfskräfte angestellt werden.

Während die überwiegende Zahl der Gesundheitsämter staatliche Einrichtungen sind, zu deren Unterhaltung und Einrichtung die Stadt- und Landkreise nach Bedürfnis und Leistungsfähigkeit finanziell beitragen müssen, können an deren Stelle auch Einrichtungen der Stadt- und Landkreise als kommunale Gesundheitsämter staatlich anerkannt werden.

In Stadtkreisen mit mehr als 400000 Einwohnern können Bezirksstellen (in Berlin Bezirksämter), in größeren kreisangehörigen Gemeinden Nebenstellen des Gesundheitsamtes errichtet werden.

Den Gesundheitsämtern liegen neben den amtsärztlichen Aufgaben (Gesundheitspolizei, gesundheitliche Volksbelehrung, Schulgesundheitspflege, Mütter- und Kinderberatung, Fürsorge für Tuberkulöse, Geschlechtskranke, körperlich Behinderte, Sieche und Süchtige) die mit der Erb- und Rassenpflege einschließlich der Eheberatung verknüpften Aufgaben ob. Auch die ärztliche Mitwirkung bei Maßnahmen zur Förderung der Körperpflege und Leibesübungen sowie die amts-, gerichts- und vertrauensärztliche Tätigkeit, soweit sie durch Landesrecht den Amtsärzten übertragen ist, gehören zu den Pflichtaufgaben der Gesundheitsämter. Eine vertrauensärztliche Tätigkeit, besonders auf dem Gebiete der Sozialversicherung, können die Gesundheitsämter auf Grund besonderer Vereinbarung übernehmen, da die besondere Vorbildung und Unabhängigkeit die Amtsärzte hierfür besonders geeignet erscheinen läßt.

Dagegen verbleiben die Krankenhäuser, Heil- und Pflegeanstalten, die Heime der geschlossenen und halbgeschlossenen Fürsorge, Kur- und Badeanstalten sowie ähnliche Einrichtungen in der Verwaltung der bisherigen Träger, wobei das Aufsichtsrecht des Staates unberührt bleibt.

Zugleich mit dem Gesetz über die Vereinheitlichung des Gesundheitswesens tritt die neue Dienstordnung für die Gesundheitsämter in Kraft.

Das Gesundheitsamt hat die ihm gesetzlich obliegenden Aufgaben nach wirtschaftlichen Gesichtspunkten durchzuführen; es behandelt jedoch grundsätzlich keine Kranken, sondern betreibt nur die gesundheitliche Für- und Vorsorge für die Bewohner seines Bezirks; es besteht engste Zusammenarbeit mit den Wohlfahrts- und Jugendämtern der Gemeinden und Gemeindeverbände (vgl. 270).

Die Dienstordnung überträgt dem Gesundheitsamt insbesondere nachstehende Pflichtaufgaben:

1. Die Beobachtung der gesundheitlichen Verhältnisse des Bezirks.
2. Die Überwachung der Durchführung der Gesundheitsgesetzgebung.
3. Die Ausarbeitung von Vorschlägen zur Abstellung von Mängeln und zur Förderung der Volksgesundheit.
4. Die Vornahme von Untersuchungen und Feststellungen, die für die Durchführung der Erb- und Rassenpflege und die gesundheitliche Für- und Vorsorge erforderlich sind.
5. Die Ausstellung der amtlichen Zeugnisse in allen gesetzlich vorgeschriebenen Fällen.

Das Gesundheitsamt muß sich über den Gesundheitszustand in seinem Bezirk, insbesondere über die klimatischen, Boden-, Luft-, Trinkwasser-, Wohnungs-, Erwerbs- und sonstigen Lebensverhältnisse der Bevölkerung laufend unterrichten. In allen Zweigen der Gesundheitsfürsorge und -vorsorge sind die Grundsätze der Erb- und Rassenpflege zu beachten, wobei auf die Beseitigung gesundheitlicher Gefahrenquellen in der Umwelt Gewicht zu legen ist. Bei Gefahr im Verzuge kann das Gesundheitsamt die zur Verhütung, Feststellung, Abwehr und Unterdrückung einer übertragbaren Krankheit erforderlichen vorläufigen Anordnungen treffen.

Auf Grund der polizeilichen Meldelisten hat das Gesundheitsamt über die Medizinalpersonen, das sind diejenigen Personen, die in seinem Bezirk selbständig oder in abhängiger Stellung Behandlung, Pflege oder gesundheitliche Fürsorge am Menschen ausüben, die Leichenschau betätigen oder die Entkeimungen von Wohnungen oder Gegenständen vornehmen, für jede Berufsart gesonderte Listen zu führen.

Das Gesundheitsamt beaufsichtigt ferner den Geschäftsbetrieb in den selbständigen Apotheken, Zweigapotheken, Krankenhausapotheken und ärztlichen Hausapotheken, die jährlich einmal von einem beamteten Arzt unvermutet besucht und hinsichtlich der Beachtung der gesetzlichen Vorschriften zu mustern sind.

Zu den weiteren Aufgaben des Gesundheitsamtes gehört die Überwachung des Verkehrs mit Arznei- und Geheimmitteln sowie des Handels mit Giften außerhalb der Apotheken, die Beaufsichtigung der Hebammen und der Berufstätigkeit des sonstigen ärztlichen Hilfspersonals. Die einzelnen Ortschaften des Bezirks sind in der Regel alle 5 Jahre von einem beamteten Arzt des Bezirks zu beaufsichtigen, die Wohnungshygiene, Wasserversorgung, Beseitigung der festen und flüssigen Abfallstoffe und die Reinhaltung der öffentlichen Wasserläufe sind zu überwachen.

Bei der Überwachung des Verkehrs mit Lebensmitteln und Bedarfsgegenständen, insbesondere des Verkehrs mit Milch und Fleisch, der Beaufsichtigung der Schlachthäuser und der Mineralwasserfabrikation hat das Gesundheitsamt die Polizeibehörden zu unterstützen.

Beim Auftreten übertragbarer Krankheiten hat das Gesundheitsamt den Verlauf zu verfolgen und schon bei drohender Annäherung die gegen ihr Eindringen geeigneten Maßnahmen in Anregung zu bringen. Der Amtsarzt hat gemäß den gesetzlichen Bestimmungen die Beachtung der Anzeigepflicht zu sichern, die erforderlichen Ermittlungen vorzunehmen und die zur Bekämpfung der übertragbaren Krankheiten erforderlichen Schutzmaßnahmen nach Lage des Falles der Polizeibehörde vorzuschlagen.

Bei der Durchführung der Schutzpockenimpfung liegt dem Amtsarzt die technische Beaufsichtigung und die Aufstellung des Hauptimpfberichtes auf Grund der Berichte der Impfärzte und der Impflisten ob.

Auf gewerbehygienischem Gebiet prüft das Gesundheitsamt die Vorlagen über die Genehmigung zur Errichtung, Verlegung oder Veränderung von gewerblichen Anlagen und hat rechtzeitig diejenigen Mängel festzustellen, die in der Folge zu gesundheitlichen Mißständen oder Schädigungen für die Arbeiter, Anwohner oder die Bevölkerung überhaupt führen könnten; bei den bestehenden Gewerbebetrieben seines Bezirks hat es auf die Beseitigung etwaiger gesundheitlicher Schädlichkeiten oder Belästigungen hinzuwirken.

In gesundheitspolizeilicher Beziehung überwacht das Gesundheitsamt die nichtstaatlichen Krankenanstalten zur Behandlung oder Pflege von Kranken, Siechen oder Krüppeln sowie die Einrichtungen zur Ersten Hilfe.

Vollkommen neuartige und wichtige Aufgaben sind den Gesundheitsämtern auf dem Gebiet der Erb- und Rassenpflege übertragen, indem sie sich in den Dienst einer aufbauenden Bevölkerungspolitik stellen und besonders für eine Besserstellung der kinderreichen Familien eintreten sollen. Hierzu sind in den einzelnen Bezirken nach Bedarf Beratungsstellen für Erb- und Rassenpflege einzurichten, in denen die Bevölkerung über die Erbgesundheit und Rassenreinheit der Familie, zumal vor der Eheschließung, beraten und gesundheitlich aufgeklärt wird.

Zur Durchführung der Schulhygiene hat das Gesundheitsamt darüber zu wachen, daß der schulärztliche Dienst einschließlich der Schulzahnpflege einwandfrei durchgeführt wird, die gesetzlichen Vorschriften zur Verhütung der Verbreitung übertragbarer Krankheiten durch die Schulen genaue Beachtung finden und die Schulgebäude und Einrichtungsgegenstände den hygienischen Anforderungen entsprechen.

In der erbgesunden Bevölkerung soll das Gesundheitsamt den Willen zum Kinde stärken, ungesetzliche Schwangerschaftsunterbrechung zur Anzeige bringen und an der Beseitigung der Ursachen der Säuglingssterblichkeit, z. B. durch Aufklärung über die Bedeutung des Selbststillens der Mütter, beitragen. Ebenfalls gehört die ärztliche Mitwirkung bei der Überwachung des Pflegekinderwesens und das umfangreiche Gebiet der Tuberkulosebekämpfung und der ärztlichen Fürsorge für Tuberkuloseerkrankte und -gefährdete zu den Pflichtaufgaben des Gesundheitsamtes. Zu den Aufgaben der Gesundheitsämter gehört auch die Beaufsichtigung der Berufsausbildung und Berufsausübung des ärztlichen Hilfspersonals. Hierzu sind wichtige neue gesetzliche Bestimmungen erlassen worden, das Hebammengesetz vom 21. Dezember 1938 und das

Gesetz zur Ordnung der Krankenpflege vom 28. September 1938 mit der Krankenpflegeverordnung und Ausführungsbestimmungen.

Das Hebammengesetz sieht vor, daß jeder Frau im Deutschen Reich Beratung und Hilfe in der Schwangerschaft, Überwachung und Hilfe bei Geburt und bei Fehlgeburt, sowie Versorgung für sich und ihr Kind in der Zeit des Wochenbetts zuteil wird. Die Hebamme ist zu diesen Hilfeleistungen verpflichtet, die Schwangere ihrerseits ist verpflichtet, rechtzeitig für ihre Entbindung eine Hebamme hinzuzuziehen. Auch der Arzt hat für die Heranziehung einer Hebamme zu sorgen. Zur Ausübung der Geburtshilfe sind außer den Ärzten nur die Hebammen zugelassen, außer in Notfällen ist die Geburtshilfe anderen Personen verboten, auch wenn sie nicht gewerbs- oder gewohnheitsmäßig ausgeübt wird. Die Hebamme bedarf einer staatlichen Anerkennung, die in freier Praxis tätige Hebamme außerdem einer Niederlassungserlaubnis. Übergangsbestimmungen regeln die Berufsausübung der schon vor Erlaß des Gesetzes anerkannten Hebammen.

Nach dem Gesetz zur Ordnung der Krankenpflege wird der Reichsminister des Innern ermächtigt anzuordnen, daß in der Krankenpflege und als Hilfskräfte in der Gesundheitspflege nur Personen tätig sein dürfen, die eine besondere staatliche Erlaubnis zur Ausübung des Berufs haben. Er kann ferner Vorschriften für die Berufsausbildung und Berufsausübung erlassen. Von diesem Recht hat der Reichsminister des Innern für die berufliche Ausübung der Krankenpflege Gebrauch gemacht. Die Erlaubnis zur Ausübung der Krankenpflege setzt u. a. eine $1^1/_2$jährige Ausbildung an einer anerkannten Krankenpflegeschule und erfolgreiche Ablegung der Krankenpflegeprüfung voraus. Die Berufsausübung außerhalb einer Anstalt außerdem eine mindestens 1jährige erfolgreiche Tätigkeit an einer öffentlichen Krankenanstalt, einer Anstalt des Deutschen Roten Kreuzes oder eines anerkannten Verbandes der freien Wohlfahrtspflege. Krankenpflegeschulen sind an den öffentlichen Krankenhäusern einzurichten. Die Tätigkeit in der Krankenpflege umfaßt

a) die Pflege von Personen, die an ansteckenden Krankheiten leiden, und zwar sowohl in Anstalten wie in der Wohnung,

b) die Pflege von sonstigen Kranken, die sich in laufender ärztlicher Behandlung befinden, soweit sie sich nicht auf die allgemeine Körperpflege beschränkt,

c) Hilfsleistungen bei Narkosen, Operationen und sonstigen ärztlichen Verrichtungen,

d) Hilfsleistungen bei der Anwendung von elektrischen und sonstigen Strahlen sowie bei Vornahme von bakteriologischen, serologischen und histologischen Untersuchungen.

Zu bemerken ist, daß die Ausübung der Heilkunde der Krankenschwester oder dem Krankenpfleger verboten ist. Weitere Vorschriften enthalten Bestimmungen für die Berufsausbildung, Prüfung, Berufsausübung, Strafbestimmungen und Übergangsbestimmungen.

Die Reglung der Berufsausübung und -ausbildung der Säuglings- und Kleinkinderschwester, der Technischen Assistentin usw. ist in Vorbereitung.

Das Gesundheitsamt hat ferner die Durchführung des Reichsgesetzes zur Bekämpfung der Geschlechtskrankheiten ärztlich durch Einrichtung von Beratungsstellen für Geschlechtskranke zu unterstützen, bei der Krüppelfürsorge, der Bekämpfung des Mißbrauchs von Alkohol, Tabak, Schlafmitteln, Opiaten und ähnlich wirkenden Giftstoffen mitzuwirken und alle der körperlichen Ertüchtigung und Wehrhaftmachung des Volkes dienenden Bestrebungen des nationalsozialistischen Staates tatkräftig zu fördern.

Im Benehmen mit den zuständigen Organisationen haben die Gesundheitsämter bei der Durchführung des öffentlichen Sanitätsdienstes, der Ersten Hilfe und der Krankenbeförderung bei Unfällen usw. sowie beim bürgerlichen Luftschutz mitzuwirken. Die gesundheitliche Überwachung der öffentlichen Bade- und Schwimmanstalten, der Volks- und Schulbrausebäder gehört ebenso wie die der Heilquellen, Bäder und sonstigen Kurorte des Bezirks zu den Aufgaben der Amtsärzte.

Auf dem Gebiet des Leichenwesens hat das Gesundheitsamt darauf hinzuwirken, daß die Leichenschau durch Ärzte nach Möglichkeit überall durchgeführt wird. Über Begräbnisplätze und Krematorien sowie bei dem Erlaß von Begräbnis- und Friedhofsordnungen ist der Amtsarzt gutachtlich zu hören.

Die neuen Gesundheitsämter haben am 1. April 1935 ihre Tätigkeit begonnen. Das Land Preußen umfaßt 426 staatliche und kommunale Ämter mit 23 Nebenstellen, Bayern 138 staatliche und kommunale, Sachsen 27 staatliche und 5 kommunale, Württemberg 33 staatliche und 3 kommunale Ämter mit 1 Nebenstelle. Auf Baden entfallen 22 staatliche Ämter mit 1 Nebenstelle, auf Thüringen 24, Hessen 18, Hamburg 1, Mecklenburg 12 und Oldenburg 11 staatliche Ämter. Braunschweig erhält 6 staatliche Ämter und 1 städtisches Amt, Bremen 1 staatliches, Anhalt 4 staatliche Ämter und 1 kommunales Amt, während in Lippe 2 staatliche Ämter mit 1 Nebenstelle vorgesehen sind und auf Lübeck und Schaumburg-Lippe je 1 staatliches Gesundheitsamt entfällt.

Hierzu kommen die nach dem Anschluß der Ostmark und des Sudentenlandes im Aufbau begriffenen Gesundheitsämter dieser Gaue.

270. Öffentliche Fürsorge. Der öffentlichen Wohlfahrtspflege, einem Teil der gesamten Volkswohlfahrtspflege, obliegt die Aufgabe, in Fällen vorübergehender Notlage, je nach Art und Grad helfend zur Beseitigung der Not einzugreifen, soweit möglich schon einer drohenden Notlage durch entsprechende Maßnahmen zu begegnen, und endlich dann, wenn Notleidende dauernd nicht ohne öffentliche Hilfe auskommen können, diese Hilfe im Rahmen des Notwendigen zu gewähren. Die gesetzliche Grundlage dieser öffentlichen Fürsorge ist die Reichsverordnung über die Fürsorgepflicht mit den Reichsgrundsätzen über Voraussetzung, Art und Maß der öffentlichen Fürsorge. Träger der Arbeit sind die Bezirksfürsorgeverbände (Gemeinden und Gemeindeverbände) mit ihren Wohlfahrtsämtern und, soweit die Ansprüche in einzelnen Zweigen der Fürsorge über die Leistungsmöglichkeit der Bezirksfürsorgeverbände hinausgehen, die Landesfürsorgeverbände. Das Zusammenwirken mit den (meist staatlichen) Gesundheitsämtern einerseits, mit den von den Gemeinden und Gemeindeverbänden unterhaltenen Jugendämtern (die oft mit den Wohlfahrtsämtern eine gemeinsame Dienststelle, das Wohlfahrts- und Jugendamt, haben) andererseits, sichern ebenso wie die gemeinsame Inanspruchnahme der in der Familienfürsorge, also auf den Arbeitsgebieten aller drei Ämter, tätigen Volkspflegerinnen die sachgemäße Durchführung besonders der vorbeugenden Arbeit.

Nach den gesetzlichen Bestimmungen ist der Bezirksfürsorgeverband verpflichtet, im Falle der Hilfsbedürftigkeit für den notwendigen Lebensunterhalt zu sorgen. Hilfsbedürftig ist, wer sich den notwendigen Lebensunterhalt nicht aus eigenen Kräften und Mitteln verschaffen kann und ihn auch von anderer Seite, insbesondere von Angehörigen, nicht erhält. Zu dem notwendigen Lebensunterhalt gehören neben Nahrung, Kleidung, Wohnung auch Krankenhilfe, Hilfe im Falle der Niederkunft, sowie bei Kindern Erziehung und Berufsausbildung.

Es ist vorgesehen, daß der Hilfsbedürftige die aufgewendeten Kosten später zu erstatten hat, wenn er dazu in der Lage ist, auch, daß z. B. Kinder für die Eltern, zu deren Unterhalt sie auf Grund des BGB. in bestimmtem Rahmen verpflichtet sind, dem Fürsorgeverband gegenüber eintreten müssen. Von dieser Erstattungspflicht gibt es jedoch Ausnahmen, so sind z. B. die Kosten der Wochenfürsorge, sowie von den Jugendlichen selbst die Kosten für die Berufsausbildung nicht zu ersetzen.

Selbstverständlich kommt das Eingreifen des Wohlfahrtsamtes nicht lediglich wegen wirtschaftlicher Notlage in Frage; auch dann, wenn z. B. Krankheit oder Alter zu Hilfs- und Pflegebedürftigkeit führen, ohne daß jemand da ist, der die notwendige Hilfe leisten kann, ist es Aufgabe der Wohlfahrtspflege einzugreifen, wobei die dem Hilfsbedürftigen zur Verfügung stehenden Mittel in entsprechender Weise zur Kostendeckung herangezogen werden.

Die Art der Durchführung der jeweils zu gewährenden Hilfe richtet sich nach der Lage des Einzelfalles, wenn auch bestimmte Fürsorgerichtsätze von den Fürsorgeverbänden aufgestellt sind, bei deren Nichterreichung die öffentliche Hilfe einsetzt. Die Hilfe kann in der Form offener oder geschlossener Fürsorge gewährt werden. Die offene Fürsorge läßt den Hilfsbedürftigen in seiner Familie und seinen gewohnten Lebensverhältnissen; sie erhält ihm damit das Bewußtsein der eigenen wirtschaftlichen Verantwortlichkeit und fördert die Rückkehr zur wirtschaftlichen Selbständigkeit. Sie kann aber auch den Hilfsbedürftigen, wenn sein körperlicher, geistiger oder seelischer Zustand es erfordert, in einer fremden Familie unterbringen. Die geschlossene Fürsorge, die Anstaltsunterbringung, erleichtert die Überwachung, die sachgemäße Wirtschaft und Pflege oder aber gibt die Möglichkeit zur Durchführung besonderer Heil- oder Erziehungsmaßnahmen.

Hier sind insbesondere die Alters- und Siechenheime zu nennen, die teilweise von den Gemeinden oder Gemeindeverbänden als den Trägern der Fürsorge selbst unterhalten werden, teilweise auch, oft auf besonderen Stiftungen beruhend, von der freien Wohlfahrtspflege betrieben werden; der Fürsorgeverband übernimmt die Verpflegungskosten in der Anstalt bei vorliegender Hilfsbedürftigkeit.

Die Hilfe für die Sozial- und Kleinrentner, also für Personenkreise, die infolge der wirtschaftlichen Entwicklung der Nachkriegszeit (Inflation) hilfsbedürftig geworden sind, stellt der öffentlichen Fürsorge besondere Aufgaben.

Als weitere Sonderaufgaben der Bezirksfürsorgeverbände seien noch erwähnt die Fürsorge für Minderjährige. Auf diesem Gebiet ergänzt der Bezirksfürsorgeverband die Arbeit des Jugendamtes. Tritt das Jugendamt mit entsprechenden Maßnahmen auf Grund des Reichsjugendwohlfahrtsgesetzes immer dann ein, wenn die Erziehung der Kinder und Jugendlichen zu leiblicher, seelischer und gesellschaftlicher Tüchtigkeit, trotz vorhandener wirtschaftlicher Möglichkeiten hierzu, gefährdet ist, so ist es Aufgabe des Bezirks- und gegebenenfalls des Landesfürsorgeverbandes die Erziehung durch entsprechende Unterstützungen oder durch Anstaltsunterbringung im Falle der Hilfsbedürftigkeit unter Übernahme der Kosten zu sichern. In erster Linie kommen daher elternlose Kinder für die Fürsorge des Wohlfahrtsamtes in Frage, darüber hinaus aber Kinder, deren Eltern oder Vater oder Mutter leben, aber selbst hilfsbedürftig sind oder gerade nur für den eigenen Lebensunterhalt aufkommen können, oder aber besonders dann, wenn Erziehung und Berufausbildung des Kindes besondere Ansprüche stellen, die über die Kraft des Elternhauses hinausgehen. Es sei hier z. B. die Fürsorge für körperlich gebrechliche Kinder (Krüppel) genannt, bei denen langwierige und kostspielige Heilmaßnahmen notwendig sein können, um das Kind zu einem wirtschaftlich selbständigen Menschen heranwachsen zu lassen. Ebenso ist z. B. für Blinde und Taubstumme besonderer Unterricht notwendig, der in der Regel eine Anstaltsunterbringung notwendig macht. Es seien auch die geistig Gebrechlichen genannt, bei denen die Anstaltsunterbringung oft freilich nicht eine vorübergehende, sondern eine dauernde sein muß. Endlich können auch bei verwahrlosten und sittlich gefährdeten Kindern größere Aufwendungen erforderlich sein (Fürsorgeerziehung) sei es, daß das Elternhaus versagt oder daß die Eigenart des Kindes oder Jugendlichen (z. B. wenn es sich um Psychopathen handelt) entsprechende Maßnahmen bedingt.

Krankenhilfe (ärztliche Behandlung, Arzneimittelversorgung, Unterbringung in Krankenhäusern, Heilstätten usw.) werden ebenfalls vom Bezirksfürsorgeverband bei vorliegender Hilfsbedürftigkeit gewährt. Hier kommt ganz besonders der Gedanke der Vorbeugung zum Ausdruck, indem Hilfe nicht erst dann eintritt, wenn etwa die eigenen Kräfte und Mittel — oder bei Kindern die des Elternhauses — in unzulänglichen Heil- und Pflegemaßnahmen erschöpft sind, sondern möglichst frühzeitig einsetzt. Der Fürsorgeverband übernimmt vorläufig die gegebenenfalls später zu erstattenden Kosten. Diese Hilfe im Krankheitsfalle ersetzt für Nichtversicherte die Leistungen der Krankenkasse, ergänzt diese Leistungen für Versicherte, soweit die Krankenkassenleistungen nicht ausreichen und andere Versicherungsträger nicht oder nur teilweise eintreten können.

Eine Ergänzung der Krankenpflege bildet die Wochenfürsorge, die hilfsbedürftigen Schwangeren und Wöchnerinnen dieselbe Hilfe zuteil werden läßt, die nach der Reichsversicherungsordnung den Familienangehörigen der Versicherten gewährt wird.

Den Anforderungen individueller Hilfe und vorbeugender Fürsorge kann die öffentliche Wohlfahrtspflege heute unter Berücksichtigung der Gesichtspunkte der Erbpflege, d. h. der besonderen Förderung Erbgesunder und der auf das unbedingt Notwendige beschränkten Hilfe bei asozialen Familien in verstärktem Maße Rechnung tragen.

Es wäre nun freilich unbillig, unter der Überschrift „Öffentliche Wohlfahrtspflege" nur die Aufgaben zu erwähnen, die das Gesetz den Gemeinden und Gemeindeverbänden als Bezirksfürsorgeverbänden auferlegt. Die Städte, schon die mittelalterlichen Städte, haben im Gemeinsinn ihrer Bürger vielerlei Einrichtungen der Wohlfahrts- und Armenpflege, der Gesundheitspflege getroffen, Ordnungen für Arzt und Hebamme, für Krankenpflege- und Badewesen geschaffen, Bestimmungen zur Verhütung und Bekämpfung von Epidemien getroffen usw. mit dem Ziel, die Stadtbevölkerung vor Notlage zu schützen, sie ärztlich und pflegerisch zu versorgen. In stetem Auf- und Ausbau nach den jeweiligen sozialen Verhältnissen und nach dem Stande der ärztlichen Erkenntnis, gefördert und ergänzt durch entsprechende Bestimmungen und Maßnahmen des Staates, ist diese öffentliche Wohlfahrtspflege in allen Teilen Deutschlands gewachsen, aus dieser Entwicklung ist die heutige öffentliche Wohlfahrtspflege in Stadt und Land hervorgegangen. Krankenhäuser, Alters- und Siechenheime, Heilstätten, Waisenhäuser und Erziehungsheime, Kindergärten und Horte, Erholungs- und Genesungsheime usw., die in den letzten Jahrzehnten mehr und mehr eingerichteten gesundheitlichen Beratungsstellen für Mutter und Kind, für Tuberkulöse, für Geschlechtskranke, die schulärztliche Versorgung, ferner die Rettungsstellen und vieles andere mehr sind Dinge, die nach eigenem Ermessen und in eigener Verantwortung von der öffentlichen Wohlfahrtspflege der Gemeinden und Gemeindeverbände seit langem betrieben werden, soweit sie nicht nunmehr der Staat auf Grund neuer Gesetze im Rahmen der Gesundheitsführung übernommen hat.

271. Freie Wohlfahrtspflege. Neben die sozialen Leistungen von Staat, Gemeinden und Sozialversicherung tritt ergänzend, von gleich großer Bedeutung die freie Wohlfahrtspflege mit ihren verschiedenen Zweigen, der NS.-Volkswohlfahrt, dem Deutschen Roten Kreuz und der konfessionellen Wohlfahrtspflege, die jede in ihrer Art der Volkswohlfahrt und Volksgesundheit zu dienen bestrebt sind.

In erster Linie ist dabei die NS.-Volkswohlfahrt zu nennen, deren ganze Arbeit unter nationalsozialistischen Gesichtspunkten der Förderung und Pflege des erbgesunden Menschen, zur Erhaltung und Erreichung seiner bestmöglichen Leistungsfähigkeit gilt. Die NSV. gliedert sich in Gaue, Kreise und Ortsgruppen entsprechend der Gliederung der NSDAP. Sie betätigt sich auf allen Gebieten wohlfahrtspflegerischer Arbeit zur Abwendung wirtschaftlicher, gesundheitlicher und seelisch-sittlicher Notstände, und zwar in einzelnen Maßnahmen oder Einrichtungen oder durch Zusammenfassung der verschiedenen Tätigkeiten zu großen Werken der sozialen und völkischen Hilfe u. a. im „Winterhilfswerk des deutschen Volkes", im Hilfswerk „Mutter und Kind" und im „Erholungswerk des deutschen Volkes". Im Hilfswerk Mutter und Kind liegt die zukunftsträchtigste Arbeit der NSV., hier hat sie in großartigem Einsatz besonders auf dem Lande mit Erntekrippen und Dorfkindergärten, mit Erholungsheimen für Mutter und Kind, mit Haushaltshilfen und vielem anderen eine wohlfahrtspflegerische Organisation auf bisher noch unbearbeiteten Gebieten geschaffen. Immer neue Aufgaben wachsen ihr zu und immer muß sie ihre Arbeit den veränderten Verhältnissen anpassen. War es erst die Winterhilfe im eigentlichen Sinne bei der großen Arbeitslosigkeit, war es dann der Einsatz im Saarland, in der Ostmark, im Sudetengau und schließlich im Protektorat Böhmen und Mähren, so ist es jetzt besonders wieder die Sorge für die Kinder erwerbstätiger Mütter in Stadt und Land. Die Fürsorge und Förderung der Kinderreichen steht dabei an erster Stelle, doch werden auch ledige Mütter, Altersgebrechliche und ähnliche Gruppen mitbetreut. Im Gegensatz zur öffentlichen Wohlfahrtspflege aber, die auf jeden Fall wenigstens für den unbedingt notwendigen Lebensunterhalt sorgen muß, werden die Mittel der NSV. für Erbkranke, für Asoziale grundsätzlich nicht eingesetzt. Die NSV. hat sich zur Durchführung ihrer Arbeiten ihre eigene Schwesternschaft geschaffen, setzt aber auch andere Berufskräfte, Kindergärtnerinnen, Jugendleiterinnen, Volkspflegerinnen und Ärzte, sowie in weitem Umfang ehrenamtlich tätige Kräfte ein. Die NSV.-Schwesternstationen sind auf dem Lande oft der Mittelpunkt der gesamten Arbeit geworden.

Neben die erst mit der Entwicklung des Nationalsozialismus ihre Bedeutung erlangende NSV. tritt nun nicht minder bedeutungsvoll mit seinen Sonderaufgaben das Deutsche Rote Kreuz. Es geht, wie alle Einrichtungen und Vereine unter dem Roten Kreuz, auf die Anregung des Schweizers Henry Dunant zurück, der unter dem Eindruck der vielen unversorgten Verwundeten nach der Schlacht von Solferino seine Lebensarbeit der Besserung des Loses der Verwundeten im Kriege widmete. Es bildeten sich seit der zweiten Hälfte des vorigen Jahrhunderts in Deutschland Männer- und Frauenvereine vom Roten Kreuz, deren Arbeit in erster Linie der Vorbereitung ausreichender Verwundeten- und Krankenpflege im Kriege galt, die aber auch im Frieden ein weites Betätigungsfeld besonders in der Krankenpflege und im Rettungswesen fanden.

Mit dem Gesetz vom 9. Dezember 1937 hat der Führer und Reichskanzler die Arbeit des Roten Kreuzes wieder auf das eigentliche Gebiet zurückgeführt. In diesem Gesetz heißt es, daß das Deutsche Rote Kreuz gemäß Artikel 10 des Genfer Abkommens zur Verbesserung des Loses der Verwundeten und Kranken der Heere im Felde als freiwillige Hilfsgesellschaft anerkannt und ermächtigt wird, im amtlichen Sanitätsdienst der Wehrmacht mitzuwirken. Gleichzeitig erfolgte eine Vereinfachung der Organisation des Roten Kreuzes, indem die vielen mehr oder weniger selbständigen Vereine aufgelöst und in eine einheitliche Organisation übergeführt wurden. Es gibt auch jetzt Untergliederungen, die jedoch nach Weisung der Zentralstelle einheitlich tätig sind, Männer und Frauen arbeiten in den Bereitschaften in bestimmter Arbeitsteilung miteinander. Im Frieden wirkt das Rote Kreuz im amtlichen Sanitätsdienst der Wehrmacht, wird aber auch sonst, z. B. im Rettungsdienst, im Wasserrettungsdienst, bei Aufmärschen und bei besonderen Notständen eingesetzt. Die zahlreichen Schwesternschaften des Roten Kreuzes sind auch im Frieden in Krankenhäusern, wie in den Lazaretten der Wehrmacht tätig; ihre Aufgabe bleibt es dabei, Schwestern für den Kriegssanitätsdienst bereitzustellen und an der Ausbildung der im Kriege und bei besonderen Notständen heranzuziehenden pflegerischen Hilfskräfte mitzuwirken. Die neue, straffe Organisation wird eine planmäßige Zusammenfassung aller Kräfte und eine um so wirkungsvollere Arbeit sichern.

Die konfessionelle Wohlfahrtspflege beruht ihrem Wesen nach auf dem Gedanken der christlichen Liebestätigkeit und betreut besonders auf dem Gebiete der Anstaltsfürsorge viele hilfsbedürftige Personen, für die die Behörden die Kosten zu tragen verpflichtet sind. Selbstverständlich wird auch hier dem Gedanken der Vorbeugung Rechnung getragen, so insbesondere auf dem Gebiete der Kinder- und Jugendwohlfahrt, doch steht, dem Wesen dieser christlichen Arbeit entsprechend, dieser Gedanke nicht so unbedingt im Vordergrund. Die Pflege Gebrechlicher, Alter und Siecher, oft auch hoffnungslos Kranker ist darum in Ergänzung behördlicher Arbeit neben der Krankenpflege im weitesten Sinne und neben der Waisenfürsorge ein besonderes Arbeitsgebiet dieser konfessionellen Wohlfahrtspflege. Die Schwesternschaften der kirchlichen Organisationen, die Diakonissenmutterhäuser und die katholischen Orden können auf eine lange traditionsreiche Arbeit in christlicher Liebestätigkeit zurückblicken.

Die Zusammenfassung der konfessionellen Wohlfahrtspflege stellen dar: der Zentralausschuß für die Innere Mission der deutschen evangelischen Kirche, der Landes- und Provinzialverbände und eine große Anzahl Fachverbände umfaßt, und der Deutsche Caritasverband. Entsprechend der kirchlichen Gliederung bestehen Diözesancaritasverbände, Ortscaritasverbände und Pfarrcaritasausschüsse. Auf den einzelnen Gebieten der caritativen Hilfe arbeiten Fachverbände und Anstalten.

Sachverzeichnis.

Die Ziffern geben die Seitenzahlen an.

Druck der Universitätsdruckerei H. Stürtz A.G., Würzburg.

GPSR Compliance

The European Union's (EU) General Product Safety Regulation (GPSR) is a set of rules that requires consumer products to be safe and our obligations to ensure this.

If you have any concerns about our products, you can contact us on ProductSafety@springernature.com

In case Publisher is established outside the EU, the EU authorized representative is:

Springer Nature Customer Service Center GmbH
Europaplatz 3
69115 Heidelberg, Germany

Batch number: 10682411

Printed by Printforce, the Netherlands